全国高等学校中药资源与开发、中草药栽培与鉴定、中药制药等专业
国家卫生健康委员会"十三五"规划教材

中药炮制学

U0292447

主　审　张世臣

主　编　李　飞　陆兔林

副主编　张春凤　钟凌云　曾春晖　窦志英

编　者（以姓氏笔画为序）

王晓琴（内蒙古医科大学）　　　　陆兔林（南京中医药大学）

刘先琼（湖北中医药大学）　　　　林　昶（贵州中医药大学）

刘雯霞（石河子大学）　　　　　　林桂梅（辽宁中医药大学）

孙　琳（山西中医药大学）　　　　周　艳（河南农业大学）

杜　红（北京中医药大学）　　　　钟凌云（江西中医药大学）

李　飞（北京中医药大学）　　　　修彦凤（上海中医药大学）

李红伟（河南中医药大学）　　　　夏　荃（广州中医药大学）

李艳凤（黑龙江中医药大学）　　　高红梅（长春中医药大学）

李慧芬（山东中医药大学）　　　　黄　琪（安徽中医药大学）

宋艺君（陕西中医药大学）　　　　黄勤挽（成都中医药大学）

张　丹（河北中医学院）　　　　　曾春晖（广西中医药大学）

张春凤（中国药科大学）　　　　　窦志英（天津中医药大学）

秘书　杜　红（兼）

人民卫生出版社
·北京·

图书在版编目（CIP）数据

中药炮制学 / 李飞，陆兔林主编 . —北京：人民
卫生出版社，2022.2
　ISBN 978-7-117-32539-4

　Ⅰ.①中…　Ⅱ.①李…②陆…　Ⅲ.①中药炮制学 —
高等学校 —教材　Ⅳ.①R283

中国版本图书馆 CIP 数据核字（2021）第 263422 号

人卫智网　www.ipmph.com	医学教育、学术、考试、健康， 购书智慧智能综合服务平台
人卫官网　www.pmph.com	人卫官方资讯发布平台

中药炮制学
Zhongyao Paozhixue

主　　编：	李　飞　陆兔林
出版发行：	人民卫生出版社（中继线 010-59780011）
地　　址：	北京市朝阳区潘家园南里 19 号
邮　　编：	100021
E - mail：	pmph @ pmph. com
购书热线：	010-59787592　010-59787584　010-65264830
印　　刷：	人卫印务（北京）有限公司
经　　销：	新华书店
开　　本：	850 × 1168　1/16　　印张：30
字　　数：	728 千字
版　　次：	2022 年 2 月第 1 版
印　　次：	2022 年 2 月第 1 次印刷
标准书号：	ISBN 978-7-117-32539-4
定　　价：	95.00 元

打击盗版举报电话：010-59787491　E-mail：WQ @ pmph. com
质量问题联系电话：010-59787234　E-mail：zhiliang @ pmph. com

出版说明

高等教育发展水平是一个国家发展水平和发展潜力的重要标志。办好高等教育,事关国家发展,事关民族未来。党的十九大报告明确提出,要"加快一流大学和一流学科建设,实现高等教育内涵式发展",这是党和国家在中国特色社会主义进入新时代的关键时期对高等教育提出的新要求。近年来,《关于加快建设高水平本科教育全面提高人才培养能力的意见》《普通高等学校本科专业类教学质量国家标准》《关于高等学校加快"双一流"建设的指导意见》等一系列重要指导性文件相继出台,明确了我国高等教育应深入坚持"以本为本",推进"四个回归",建设中国特色、世界水平的一流本科教育的发展方向。中医药高等教育在党和政府的高度重视和正确指导下,已经完成了从传统教育方式向现代教育方式的转变,中药学类专业从当初的一个专业分化为中药学专业、中药资源与开发专业、中草药栽培与鉴定专业、中药制药专业等多个专业,这些专业共同成为我国高等教育体系的重要组成部分。

随着经济全球化发展,国际医药市场竞争日趋激烈,中医药产业发展迅速,社会对中药学类专业人才的需求与日俱增。《中华人民共和国中医药法》的颁布,"健康中国2030"战略中"坚持中西医并重,传承发展中医药事业"的布局,以及《中医药发展战略规划纲要(2016—2030年)》《中医药健康服务发展规划(2015—2020年)》《中药材保护和发展规划(2015—2020年)》等系列文件的出台,都系统地筹划并推进了中医药的发展。

为全面贯彻国家教育方针,跟上行业发展的步伐,实施人才强国战略,引导学生求真学问、练真本领,培养高质量、高素质、创新型人才,将现代高等教育发展理念融入教材建设全过程,人民卫生出版社组建了全国高等学校中药资源与开发、中草药栽培与鉴定、中药制药专业规划教材建设指导委员会。在指导委员会的直接指导下,经过广泛调研论证,我们全面启动了全国高等学校中药资源与开发、中草药栽培与鉴定、中药制药等专业国家卫生健康委员会"十三五"规划教材的编写出版工作。本套规划教材是"十三五"时期人民卫生出版社的重点教材建设项目,教材编写将秉承"夯实基础理论、强化专业知识、深化中医药思维、锻炼实践能力、坚定文化自信、树立创新意识"的教学理念,结合国内中药学类专业教育教学的发展趋势,紧跟行业发展的方向与需求,并充分融合新媒体技术,重点突出如下特点:

1. 适应发展需求,体现专业特色 本套教材定位于中药资源与开发专业、中草药栽培与鉴定专业、中药制药专业,教材的顶层设计在坚持中医药理论、保持和发挥中医药特色优势的前提下,重视现代科学技术、方法论的融入,以促进中医药理论和实践的整体发展,满足培养特色中医药人才的需求。同时,我们充分考虑中医药人才的成长规律,在教材定位、体系建设、内容设计上,注重理论学习、生产实践及学术研究之间的平衡。

2. **深化中医药思维,坚定文化自信** 中医药学根植于中国博大精深的传统文化,其学科具有文化和科学双重属性,这就决定了中药学类专业知识的学习,要在对中医药学深厚的人文内涵的发掘中去理解、去还原,而非简单套用照搬今天其他学科的概念内涵。本套教材在编写的相关内容中注重中医药思维的培养,尽量使学生具备用传统中医药理论和方法进行学习和研究的能力。

3. **理论联系实际,提升实践技能** 本套教材遵循"三基、五性、三特定"教材建设的总体要求,做到理论知识深入浅出,难度适宜,确保学生掌握基本理论、基本知识和基本技能,满足教学的要求,同时注重理论与实践的结合,使学生在获取知识的过程中能与未来的职业实践相结合,帮助学生培养创新能力,引导学生独立思考,理清理论知识与实际工作之间的关系,并帮助学生逐渐建立分析问题、解决问题的能力,提高实践技能。

4. **优化编写形式,拓宽学生视野** 本套教材在内容设计上,突出中药学类相关专业的特色,在保证学生对学习脉络系统把握的同时,针对学有余力的学生设置"学术前沿""产业聚焦"等体现专业特色的栏目,重点提示学生的科研思路,引导学生思考学科关键问题,拓宽学生的知识面,了解所学知识与行业、产业之间的关系。书后列出供查阅的相关参考书籍,兼顾学生课外拓展需求。

5. **推进纸数融合,提升学习兴趣** 为了适应新教学模式的需要,本套教材同步建设了以纸质教材内容为核心的多样化的数字教学资源,从广度、深度上拓展了纸质教材的内容。通过在纸质教材中增加二维码的方式"无缝隙"地链接视频、动画、图片、PPT、音频、文档等富媒体资源,丰富纸质教材的表现形式,补充拓展性的知识内容,为多元化的人才培养提供更多的信息知识支撑,提升学生的学习兴趣。

本套教材在编写过程中,众多学术水平一流和教学经验丰富的专家教授以高度负责、严谨认真的态度为教材的编写付出了诸多心血,各参编院校对编写工作的顺利开展给予了大力支持,在此对相关单位和各位专家表示诚挚的感谢!教材出版后,各位教师、学生在使用过程中,如发现问题请反馈给我们(renweiyaoxue@163.com),以便及时更正和修订完善。

人民卫生出版社

2019 年 2 月

教材书目

序号	教材名称	主编	单位
1	无机化学	闫 静 张师愚	黑龙江中医药大学 天津中医药大学
2	物理化学	孙 波 魏泽英	长春中医药大学 云南中医药大学
3	有机化学	刘 华 杨武德	江西中医药大学 贵州中医药大学
4	生物化学与分子生物学	李 荷	广东药科大学
5	分析化学	池玉梅 范卓文	南京中医药大学 黑龙江中医药大学
6	中药拉丁语	刘 勇	北京中医药大学
7	中医学基础	战丽彬	南京中医药大学
8	中药学	崔 瑛 张一昕	河南中医药大学 河北中医学院
9	中药资源学概论	黄璐琦 段金廒	中国中医科学院中药资源中心 南京中医药大学
10	药用植物学	董诚明 马 琳	河南中医药大学 天津中医药大学
11	药用菌物学	王淑敏 郭顺星	长春中医药大学 中国医学科学院药用植物研究所
12	药用动物学	张 辉 李 峰	长春中医药大学 辽宁中医药大学
13	中药生物技术	贾景明 余伯阳	沈阳药科大学 中国药科大学
14	中药药理学	陆 茵 戴 敏	南京中医药大学 安徽中医药大学
15	中药分析学	李 萍 张振秋	中国药科大学 辽宁中医药大学
16	中药化学	孔令义 冯卫生	中国药科大学 河南中医药大学
17	波谱解析	邱 峰 冯 锋	天津中医药大学 中国药科大学

序号	教材名称	主编	单位
18	制药设备与工艺设计	周长征 王宝华	山东中医药大学 北京中医药大学
19	中药制药工艺学	杜守颖 唐志书	北京中医药大学 陕西中医药大学
20	中药新产品开发概论	甄汉深 孟宪生	广西中医药大学 辽宁中医药大学
21	现代中药创制关键技术与方法	李范珠	浙江中医药大学
22	中药资源化学	唐于平 宿树兰	陕西中医药大学 南京中医药大学
23	中药制剂分析	刘 斌 刘丽芳	北京中医药大学 中国药科大学
24	土壤与肥料学	王光志	成都中医药大学
25	中药资源生态学	郭兰萍 谷 巍	中国中医科学院中药资源中心 南京中医药大学
26	中药材加工与养护	陈随清 李向日	河南中医药大学 北京中医药大学
27	药用植物保护学	孙海峰	黑龙江中医药大学
28	药用植物栽培学	巢建国 张永清	南京中医药大学 山东中医药大学
29	药用植物遗传育种学	俞年军 魏建和	安徽中医药大学 中国医学科学院药用植物研究所
30	中药鉴定学	吴啟南 张丽娟	南京中医药大学 天津中医药大学
31	中药药剂学	傅超美 刘 文	成都中医药大学 贵州中医药大学
32	中药材商品学	周小江 郑玉光	湖南中医药大学 河北中医学院
33	中药炮制学	李 飞 陆兔林	北京中医药大学 南京中医药大学
34	中药资源开发与利用	段金廒 曾建国	南京中医药大学 湖南农业大学
35	药事管理与法规	谢 明 田 侃	辽宁中医药大学 南京中医药大学
36	中药资源经济学	申俊龙 马云桐	南京中医药大学 成都中医药大学
37	药用植物保育学	缪剑华 黄璐琦	广西壮族自治区药用植物园 中国中医科学院中药资源中心
38	分子生药学	袁 媛 刘春生	中国中医科学院中药资源中心 北京中医药大学

成员名单

主任委员　黄璐琦　中国中医科学院中药资源中心
　　　　　段金廒　南京中医药大学

副主任委员　（以姓氏笔画为序）
　　　　　王喜军　黑龙江中医药大学
　　　　　牛　阳　宁夏医科大学
　　　　　孔令义　中国药科大学
　　　　　石　岩　辽宁中医药大学
　　　　　史正刚　甘肃中医药大学
　　　　　冯卫生　河南中医药大学
　　　　　毕开顺　沈阳药科大学
　　　　　乔延江　北京中医药大学
　　　　　刘　文　贵州中医药大学
　　　　　刘红宁　江西中医药大学
　　　　　杨　明　江西中医药大学
　　　　　吴啟南　南京中医药大学
　　　　　邱　勇　云南中医药大学
　　　　　何清湖　湖南中医药大学
　　　　　谷晓红　北京中医药大学
　　　　　张陆勇　广东药科大学
　　　　　张俊清　海南医学院
　　　　　陈　勃　江西中医药大学
　　　　　林文雄　福建农林大学
　　　　　罗伟生　广西中医药大学
　　　　　庞宇舟　广西中医药大学
　　　　　宫　平　沈阳药科大学
　　　　　高树中　山东中医药大学
　　　　　郭兰萍　中国中医科学院中药资源中心

唐志书　陕西中医药大学
黄必胜　湖北中医药大学
梁沛华　广州中医药大学
彭　成　成都中医药大学
彭代银　安徽中医药大学
简　晖　江西中医药大学

委　　员（以姓氏笔画为序）

马　琳	马云桐	王文全	王光志	王宝华	王振月	王淑敏
申俊龙	田　侃	冯　锋	刘　华	刘　勇	刘　斌	刘合刚
刘丽芳	刘春生	闫　静	池玉梅	孙　波	孙海峰	严玉平
杜守颖	李　飞	李　荷	李　峰	李　萍	李向日	李范珠
杨武德	吴　卫	邱　峰	余伯阳	谷　巍	张　辉	张一昕
张永清	张师愚	张丽娟	张振秋	陆　茵	陆兔林	陈随清
范卓文	林　励	罗光明	周小江	周日宝	周长征	郑玉光
孟宪生	战丽彬	钟国跃	俞年军	秦民坚	袁　媛	贾景明
郭顺星	唐于平	崔　瑛	宿树兰	巢建国	董诚明	傅超美
曾建国	谢　明	甄汉深	裴妙荣	缪剑华	魏泽英	魏建和

秘　书　长　吴啟南　郭兰萍

秘　　　书　宿树兰　李有白

前　言

随着中医药国家战略的发布和大中药健康产业时代的到来，中药资源的开发保护以及中药制药现代化、绿色生产推进上升到国家战略高度，原有的中药相关专业教学内容和形式已不能满足未来形势的发展需求。在全国高等学校中药资源与开发、中草药栽培与鉴定、中药制药专业规划教材建设指导委员会的指导下，编写了这本供以上三个专业及相关专业师生使用的国家卫生健康委员会"十三五"规划教材《中药炮制学》。

本教材分总论和各论两部分。总论介绍中药炮制的起源与发展、相关法规、基础理论、炮制目的、炮制对中药的影响、饮片质量要求及炮制研究等内容。各论采用炮制工艺与辅料相结合的分类方法，列举有代表性的中药进行系统论述。全书编写围绕中药资源、产地加工、饮片生产及全过程质量控制体系，明确提出制造全程质量管控、生产质量稳定可控的中药饮片是中医药从业人员的社会责任。

为强化教学效果，本书设有如下模块："本章小结"从主要内容解读、主要知识点和拓展学习指导三方面对每章整体思路进行梳理，对炮制行业发展的前瞻性问题、研究中的热点和难点问题进行指导；"思考题"针对各章主要内容设置，以问题为导向，启发学生自主学习和科学思维。基于纸质与数字融合的概念，以纸质教材为蓝本，团队综合利用数字化技术，编写了数字教学资源，可通过扫描各章内二维码获取，以便于师生教学使用。章首PPT讲解教学目标的重点内容；在单味药项下，135幅生品和制品饮片的照片可供学生反复观看学习；章末同步练习可起到考核学习效果的作用。

本书的绪论由李飞、黄勤挽编写，中药炮制的基础理论由钟凌云编写，中药炮制与临床疗效由张春凤编写，中药炮制的目的及其对药物的影响由曾春晖编写，中药炮制的分类和常用辅料由窦志英编写，中药饮片的质量要求与贮藏保管由陆兔林编写，中药炮制的研究由李飞编写，产地加工与净制由高红梅编写，饮片切制由杜红编写，炒法由李慧芬、曾春晖、林桂梅、李红伟、宋艺君、王晓琴编写，炙法由窦志英、孙琳、杜红、黄琪、李红伟、李飞编写，煅法由修彦凤编写，蒸煮燀法由刘先琼、张春凤、刘雯霞编写，复制法由黄勤挽编写，发酵法、发芽法由李艳凤编写，其他制法由夏荃、周艳、林昶、张丹编写。

本书在编写过程中，得到了参编院校各级领导的大力支持，主审张世臣教授对全书内容进行了审定，在此深表谢意，并对本书引用资料的作者表示谢意！

尽管我们进行了精心编写,但仍难免疏漏,敬请各院校师生在使用过程中提出宝贵意见和建议,以便今后修订和提高。

编者

2021 年 8 月

目　录

上篇　总　论

下篇　各　论

上篇
总 论

第一章 绪论

掌握:炮制、中药炮制、中药炮制学的概念及中药炮制学的主要任务。

熟悉:中药炮制学科的发展概况、炮制专著;中药炮制的相关法规和炮制技术的保密要求。

了解:中药炮制在中药行业中的地位;中药炮制与其他学科的关系;中药炮制的起源;具有地域特色的樟帮、建昌帮、京帮、川帮的传统炮制技术的基本特点。

供治疗、预防及诊断疾病所用的物质统称为药物,又可简称为药。中药是在中医药理论指导下应用于临床预防和治疗疾病的药物。经产地加工制得的中药材不可直接应用于临床,在中医药理论指导下,将中药材采用炮制技术制备成中药饮片用于临床是我国传统医学用药的特色,也是中药区别于天然药物的显著标志之一。中药炮制不仅具有历史和文化价值,还是连接中医和中药的桥梁和纽带。中药炮制是中医药事业的重要组成部分,作为我国独有的制药技术,数千年来,在人民群众的防病治病中起到了重要作用。炮制体现了中医用药的特点,炮制制备的中药饮片是治疗疾病的有效药物,饮片的质量直接关系到临床用药的安全和有效。

第一节 概述

1. 炮制、中药炮制与中药炮制学 炮制是我国医药学所独具的制药术语,历史上又称"炮炙""修合""合和""修治""修制""修事""炮制"等。如南北朝刘宋时期雷敩的《雷公炮炙论》、明代缪希雍的《炮炙大法》,以"炮炙"作为书名,正文中则用"修事"表示炮制内容;明代李时珍的《本草纲目》在各药物条下单列"修治"项阐述药物的炮制方法;清代张叡的《修事指南》直接以"修事"作为书名,正文中则以"炮制"表述。各时代文献记载炮制技术以"炮制""炮炙"两词多用。现代已经规范使用"炮制"一词,"炮"代表各种与火相关的加工处理技术,"制"则代表了各种更广泛的炮制方法,"炮制"一词概括了中药材被制备成饮片的全部内涵。

中药炮制是根据中医药理论,依照临床辨证施治用药的需要和中药材自身的性质,以及调剂、制剂的不同要求,将中药材制备成中药饮片所采取的一项制药技术。中药炮制是在中医临床用药经验的基础上产生和发展起来的,是我国独有的传统制药技术,具有自主知识产权。2006 年,中药炮制技术被列入首批国家级非物质文化遗产名录。炮制的成品是中药饮片,饮片入药,生熟异治(用)是中医用药的特点之一,也是传统中医药特色的重要体现。

中药炮制学是专门研究中药炮制理论、工艺、饮片规格、质量标准、临床应用、历史沿革及其发展方向的一门学科。

2. 中药炮制在中药行业中的地位 中药材 - 中药饮片 - 中成药是传统中药的三大产业支柱。中药材是来源于植物、动物和矿物的药用部位经过初步产地加工后形成的原药材;中药饮片系指中药材经过炮制后可直接用于中医临床或制剂生产使用的处方药品;中成药是按照制剂的要求采用中药饮片作为原料通过制剂技术制成的成方制剂。中药饮片不仅是中医处方制备汤剂的原料,还是制备中成药、成方制剂和中药保健品的原料。此外,中药炮制是中成药生产的前处理工序,也是中药产业健康发展的重要环节,处于产业链的中间位置,起承上启下的作用,上承中药农业,下接中成药、提取物、保健品,是连接原药材与临床应用的不可缺少的中间环节。药材通过炮制成饮片用于临床,更能适应中医辨证施治、灵活加减的要求。饮片的质量直接影响中药制品的质量,关系到临床用药的安全和有效。同仁堂所恪守的古训“炮制虽繁必不敢省人工,品味虽贵必不敢减物力”,所树立的“修合无人见,存心有天知”的自律意识,是中医药从业人员的社会责任和职业准则,在现代生产中应通过全程质量管控,生产质量稳定可控的中药饮片,保障人民的用药安全。

3. 中药炮制学的主要任务 中药炮制学的主要任务是遵循中医药理论体系,在继承传统中药炮制技术和理论的基础上,应用现代科学技术进行整理、研究,逐步阐释炮制原理,揭示炮制理论的科学内涵,改进、规范炮制工艺,研制炮制新工艺,制定饮片质量标准,实现饮片质量的稳定、可控,保证临床用药的安全和有效,并不断创新和发展本学科。

(1)研究中药炮制理论和原理:中药炮制理论是我国历代医药学家,在长期的中药饮片炮制实践和临床应用中积累的丰富经验,经过归纳、概括和总结,用以说明某种炮制方法或某类炮制方法对中药药性和功效所起作用的规律性认识。炮制原理是指中药炮制的科学依据和中药炮制的作用,即探讨在一定工艺条件下,中药在炮制过程中产生的物理变化和化学变化,以及因这些变化而产生的药理作用的改变和这些改变所产生的临床意义。它包括对中药炮制减毒、增效、缓和药性及产生新药效的原理研究等内容。炮制原理的研究是中药炮制学研究的核心和关键,炮制原理的阐明有助于揭示中药炮制理论的科学内涵,指导炮制方法的改进与创新,探寻能够真正反映中药饮片安全性和有效性的质量评价指标。

(2)研究中药炮制工艺:中药炮制是涉猎较广的技术领域,既有传统的工艺技术,又有与现代科技结合的新型炮制机械生产工艺技术。因此,需要研究、制定从原料到成品的质量管理措施,规范炮制各工序过程控制的操作方法和质量要求,并随着科学技术的发展,新技术、新设备的不断应用,使炮制工艺向机械化、自动化、科学化、智能化方向发展。

(3)制定饮片质量标准:中药饮片质量标准研究的首要任务是充分利用现代实验手段和检测设备,将主观的传统性状质量要求客观化表达,使其便于传承和发展,研究传统性状与饮片内在质量的关系,建立中药饮片专属性的质量标准,保证临床用药的安全和有效。

4. 中药炮制学与其他学科的关系 中药炮制学是在其他多个学科的知识体系和技术支撑下,与传统炮制学的知识体系和技术进行交叉融合、不断研究发展形成的一门综合性的应用学科。

中药炮制学的内涵主要包括中药炮制的传统理论、技术及相关文献整理与总结;传统中药炮制技术的继承与创新;炮制减毒增效机制的研究与阐明;中药饮片生产工艺的规范与改革;饮片质量的标准制定与监管;临床应用饮片的安全与有效等内容。中药炮制学的外延是指以中药炮制学为核心,与其他学科交叉融合形成支撑本学科发展的知识体系或研究方向,主要包括中药炮制文献信息学、中药炮制化学、中药炮制药理毒理学、中药炮制工程学、中药炮制与制剂分析、临床中药炮制学,饮片市场流通的信息化管理研究,中药饮片在中成药生产及中医临床的应用研究等。

中药炮制学与其他学科具有密切的联系,掌握其他学科的知识和技能对于学好中药炮制学至关重要。原药材来源及质量真伪优劣的鉴别,需要药用植物学、中药资源学、中药鉴定学的知识和技能。炮制工艺研究和饮片质量标准的制定,需要中药化学、分析化学、中药分析、中药药理学、中药毒理学、微生物学、生物化学、数学、数理统计、信息技术等知识和技能。炮制和制剂同属于制药,供汤剂使用的饮片和供成药使用的饮片对炮制的要求有区别,故需学习中药制剂学。阐明炮制原理,需以中医基础理论、中药学、方剂学等为基础理论和技术形成指导。目前,分子生物学、生理学、生物化学、免疫学、药物代谢组学、生物药剂学、模糊数学、计算机及各种新技术不断应用到中药炮制的生产和科研中,促进了中药炮制的创新和发展。在与相关学科知识体系的交叉融合中,中药炮制学不断发展、完善和提升,形成了具有炮制基础理论指导,传承传统炮制技术,融合现代医药学知识的中药炮制学科。

第二节　中药炮制的起源与发展

一、中药炮制的起源

中药要求炮制后应用的历史非常久远,随着中药的发现和临床应用而产生,中药炮制的起源可以追溯到原始社会。

1. 中药的发现与应用——"净制、切制"的萌芽　药物的发现与食物有关。人类在寻找食物的过程中,猎取鸟兽,采摘草木果实充饥,发现吃了某种东西会使不适的身体感到舒服,也可能因吃了某种东西而呕吐、泄泻,甚至造成死亡。久而久之,这种感性认识慢慢积累为可以治疗疾病的理性知识,人类为了服用药物,需要对其进行必要的处理,如洗净、劈开、打碎、用牙齿咬成碎粒等,这便是中药炮制中净制、切制的萌芽。

2. 火的发现与应用,炮生为熟——"火制"的雏形　原始人类从利用保存自然火种,逐渐学会人工取火以供使用。《礼纬·含文嘉》在文中明确指出:"燧人氏始钻木取火,炮生为熟,令人无腹疾,有异于禽兽。"这种将食物通过火处理"炮生为熟"的方法,可减少疾病的发生,逐渐应用于药物方面便形成了中药炮制中"火制"的雏形。火的发现是中药炮制形成的关键,这也是中药炮制古称"炮炙"的原因。

汉代《古史考》称:"古者茹毛饮血,燧人氏钻木取火,始裹肉而燔之,曰炮。"《大宋重修广韵》简释炮为"裹物烧也"。《说文解字》载:"炮,毛炙肉也。"注文表示"毛炙肉,谓之不去毛炙之也""炙,炙肉也,从肉在火上"。《诗经·小雅·瓠叶传》载"炕火曰炙"。上述历史文献的记载说明,

"炮""炙"最初均源于食物直接用火加工的方法。

3. 酒的发明与应用——辅料炮制起始　中国的酒文化源远流长,酒的发明并应用于药物的炮制是中药炮制中采用辅料制的源头。在殷墟出土的甲骨文中有"鬯"字,"鬯"就是具有芳香性的药酒,一般供祭祖用,说明在殷商时代就有应用酒浸泡药物的炮制技术,距今已有数千年的历史。

4. 陶器的发明与应用——必要的炮制器具　中国是世界上最早的能够制作陶器的国家,早在我国仰韶文化时期(公元前 5000 年至公元前 3000 年),就有了陶罐等存放食物和烹饪的器具。使用陶器作为药酒浸泡的容器,利用陶罐煎煮药物,为蒸、煮等炮制方法的出现提供了必要的炮制器具。

由此,中药炮制的形成具备了各项条件,也促进了中药炮制技术和炮制品种的发展。

二、中药炮制的发展

从古到今,历代对炮制的技术、饮片的应用和理论方面都有不同的贡献和发展。根据历代中医药文献记载情况分析,中药炮制的发展大致可以分为 4 个时期:①春秋战国至宋代——中药炮制技术的起始和形成期;②金元明时期——中药炮制理论的形成期;③清代——炮制品种和技术的扩大应用期;④现代——炮制振兴、发展时期。各时期的主要文献和炮制特点分述如下。

1. 春秋战国至宋代——中药炮制技术起始和形成期　在古代文献中,最初仅有散在的炮制品种、简单炮制方法和炮制原则的记载,炮制作用的解释亦零星出现,至唐代炮制原则逐渐完善和系统化,宋代炮制技术不断发展,现代沿用的炮制方法,大都在宋代已经出现。

《五十二病方》是我国考古学家在挖掘汉代马王堆墓冢中出土的帛书,记录有 283 个医方,其中记载了"炮、炙、燔、煅、细切、熬、酒醋渍"等炮制方法。如"取庆(蜣)良(螂)一斗,去其甲足;服零(茯苓)……以舂;取商牢(陆)渍醯中;止出血者燔发;燔其艾;陈藋,蒸而取其渍"等,炮制的药物和炮制操作均很明确。

成书约在战国至秦汉时期的《黄帝内经》,在《灵枢经•邪客》篇中,有"半夏秫米汤"治疗"邪气客人"的记载。该方中的半夏标注为"治半夏"即为修治过的半夏,研究表明当时的"治半夏"是用"汤洗"的方法进行炮制,以降低半夏的毒性。《素问•缪刺论》中记载的"左角发燔治"即是现在的"血余炭",也是至今为止最早记载的炭药;在书中还出现了"㕮咀",即药材被牙咬成小块或用工具劈成小块的饮片。

纪元前后,我国第一部药学专著《神农本草经》问世,书中记载了 365 种药物,其中 13 种中药应用了炮制技术,包括发芽炮制大豆黄卷,熬制鹿角胶、阿胶等。提出有毒药物可采用"相畏相杀"的配伍理论炮制以降毒,另外在矿物药的炮制技术上已经出现炼制的方法,如"丹砂能化汞""朴硝炼饵服之"等,说明在《神农本草经》成书之际已经有初步的炮制技术和炮制原则。

《神农本草经》以后出现的汉代医书中,药物的炮制要求已经作为遣方用药必须遵循的基本法则。如汉代医圣张仲景的《金匮玉函经》在"证治总例"中记载"药物……有须烧炼炮炙,生熟有定",以及"凡㕮咀药,欲如豆大,粗则药力不尽",首次提出药物炮制的生熟异用,并初步阐述饮片粒度与药效的关系。这个时期,具体药物的炮制方法多标注在处方药物的脚注处。如张仲景的《伤寒杂病论》中的"抵挡汤":水蛭三十个,熬;虻虫十三个,去翅足,熬;桃仁二十枚,去皮尖;大黄三两,酒浸。对炮制质量亦提出"烧灰宜存性,勿令灰过""烧令黑勿太过"等具体要求。对中药炮制目的也有部分说明。如石韦不去毛"令人淋",半夏需"汤洗……至滑尽",否则"有毒"等等。表明汉代对中药炮制的目的和原则已初步确立。

此后南北朝、唐代、宋代在炮制的发展上主要有两方面的成就,一是增加了新的炮制方法,二是在很多医药典籍上不仅有炮制方法,还有药物的炮制作用记载;并开始将原来零星散在的炮制方法进行初步总结归纳,形成了较系统的通用炮制原则。

在新的炮制方法上,东晋葛洪的《肘后备急方》明确提出药物中毒的解救,载有"诸药毒救解方",提出生姜汁解半夏毒,大豆汁解附子毒,常山酒渍等,这是后世用辅料炮制解毒的起始。

在炮制原则系统化方面,梁代陶弘景的《本草经集注》第一次将零星的炮制技术做了系统的归纳,说明了部分炮制作用,该时期的炮制技术多为适应制剂需要的方法。归纳的各类药物的炮制通则有"凡汤中用完物皆擘破""诸虫先微炙""诸石皆细捣"等,并将"㕮咀"改为"切制",原因是"……旧方皆云㕮咀者,谓秤毕捣之如大豆。……药有易碎难碎,多末少末,秤两则不复均,今皆细切之,较略令如㕮咀者,差得无末而粒片调于药力同出,无生熟也"。

雷敩所著的《雷公炮炙论》成书约在南北朝刘宋时期,全书共分为三卷,专论制药,内容丰富,记述详尽,是我国第一部集大成的中药炮制专著。该书对散在于医书、本草上的炮制方法进行归纳,对近300味中药炮制方法和工艺进行规范,形成了较为系统的炮制通则。后世本草学中有关炮制、修事项下的炮、熬、煮、炙,多引具于它,成为中医古籍的重要文献之一。在炮制方法上,《雷公炮炙论》载有各类炮制技术:净制有"拣、去甲土、去粗皮、去节并沫、揩、拭、刷、刮、削、剥、浸、洗"等;切制有"切、锉、擘、捶、舂、捣、研、杵、磨、水飞"等;干燥的方法有"拭干、阴干、风干、晒干、焙干、炙干、蒸干"等;加热炮制的方法有"煮、煎、熬、炼、炒、炙、焙、炮、煅"等;加辅料炮制的方法有"酒浸、苦酒浸、蜜涂炙、同糯米炒、酥炒、麻油煮、糯泔浸、药汁制"等。尤其难能可贵的是对炮制标准有了量的要求,如"凡方炼蜜,每一斤只得十二两半或一分是数,若火少,若火过,并不得也""紫草,……每修事一斤,用蜡三两"。其收载的有些炮制方法和作用都可以用现代科学进行解释,如大黄采用蒸制的方法可以缓和泻下作用;莨菪、吴茱萸采用醋制的方法增加生物碱在煎液中的溶解度;茵陈的炮制"勿令犯火",因为其中含有挥发油类成分;白芍需用"竹刀刮去皮"是因为铁刀刮皮可导致白芍泛红;知母、没食子炮制时"勿令犯铁器"是酚类、鞣质成分遇铁发生颜色反应等。

唐代孙思邈的《备急千金要方》则对各类药物炮制的通用法则单列成"合和篇"。提出"诸经方用药,所有熬炼节度,皆脚注之,今方则不然,于此篇具条之,更不烦方下别注",并有类似于现今药典的炮制通则,如"凡用甘草、厚朴、枳实、石楠、茵芋、藜芦、皂荚之类,皆炙之""凡用麦蘖、曲末、大豆黄卷、泽兰、芜荑,皆微炒。干漆炒令烟断""凡汤酒膏药,用诸石皆细捣之"等;同时将有些药物的炮制工艺总结成固定程序的炮制方法,如造干黄精法,造干地黄法,造熟干地黄法等。唐代药王孙思邈把炮制提到一个更高的地位,称"有须烧炼炮炙,生熟有定……顺方者福,逆之者殃"。这种认识被历代医药学家奉为临床用药的准绳。

唐代的《新修本草》是世界上最早以政府组织编撰的第一部官修本草。该书首次规定炮制辅料用酒、醋应"唯米酒、米醋入药"。本书中除收录了在其他医药文献中常见的"煨、燔、炒、蒸、煮"等炮制方法外,还记载了汉以后新增的"作糵、作曲、作豉、芒硝提净"等复杂工艺的炮制技术,并详尽记载了矿物药如"玉石、玉屑、丹砂、云母、石钟乳、矾石、硝石"等的炮制方法,炮制内容更为丰富和全面。

宋代,除了在唐代的基础上继续沿用相关炮制技术外,炮制作用从最初的减少副作用,降低毒性拓展到增强疗效或改变功效;从重视汤剂处方药的炮制发展到重视成药制剂中药物的炮制。宋代王怀隐编著的大型方书《太平圣惠方》,始载"乳制法";开始出现巴豆的去皮膜、加热压去油制霜的炮制工艺;开始强调炮制程度的重要性,提出"……修治合度,分量无差,用得其宜,病无不愈……炮炙失其体性,筛箩粗恶,分剂差殊,虽有疗疾之名,永无必愈之效"。

宋代唐慎微编撰的《经史证类备急本草》简称《证类本草》,该书的特点是大量辑录了宋以前医药文献、经方典籍的内容,包括现已经失传的医药书籍内容。在该书中,炮制的内容出现在每种药物之后,载有详尽的炮制方法和制备工艺,为后世制药业提供了不可多得的历史资料。现今重辑的《雷公炮炙论》就是根据《证类本草》引用《雷公炮炙论》原书的内容进行重新编辑成书的。

宋代陈师文等人编撰的《太平惠民和剂局方》,被称为第一部官颁药剂专著,也是第一部官方颁布的炮制规范。书中强调"方入药用,凡有修合,依法炮制,分两无亏,胜也"。该书基本上包括了宋以前的炮制方法,并大多切合实用,与近代炮制经验十分近似。特设"论炮炙三品药石类例",专章讨论炮制技术,收录了185种药材的炮制方法和要求,同时注明药物炮制前后的功效改变,如蒲黄"破血消肿生使,补血、止血即炒用"。该书的炮制工艺和要求成为当时国家法定制药技术标准中的重要组成部分。

可见,发展至宋代,炮制的原则、炮制方法及适用品种已初具规模,是中药炮制技术的形成期。

2. 金元至明代——中药炮制理论形成期　中药炮制,最初多着眼于有毒中药的解毒,以达安全有效之目的。如《黄帝内经》治半夏,《伤寒杂病论》炮附子等均属此类。后世逐渐注意到中药经炮制处理后功效的变化,以金元四大家王好古、张元素、李东垣、朱丹溪为代表的名医在各自行医的经历中不断总结具有自己医疗特色的炮制技术,对炮制品的作用归纳出初步的规律。明代医药学家进一步总结归纳了各类炮制技术制备的炮制品在临床应用时的作用特点,并提升凝练,从而形成较为系统的中药炮制基础理论,这为后世中药炮制技术的进步、炮制方法的创新、炮制品种的拓展以及中药炮制学科的形成提供了理论依据。

元代王好古《汤液本草》引述李东垣《用药法象》的论述,初步总结了生泻熟补的认识。认为甘草"生用,大泻热火,炙之则温,能补上焦、中焦、下焦元气"。总结酒炒的作用为"黄芩、黄连、黄柏、知母,病在头面及手梢皮肤者,须用酒炒之,借酒力以升腾也。咽之下,脐之上,须酒洗之,在下生用"。另有"大凡生升熟降,大黄须煨,恐寒则损胃气。至于川乌、附子须炮,以制毒也"等论述。张元素在《珍珠囊》中载有:"木香行肝气,火煨用,可实大肠。"这些名医的医疗实践经验为"酒制升提""生熟异用""炮制解毒"等理论的形成奠定了基础,也说明了中药炮制的临床意义,进一步推动了中药炮制的发展。

元代葛可久在《十药神书》中提出了著名的炭药止血理论"大抵血热则行,血冷则凝……见黑则止",著名的"十灰散"就是该书的代表方剂。

明代徐彦纯编撰的《本草发挥》,辑自金元时期诸家的著作,进一步阐述酒制上升、以热制寒、盐制补心肺、童便制解毒的理论和作用,如"用上焦药须酒浸爆干。黄蘗、知母治下部之药也,久弱之人,须合之者,酒浸爆干,恐伤胃气也""有必须用附子、乌头者当以童便浸之,以杀其毒,可助下行之力也""心虚当盐炒之""以盐炒补心肺"等。

明代陈嘉谟编撰的《本草蒙筌》概括了前人对各类炮制作用的记述,提出了系统简略的理论总结:"凡药制造,贵在适中,不及则功效难求,太过则气味反失……匪故巧弄,各有意存。酒制升提,姜制发散,入盐走肾脏,仍仗软坚,用醋注肝经,且资住痛……"等,首次系统概括了中药炮制程度与功效的关系,辅料炮制的作用。特别需要指出的是,《本草蒙筌》五倍子条下记载的"百药煎"制备方法,实际上就是没食子酸的制备方法,比瑞典化学家舍勒制备没食子酸早了二百多年。

《医学入门》有"芫花本利水,非醋不能通""诸石火煅红,入醋能为末""凡药入肺蜜制,入脾姜制,入肾用盐,入肝用醋,入心用童便""凡药用火炮、汤泡、煨炒者去其毒也"等论述。龚廷贤在《寿世保元》中有"炒以缓其性,泡以剖其毒,浸能滋阴,炼可助阳,但制有太过不及之弊"的理论总结。李中梓所撰《本草通玄》对炮制操作的注意事项、辅料制的目的、净制的目的等做了精辟的概括"制药贵得中,不及则无功,太过则伤性""酒制升提,盐制润下,姜制温散,醋取收敛……""去瓤者宽中,抽心者除烦"。

李时珍所著的《本草纲目》记载药物 1 892 种,其中的 330 味药物记有"修治"专项,其中 144 条记载的是李时珍本人炮制用药的经验和见解。如在"砒石"条下,时珍曰"医家皆言生砒经见火则毒甚,而雷氏(雷敩)治法用火煅,今所用多是飞炼者,盖皆欲求速效,不惜其毒也"。《本草纲目》全书记载的炮制方法有近 20 大类,其中多数"修治"方法,至今仍在广泛应用。

明代缪希雍撰写的《炮炙大法》是继《雷公炮炙论》之后的第二部炮制专著,收载药物 439 种。缪希雍在该书中将前人的炮制技术归纳为"雷公炮炙十七法",并用简单明了的阐述将药物出处、采集时间、优劣鉴别、炮制方法、炮制辅料、炮制工艺、程序操作、药物贮藏均一一列出,有很好的参考价值。

金元、明时期,中药炮制在原来单品种药物的炮制技术、各类药物的炮制通则,炮制前后的不同功效阐述等基础上进一步总结归纳形成理论,成为中药炮制理论的形成时期。

3. 清代——炮制品种和技术的扩大应用时期　清代受元明形成的炮制理论的影响,炮制技术不断完善,把一些炮制原则推广到其他药材,使炮制品种不断增多,结合临床应用实践对于炮制作用及其理论也有进一步的提炼总结。但亦有学者对该阶段出现的某些药物制法是否妥当提出了不同看法。

清代刘若金著《本草述》收载中药 300 多种,详尽记述了每种药物的各种炮制方法、炮制作用、炮制目的以及理论依据。杨时泰将《本草述》删节、精简修订成《本草述钩元》,对炮制品临床应用特点作了进一步总结,如黄芪"治痈疽生用,治肺气虚蜜炙用,治下虚盐水或蒸或炒用"等,说明药物黄芪通过不同的炮制形成的不同炮制品可以适用于临床不同的病证。

清代张叡编撰的《修事指南》,是我国历史上第三部炮制专著。该书收录药物 232 种,基本内容多取自《证类本草》和《本草纲目》,但作了进一步的归纳、整理,并在《本草蒙筌》所载炮制理论的基础上增添了一些新的内容。如"吴茱萸汁制抑苦寒而扶胃气,猪胆汁制泻胆火而达木郁……,炙者取中和之性,炒者取芳香之性……"。进一步阐明了炮制对于中药临床疗效的重要性"凡修事必有其故,因药殊制者,一定之方,因病殊制者,变化之用""炮制不明,药性不确,则汤方无准而病症不验也"。

清代李中梓《本草通玄》除对辅料的炮制作用有论述以外,增加了对某一类炮制方法的炮制程度的要求,如"煅则通红,炮则烟起,炒则黄而不焦,烘则燥而不黄"。赵学敏的《本草纲目拾遗》除将《本草纲目》收载的药物和炮制品、炮制技术进行拾遗补阙以外,还特别收录了近70种的炭药,并将张仲景提出的"烧灰存性"的理论提升到"炒炭存性",说明制备炭药时的技术要求,以期保存药性。赵学敏在《本草纲目拾遗》中根据自己对炮制的认识和理解对当时市场上的一些炮制技术和品种提出质疑,"今药肆所售仙半夏,惟将半夏浸泡,尽去其汁味,然后以甘草浸晒……全失本性……是无异食半夏渣滓,何益之有"。这些看法均表明在炮制过程中掌握适宜的炮制程度的重要性。

清代的中药炮制在已有的炮制基础理论指导下有了长足的发展,医药学家在临床辨证治病、组方用药时,改进或创新炮制方法,拓展药物的炮制品种,以应用于不同病证和不同方剂的配伍,中药炮制在中医临床上被医家充分认可并得到广泛的应用。

4. 中华人民共和国成立至今——中药炮制振兴、发展时期　中医药既是中华文明的重要载体,又在人民健康事业中发挥独特作用。毛泽东主席指出:"中国医药学是一个伟大的宝库,应当努力发掘,加以提高。"中华人民共和国成立之后,党和政府高度重视和评价中医药在医疗、卫生、保健事业中的作用,在炮制经验的总结及相关书籍的出版、人才培养的模式和教材的出版、饮片的生产与科研等方面均取得了较大的进展。传统的中药炮制在继承传统经验的基础上,运用现代科学技术研究炮制原理,改革炮制工艺,制定出合理的质量标准,使中药炮制的理论和技术更趋完善,炮制方法逐步趋向统一,进一步发展了中药炮制。

自1954年以来,全国各地陆续收集整理中药炮制的经验,1963年中医研究院中药研究所等单位将全国现有的炮制经验汇集出版了《中药炮制经验集成》,收集了501种常用中药的常用炮制方法,反映了当时全国炮制的现状,基本是沿用明清的理论和方法,只是由于遵循的经验不同,各地方法极不统一。在20世纪70年代,中国中医科学院中药研究所牵头,对散在于历史医药文献中的炮制技术以及各地沿用的炮制品种进行经验总结、整理,汇编成内部资料《历代中药炮制资料辑要》。以此为基础,结合现代研究结果的《古今中药炮制初探》为中药炮制的继承发扬提出了一些线索。此后编撰成的《历代中药炮制法汇典》(古代部分和现代部分),将散在民间、历代医籍中的炮制方法进行了系统的整理,形成了具有较高历史参考价值的资料。

《中华人民共和国药典》(简称《中国药典》)从1963年版开始收载炮制内容,附录中有"炮制通则",作为中药炮制的国家标准;各省、自治区、直辖市陆续整理出版具有地域特色的中药饮片炮制规范,作为地方炮制的标准。国家卫生部组织全国的炮制专家编撰的我国第一部《全国中药炮制规范》于1988年出版。

传统中药炮制技术以前多采用师带徒、口传心授的方式进行传承,文字资料很少。20世纪50年代末到60年代初,北京、成都、南京、上海等地的中医药院校相继建立中药专业,中药炮制学作为中药专业的主干专业课程进入本科教学。此时,教学所用多为自编教材。在教学实践中,各院校结合地区特点编写的自编教材,经过试用和修订,不断充实和提高,于1979年首次编写出版全国高等医药院校统一教材《中药炮制学》;1985年第一本国家统编教材《中药炮制学》出版;1996年编写出版了普通高等教育中医药类规划教材《中药炮制学》;2003年出版了全国高等医药院校中医药系列教材《中药炮制学》。此后,不断出版和修订《中药炮制学》的国家级和国家行业规划教材、《中药炮制学》的创新教材、《临床中药炮制学》、《中药炮制工程学》配合教材的辅导用书《中药炮制学》高级辅导丛书、图表解中医备考丛书《中药炮制学》国家中医药行业特种工种职业技能鉴定培训教材《中药炮制与配制工》等,适用于不同层次学生、广大自学学生、技术人员、研究者。目前,既有本科、中职、高职、硕士、博士等不同层次的专业人才的院校教育,还有继续教育、技能培训、文化媒体等多种形式的人才培养模式,有效构建了炮制人才培育体系,壮大了中药炮制的队伍,也提高了行业人员的整体素质。

20世纪50年代后期开始,有学者对部分炮制前后作用变化较大的中药开展了化学和药理方面的实验研究,由此,开始了中药炮制的现代实验研究。中药炮制的科学研究随着中药现代化的开展不断深入,各种现代科学知识和技术应用到中药炮制的科学研究工作。在国家"八五""九五""十五"科技攻关和"十一五"支撑计划、"十二五"支撑计划、"十三五"重点研发计划项目中,中药炮制被列成专项获得国家资金资助,研究课题从饮片炮制工艺规范化、质量标准、共性技术、生产设备以及炮制科学内涵探讨等方面进行。计算机信息技术已经全面渗入中药炮制的文献整理、教学、科研、饮片生产。中药炮制的文献数据库、饮片生产在线检测和质量监控的信息管理系统已经开始得到应用。

为了适应医药市场对中药炮制品的需求,全国各地先后建立了中药饮片生产企业,从原来前堂后店式的手工作坊到形成炮制企业规模化生产中药饮片,中药炮制已经成为中药大生产产业链中的关键环节和重要行业。原来手工作坊的炮制器具现在已经发展成规模化生产的机械设备,从粉碎、净制、切制到炒制、炙制、煅制、干燥以及特殊炮制的设备,陆续形成了流程化并可数控化的工艺生产线和生产机组。经过饮片企业炮制生产的中药饮片已经成为中医药市场上流通量最大的商品。

中华人民共和国成立后,在党和政府的重视下,传统的中药炮制技术得到传承并不断发展,随着专业队伍的扩大、科学研究的深入、饮片生产的规模逐步扩大,中药炮制已经从一门独特的传统制药技术和中药专业主干课程逐步发展成为具有自己的专业领域、专业队伍、具备自身的理论体系和科学内涵,具有自己的研究任务和研究方向,并引领中药饮片行业市场,支撑中药一级学科的重要的二级学科。2009年,南京中医药大学、江西中医学院、中国中医研究院中药研究所、辽宁中医药大学的中药炮制学科被国家中医药管理局批准为第一批建设的中药学二级学科,并于2015年通过了建设验收。为了加强我国非物质炮制文化遗产的抢救、保护与传承,2015年开始,国家中医药管理局启动中药炮制传承基地建设项目。2015年南京中医药大学、江西中医药大学被国家中医药管理局批准成为国家级中药炮制技术传承基地的建设单位;辽宁中医药大学、山东中医药大学、江苏省中医院等22个单位被批准为省级和市级中药炮制技术传承基地。截至目前,在全国建立了56家中药炮制传承基地,基本实现了主要省市的全覆盖。通过对传承基地的建设,已完成一个网上博物馆建设,制作了一个文献数据库,拍摄了一部电视纪录片,并编撰了一部《中药炮制简史》,为传承中药炮制技术奠定了基础。

中医药的发展,任重而道远。遵循中医药发展规律,传承精华,守正创新,加快推进中医药现代化、产业化,促进中医药传承创新发展,挖掘中医药宝库中的精髓内涵,彰显其防病治病的独特优势和作用,为建设健康中国贡献力量是中医药人的共同使命。

第三节 传统中药炮制特色技术

中药炮制是我国一项独特的传统制药技术,其历史悠久,特色鲜明,在中医药防病治病中起着举足轻重的作用。由于我国南北地理条件差异大,炮制技术遵循不同,各地用药习惯不尽一致,逐渐出现并形成了具有鲜明地域特色的中药炮制技术,如"樟帮""建昌帮""京帮""川帮"等传统中药炮制流派及少数民族炮制。因历史、地域、学术流派的差异,我国各地用药习惯与中药饮片加工炮制方法及处方调剂规程各有不同,地方中药炮制特色技术和炮制品种在临床的用药中起到极大的作用。

一、樟帮炮制技术

樟帮是全国十三大药帮和中药炮制的主要流派之一,又称为临清药帮(临江府清江县,今樟树市),与建昌帮合称江西帮。樟帮自古享有"药不过樟树不齐,药不过樟树不灵"的美誉,是樟树药商组建的"樟树药帮",简称"樟帮",其始于东汉时期,至明代逐渐形成了完整的樟帮药业发展体系。

1. 炮制工具　樟帮独特的传统加工炮制工具,是在传统炮制技艺不断完善总结过程中创制出来的,如"樟刀",以片刀、铡刀面小口薄,轻便锋利最为著名,其他工具主要有碾槽、冲钵、刮刀、铁锚、蟹钳、鹿茸加工壶、压板和硫黄药柜等。

2. 炮制辅料　樟帮炮制辅料非常讲究,要求严格,注重与临床结合,除常用辅料外,尚有固体辅料糙米、蜜麦麸、油砂、红糖、灶心土、白矾及其他药物等;液体辅料米醋、橙花蜜汁、皂角汁、米泔水、米汤、山羊血、猪心血、鳖血、胆汁、羊脂油、童便等。历来反映"樟树中药炮制,辅料讲究地道,归经如择,用量适度,疗效增强"的特色。

3. 独特技艺及品种

(1)润药:樟帮流传着"七分润工,三分切工""润药的师傅,切药的徒弟"之说。樟帮饮片外形美观,与润药关系极为密切,润药得当,既保证质量,又可减少损耗。樟帮根据药材的特点又将润法分为盖润、闷润和露润。

(2)洗药:樟帮药工洗药非常重视季节气候(称为"洗药四季水"),并根据药材大小、性质、质地等因素,灵活掌握。夏秋气温高,入水洗的时间宜短;春冬气温低,水洗时间可长。质地坚硬的药材水洗时间应长,并可兼达软化目的;质地松软的药材水洗时间宜短;荆芥、薄荷等芳香药物应迅速捞洗,称为"抢水洗"。

(3)切片:樟帮饮片在继承传统工艺的基础上,选料上乘,切制精良,有"白芍飞上天,木通不见边,陈皮一条线,半夏鱼鳞片,肉桂薄肚片,黄柏骨牌片,甘草柳叶片,桂枝瓜子片,枳壳凤眼片,川芎蝴蝶双飞片,槟榔切108片,一粒马钱子切206片(腰子片)"的说法。其刀工独具一格,外形美观,厚薄适中,反映了樟帮炮制的工艺特色。樟帮根据药性和临床应用将饮片分为圆片、直片、骨牌片、斜片、肚片、丝条片、劈片、刨片、段筒、骰子、捣碎、粉末等。各种片型各有特色。

（4）饮片干燥：樟帮饮片，传统要求保持形、色、气、味俱全。樟帮药工将所有的药物归宗，具体将饮片的干燥方法分为八类干燥法并编成歌诀："黏性、芳香、粉质、油质、色泽与根须、根皮、草叶干燥法，各有千秋勿乱为。一曰黏性类药如天冬，潮片极易黏，文火干不透，原汁仍外渗，武火最适中。二曰芳香类药如薄荷，高温香气散，阴干最适宜，防霉防变黑，香浓药汁高。三曰粉性类药如山药，湿片易霉馊，随切随摊晒，若焙用文火，严防气色变。四曰油质类药如当归，火旺油溢出，色黄显焦干，天晴日晒好，阴雨文火烘。五曰色泽类药分黄白，例如黄芪与桔梗，桔梗日晒白上白，芪焙味香色金黄，白晒黄焙要记牢。六曰根须类药如白薇，片短水足易成团，空气不通防霉变，随切随摊勤翻晒，阴雨旺火防燃烧。七曰根皮类药如黄柏，潮片易摊多翻晒，不易霉变忌麻痹，多摊多晾可烘晒，夏令谨防颜色变。八曰草叶类药如泽兰，润后水多易黏结，薄摊晾晒要勤翻，阴雨薄烘用文火，草叶易燃人莫离。八类干燥都说过，饮片干燥莫放松。"

（5）饮片传统炮制特色：樟帮在中药炮制的长期实践中，注意"三个结合"，即技术、工艺结合，技术、工艺与药性结合，技术、工艺与临床应用结合。在药性和用药归经上，应用"三个"不同，即不同辅料、不同方法、不同炮制程度，达到临床用药的不同要求。

炒黄的药黄而不焦：樟帮有炒黄的药黄而不焦、香气回溢的特点。关键在于掌握"火候"及药物特性。炒黄用小火或中火进行，不断翻炒，至药物呈黄色或比原色加深，或发泡鼓起为度。

逢子必炒：樟帮饮片炮制，有"逢子必炒，药香溢街"之说。逢子必炒，得其香气，炒至裂口，易于煎出有效成分，提高药效。如芥子，将净芥子置热锅内，用文火加热，炒至深黄色，有爆裂声，散出香辣气时，取出，晾凉。

火炮的药松泡酥脆：火炮的药在技术上掌握火候十分重要，否则不及或不达，太过焦而无性。樟帮经验，火炮之药，外焦起泡，内黄空松，功效俱到。如炮姜，将干姜片置烧红的锅内，迅速翻动至起烟，外表鼓胀起泡，内呈酥松为度。

火煅之药酥而不坚：煅制在樟帮广泛用于矿物或某些动物类药物，如贝壳类或血余等。使之经高温，除杂质，变性状，质地疏松，利于粉碎煎汁，也可消除其毒副作用，增强疗效。火煅的方法根据药物硬度及性质而异。樟帮将煅法归纳为："坚者煅淬，较坚明煅，轻者飞煅，得其酥，留其药性。"

还有炒炭之药焦而存性；酒洗、酒润、酒炙、酒蒸；甘草、皂角汁浸渍解毒；滋补药物重蒸闷；藤黄山羊血去毒；鳖血制柴胡；童便浸马钱子；七制九制香附等。这些炮制方法都是樟帮中药炮制的特色。

樟帮的中药加工炮制，选购道地药材，并应用独特的炮制技艺，使中药饮片的临床疗效较高，被历代御医选为皇宫用药，为古今医家所推崇。樟帮的中药炮制，素有"术遵岐伯，法效雷公"之训，提倡"制虽繁，不惜工"，其精湛工艺切制的中药饮片因"薄如纸、吹得起、断面齐、造型美"而久负盛名，享誉海内外。如可将一寸长的白芍切成356片，片片薄如蝉绢，临风欲扬，被药界同行誉为"鬼斧神工、不类凡品""槟榔不见边，白芍飞上天"，是樟帮药材切制中至今都让世人眼前一亮的绝活。

二、建昌帮炮制技术

建昌帮是我国南方的古药帮之一和中药炮制的主要流派之一，与樟帮合称为江西帮。建昌帮发源于江西建昌府,即现今江西省南城县建昌镇,起源于晋朝。建昌药帮以中药饮片加工炮制和集散经营销售两方面特色著称,享有"樟树的路道,建昌的制炒""药不过建昌不行"的美誉。

1. 炮制工具　建昌帮在炮制工具方面,刀刨齐全,特色工具多。

(1)切药刀:具有"体重(刀面约1.5kg)、把长(约26cm)、刀面阔大、刀口线直、刃深锋利、吃硬省力、一刀多用"等特点。

(2)雷公刨:又称药刨。适合刨制长、斜、直、圆各种形状的薄片或厚片。相传发明已久,沿用至今,不仅效力高且刨出的药片均匀美观。

(3)其他:如枳壳钳、槟榔榉、香附铲、泽泻笼、茯苓刀、附子筛、麦芽篓、药坛、圆木甑、猪肝色刀石等,均古朴简便,各有其功,运用有别。

2. 炮制辅料　建昌帮在辅料方面,有选料独特、遵古道地、制备考究、一物多用的特点。其中尤以砻糠的运用最有特色、用途最广,包括糠炒、糠煨、糠炆、糠煅、蜜糠炙等,同时谷糠还用于净选、润制、吸湿、密封养护等,因其以糠炮制药材,使南北药帮炮制流派形成"南糠北麸"的显著区别。其他辅料如白矾、朴硝、童便、米泔水、硫黄、砂子等的运用,也各有特色。

3. 独特技艺及品种　建昌帮的传统炮制风格是工具辅料独特,工艺取法烹饪,讲求"形、色、气、味",毒性低、疗效高。片形以"斜、薄、大"为特征,色泽以鲜艳、有光泽等为特征,气味以药味纯正、香气浓郁为特征。炮制的药物毒性低,疗效高。在建昌帮炮炙十三法(炒、炙、煨、煅、蒸、煮、炆、熬、淬、霜、曲、芽、复制)中,尤以炒、炙、煨、炆、蒸法工艺特色多。其中炆法是建昌帮独有的特色炮制方法,既得陶坛砂罐忌铜铁之便,又以糠火烧四边,有文火慢煮之功,使饮片纯真滋补力胜。水制注意区分四季水性,并熟谙文武火候的运用,长于武火急速快炒,使饮片色艳,气香;多用文火煨、炙,使饮片纯真味厚;精于各种去毒工艺,使饮片毒低效高。建昌帮特色炮制品种有煨附片、炆熟地、姜半夏、明天麻、贺茯苓、山药片等。

(1)煨附片:取大个生盐附子(又称特级超雄)入缸中清水漂浸,根据传统经验,附子浸泡的时间一般按春、夏、秋、冬四个季节各有不同。每天换水,捞出摊晾,然后在室内选一避风防火处,再用砖石砌一围圈(应根据附子多少而决定围圈大小)。取适量柴灰筛净杂质平铺地面,再将附子逐个放入,加一定的辅料平铺于附子上面,加物盖严,上平铺厚净灰,再放稻草等易燃物于灰上,倒入干燥的谷壳后发火。待谷壳全部烧完后再摊晾,取出附子筛去灰屑,入木甑清蒸,晒至全干,泡润切薄片(饮片要求断面有微孔,呈角质,黄黑色,透明,光亮为佳),晾晒干即得。

(2)炆熟地:取大生地黄以清水洗净泥沙,浸泡(其浸泡时间一般以春、夏、秋、冬季节而定)。然后同水液装入坛中,并分层次加入辅料,加盖。选一避风处,用砖石砌一围灶,四角留有通风口,底层放入易燃物,上盖适量的干谷壳(糠皮)。将装药的坛放入中央,使其燃烧。炆一段时间,停火,待冷后倒出。原汁水另存,熟地黄晒至半干,用原汁水加入辅料拌入熟地黄内使其缓缓闷润吸干,上木甑蒸。再晒或打扁或竹刀切成片,然后晒至全干,瓦缸收藏待用。

(3)姜制天麻:天麻大小分档,用米汤水洗净后,用生姜捣烂取汁,浸润天麻12小时左右(具体时间以吸干姜汁为宜),摊晾半干入木甑清蒸1小时,取出,用木板加重压扁(如春夏梅雨季节可用硫黄火熏一次以防霉变)。晾润至七八成干时切或刨薄片,晒干备用。

建昌帮最具特色的是火力使用和火候判断与特定的炮制工具。建昌帮不仅以其独具匠心的传统炮制技术和精湛的炮制工艺博得民众的高度信赖,而且以其严谨的态度,严守净选、切制、炮制三关质量,做到"炮制虽繁,必不得省工夫;辅料虽贵,必不得短斤两""谨伺水火不失其度,炮炙精细逞其巧妙",炮制出优质高效的传统中药饮片,而享誉国内外。

三、京帮炮制技术

京帮,是以北京和天津为代表,并扩展影响到华北、西北、东北的药帮,继承和发扬了两地的传统中药炮制技术和经验。京帮起源于明嘉靖年间。京帮炮制技术最具特色和代表性的是北京"同仁堂"、甘肃兰州"庆仁堂"等老字号药店。

1. 炮制辅料及其特色 京帮炮制的特点主要体现在炮制方法和炮制辅料上。京帮炮制辅料除了常用的固体和液体辅料外,还用乌豆制作的豆腐等特殊的辅料,另药用液体辅料也是京帮的常用辅料,如甘草水煎液、明矾水溶液和黄连水煎液等,其主要作用是降低或消除毒副作用,或降低药物燥性。

2. 独特技艺及品种 京帮经过长期探索与实践,总结出一套独具特色的直观鉴别中药真伪技法,即京帮鉴别"四法",分别为"眼观、手摸、口尝、鼻闻"。其简便易行,结果准确,应用广泛,可在无特殊检测的条件下对中药饮片质量进行有效控制。京帮鉴别"四法":眼观,主要是观察饮片的形态、颜色、表皮皱纹特征、断面碴口等外部特征;手摸,主要凭手的触觉体验饮片的质地、轻重、坚实、虚软、老嫩、滑涩等;口尝是通过味觉器官来辨别饮片的酸、甜、苦、辣、咸、淡、涩、麻、凉等;鼻闻主要是通过嗅觉器官来鉴识饮片的特异气味,如香、腥、臭等。

京帮最具特色的是发酵和炖制,如百药煎、酒炖大黄、地黄、沉香曲、淡豆豉等。

(1)七制香附:取净香附碾压,筛除细毛和细末,备用。将定量的黄酒、米泔水、牛乳汁等辅料混匀,喷洒入香附中,拌匀,闷润,再用文火连续拌炒,待药物炒干,能嗅到香附与辅料的浓烈气味时,取出,晾凉,即得。

(2)百药煎:取五倍子、桔梗、甘草、酒曲等,将五倍子、酒曲分别单独粉碎,剩余药物置于砂罐中,加水,煎煮,合并滤液,倾倒入五倍子粗粉中,搅匀,呈疏松的块状或颗粒状时,加入酒曲搅匀,移入容器内,密闭,发酵,待发酵物体积膨胀并至一定程度,取出,晒干,捣碎,即得。

(3)酒炖大黄:取大黄片或块,用黄酒拌匀,闷1~2小时至酒被吸尽,装入炖药罐内或适宜容器内,密闭,隔水炖24~32小时至大黄内外均呈黑色时,取出,干燥。每100kg大黄片或块,用黄酒30kg。

(4)沉香曲:取沉香、姜厚朴、檀香、六神曲粉碎成细粉,另取面粉打成糊,与药粉混合成坨,加工成长条块,干燥。

(5)淡豆豉:取清温解毒汤(白芷、玄参、柴胡、连翘、桔梗、川芎、黄芩、羌活、赤芍、天花粉、葛根、甘草、淡竹叶、生姜),置锅内,用文火煎煮两次,第一次加水10倍量煎煮1小时,第二次加水10倍量煎煮1小时,分次滤过,合并滤液,与净黑豆同置锅内煮沸,不断翻动,至汤吸尽,黑豆膨胀时取出,再取青蒿与黑豆拌匀,置适宜容器内盖严,置适当温度下,待发酵后,取出,干燥,簸去青蒿。每100kg净黑豆,用清温解毒汤一剂,青蒿15kg。

四、川帮炮制技术

川帮炮制技术在明清鼎盛时期形成,曾与樟帮、京帮呈三足鼎立之势。川帮主要以四川为主,包括重庆、云南、贵州等西南地区的特色中药炮制技术,其中成都地区是川帮炮制技术的核心所在。

1. 饮片切制的工具和运用　常用的主要工具为切药刀、刀片、剪刀、剃刀、挑儿刀、刁刀等。

(1)切药刀(通称铡刀、大刀):为固定设备,刀身厚,刃口为一面。适于切坚硬、长、大的药物。是厚、薄片均可切用的工具。亦为切制饮片的主要工具。一般习惯使用方法为前切薄片,后切坚硬药物。

(2)片刀(通称小刀):与普通菜刀相同,为手切刀。刀身薄,钢口尖利,刃口为两面,呈弧形。一般加工柔软、短小的药物,适用于切制较厚的片型。在运用上刃口由后向前为削,刃口左右平向为片,直行运用刃口为切,用刀尖为破,用刀跟为劈。

(3)剪刀:部分卷曲不平坦之果皮、草质茎,又必须切成一定形态者,或操作三角片,露半段,以及显示特征之片型,可用剪刀切制操作。

(4)剃刀:为去心操作工具。剃刀刃口薄刃背厚,易于剖出心柱,而不破烂本体。

(5)挑儿刀:为半圆形刃口薄之推削工具。凡果实类药物,须削出极薄表皮者,以此操作,如陈皮去皮、去红、去白之区别等。

(6)刁刀:刁刀呈斜形而薄,为部分药剔挑之用。

2. 独特技艺及品种　川帮特色炮制技术的精华——"成都中药炮制技术"已相继成为成都市、四川省第一批非物质文化遗产保护名录及第二批国家级非物质文化遗产保护名录,该技术主要以九制大黄、九转南星、仙半夏等特色炮制品种而见长。川帮特色炮制品种以复制为主。

(1)复制大黄:大黄的炮制分为九制大黄(独黄丸)、十五制大黄、二十四制大黄。

1)九制大黄(独黄丸):取生大黄加黄酒后蒸透晒干,反复处理九次,每次蒸后,将甑脚水拌入,日晒夜露,直至干燥,体质酥脆,断面色淡黑有光时为止,称九制大黄,制剂研末和蜜作丸,称独黄丸。

2)十五制大黄:酒大黄做成后,再以下列药物处理,各药分别熬煎浸泡。分次用药液浸拌酒军(即熟大黄),待完全渗入后,即行蒸制。八成干时加入第二制辅料如法炮制。待透后,即行晒、晾、露,干后又进行一次蒸制,如此反复处理十五次者为十五制大黄,使用药物(辅料)如绿豆、黑豆、槐叶、桃叶、陈皮、麦芽、桑叶、车前草等。

3)二十四制大黄:在十五制大黄的基础上再加丹皮、泽泻、薄荷、石斛、玄参等药物炮制,反复处理至二十四次,即二十四制大黄。

(2)复制天南星:天南星的炮制方法有制天南星和胆南星。

1)制天南星:取生南星,刮去粗皮,用清水泡透心,去清水,打碎辅料,拌匀南星,加清水续泡,至微有麻味时,取出蒸至圆汽后以熟透为度,倒出切成厚片,晒干,装包成件。辅料:干姜或鲜姜、皂角、白矾。

2)胆南星(九转南星):取生天南星加胆汁搅匀装缸内。缸埋地下十分之九,一年后取出,谓之阴转,再以阴转南星,兑胆汁搅匀,分装于牛胆皮内挂通风处,谓阳转。次年取下,剥去胆皮,轧成粗末,再以胆汁搅匀,再装胆汁皮内,挂通风处阴干。次年再兑胆汁搅匀,放于胆皮内。如此反复操作,但兑胆汁量逐减,至第九年,复挂于通风处,经年即成九转南星。

(3)蒸熟地黄:取大生地黄,洗净泥沙,晒干。另取生姜(打烂)、陈皮温浸取汁。将取汁后的药渣加适量水分熬成浓汁,并入前浸液中,加酒混合均匀,共浸生地黄,至药汁被吸干,生地黄质变软时,即轻放甑内,甑中立放四个竹筒(筒壁有小孔),先以武火蒸至圆汽,药质柔软为度,每次蒸后即行取出日晒夜露,待其干后,将甑脚水拌入,用伏法伏闷一夜,再蒸,如此反复九次(不得少于五次),以蒸晒露至熟地黄色黑如漆、味甜如饴为度,最后一次加砂仁研细末拌匀同蒸,蒸至圆汽,取出,晒干即得。

(4)附子系列炮制品

1)生附子:将附子除去泥土,洗净泥沙,直接干燥(晒干或烘干)即成。

2)盐附子:取较大的鲜附子,洗净后附子用胆巴、水、盐,混合浸泡3天以上,选晴天捞起,沥干水后,再倒入原缸里浸泡,每天1次,连续3天。捞起,放竹帘上暴晒4~5小时(忌雨淋),又倒入缸里浸泡,每次加胆巴5kg,连续3次后,捞起晒1天,直到附子表面呈现小盐粒时,趁热倒入饱和盐水缸中,使其吸收盐分。当附子表面出现密集食盐粒时捞出,然后把盐水烧开,倒在附子上面,盐水结晶后即成。

3)白附片:用中等大小的泥附子洗净后,附子用胆巴加清水浸泡7天后,放入锅中煮约1小时,捞出放清水中浸泡1天,剥去表皮后,再放入清水中浸泡约10小时,纵切为2~3mm厚的薄皮,再放入清水中浸泡约10小时后摊放在晒席上,晒至卷角时,再晒干或烘至全干即得。

4)黑顺片:用小的泥附子洗净后,泡入胆巴水(胆巴水浓度同白附片)中,5天后捞出,放入锅中煮,第一次用最初泡过附子的胆巴水,加清水约50分钟捞出,放入清水中浸泡过夜,不经剥皮,纵切成厚4~5mm的薄片,再放入清水中浸泡3天,每天换清水一次,捞出后每50kg用红糖0.25kg装到缸中浸染成黄黑色时取出,蒸约12小时,晒干或烘至全干即得。

5)淡附片:取盐附子,用清水浸漂,每日换水2~3次,至盐分漂尽,与甘草、黑豆加水共煮透心,至切开后口尝无麻舌感时,取出,除去甘草、黑豆,切薄片,晒干。每100kg盐附子,用甘草5kg、黑豆10kg。

6)熟附片:为中等大小附子,经胆巴水浸制、煮、水漂,除去外皮及根下端部分,切成3~5mm厚的横片,经蒸、烘(或晒)干而成。

7)卦附片:为中等及较小附子,经胆巴水浸制、煮、水漂,剥去外皮,纵切两瓣,浸红糖汁,蒸、晒(或烘)而成。

8)黄附片:为大型或中等大小附子,经胆巴水浸制、煮、水漂,除去外皮及根下端部分,切成3~5mm厚的横片,用甘草、生姜、红花等浸染成黄色,烘(或晒)干而成。

9)刨附片:选中等大小鲜附子,经胆巴水浸制、煮、水漂,除去外皮洗净后,用专用木刨推刨为0.8~1mm厚的薄片,放入浸泡缸或浸泡池内浸漂3~5天,烘干或晒干即得。

10)炮附片:取砂置锅内,用武火炒热,加入净附片,拌炒至鼓起并微变色,取出,筛去砂,晾凉即得。

11)生附片:取泥附子,洗净,切成厚0.5~0.6cm的片,干燥即得。

12)炒附片:将中等细度的砂投入炒药机内,炒至滑利,投入生附片,砂炒至外表皮黄棕色,断面黄色,取出,迅速筛去砂子,晾凉。

13)蒸附片:取生附片,用清水浸润,加热蒸至出现油面光泽,干燥。

14)炮天雄:选择个大的泥附子,洗净,浸入附子炮制用胆巴的水溶液中数日,连同浸液煮至透心,捞出,水漂,剥皮修型,再用水漂制,姜汁浸泡自然发酵至透心,取出,蒸制至透心,烤制至酥脆。

五、少数民族药物炮制技术

民族医药是指以藏、蒙、维、傣、苗等为代表,发源于少数民族地区,以本民族传统医药理论和实践为指导,供少数民族使用的药物。作为我国传统医药的重要组成部分,民族医药不仅具有卓越的临床疗效,还具有独特的文化内涵,其个性鲜明、价值珍贵。

与中药炮制方法相似,民族药炮制方法多样,较常用的有炒法、煨法、炙法、焙法、煅法、蒸法、煮法、制霜法、水飞法、发酵法、干馏法、埋制法、熏制法、汗渍法、焙干法、磨制法等。如青稞炒大戟、芦荟汁浸煨砒石、滑石粉炒地龙、糠炒白药子、雪水埋制一枝黄花、汗渍了哥王等。各民族还有一些独传秘诀,不为外人所知的方法。

由于理论体系和民族风格的不同,各民族医药炮制也都有自己的特色,藏医药炮制药物多用煅、煨法;蒙医药炮制药物多用羊奶、牛奶、马奶制;土家族、苗族医药炮制有毒药物多用童便制;壮医药多将新鲜药临用时炮制用。不同的炮制方法与辅料产生不同的功用,藏医将石灰岩明煅后加青稞酒浸没用于治疗胃病,加牛奶浸泡治萎缩性胃炎;蒙医将盐奶煨角盐,能增强其温中、散寒、破痞作用;土家族童尿制仙鹤草,能增加其止血功能。

1. 藏药炮制　藏药通过炮制后,不但能消除或降低毒性,而且可适当改变某些药物的性能,借以提高药物的疗效。藏药的炮制方法通常有挑拣、筛、簸、刮、去核、洗、漂、熬膏、淬、飞、炒烫、煅、煮、炙等多种。在藏药药材的炮制中,对矿物药材的炮制最为独特。

如塞尔(黄金)的炮制,首先是将其加工成厚度均匀的长方形薄块,然后去毒。方法是取金块,加水浸泡12小时,再以含沙棘的浸液煎煮1小时后取出金块,用水冲洗几次后再用同样的方法煎煮一次,最后加适量童便和亚麻水浸液置砂锅内加碱花,把金块煎煮2小时,取金块用水洗几次即可。去毒过程完成后再除金锈,方法是取酸藏酒、硼砂、碱花,与金同置砂锅内煎煮2小时后取出金块,用水冲洗干净便可。经加工炮制出的藏药黄金略带暗褐色,因煅烧而显得略为膨胀,是充满气泡蜂眼,还有些酥脆的黑色块状物体。现代的黄金藏药加工多采用金去毒青稞酒加工法;酸藏酒、硼砂、碱花煎煮法和雄黄、铅块灰、硫黄、山羊奶煅烧法等,这些方法继承了传统藏药的炮制理论,又加入了现代测试手段,使药物的作用更加明显。

2. 蒙药炮制　蒙药具有悠久的历史,蒙药应用是蒙古族人民同疾病作斗争的经验总结。蒙药炮制,具有自己的独到之处,是以独特的理论体系和临床实践经验为依据,按照医疗、调剂、制剂的不同要求及药材自身性质,而形成的富有民族特色的炮制加工技术,是值得研究的领域。现介绍几种常用蒙药的传统炮制方法。

(1)马钱子:为马钱科植物马钱 *Strychnos nux-vomica* L. 的干燥成熟种子。蒙药名为公齐勒、高吉拉、都木达克、札普日勒布。味苦,性凉,轻、钝;有大毒。具有平喘,清热,解毒,止痛之功效。蒙医将其用于胸背刺痛,胸闷气喘,咽喉肿痛,炭疽,狂犬病。

炮制方法:①炒制,取净砂子置锅内,一般用武火炒热后,加入净马钱子,不断翻动,烫至鼓起并显棕褐色或深棕色时取出,筛去砂子。晾凉,刮去毛备用;②放入牛奶,用文火煮煎 2 小时,取出刮去茸毛备用。

(2)水银:为液态金属汞(Hg),蒙药名为孟根乌苏。味辛,性凉,重;有毒。具有燥"协日乌苏",燥脓血,杀虫,镇痛消炎之功效。蒙医将其用于治疗风湿性关节炎,痛风,游痛症,结喉,梅毒,疥癣,黄水疮,白秃疮,痘疹,淋巴结肿大等。

炮制方法:取等量的水银和硫黄粉放入用牛羊油擦好的铁锅中加热,用铁器不停地翻动,注意火候,当变稠时立即取下锅来回搅动,待变稀后又放在火上加热,这样反复操作多次后晾凉,凝结后掰开断面呈蓝色(无水银颗粒)为准。

(3)草乌:为毛茛科植物北乌头 *Aconitum kusnezoffii* Reichb. 的干燥块根,蒙药名为泵阿。味辛,性温,轻;有大毒。具有杀菌,止痛,燥湿之功效。蒙医将其用于治疗瘟疫,肠刺痛,结喉,游痛症,牙痛,风湿性关节炎等。

炮制方法:将草乌刮去毛须,除去泥土等,置诃子汤或甘草汤内浸泡 2~3 天,每天换 1 次汤,取出晾干即可。

(4)狼毒:为大戟科植物月腺大戟 *Euphorbia ebracteolata* Hayata 或狼毒大戟 *Euphorbia fischeriana* Steud. 的干燥根,蒙药名为塔日奴。味辛,性温;有毒。具有泻下,消肿,杀虫,燥湿功效。蒙医将其用于治疗结喉,黄水疮,疥癣,水肿,风湿病,游痛症等。

炮制方法:将狼毒放入诃子汤里煮沸晾干即可,或将狼毒放入牛奶中煮沸晾干。

(5)黑冰片:为猪科动物野猪 *Sus scrofa* L. 干燥成形的粪便。蒙药名为哈日嘎布日。味苦,性辛,温。具有消食,平息"协日",杀菌,破痞功效。蒙医将其用于治疗消化不良,黄疸,胆囊炎,急、慢性胃炎及"协日"痞等。

炮制方法:将黑冰片放入铁器或瓦器内,密闭封严火烧成炭晾凉后取出即可,以炭色焦黑发光为佳,如变灰色即不可用。

民族药炮制保证了少数民族地区临床用药的安全和有效,然而很多民族药的炮制工艺、质量标准、辅料等不规范,缺乏统一标准,尚需运用现代先进的科学方法和技术,加强民族药炮制的基础研究,促进工艺的改进,以提高药物的性能和临床用药安全。

第四节　中药炮制的相关法规与技术保密

中药炮制的法规是规范中药饮片炮制生产过程、监管饮片质量等相关内容的法律规定。中药炮制技术作为我国独有的传统制药技术,具有自主知识产权,属于国家机密内容,不得随意泄露或公开。

一、中药炮制的相关法规

2019 年 8 月 26 日十三届全国人大常委会第十二次会议修订的《中华人民共和国药品管理法》

是现行版本,是目前药品生产、使用、检查的基本法律。其中第四章药品生产中第四十四条明确规定:"中药饮片应当按照国家药品标准炮制;国家药品标准没有规定的,应当按照省、自治区、直辖市人民政府药品监督管理部门制定的炮制规范炮制。省、自治区、直辖市人民政府药品监督管理部门制定的炮制规范应当报国务院药品监督管理部门备案。不符合国家药品标准或者不按照省、自治区、直辖市人民政府药品监督管理部门制定的炮制规范炮制的,不得出厂、销售。"这是目前进行中药炮制饮片生产企业以及相关从事中药炮制工作的人员和单位所必须遵守的法规。

1. 国家标准 《中华人民共和国药典》是保证药品质量的国家药品标准。自1963年版《中国药典》一部开始收载中药及中药炮制品,正文中规定了中药饮片炮制的工艺流程、成品性状、用法、用量等;附录设有"炮制通则"专篇,规定了各种中药炮制方法的含义、具有共性的操作方法及质量要求,是属于国家级中药炮制的质量标准。2010年版《中国药典》首次明确炮制后的中药饮片是中医临床处方配伍的药物,是中成药制剂的原料药物,同时2010年版《中国药典》大幅增加了中药饮片标准的收载数量,将饮片收载的品种增加到822种,质量标准的指标也更为科学。2015年版《中国药典》完善了"药材和饮片检定通则"和"炮制通则",增加了部分饮片标准检测项目和要求。2020年版《中国药典》中收载了包含中药饮片的性状、鉴别、检查、浸出物、含量测定等指标项的饮片质量标准。

《全国中药炮制规范》由卫生部药政局委托中国中医研究院牵头组织有关单位及人员编写而成,于1988年出版,但未作为部级中药饮片炮制标准正式施行(暂行)。该书主要收载4个及以上省、自治区、直辖市使用的炮制品及其炮制工艺,收载常用中药554种,并具有相应的质量要求。附录中收录了"中药炮制通则""全国中药炮制法概况表""中药炮制方法分类表"等。新版《全国中药饮片炮制规范》编制工作是由国家药典委员会委托中国中药协会中药饮片专委会组织开展,于2019年1月启动。新编制的《全国中药炮制规范》与《中国药典》同属中药饮片的国家法定标准,都是中药饮片质量控制体系中的重要组成部分。

2. 地方标准 由于中药炮制具有较多的传统经验,在历史传承的过程中,有些炮制工艺失传,有些被保留下来;全国各地域之间也因中药的品种、用法不一,形成了具有地域特色的炮制技术,这些炮制技术和工艺不便于全国统一,为保留地方特色,尊重地域用药经验和更好地传承炮制技术,各省、自治区、直辖市先后制定了适合本地区中药饮片生产和炮制的地方规范,如《上海市中药饮片炮制规范》《四川省中药饮片炮制规范》《江苏省中药饮片炮制规范》等,作为地方标准。

1994年国家中医药管理局颁发了关于《中药饮片质量标准通则(试行)》的通知,规定了饮片的净度、片型及粉碎粒度、水分标准,以及饮片色泽要求等,目前在行业内部分施行。

二、中药炮制技术的保密要求

中药炮制技术具有我国独有的自主知识产权,目前,中药炮制的工艺参数、主要炮制技术难点等属于保密内容,不得随意泄露和公开,保护中药传统技术是我国的一贯政策。通过相关的政策规定和运用知识产权的权利,保护、利用好我国的中药饮片炮制技术,不但可以保证临床饮片的临床疗效,还可以确保我国特有的中药饮片产业快速发展,提高国际市场竞争能力,对我国国民经济的发展也起着重要的作用。

1. 我国中药饮片炮制技术保密的相关规定　1990年5月,国家中医药管理局发布《中医药行业国家秘密及其密级具体范围的规定》,其中,传统中成药的特殊生产工艺和中药饮片炮制的关键技术(含中成药前处理的炮制技术)属机密级。获国家和省、部级科技成果奖励的中医药项目中关键技术或药物配方,属于秘密级。

1994年,国家科学技术委员会成立国家秘密技术审查委员会,其中包括中医药的秘密技术。中药炮制技术已列入国家科技保密办公室制定的《国家秘密技术指导目录》。

2017年3月国家发展和改革委员会、商务部发布的《外商投资产业指导目录》中,明确禁止外商投资产业目录有"中药饮片的蒸、炒、炙、煅等炮制技术的应用及中成药保密处方产品的生产"。

商务部、科技部发布的《中国禁止出口限制出口技术目录》中,明确将部分"中药饮片炮制技术"列入禁止出口目录。控制要点:①毒性中药的炮制工艺和产地加工技术,列有制川乌,制草乌,制南星、胆南星、制白附子,清半夏、法半夏、姜半夏,制关白附,制附子,制商陆,制马钱子,煨肉豆蔻,制芫花,制蟾酥,制藤黄,制甘遂,制狼毒,巴豆霜,制斑蝥,制青娘子,飞雄黄,飞朱砂,制金大戟,千金子霜;②常用大宗中药炮制工艺和产地加工技术,列有熟大黄,熟地黄,制何首乌,制香附,鹿茸,紫河车,六神曲,建神曲,炮山甲,制肉苁蓉,制黄精,制山茱萸,制女贞子,红参,厚朴,阿胶,龙血竭。

上述有关文件由不同的政府部门制定,需在具体实施过程中遵照执行。

2. 中药饮片炮制技术的知识产权保护　中药炮制是我国人民的集体智慧结晶,中药饮片炮制技术是中药知识产权保护的重点之一,应该得到重视。中药炮制技术知识产权保护的途径目前主要有以下几种。

(1)申请专利:专利是保护发明创造最有效的手段,凡具有新颖性、创造性、实用性的中药发明创造,属于专利法保护范围,均可获得专利保护。《中华人民共和国专利法》规定可以获得专利保护的发明创造有发明、实用新型和外观设计3种专利。发明专利的保护期限为20年,均自申请之日起计算。

发明专利涉及的有中药炮制技术和方法、中药炮制设备和设计、中药饮片的新用途、中药饮片包装技术以及中药炮制生产工艺等领域。在继承的基础上进行创新性研究的成果尤其要注意申请知识产权保护。实用新型专利主要涉及的有中药材炮制加工数控或机械设备、中药炮制机械设备的创制和改进、中药饮片质量检测仪器设备、中药饮片加工过程中的污染处理设备、中药饮片包装设备等。外观设计专利主要涉及中药饮片包装装潢技术、广告、宣传资料等方面。对中药饮片炮制工艺的创新技术,包括在继承的基础上进行的大量创新性研究成果,一些经典的传统炮制技术进行知识产权保护需引起足够的重视。

(2)商标注册:商标是生产经营者在其商品上使用的标记。商标的作用在于使消费者能够区别商品来源。中药作为特殊商品,消费者无法靠自己的能力辨别质量的优劣,只能通过对产品的信任度决定使用哪一种品牌,饮片企业炮制生产的中药饮片若要创出自己的品牌,则需要注册商标。对于中药饮片来说,商标的意义还在于其注册商标可以作为饮片是否规范生产、质量是否可靠的依据。饮片的商标注册对于企业创名牌、争效益、保证饮片质量、提高竞争力具有十分重要的意义,对于饮片的监督管理也可带来便利。

（3）技术保密：若无法申报专利,则应通过技术保密的方式保证炮制技术持有者和继承者的权益。

中药参与国际竞争,最大的优势是中药的道地性和中药炮制技术。抓住中药的道地性和产地加工,对中药饮片炮制的关键工艺技术实行技术保密,对饮片质量标准实行技术保密,就从根本上保护了传统中药的制药技术,保护了我国独有的、具有特色的中医药知识产权,使其更好地为中医药临床服务,保护我国传统医药的发展和进步。

本章小结

1. 主要内容解读　中药是我国传统药物的总称,具有大部分药物出产自我国,以中医中药的基本理论为依据,应用于临床治疗的特点,在某些方面还反映了我国历史文化的传统特色。炮制,是指中药在应用或制成各种制剂前,进行各种必要的加工处理过程。炮制是连接中药材与临床疗效的桥梁。炮制的成品饮片可供临床直接使用,其质量优劣直接影响临床用药的安全性和有效性。中医药人秉承着"炮制虽繁必不敢省人工,品味虽贵必不敢减物力"的理念,坚持"修和无人见,存心有天知"的职业道德,按照国家有关法规进行中药饮片的生产、经营与检验。现行《中国药典》是保证药品质量的国家药品标准,收载了包含性状、鉴别、检查、浸出物及含量测定等指标项的饮片质量标准。国家药品标准没有收载的,各省、自治区、直辖市大多制定了具有地方特色的炮制规范,作为地方标准,如《北京市中药饮片炮制规范》《山东省中药饮片炮制规范》等。地方标准突出地域性特点,如樟帮、建昌帮、川帮、京帮等特色炮制技术。中药炮制是我国具有自主知识产权的传统制药技术,有关部委对此有相关的保密规定。中药饮片炮制的关键技术属机密级。《中国禁止出口限制出口技术目录》中明确将部分"中药饮片炮制技术"列入禁止出口范围,如毒性药制川乌、制半夏等十几种,常用大宗中药熟地黄等几十种。

2. 主要知识点　中药起源于古代劳动人民的生产实践和医疗实践。有了中药就有了炮制。中药炮制的起源可追溯到原始社会。中药和火的发现及应用形成了中药的净制、切制和加热炮制的雏形,酒和陶器的发明为辅料炮制提供了工具条件,上述4点使中药炮制的形成具备了条件。中药炮制的发展大致可分为四个时期:①春秋战国至宋代——中药炮制技术起始和形成期;②金元至明代——中药炮制理论形成期;③清代——炮制品种和技术的扩大应用时期;④中华人民共和国成立至今——中药炮制振兴、发展时期。中药炮制学的主要任务是:遵循中医药理论体系,在继承传统中药炮制技术和理论的基础上,应用现代科学技术进行整理、研究,逐步阐释炮制原理,揭示炮制理论的科学内涵,改进、规范炮制工艺,研制炮制新工艺,制定饮片质量标准,实现饮片质量的稳定、可控,保证临床用药的安全和有效,并不断创新和发展本学科。炮制基本概念,三大炮制专著的名称、作者和所处时代以及对炮制有贡献的主要历史文献等请参看章首PPT。

3. 拓展学习指导　中药饮片炮制历史悠久,通过古典医籍精华的梳理和挖掘,分析炮制历史沿革,搞清中药炮制方法及饮片应用的来龙去脉,探寻加工炮制的真实意图,有助于对炮制方法或中药饮片规格做出有历史文献依据的客观评价,实现传承精华,守正创新。

思考题

1. 何谓炮制、中药炮制、中药炮制学？

2. 中药炮制学的主要任务是什么？

3. 我国历史上有哪三部炮制专著？成书于哪个朝代？作者是谁？

4. 中药饮片生产应遵循的国家标准和地方标准是什么？

5. 我国具有地域特色的传统中药炮制技术流派有哪些？有何特点？

第二章　中药炮制的基础理论

学习目标

掌握：炮制对药性的影响；中药炮制的主要基础理论。

熟悉：传统的制药原则及中药炮制技术理论。

了解：中药炮制基础理论的形成过程。

中药炮制基础理论是指对中药的自然属性、炮制辅料的性质、临床疾病的辨证以及不同中药炮制品在疾病治疗过程中体现的作用特点进行总结，并融入传统中药药性、配伍和五行学说等中医药理论，经过中医临床的不断实践和发展，总结出的炮制技术、炮制品种作用与临床治疗疾病之间的内在规律。中药炮制基础理论是经过凝练、提升而形成的中药炮制学自身独特的理论体系，属于中医药理论体系范畴。中药炮制基础理论为中药炮制技术的发展和创新、炮制品的扩展和临床应用奠定了理论基础。

中药炮制基础理论的形成与炮制技术的不断发展和医药学家对炮制作用认识的不断深入密切相关：汉代之前的中药炮制技术，多为简单的净制、切制和加热炮制，如《五十二病方》中"取庆(蟆)良(螂)一斗，去其甲足，……取商牢(陆)渍醯中"；《黄帝内经》中"凡㕮咀药，欲如豆大，粗则药力不尽"等。南北朝刘宋时期的第一本中药炮制专著《雷公炮炙论》提出当归"若要破血，即使头一节硬实处；若要止痛、止血，即用尾。若一时用，不如不使。服食无效，单使妙也"，对中药不同部位的功效特点有了更深入的认识。梁代陶弘景的《本草经集注》首次系统地总结了不同类别中药的炮制方法，如"凡汤中用完物皆擘破""诸虫先微炙""诸石皆细捣"等，对临床处方用药的炮制起到了很好的指导作用。唐宋时期医药学家开始对列于处方药物脚注处的炮制技术进行归纳总结，形成通用的炮制原则，并进一步将药性理论、配伍理论和制药原则等与中药的炮制技术融合。唐代孙思邈的《备急千金要方》对各类中药炮制的原则单列撰成"合和篇"，提出"凡草有根、茎、枝、叶、皮、骨、花、实，诸虫有毛、翅、皮、甲、头、足、尾、骨之属，有须烧炼炮炙，生熟有定，一如后法"。宋代的官颁药剂专著《太平惠民和剂局方》，在书中设专章"论炮炙三品药石类例"记载中药的炮制技术和作用，如玉石部"丹砂、雄黄、雌黄，凡使：先打碎，研细水飞过，灰碗内铺纸渗干，始入药用。如别有炼，各依本方"等。中医药理论融入中药炮制，通过炮制方法改变药性，加入辅料影响中药作用，使一药多制产生多种炮制品，一种炮制方法用于多个中药的炮制，以适应临床治病用药的需要等，推动了炮制理论的形成与发展。金元时期及明代，开始将炮制品的作用、临床应用经验和使用的炮制技术等进行归类、总结,逐步形成规律性的认识,并将这些规律性的认识提升、凝练为精炼的理论文字记述,如明代总结的"酒制升提"理论起始于元代王好古的《汤液本草》中记载的"黄连、黄芩、黄柏、知母,病在头面及手梢皮肤者,须用酒炒之,借酒力以上腾也",这是"酒制升提"理论的雏形。炮制中的辅料作用理论则在陈嘉谟的《本草蒙筌》中有更加精辟的记载。

　　总之,中药炮制基础理论是在历代医药学家的临床医疗实践的基础上,对炮制品应用经验,中医药传统理论、炮制技术和炮制品临床适用性内在规律的高度概括,是以宏观、系统、类比的方式进行归纳、总结、凝练、升华而得到的具有规律性的理论体系。

第一节　中药炮制的制药理论

　　中药炮制的制药理论由传统制药原则和传统制药方法组成。清代徐大椿在《医学源流论》的"制药论"中指出:"凡物气厚力大者,无有不偏,偏则有利必有害,欲取其利,而去其害,则用法以制之,则药性之偏者醇矣。其制之义又各不同,或以相反为制,或以相资为制,或以相恶为制,或以相畏为制,或以相喜为制,而制法又复不同,或制其形,或制其性,或制其味,或制其质,此皆巧于用药之法也。"简言之,传统的制药原则为:相反为制,相资为制,相畏为制,相恶为制,相喜为制。传统的制药方法为:或制其形,或制其性,或制其味,或制其质。

一、传统制药原则

　　1. 相反为制　是指用药性相对立的辅料或中药来制约被炮制中药的偏性或改变其药性。如用辛热升提的黄酒来炮制苦寒沉降的大黄,使苦寒之性缓和,药性转降为升;用辛热之性的吴茱萸炮制苦寒的黄连,以缓和黄连苦寒之性;用咸寒润燥的盐水炮制益智,可缓和其温燥之性;用苦寒的胆汁炮制辛温燥烈且有毒的生天南星,可以降低毒性,除去其温燥之性,性味由辛温转为苦凉等。

　　2. 相资为制　是指用药性相似的辅料或中药来增强被炮制中药的疗效。资,有资助的意思。如用甘温的炼蜜炮制甘温的百合,增强其润肺止咳作用;用咸寒的盐水炮制苦寒的黄柏、知母,可引药入肾,增强其滋阴降火的作用;用辛热的黄酒炮制辛温的淫羊藿,可增强其温肾壮阳的功效。

　　3. 相畏为制　是指利用中药药性的相畏相杀理论,采用药性互相制约的中药或辅料进行炮制,降低被炮制中药的毒副作用。如半夏性畏生姜,生姜可杀半夏之毒,采用生姜炮制半夏,可以降低半夏的毒性;甘草、皂角、黑大豆制川乌,童便、豆腐、甘草制马钱子等,均属于"相畏为制"的内容。

　　4. 相恶为制　是中药配伍中药性"相恶"理论在炮制中的延伸应用,药性"相恶"本指在配伍中两种中药合用,一种中药会导致另一种中药的功效降低甚至产生毒副作用,属于配伍禁忌的范畴。但在炮制中应用,可以利用某种辅料或某种方法进行炮制,减弱被炮制中药的峻烈之性,使之趋于平缓,属于减缓毒副作用的一种炮制法则。如麸炒苍术,可以减缓苍术的辛燥之性;辛热中药炒制,可减弱辛散之性;醋制甘遂、狼毒、大戟,可以降低这些中药的峻下逐水作用,免伤机体之正气。

5. 相喜为制　是指利用某种辅料或中药,改善被炮制中药的形、色、气、味,提高患者的喜好、信任和接受度,便于患者服用。如僵蚕色灰白,味腥臭,采用麸炒,可起到赋色、矫臭矫味的作用,利于患者服用。

二、传统制药方法

1. 制其形　利用净制、切制和其他炮制技术,改变中药的外观形状或分开药用部位。“形”是指中药的形状、部位。中药来源于自然界,形态各异,大小不一,不利于临床配方调剂以及煎煮。通过净制、切制,将中药炮制成大小适宜的饮片,供临床配方调剂,煎煮时“药力共出”。根及根茎类中药须根据质地的不同切制成薄片或厚片,方可配伍煎煮,以利药效煎出;种子类中药一般炒黄后入药,因种皮破裂,药力方出,故有“逢子必炒”“逢子必破”之说。不同的药用部位,药效不尽相同,须分开使用。

2. 制其性　是指通过炮制改变中药的性能。如通过炮制,增加中药的香气,达到启脾开胃的作用;矫臭矫味,以利服用;缓和或改变中药的药性,抑制过偏之性,免伤正气;或缓和中药过寒、过热之性,或改变升、降、浮、沉之性,以满足临床对中药的不同需求。

3. 制其味　是指通过炮制调整中药的五味或矫正不良气味,增强临床疗效。如生山楂炒制后纠正其过酸之味,减少刺激性。在炮制过程中,特别是用辅料炮制,根据中医“五味入五脏”的理论,采用不同性味的辅料炮制中药,能够改变或增强中药固有的性味,达到“制其太过,扶其不足”的作用,如山茱萸酒蒸后,味由酸涩转甘,性由寒凉转温,增强温补肝肾的作用。

4. 制其质　是指通过炮制改变中药的性质或质地。主要适用于质地坚硬的中药,通过改变其质地,便于调剂制剂,利用有效成分的溶出,最大限度地发挥中药的作用。如甲壳类中药龟甲、鳖甲之类,砂炒至发泡鼓起,利于粉碎;矿石类中药自然铜、磁石等火煅醋淬,改变中药坚硬的质地,便于粉碎和有效成分的煎出。改变中药的性质的内容较广,包括改变药性和功用,拓宽用药范围,或降低中药的毒性,或增加新的疗效。如草乌长时间煎煮至透心,毒性降低,疗效保持;发酵发芽法炮制的中药,如六神曲、大豆黄卷、麦芽可以增加新的疗效;煅炭、炒炭产生止血作用,如将人的头发煅制成黑色发亮酥脆的血余炭,具有止血作用等。

第二节　中药炮制与中药药性理论

药性理论,是对中药作用的基本性质和特征的高度概括,又称药性。它包括了药物发挥疗效的物质基础和治疗过程中所体现出来的作用。药性理论是我国历代医药学家在长期医疗实践中,以阴阳、脏腑、经络学说为依据,根据药物的性质及所表现出来的治疗作用总结出来的用药规律。

一、中药药性理论

中药药性是中药的基本性能,主要包括四气、五味、升降浮沉、归经、毒性等。

1. 四气 是指中药具有的寒、热、温、凉四种不同的药性,又称四性。寒凉与温热本质不同,寒与凉及温与热则是程度的不同。药物的四气是与疾病的寒热属性相对而言,由药物的治疗作用所决定的。"疗热以寒药""疗寒以热药"是中药应用的基本原则。此外,没有明显的寒热之偏,作用又比较和缓的,寒症热症均可使用的中药也称为平性药。

2. 五味 是指中药有辛、甘、酸、苦、咸五种不同的药味,代表着不同的功效和应用,是其功用的重要标志。另有淡味和涩味,因都分属于五味之中,故仍称五味。五味与药物功效应用密切相关,已超出味觉的概念,有时与实际口感味道并不相符。

性(气)和味都是每个中药所固有的,从不同的方面反映了中药的性能特点和应用规律,不同的性和味相配合,形成了中药的作用,性和味密切相关,不可分割。

3. 升降浮沉 是指中药作用于机体的趋向,它是中医临床用药应当遵循的规律之一。升是上升、升提;降是下行,降逆;浮是外浮、发散;沉是沉降、泄利。升降浮沉与中药的性味及质地关系较大。一般而言,性温热、味辛甘的中药,属阳,作用升浮;性寒凉、味酸苦咸的中药,属阴,作用沉降。质地轻虚的花类、叶类多升浮,质地沉重的矿物类中药多沉降。

4. 归经 是指中药发挥治疗作用的具体部位,它以脏腑经络理论为基础,是指中药有选择性地对某些脏腑或经络表现出明显的作用,而对其他脏腑或经络的作用不明显或无作用。如生姜能发汗解表,故入肺经,又能和胃止呕,故入胃经。

5. 毒性 是指部分中药对机体的伤害作用,即毒副作用。在古代医药文献中,常把中药的偏性称之为毒,把药物统称为"毒药",利用"毒"性来纠正脏腑的偏胜偏衰,是中药防病治病的手段之一,这是广义的毒的概念。后世医药著作中所称的"毒"则是指具有一定毒性和副作用的中药,用之不当,可导致中毒,与现代"毒"的概念一致。一般来说,有毒中药的中毒剂量与治疗剂量比较接近,临床应用时安全系数较小,或对机体组织器官损害严重,甚至导致死亡。有毒中药的毒副作用有程度的不同,常标明为"大毒""有毒"和"小毒"。

二、中药炮制对药性的影响

通过炮制可对中药药性产生影响,达到调整中药治疗作用的目的。中药经炮制后,由于药性的变化,或纠正中药的过偏之性;或增强中药的不足之性味;或改变其作用趋向,尤其对具有双向性能的中药影响更明显;或改变中药的作用部位;或降低或消除毒性;或改变中药的药性,产生新的功效。

1. 炮制对性味的影响 炮制对性味的影响大致分为三种情况:一是通过炮制纠正中药过偏之性。如栀子苦寒之性甚强,经过辛温的姜汁制后,能降低苦寒之性,以免伤中,即所谓以热制寒,亦称为"反制"。二是通过炮制,使中药的性味增强。如以苦寒的胆汁制黄连,更增强黄连苦寒之性,所谓寒者益寒;以辛热的酒制仙茅,增强仙茅温肾壮阳作用,所谓热者益热,亦称为"从制"。三是通过炮制,改变中药性味,扩大中药的用途。如生地黄甘寒,具有清热凉血、养阴生津作用,制成熟地黄后,则转为甘温之品,具有滋阴补血的功效,即一者性寒,主清,一者性温,主补。天南星辛温,善于燥湿化痰、祛风止痉,加胆汁制成胆南星,则性味转为苦凉,具有清热化痰、息风定惊的功效。

2. 炮制对升降浮沉的影响 炮制对升降浮沉影响的理论可追溯到《本草纲目》:"升者引之以

咸寒,则沉而直达下焦;沉者引之以酒,则浮而上至颠顶。"中药大凡生升熟降,辅料的影响更明显,通常酒炒性升,姜汁炒则散,醋炒能收敛,盐水炒则下行。如黄柏原系清下焦湿热之药,经酒制后作用向上,兼能清上焦之热。黄芩酒炒可增强上行清头目之热的作用。砂仁为行气开胃、化湿醒脾之功,作用于中焦,经盐炙后,可以下行温肾,治小便频数。莱菔子能升能降,生品以升为主,用于涌吐风痰;炒后则以降为主,长于降气化痰,消食除胀。由此可见,中药升降浮沉的性能并非固定不变,可以通过炮制改变其作用趋向。

3. 炮制对归经的影响 归经理论常用来指导中药炮制,特别是用某些辅料炮制中药,如醋制入肝经、蜜制入脾经、盐制入肾经等。很多中药都能一药归数经,具有多种功效,治疗几个脏腑或经络的疾病。临床上为了使中药更准确地针对主证,作用于病变的主要脏器,发挥其疗效,需通过炮制来达到目的。中药经炮制后,作用重点可以发生变化,对其中某一脏腑或经络的作用增强,而对其他脏腑或经络的作用相应地减弱,使其功效更加专一。如益智入脾、肾经,具有温脾止泻、摄涎唾、固精、缩尿等功效;盐炙后则主入肾经,专用于涩精、缩尿。知母入肺、胃、肾经,具有清肺、凉胃、泻肾火的作用;盐炙后则主要作用于肾经,可增强滋阴降火的功效。青皮入肝、胆、胃经;用醋炒后,可增强对肝经的作用。生地黄主入心经,以清营凉血为长;制成熟地黄后则主入肾经,以养血滋阴、益精补肾见长。

4. 炮制对毒性的影响 毒性中药炮制时,一定要注意去毒与存效并重,不可偏废,并且应根据中药的性质和毒性表现,选用恰当的炮制方法,才能收到良好的效果,否则,顾此失彼,可能造成毒去效失,甚至效失毒存的结果,达不到炮制目的。去毒常用的炮制方法有净制、水泡漂、水飞、加热、加辅料处理、去油制霜等。这些方法可以单独运用,也可以几种方法联合运用。如蕲蛇去头,朱砂、雄黄水飞,川乌、草乌蒸或煮制,甘遂、芫花醋制,巴豆制霜等,均可去毒。中药炮制降低中药毒性的主要途径分为三个方面:①使毒性成分发生改变,如川乌、草乌等;②使毒性成分含量减少,如巴豆、马钱子等;③利用辅料的解毒作用,如白矾制天南星、半夏等。

第三节 中药炮制传统理论

中药炮制传统理论是古人在长期医疗实践过程中,归纳总结的经验结晶,对中药炮制的传承与发展具有重要的指导意义。中药炮制传统理论主要包括生熟异用、炮制减毒、炭药止血、药性相制和辅料作用等传统理论。

一、生熟异用理论

生熟异用理论是指中药的生品饮片炮制为熟品饮片后,产生与生品饮片不同的功效,在临床应用中,依据不同病证需要选择生品或制品,达到不同的临床治疗效果的理论学说。"饮片入药,生熟异用(治)"是中医用药的鲜明特色和一大优势。

生熟异用最早在《神农本草经》有记载:"药有酸咸甘苦辛五味,又有寒热温凉四气,及有毒无毒,阴干暴干,采造时月,生熟,土地所出,真伪陈新,并各有法",说明通过炮制,将中药变生为熟,生品和制品可各自适应不同的临床需求。张仲景在《金匮玉函经》论述"有须烧炼炮炙,生熟有定";王好古《汤液本草》载"大凡生升熟降,大黄须煨,恐寒伤胃气也";李梴《医学入门》"蒲黄生通血,熟补血运通……;傅仁宇《审视瑶函》有"药之生熟,补泻在焉,剂之补泻,利害存焉。盖生者性悍而味重,其攻也急,其性也刚,主乎泻。熟者性淳而味轻,其攻也缓,其性也柔,主乎补。补泻一差,毫厘千里,则药之利人害人判然明矣……殊不知补汤宜用熟,泻药不嫌生,用生用熟,各有其宜,实取其补泻得中,毋损于正气耳"的记载。

生熟异用理论主要包括生泻熟补、生峻熟缓、生毒熟减、生行熟止、生升熟降(生降熟升)等。

1. 生泻熟补　指某些中药生品寒凉清泻,通过加热或加辅料炮制成熟品后,药性偏于甘温,作用偏于补益。如何首乌性平味苦,具有解毒、消痈、润肠通便的功效,经过蒸制炮制成制首乌,药性由平转温,味由苦涩转甘厚,功能由清泻转为温补,具有补肝肾、益精血、乌须发的作用。

2. 生峻熟缓　是指中药的生品药性峻烈,炮制成熟品后作用缓和。如大黄生品苦寒沉降,泻下作用峻烈,炮制为熟大黄后泻下作用显著降低,并增强活血祛瘀作用。

3. 生毒熟减　是指中药生品毒性或刺激性大,炮制后毒性降低或消失。如马钱子、巴豆、乌头、半夏、天南星等,经炮制后均可降低毒性。

4. 生行熟止　是指生品行气散结,活血化瘀作用强,炮制为熟品后收敛之性增强,长于止血、止泻。如木香生品行气力强,煨后行气作用大减,止泻作用增强,长于实肠止泻。

5. 生升熟降(生降熟升)　是指经过炮制后,原来趋向为升浮的中药可转为沉降,或者原来趋向沉降的中药转为升浮。如莱菔子生品以升为主,长于涌吐风痰,炒后以降为主,善于降气化痰、消食除胀;生黄柏苦寒沉降走下,主清下焦湿热,经酒制后则苦寒沉降之性大减,借酒力升腾,善于清上焦之热。生升熟降(生降熟升)与中药的质地、气味的厚薄有关。一般来说,质地轻,气厚味薄者,如砂仁、莱菔子等多为生升熟降;而质地重,味厚气薄者,如大黄、黄连、黄芩多为生降熟升。

二、炮制解毒理论

炮制解毒理论是指通过炮制可以降低中药的毒副作用,从而达到临床使用时安全有效的理论学说。《神农本草经》载"若有毒宜制,可用相畏相杀者,不尔,勿合用也";《本草从新》有"半夏性畏生姜,用之以制其毒,功益彰"的记载;《寿世保元》中指出"炒以缓其性,泡以剖其毒,……";《本草发挥》"有必须用附子、乌头者当以童便而浸之,以杀其毒,且可助下行之力"等。现代对常用有毒中药开展了炮制解毒科学内涵的研究,印证了炮制解毒理论,如草乌、川乌、附子等均可以采用水煮的炮制技术进行解毒,水煮的过程可以使得其具有大毒的双酯型生物碱水解,毒性下降;半夏、天南星、白附子均可以采用白矾进行炮制,白矾溶液可以使得其具有的毒蛋白降解,毒针晶被破坏以解毒;京大戟、甘遂、狼毒等均可以采用醋制的炮制技术进行解毒,醋煮的工艺可以使毒性的萜类成分结构被破坏以解毒。

三、炭药止血理论

炭药止血理论是指将中药通过炒炭或煅炭的方法制成炭药后,可产生或增强止血作用的理论学说。根据五行学说的生克规律，中医认为黑能胜红，有"红见黑则止"的观点，即根据五行对应五色的规律，有"木、火、土、金、水"分别对应"青、赤(红)、黄、白、黑"之说，而五行中的各行又有"生克"之规律，水能克火，故黑能胜红，则有"血见黑则止"，所以有了"炒炭止血"的理论。

早在《五十二病方》中就有"止血出者，燔发，以安(按)其痏"的炭药止血的记载，距今已有2 000多年的历史。早期炭药应用广泛，可用于治疗多种疾病。如汉代有王不留行、桑根皮烧灰内服用于金疮，血余炭治小便不利。晋代有以蛇蜕炭治疗恶疮，防风炭治疗阳疝等。唐代，炭药用于止血的记载开始增多，如《备急千金要方》中有爪甲烧炭治尿血，羚羊角烧炭治产后下血，烧乱发、槐角子治崩中漏下，赤白不止等。宋代还有槐角子炭治霍乱，干姜炭治痢疾，干漆炒炭可去其刺激性等多方面作用的记载。金元明时期，炭药品种已十分丰富，医家开始总结炭药与止血之间的关系，《十药神书》首次明确提出炒炭止血的炮制理论，认为"大抵血热则行，血冷则凝，见黑则止""夫血者，心之色也，血见黑则止者，由肾水能止心火，故也"。黑指的就是炭药。该书还记载了著名的十灰散，是治疗火热灼伤血络，血热妄行而离经外溢的良方。《本草纲目》中收载炭药近200种，有"烧灰诸黑药皆能止血"之说。清代开始对炭药止血理论有部分不同看法。如《本草从新》认为熟地黄、枸杞炭是将"甘润滋阴之器，变而为苦燥伤阴之物，非徒无益，而有害之矣"。同时，认为炭药止血理论并非适用于所有中药，也并非所有止血药均需炒炭后应用。

四、药性相制理论

药性相制理论是指依据中药性味进行炮制的理论学说。该理论来源于中药的七情理论。中药七情最早见于《神农本草经》记载"药有阴阳配合……有单行者，有相须者，有相使者，有相畏者，有相恶者，有相反者，有相杀者，凡此七情，合和视之"。后人据此把单行、相须、相使、相畏、相杀、相恶和相反七个方面，称为"七情"。其中单行是指单味药即能发挥预期效果，不需其他药辅助，如独参汤，只用一味人参治疗元气大脱证；相须是指性能和功效相类似的中药配合应用，可以增强其原有疗效，如石膏配知母可以增强清热泻火的功效；相使是指在性能和功效方面有某种共性的中药配合使用，其中一种药为主，另一种药为辅，能提高主药的疗效，如黄芪与茯苓配合，茯苓增强黄芪补气利水的效果；相畏是指一种中药的毒副作用，能被另一种中药减轻或消除，如生半夏的毒性能被生姜减轻或消除；相杀是指一种中药能减轻或消除另一种中药的毒性或副作用，如生姜能减轻或消除生半夏的毒副作用，相畏和相杀其实是同一配伍关系的两种提法；相恶是指两种中药合用，一种中药与另一种中药相作用而致原有功效降低，甚至丧失药效，如人参恶莱菔子，莱菔子削弱人参补气作用；相反是指两种中药合用能产生毒副作用，如乌头反半夏，二药均为有毒药物，合用会由于用量过大，煎煮不当等产生毒副作用。"十八反"中的中药等。

中药炮制沿用了中药七情理论，形成了相反为制、相资为制、相畏(相杀)为制、相恶为制等药性相制理论。其中相反为制和相恶为制与七情的相反和相恶配伍禁忌的概念完全不同，相反为制指的是以性味相反的辅料或者中药炮制另一种中药，以纠正中药的偏性；相恶为制指的是利用某种辅料或某种方法进行炮制，减弱被炮制中药的峻烈之性，使之趋于平缓。相资为制与七情的相须和相使一致，指的是通过性味相近的辅料或者中药炮制另一种中药，增强中药的性味。相畏(相杀)为制与七情中的相畏、相杀意思一致。总之，中药炮制按照传统中药七情理论，衍生了自身的炮制理论,充分体现了中药炮制在中医药理论指导下的制药精髓。

五、辅料作用理论

辅料作用理论是指在炮制中药过程中加入辅料,利用辅料的性味相辅或相制中药的性味,使炮制的中药达到调整药性,引药入经,影响中药作用趋向,增强临床疗效等目的的理论学说。

王好古在《汤液本草》指出:"黄芩、黄连、黄柏、知母,病在头面及手梢皮肤者,须用酒炒之,借酒力以上腾也。咽之下,脐之上,须用酒洗之,在下生用……去湿以生姜,去膈上痰以蜜。"徐彦纯在《本草发挥》提到"用上焦药须酒浸暴干""心虚则以盐炒之"。陈嘉谟的《本草蒙筌》出现"酒制升提,姜制发散,入盐走肾脏仍仗软坚,用醋注肝经且资住痛,童便制除劣性降下,米泔制去燥性和中,乳制滋润回枯助生阴血,蜜制甘缓难化增益元阳,陈壁土制窃真气骤补中焦,麦麸皮制抑酷性勿伤上膈,乌豆汤、甘草汤渍曝并解毒致令平和,羊酥油、猪油脂涂烧,咸渗骨容易脆断……"的经典论述。张叡《修事指南》增加了"吴茱萸汁制抑苦寒而扶胃气,猪胆汁制泻胆火而达木郁,牛胆汁制去燥烈而清润,秋石制抑阳而养阴;枸杞汤制抑阴而养阳,麸皮制去燥性而和胃,糯饭米制润燥而滋土,牡蛎粉制成珠而易研,黄精自然汁制补土而益母,……炙者取中和之性,炒者取芳香之性"等论述。历代的归纳总结使辅料作用理论逐渐成熟完善。具体的辅料作用理论主要包括:

1. 酒制升提 升提指上浮、行散的意思,酒性味甘、辛,中药经酒制后,能使作用向上、向外,可治上焦头面病邪及皮肤手梢的疾病。

2. 姜制发散 生姜性味辛、温,能散寒解表、降逆止呕、化痰止咳。中药经姜制后使其发散作用增强,具有发表、祛痰、通膈、止呕等作用。

3. 入盐走肾脏仍仗软坚 盐性味咸、寒,具有清热泻火、软坚散结的功效。盐制中药,能引药下行,引药入肾,增强补肝肾、滋阴降火、清热凉血、软坚润燥的作用。

4. 用醋注肝经且资住痛 醋味酸、苦,性温,主入肝经血分,具有收敛、散瘀、止痛等作用。中药经过醋制后,可以引药入肝经,且能协同增强活血疏肝止痛的功效。

5. 米泔制去燥性和中 米泔水,性味甘、凉、平和,具有清热、止烦渴、利水、解毒的功效。米泔水制后能降低中药辛燥之性,增强健脾和胃作用。

6. 乳制滋润回枯助生阴血 乳汁,性味甘、咸、平,具有益气补血、滋阴润燥、养血调经的功效。中药经乳制后能增强滋生阴血、润燥、补脾益气等作用。

7. 蜜制甘缓难化增益元阳 蜜,性味甘、平,具有滋阴润燥、补虚润肺、解毒、调和诸药的作用。中药经蜜制之后,能调和脾胃、补中益气,缓和对脾胃的刺激作用。炮制用蜜,一般用炼蜜,又称熟蜜。熟蜜味甘,性温,具有益气补中的作用,甘能缓急,温能祛寒,故能健脾和胃,补益三焦元气。

8. 陈壁土制窃真气骤补中焦 陈壁土,性味甘、温,具燥湿补脾、温中和胃、止呕止泻的功效。陈壁土炮制中药,能够补益中焦脾胃,降低中药对脾胃的刺激性。除了陈壁土,还可以用灶心土,现代总结为"土制补中"。

9. 麦麸皮制抑酷性勿伤上膈 麦麸性味甘、凉,具有和中益脾功效。麦麸炮制中药能缓和中药燥性,除去中药不快的气味,缓和中药对胃肠道的刺激,增强和中益脾的功能。

10. 吴茱萸汁制抑苦寒而扶胃气　吴茱萸性味辛、热,具温中、止痛、理气、燥湿的功效。吴茱萸汁炮制中药可抑制其苦寒之性,又可佐使中药温中、清气分湿热的功效。

第四节　中药炮制技术理论

依据中药炮制的工序,中药炮制技术主要有净制、切制和炮炙三大类,中药炮制技术理论也主要从这三个方面加以总结提炼。

一、净制理论

净制是中药炮制的第一道工序,是药材制成饮片或制剂前的基础工作,几乎所有中药在使用前均需进行净制处理。净制又称为净选加工或初加工,是用挑选、筛选、风选、水选、磁选等方法,除去原药材非药用部位、杂质、霉变品、虫蛀品、灰屑等,选取药用部位,并达到净药材质量标准的方法的总称。

张仲景在《金匮玉函经》中提出"或须皮去肉,或去皮须肉,或须根去茎,又须花须实,依方拣采,治削,极令净洁",去除非药用部位,强调了药用部位的纯正。宋代《证类本草》中提出"艾叶,干捣,筛去青滓,取白",除去杂质,保证了中药的净度;"秋采根,于长流水洗过,日晒为干姜",除去了原药材的泥土灰屑,洁净药材。明代《本草蒙筌》中提出龙骨"五色具全上品,白中黄乃次之。黑者极低,捡除勿用"除去了药材的非药用部位。明代《本草纲目》中"苍术(米泔浸半日,刮皮,晒干为末)一斤,地骨皮(温水洗净,去心晒研)"。清代《本草纲目拾遗》中提出番木鳖"黄土拌炒焦黄为度,石臼中捣磨,用细筛筛去皮毛,拣净末"。

此外,目前并不多见的酒洗也是净制法之一,并形成了独特的酒洗净制理论。酒洗是指将净制或切制后的中药,置适宜容器内,加入大量的酒,略洗后随即捞出或用原液反复清洗的炮制方法,最早见于汉代张仲景《伤寒杂病论》大黄"去皮,清酒洗",并用于调胃承气汤中,认为"酒洗入阳明经"(《珍珠囊》);明代《本草蒙筌》也有"酒洗至胃脘中"的记载。酒洗中药的过程中,酒浸入中药表面,部分进入内部组织,发挥净制、缓性、增效等作用。

二、切制理论

中药切制是为了方便调剂、制剂、炮炙、提高有效成分溶出率。切制时,除部分药材需干切、鲜切外,大部分均须浸、润等水处理使其柔软,便于切制。中药处理时应少泡多润,防止有效成分流失,并应按药材大小、粗细、软硬程度等分档处理,灵活掌握气温、水量、时间等条件,使药(润)透水尽,不伤水(含水量太过),柔软适度为宜,切制后应及时干燥,保证质量。

早在春秋战国时期,我国第一部医书《黄帝内经》中就有"㕮咀,治半夏"的记载。古代人们采用口咀嚼的方法对原药材进行破碎处理,称为咀,正如王好古所言"古者无铁刃,以口咬细令如麻豆,此所谓㕮咀也"。对于有毒不宜用口咬破碎的原药材,则用石杵臼将其舂成粗粒。在《五十二病方》中就有"细切""削"等饮片切制用语。

我国第一部炮制专著《雷公炮炙论》中主张对槟榔、天麻、桔梗、厚朴、大黄、杜仲等中药"细切""锉用"。

秦汉时期中药饮片切制方法有了新的发展,主要有㕮、切、擘、劈、斩、折、破解等。如将中药放在木砧上用刀剉碎,古称㕮。《金匮要略》载"黄柏细㕮"。切是指用刀将药材切成小段、小块或切碎。《注解伤寒论》载"生姜、白芍切"。擘劈是用刀或手将中药分成小块。《伤寒杂病论》载"栀子擘",《金匮玉函经》载"大枣擘去核,劈"。斩、折即用刀将中药切断。《金匮玉函经》载"瞿麦、小草、细辛,斩折之"。破解是指用刀切碎。

梁代陶弘景《本草经集注》认为"切制"优于"㕮咀",原因是"旧方皆云㕮咀者,谓称毕,捣之如大豆,又使吹去细末,此于事殊不允。药有易碎难碎,多末少末,称两则不复均,今皆细切之,较略令如㕮咀者,差得无末,而粒片调和,于药力同出,无生熟也"。

明代陈嘉谟对切制前的软化处理提出了要求,其对中药切制有较为详细的论述:"古人口咬碎,故称㕮咀,今以刀代之,惟凭锉用,犹曰咀片,不忘本源。凡诸药锉时,须要得法。或微水渗,或略火烘,湿者候干,坚者待润,才无碎末,片片薄匀,状与花瓣相侔,合成方剂起眼。"明代张洁《仁术便览》中,提出了饮片的加工应具有时间性,指出"凡七、八、九月遇晴明天气,预制咀片过冬,冬月天寒,水冰制则失药力";对切制工具从理论上提出了要求"竹刀制者不改味而遵旧法,铁器制者犯虔修而失炮规"。从中可以看出古人已认识到中药饮片切制的每一个环节对饮片的质量都有影响。

对于切制工具,陶弘景《名医别录》合药分剂法则里明确指出:"惟宜铜刀、竹刀修治乃佳。亦有忌铜器者,并宜如法。"关于龙胆的切制,《本草纲目》曰:"用时,铜刀切去须、土、头了,锉细,甘草汤浸一宿,漉出,曝干用。"

对于不同药用部位的切制,也形成相关理论,如《雷公炮制药性解》"凡使须去头尾尖处,其头尾吐人,每斤切长三寸,余劈破作六七",论述了草部的切制理论;"凡修事即头圆矮毗者为榔,身形尖紫纹者为槟,榔力小,槟力大,欲使先以刀刮去底,细切,勿经火",则概括了根茎的切制理论。

三、炮炙理论

"炮"和"炙"从字面上讲都离不开火,它反映了古代的制药情况。炮炙是把中药用火处理的一类加工方法。炮炙的目的是方便原药材的制剂或使用。炙法是中药炮制的一部分,主要包括了炒法、蒸法、煮法、煅法等。

炮炙理论多在炮炙方法中加以体现,如梁代陶弘景《本草经集注》提到蜜的炼制,认为"凡用蜜皆先火煎,拣去其沫,令色为黄,则丸药经久不坏",为蜜制理论形成奠定基础;唐代孙思邈的《备急千金要方》中有"凡用甘草、厚朴、枳实、石楠、茵芋、藜芦、皂荚之类皆炙之""凡用麦蘖、曲末、大豆黄卷、泽兰、芫荑,皆微炒。干漆炒令烟断"的记载。陈嘉谟的《本草蒙筌》则作了概括性记载"……火制四:煅、炮、炙、炒也;水制三:渍、泡、洗也;水火共制二:蒸、煮二者焉。制法虽多,不离于此"概述了炮炙基本理论。

东汉张仲景《金匮要略》中第一次提到的"烧灰存性"理论,并一直被后世所接受,"烧灰存性"旨在一些原药材需要用火加热但又不能加热过度使原药材失去原有的药效,烧灰即炒炭,因此又称为"炒炭存性"理论;陈修园《女科要旨》载"今药肆中只知烧炭则变为黑色,而不知存性二字大有深义,该各药有各药之性,若烧之太过则成死灰无用之物";赵学敏在《本草纲目拾遗》也提到"炒炭存性"等。

炮制讲究适度,因此适度理论成为炮炙理论的重要组成部分,"炒炭存性"也是适度理论的具体体现。炮炙适度是指应用炮制技术对中药进行炮制时,中药的炮制程度不可太过或不及,必须达到适中的程度,炮制的中药才可获得需要的炮制作用,满足临床的需求。明代陈嘉谟的《本草蒙筌》,对炮炙"适度"理论作了很好的解释,提出"凡药制造,贵在适中,不及则功效难求,太过则气味反失"。《太平惠民和剂局方》指出"凡有修合,依法炮制,分两无亏,胜也";李中梓《本草通玄》提出"煅则通红,炮则烟起,炒则黄而不焦,烘则燥而不黄"。在炮炙适度理论指导下,可使炮制的中药发挥最大的疗效。

本章小结

1. 主要内容解读 疾病的发生,是由于致病因素作用于人体,使脏腑功能失去协调,阴阳气血偏胜偏衰,机体处于病态。药物的作用是消除病因,利用中药的偏性,纠正阴阳气血的偏胜或偏衰,恢复脏腑功能的协调一致,从而使机体得到康复。如疗寒以热药,即温热药用于寒性病。因此,以偏纠偏是药物治疗作用的本质所在。中药的性能简称药性,药性理论就是研究药物偏性及其应用规律的理论,包括四气、五味、升降浮沉、归经、毒性等内容。在中医药理论指导下,采用适宜的方法炮制中药,可对其药性产生影响,从而调整药性,利于服用,更好地满足临床用药的需要,最大限度地发挥药效。中药经净制和切制处理主要是制其形,对其本身的药性影响很小,故中药炮制技术中的净制理论和切制理论主要是阐述该炮制方法的目的及如何保证其质量。炮炙技术中的加热和辅料两个因素可对中药的性(寒热温凉)、味(辛甘苦酸咸)、作用趋向(升降浮沉)、作用部位(归经)、毒性(有毒无毒)等产生直接影响,以调整药性。中药炮制的传统理论,即生熟异用理论、炮制减毒理论、炭药止血理论、药性相制理论和辅料作用理论等主要是对炮炙技术制备的生、制饮片性能、功效差异的规律性总结。为获得需要的炮制作用,满足临床的需求,在应用炮制技术对中药进行炮制时,将炮制程度与药效的关系总结为炮制适度理论,正如明代陈嘉谟所说:"凡药制造,贵在适中,不及则功效难求,太过则气味反失。"炒炭存性也是适度理论的具体体现。

2. 主要知识点 中药炮制的制药理论由传统制药原则和传统制药方法组成。清代徐大椿将中药传统的制药原则归纳为:相反为制、相资为制、相畏为制、相恶为制、相喜为制。制药的具体方法分为:制其形、制其性、制其味、制其质。通过炮制可对中药的性味产生影响,可纠正药物过偏之性,如姜栀子;可使药物的性味增强,如胆汁制黄连;可改变药物性味,扩大药物的用途,如熟地黄。炮制可改变药物作用趋向,如酒黄芩。对于一药多效的中药,采用炮制可引药入经,增强对特定部位的功效,如盐炙知母。对于毒性中药,通过炮制可达到减毒存效的目的,如川乌。具体知识点请参看章首PPT。

3. 拓展学习指导　中药炮制导致药性变化是中药炮制基础理论的核心。将本章与炮制前后药性发生变化的各论中的单味药的炮制作用结合起来学习,有助于深刻领会中药炮制理论,掌握中药炮制的目的,为中药炮制研究方案的设计提供理论支持。

第二章　同步练习

思考题

1. 中药传统制药原则有哪些?

2. 炮制对中药的四气、五味有何影响?

3. 炮制对中药的归经及升降浮沉有何影响?

4. 炮制对中药的毒性有何影响?

5. 中药炮制传统理论有哪些?

第三章　中药炮制与临床疗效

熟悉：炮制对方剂、调剂及制剂的影响。

了解：炮制与临床疗效的关系。

第一节　中药炮制体现了中医临床用药的特点

中医非常重视人体本身的统一性、完整性及其与自然界的相互联系，同时也很重视患者的个体差异。辨证施治是中医治疗疾病的基本法则，从诊断到治疗的整个过程中，既要考虑人体自身的阴阳盛衰，气血及脏腑的寒热虚实，还要考虑气候、环境及饮食起居对人体的影响。因此，治疗原则、遣方用药都必须根据这些情况，针对患者的具体病证做出决定。但中药的性能和作用均有所偏，偏则利害相随，这就需要通过炮制调整药性，满足临床所需。所以中医临床都是以炮制后的饮片进行配方。中药组方配伍是中医治疗疾病的基本手段，炮制的饮片则是中医临床处方的基本药物。

明代陈实功云："凡药必遵雷公炮炙入药乃效，如未制，生药入煎，不为治病，反为无益。"清代张叡指出："炮制不明，药性不确，则汤方无准而病症不验也。"这些论述均说明炮制与药性、临床疗效紧密相关，临床用药必须注意不同炮制品药性的差异，正确选择适宜的炮制品，以对症下药，取得疗效。

一、饮片是中医临床处方药

（一）中医临床处方是以炮制后的饮片配方

2020年版《中国药典》凡例中明确指出：饮片系指药材经过炮制后可直接用于中医临床或制剂生产使用的药品。中药的性能和作用无有不偏，偏则利害相随，如太寒伤阳，太热伤阴，过酸损齿伤筋，过苦伤胃耗液，过辛损津耗气，过咸助生痰湿等；通过炮制"制其太过，扶其不足"以调整药性，使制得的中药饮片满足中医临床辨证施治的需求。

金代张元素曰："物各有性，制而用之，变而通之，施于品剂，其功用岂有穷哉？"因此，中药入药前必须通过炮制,方能调整药性,引导药性直达病所,使其升降有序,补泻调畅,解毒纠偏,发挥药物的临床疗效。所以中医运用中药都是以炮制后的饮片配方。

(二)中药必须炮制才能达到临床用药要求

中药绝大多数来源于自然界的植物、矿物、动物,必须经过加工炮制,才能达到入药要求。

通过净制去除药材中掺杂的泥土、虫蛀品、霉烂品及混入的有毒物质等杂质及非药用部位,使其达到药用净度标准,可保证用药的剂量准确。植物药分为根、茎、叶、花、果实、种子,药物的入药部位不同,疗效迥异。如麻黄茎发汗、根止汗;莲子肉补脾涩精,莲子心清心安神等。通过净选分离不同的药用部位分别药用,才能更好地发挥药效。

矿物类、动物贝壳类药物大多质地坚硬难碎,生品药效不易煎出,须经明煅或煅淬使其质地酥脆易碎以便煎出药效。一些动物的某些部位有毒,需去头、尾、足、翅或加辅料炮制以符合入药要求。

同一种药物通过炮制可制备成功效不同的炮制品以适应中医临床的多种需要。如甘草,有生甘草、炙甘草。生甘草性味甘,平,具有补脾益气、清热解毒、祛痰止咳、缓急止痛、调和诸药的功效,多用于脾胃虚弱、咳嗽痰多、痈肿疮毒,并可缓解药物毒性、烈性等;炙甘草补脾和胃、益气复脉的功效强于生品,多用于脾胃虚弱、倦怠乏力、心动悸、脉结代。

中药由于成分复杂,常是一药多效,但中医治病往往不是要利用药物的所有作用,而是根据病情需要有所选择,若仅需要药物某一方面的作用时,采用炮制技术可对药物原有的功效予以取舍,权衡损益,使某些作用突出,某些作用减弱。如柏子仁具有润肠通便、养心安神的功效,经去油制霜后可以突出养心安神的作用,减弱润肠通便作用。何首乌苦、甘、涩,微温。生何首乌具有解毒、消痈、截疟、润肠通便的功效,将何首乌以黑豆汁蒸制后的制首乌则具有补肝肾、益精血、乌须发、强筋骨的功效。不同的炮制品,其功效侧重点不同,因此临床上用何首乌的补肝肾、填精血作用时,则需将生首乌炮制成制首乌,以免因生品的滑肠作用伤及脾胃,导致未补其虚先伤其正。

(三)随证炮制、依方炮制,适应中医临床治疗的需要

疾病的发生、发展是多变的,脏腑的属性、喜恶、生理、病理也各有不同,证变法也变,处方中的药物也随之改变,方中药物炮制品的选用也应适当调整。如伤寒病,因开始是感受寒邪,寒邪容易损阳,也易伤中,所以遣方用药应注意保存阳气和顾护脾胃。张仲景治伤寒传经热邪的白虎汤、调胃承气汤,虽为清泄剂,甘草却要求炙用,因为方中用甘草的目的不是清热泻火而是调和脾胃,防止石膏、知母或大黄、芒硝大寒伤中。温病,开始是感受热邪,热邪最易伤阴,所以吴鞠通用白虎汤治太阴温病,方中甘草要求生用。原因是温邪上袭,首先犯肺,肺胃经脉相通,可顺传于胃,致使肺胃同病,其热势颇盛。用生甘草既可增强泻热作用,又能甘凉生津,兼和脾胃。当脾虚内湿较盛时,苍术为常用药,但宜制用。因湿为阴邪,其性黏滞,难以速除;又因脾虚运化无权,水湿容易停滞中焦;反过来,湿盛又易困脾,降低脾土的运化功能,所以脾虚湿困的病证,疗程较长。苍术为典型的燥湿药,温燥之性甚强,虽能燥湿运脾,但久服过于温燥之品易伤胃阴,助胃热。而苍术制后燥性缓和,且有焦香气,健运脾土的作用增强,就能达到慢病缓治的用药要求。

(四) 依据自然环境与机体的不同选用适宜炮制品

气候、环境不同,用药要求也不同。如春季气候转暖,夏季气候炎热,腠理疏松,用药不宜过于燥热和辛散;秋季气候转凉,空气干燥,用药不宜过燥;冬季气候寒冷,腠理致密,用药不宜过于寒凉。北方气候干燥,用药偏润;南方气候炎热潮湿,用药不宜过于滋腻。北方人一般禀赋较强,要求药力较猛,若药力太弱,则药不胜病;南方人一般禀赋较弱,用药较清淡,若药力太猛,则易伤正气。

为了适应气候、环境的差异,就需要通过炮制来调整中药的性能。如外感风寒,麻黄冬季宜生用,春夏季宜用麻黄绒。紫苏,秋、冬季宜用苏叶,取其发汗解表力强;夏季用苏梗,取其发散力弱,以免过汗,同时又能理气化湿。

通过炮制药物获得中医临床的治疗效果是中医药的特色和优势之一;中医临床根据辨证施治的需要,正确地选用不同饮片进行组方配伍,以达到理想的临床效果,这是中药在临床应用上与天然药物的显著区别,也是中医运用中药的一大特色。

二、饮片质量影响临床疗效

中药的临床疗效,不仅仅取决于正确的诊断、合理的处方用药,还与炮制的方法及其中药饮片的质量密切相关。古代医药不分家,很多医家既有丰富的临床经验,又对药物有深入的研究。他们在运用中药时,非常注意观察药物的不同炮制方法对疗效的影响。如明代《医学入门》在叙述栀子不同部位的功效时云:"用仁去心胸热,用皮去肌表热,寻常生用。"清代《本草便读》又有"炒焦入血,炒黑则能清血分郁热"的记载。由此可见,中药炮制是中医长期临床用药经验的总结,炮制工艺是否合理,方法是否恰当,直接影响临床疗效。

(一) 净制与临床疗效

中药来源于大自然,采收时往往混有一些杂质或非药用部位,或各个部位作用不同,若一并入药,则难以达到治疗效果,甚至造成医疗事故。如乳香、没药黏附树皮,石膏中夹有一些杂质,巴戟天的木心为非药用部位,且占的比例较大,若不除去,则用药剂量不准,降低疗效。麻黄根止汗,麻黄草质茎发汗解表,需分别入药,才能起到各自应有的疗效。一些药物的毒性成分存在于药材的某一部位,去除该部位,即可降低药物的毒性。如蕲蛇去除头部,可消除其毒性。有的原药材中还可能混有外形相似的其他有毒药物,如八角茴香中混入莽草,天花粉中混入王瓜根等;还有的矿物药与有毒物质伴生,如石膏中伴生有砷,若没有认真净制,配方后则可能造成中毒甚至死亡事故。净制还会影响成药的质量,如某厂生产复方丹参片时,方中三七没有清洗打粉配料,造成酸不溶性灰分过高,产品不能出厂。因此,中药在用于临床前,必须经过净制处理。

(二) 切制与临床疗效

药材切制成饮片后,与溶剂接触面增大,有效成分易于煎出,切制的主要目的是提高煎药的质量,或者利于进一步炮炙和调配。药材切制前需经过软化处理,使软硬适度,便于切制。但水处理软化时,若浸泡时间过长,吸水量过多,则药材中的成分大量流失,降低疗效,并给饮片的干燥带来不利影响。若方中饮片厚度差异较大,在煎煮过程中会出现易溶、难溶、先溶、后溶等问题,浸出物将会得气失味或得味失气,达不到气味相得的要求。如桂枝汤中用白芍,方中桂枝以气胜,白芍以味胜,若白芍切厚片,煎煮时间短成分不易煎出,虽能全桂枝之气(性),却失白芍之味;若煎煮时间长,虽能取白芍之味,却失桂枝之气。方中桂枝和白芍为主药,炮制时均切薄片,煎煮适当时间,即可达气味共存的目的。切制后的饮片含水量过高,若不及时干燥,就会发霉变质。干燥方法和干燥温度不当,也会造成成分损失,尤其是饮片的有效成分为挥发性成分或对日光敏感的成分时,若采用高温干燥或暴晒,疗效会明显降低。

缪希雍的《炮炙大法》载有:"凡汤中用完物,如干枣、莲子、决明子、青葙子……等子,皆劈破,研碎入药,方得味出,若不碎,若米之在谷,虽煮至终日,米岂能出哉?"传统炮制理论中有"逢子必捣""诸石必捣"之说。有研究表明,破碎的大枣的总煎出物约相当于完整大枣的7倍,说明质地坚硬的果实种子类中药及矿物药破碎后,有利于成分溶出,从而增强疗效。

(三)加热炮制与临床疗效

加热是中药炮制的重要手段,一般可分为干热炮制和湿热炮制两大类。

1. 干热炮制以炒制和煅制应用最广。

(1)炒制:方法简便,在提高疗效、抑制偏性方面作用较大。许多中药经过炒制,可以产生不同程度的焦香气,起到启脾开胃的作用,如炒麦芽。种子药炒后不仅有香气,还有利于溶剂渗入药物的内部,提高煎出效果。苦寒中药炒后可缓和苦寒之性,免伤脾阳,如炒栀子。温燥药或作用较猛的中药经炒后可缓和药性,如麸炒苍术、枳实。有异味的中药炒后可矫臭矫味,利于服用,如麸炒僵蚕。有的中药加热炮制前后药性发生变化,具有不同的药效,如荆芥生用发汗解表,炒炭则能止血。由此可见,中药采用清炒和加辅料炒等法处理,均能影响药效,以满足临床用药的不同要求。

(2)煅制:常用于处理矿物类、动物甲壳及化石类中药,或者需要制炭的植物药。煅制不仅能使药物质地酥脆,利于粉碎和煎煮,而且其功效也会发生变化。如白矾经煅制后形成枯矾,主要成分含水硫酸铝钾失去结晶水,具有凝固蛋白质、抗菌、吸水、干燥创面的作用,从而增强收敛生肌的作用;自然铜,经火煅醋淬后使其所含的二硫化铁部分转化为醋酸铁,提高了在水中的溶解度,从而易于煎出有效成分;炉甘石经煅淬后碳酸锌转化为氧化锌,后者具有消炎、生肌作用,从而增强疗效。血余通常不入药,但煅炭后则为止血药。此外,煨法对疗效也有明显影响,如木香加热煨后涩肠止泻作用增强。干馏法常用于制备新药,如竹沥、蛋黄油等。

2. 湿热法炮制中药,其特点是加热温度比较恒定,受热较均匀,根据药量控制加水量和加热时间对于炮制适中程度的掌控尤为重要。若上述条件掌控不好,往往造成中药炮制火候的"不及"或"太过",影响疗效。如生地黄加热蒸制成熟地黄,其性味、功效都发生明显的变化,蒸至味甘如饴、色黑如漆是其质量要求。研究表明,药物经过加热炮制可利于药效的保存。如槐花含有芸香苷类成分,药物本身含有分解酶,可使芦丁分解而失去疗效,炒制后破坏酶的活性,保持了芦丁含量,有效成分得以保留;黄芩中的酶能使黄芩苷酶解成苷元和葡糖醛酸,故黄芩炮制时置沸水中煮或蒸即可破坏酶保存苷。所以在炮制中采用烘、蒸、炒等方法来破坏酶,这是一种保证药效,提高临床疗效的措施。

加热炮制还可以降低有毒中药的毒性,保证临床用药的安全有效。如蓖麻子、巴豆等经加热处理可使毒蛋白变性而解毒。某些毒性成分不稳定,在炮制时加热煮或蒸,使其毒性成分水解,改变其结构,使毒性降低。如川乌、草乌含有双酯型生物碱,毒性极强,加水加热煮制可使其水解成毒性较小的单酯型或胺醇型生物碱,从而降低毒性,并且水解产物同样具有止痛作用。马钱子有大毒,毒性成分为马钱子碱,经砂烫炮制后士的宁和马钱子碱的含量显著减少,马钱子碱转化成异型结构和氮氧化合物,毒性下降。

(四) 辅料炮制与临床疗效

中药加入辅料用不同的方法炮制,可借助辅料发挥作用,使固有性能有所损益,以符合临床用药的需求。用辅料炮制中药往往需要与加热的方法相结合。用固体辅料炮制中药,虽然是加热与辅料的共同作用,但加热起着主导作用,若不加热,则辅料发挥不了应有的作用。液体辅料制包括药汁制,要求液体渗入药物内部,虽然也是辅料与加热的共同作用,但辅料起着主导作用,借助辅料的药性增强疗效。如酒炙丹参、当归,增强活血祛瘀、调经止痛的作用;盐炙补骨脂增强温肾助阳的作用;蜜炙黄芪增强补中益气的作用。醋能与药物中所含的游离生物碱生成盐,增加药物成分溶解度而提高疗效。如延胡索中含有多种生物碱,但游离生物碱难溶于水,经醋炙后生物碱与醋酸结合成醋酸盐,煎煮时易于溶出。

辅料和药物共同炮制,可使有毒中药的毒性降低。如生半夏辛温有毒,用明矾、生姜等辅料炮制后可降低毒性;甘遂生品毒性较强,醋制后泻下作用和毒性均下降;斑蝥用稀碱炮制以使斑蝥素转变成斑蝥酸钠而抗癌活性不变,毒性则大大降低。甘草汁亦对许多药物有解毒作用。

古代加入辅料后也有不加热的炮制方法,如酒浸、酒洗、盐水浸、醋浸等,从对中药药性的影响来看,液体辅料比固体辅料应用更广。

中药经过不同方法和不同辅料炮制后,可以从不同途径,趋利避害,调整药性,满足中医临床辨证施治的需要,提高临床疗效,保证临床用药的安全和有效。

第二节 中药炮制与临床疗效的关系

一、中药炮制与方剂疗效的关系

理法方药是中医辨证论治的全部过程。方剂是由药物组成的,是在辨证立法的基础上选择合适的药物组合成方。药物指的是中医治病的物质基础中药饮片,临床应用一般是将其配伍组成方剂,方中饮片规格的选用对方剂疗效有直接的影响。

(一) 炮制提高方剂疗效

中医临证处方,遣方用药和炮制品的选用是根据患者的具体情况和所选用方剂的功效而定的。为了确保临床疗效,通常可以从以下几个方面进行。

1. 增强方剂中药物的作用 将方中药物进行炮制,使有效物质易于溶出或利于保存,并调整其药性,发挥各自的优势。如三子养亲汤由紫苏子、白芥子、莱菔子组成,功效是降气平喘、化痰消食,适应证是气实而喘、痰盛懒食。方中的三个种子类药物均需炒黄,紫苏子炒后辛散之性减弱,而温肺降气作用增强,其降气化痰、温肺平喘之功明显;白芥子炒后缓和辛散耗气的作用,增强温肺化痰的功效;莱菔子炒后由升转降,功效由涌吐风痰而变为降气化痰、消食除胀。方中药物选用的炒制品功效均与病证相符,可增强全方降气平喘、化痰消食的功效。

痛泻要方(白术、白芍、陈皮、防风)主治肝旺脾虚的腹痛泄泻。方中白术健脾补中为君药,但生品健脾燥湿力强,并有滞气而致腹胀之弊,尤其脾虚患者更易如此,故要求土炒,以增强补脾止泻之能;白芍泻肝缓急以止痛,恐其酸寒伤其脾阳,故白芍要求炒制,以缓其酸寒之性,使其泻肝而不伤脾阳;陈皮炒后香气更浓,取其芳香醒脾、疏利气机,以达理气和中之效;防风原方生用,取其散肝疏脾,能生脾阳之效。若久泻不止或肠风下血,可用炒防风或防风炭,以降低祛风之能而增强止泻或止血效果。

2. 增强方剂对病变部位的作用　方剂通过药物的配伍,方中药物归经的变化对全方作用有明显影响,通过加入辅料炮制引药归经,可使组成方剂的药物集中在病变部位发挥疗效,增强全方对疾病部位的疗效。如缩泉丸(益智、乌药、山药),方中的益智主入脾经,兼入肾经;山药主入脾经,兼入肺、肾经;乌药主入肾经,兼入脾、肺、膀胱经。方中益智盐炙后则主入肾经,为方中君药,具有温肾纳气、固涩小便的作用。三药合用,温肾祛寒、健脾运湿,使全方作用侧重于肾,兼能顾脾。故该方的主要功效是温肾缩尿,常用于下元虚冷、小便频数及小儿遗尿。

3. 突出方剂临床需要的药效　中药通常是一药多效,在不同方中,同一药物所起的作用并不一样。通过炮制可使同一味药物产生多种炮制品,在功效上各有侧重,选择适宜的饮片规格可在治疗不同病证的方剂中突出某一方面的疗效。

如麻黄在麻黄汤中起发汗解表、宣肺平喘作用,故方中用生麻黄,发汗平喘作用强;若表证不明显者,临床常用蜜炙麻黄,不仅增强止咳平喘之功,而且可以减弱发汗之力,以免徒伤其表;若为老人和小儿,表证已解,喘咳未愈而不剧者,可考虑用蜜炙麻黄绒,既能达到病轻药缓,药证相符的要求,又可避免小儿或老人服用麻黄后出现烦躁不安、不眠之弊端。

柴胡在小柴胡汤中宜生用,且用量较大,取其生品气味俱薄,轻清升散,和解退热之力胜;在补中益气汤中,柴胡升阳举陷,不但用量宜小,且宜生用,取其轻扬而升或助他药升提的作用;在柴胡疏肝散中,柴胡以醋炙为宜,取其升散之力减弱,而疏肝止痛之力增强。

组成方剂的药物通过恰当的炮制,影响药性,使其作用侧重点发生变化,由此可见,选择适宜的饮片规格,可以突出某方面的功用,有利于提高方剂治病的适用性和临床疗效。

(二) 降低或消除方中某些药物的不良反应

中医处方中的药物有偏颇之性或有毒副作用,往往影响全方疗效的发挥,可通过炮制调整药性,保证临床方剂的安全有效。

1. 消除药物在方剂中不利于治疗的因素　药物在治病的同时,因药物某一作用与证不符,会给治疗带来不利影响。通过炮制,可调整药效,趋利避害或扬长避短。如干姜,其性辛热而燥,长于温中回阳、温肺化饮。在四逆汤中用干姜生品,取其能守能走,力猛而速,功专温脾阳而散里寒,助附子破阴回阳,以迅速挽救衰微的肾阳;在生化汤中则需用炮姜,因生化汤主要用于产后受寒、恶露不行、小腹冷痛等。产后失血,气血大虚,若用生品,则因辛燥耗气伤阴,于病不利;而炮姜微辛而苦温,既无辛散耗气、燥湿伤阴之弊,又善于温中止痛,且能入营血助当归、炙甘草通脉生新,佐川芎、桃仁化瘀除旧,臻其全方生化之妙。

2. 减缓方剂中主药的不良反应　通过使用炮制品,可以减缓方剂中主药的不良反应。如调胃承气汤,为治热结阳明的缓下剂,然芒硝、大黄均系大寒之品,易伤脾阳;方中用炙甘草,取其甘温,善于缓急益脾,可缓其大黄、芒硝速下之性,兼顾脾胃,而不取生甘草泻火解毒之功。

(三) 炮制调整方剂部分适应证

组成方剂的药物,通过不同炮制加工,可使方剂的功效发生一定的变化,改变部分适应证。

1. 同一方剂,炮制品不同适应病证不同　药物经过炮制后,药性发生变化,作用也相应改变,故在同一方中,针对不同病因,可选用药物的不同炮制品。

四物汤由当归、川芎、白芍、熟地黄组成,是补血调血的基础方,方中地黄选用不同的炮制品,可对应不同的适应证。患者血虚无热者,用熟地黄滋阴补血;若为血虚兼血热者,宜用生地黄,取其清热滋阴凉血之效;血虚腹痛者,除加炙甘草外,白芍改为酒炙品,以防其酸寒之性损伤脾阳,特别是产后血虚腹痛,用酒白芍效果更好;血虚兼瘀滞者,除加桃仁、红花外,当归、川芎改为酒制品为好,以增强其活血祛瘀的作用。

理中汤为温中益脾之要方,凡中焦虚寒者均可应用。但不同情况应选用不同炮制品才能提高疗效。若中焦虚寒而兼有内湿者,宜用干姜,取其辛热而燥,能祛寒燥湿;若中焦虚寒,胃失和降,呕吐腹痛,或者阳虚出血,则应以炮姜易干姜,取其炮姜苦温而守,善于温中止呕、止痛和温经止血,作用缓和而持久。若腹泻明显,方中白术宜土炒,增强健脾止泻的作用;若腹胀恶食,白术又宜炒焦,既可避免其壅滞之弊,又可开胃进食。甘草均宜炙用,取其甘温,补中益脾力强。

2. 同一药物,不同的炮制品功效不同　一种药物经过不同的炮制工艺,可形成多种炮制品,以适合临床病证的不同需要。如当归有生当归、酒当归、土炒当归,均有补血活血作用,但区别是:补血和润肠作用以生品力强,活血作用以酒当归力胜,土炒当归无滑肠作用。故血虚而大便实者,用生品;血虚而兼瘀滞者,用酒当归;血虚而又脾虚便溏者,则应选土炒当归。

生荆芥和炒荆芥均有祛风作用,但生品发散力较强,炒品发散力较弱,所以同样是用于疏风解表,无汗宜用生荆芥,有汗宜用炒荆芥;荆芥炭则无辛散解表作用而有止血作用,故不用于表证而用于出血证。只有如此突出中医辨证施治的优势,灵活变通,掌握中药的共性和不同炮制品的个性,增强其针对性、目的性,临床治病方能得心应手。

二、饮片调剂与临床疗效的关系

调剂系指按医师处方专为某一患者配制的,并注明其用法、用量的药剂的调配操作,此过程一般是在药房的调剂室中进行。将中药饮片调配成药剂,直接供患者应用的过程,是中药应用于临床最后一个关键环节。所以,调剂人员审方时,不仅要熟悉处方应付药物的饮片规格,还需注意处方中所列药物,有"脚注"的应遵医嘱调剂,注明需临方炮制的中药,需按要求进行炮制及调配。中药饮片的临方炮制,指医师开具处方后,基于中医药理论体系,根据药物性能和临床治疗需要,要求医疗机构的调剂人员按医嘱临时将生品中药饮片进行炮制操作的过程,简称"临方炮制",又称"小炒"。因中医临床治疗需要,要求临时加工的中药饮片,就是临方炮制饮片。调剂人员在调配饮片时,若不按照调剂规程中处方应付的规定准确调配饮片规格,如处方只写王不留行,应付炒王不留行;写马兜铃,应付炙马兜铃,若给生品饮片,则可能降低疗效或出现不良反应。调剂人员还对饮片炮制是否合格、饮片的真伪优劣具有监督和检查责任,若缺乏中药饮片性状辨识能力,则可能影响饮片临床用药的安全和有效。

三、中药炮制与制剂疗效的关系

根据《中国药典》部颁标准或其他规定的处方,将原料药物加工制成一定规格,可直接用于临床的药品,称为制剂。将原料药加工制成适合于医疗或预防应用的形式,称为剂型。如玉屏风散、双黄连粉针等。不同的处方,对炮制有不同的要求;不同的剂型,也有着对炮制的特殊要求。

(一) 饮片是制剂的基本原料

饮片是供临床处方配伍的主要药物形式,也是汤剂和各种中成药制剂的基本原料,只有通过炮制制备多种饮片规格,才能保证制剂时根据用药的需求,选择适宜的饮片规格来配方使用。汤剂具有吸收快、作用迅速的特点,且便于根据每个患者的病情加减化裁,故历代应用广泛,至今仍是中医临床最常用的剂型。汤剂通常是医师根据患者的病情和身体素质随证组方,针对性较强,对中药的炮制要求也灵活多变,常根据用药意图而定。如凉血止血药,通常生品凉血力强,炒炭后则止血作用强。但运用时,需通盘考虑。患者虽然血热较盛,但若方中已有足够的清热凉血药,而选用某药的目的是增强止血固涩作用,则该药宜炒炭使用;反之,若出血量较多,而血热又并不太盛,但方中已有足够的止血药,选用某药的目的是清热凉血,那么该药宜生用。中成药是在中医药理论指导下,按规定的处方和方法通过制剂工艺制备成的一定剂型。由于中成药处方固定,对药物的炮制要求也相应地固定,在饮片选用方面需按照处方要求配料,不能随意改变饮片的规格。如七宝美髯丹中处方写制何首乌,就不能用生何首乌配料制备该成药。

(二) 制剂的剂型对饮片炮制有不同的要求

临床常用的制剂主要有汤剂和中成药,中成药制剂的剂型有多种,包括丸、散、膏、丹、片、胶囊、注射剂等。药物的制剂工艺不一样,对饮片的炮制要求也不尽相同。

汤剂和中成药制剂对于同一味药物的炮制要求不同。如黄芪、延胡索等,在汤剂中多要求蜜炙或醋制,但若制备黄芪注射液、四氢帕马丁片等,则可直接用生饮片或原药材破碎后提取其中的有效成分。

中成药制剂剂型不同,对于同一种药物的炮制要求也不同。如川乌、附片等在汤剂或浸膏片中,因要经过加热煎煮,故可直接用制川乌、制附片配方;但用于丸剂,因使用的是药物粉末直接制剂,故需将制川乌、制附片用砂烫至体泡色黄,称为炮川乌、炮附片,一方面利于粉碎,更重要的是为了进一步降低毒性,保证用药安全。

(三) 饮片的质量优劣直接影响制剂的质量

制剂的质量与制备制剂的原料和制备工艺有密切的关系,其中制备制剂的原料——饮片的质量是影响制剂质量的关键。

汤剂和中成药对饮片质量有共同的要求,外观质量一般从形态、色泽、气味、质地来控制,内在质量以水分、灰分、有害元素、有效成分或指标成分含量来控制,但其具体要求也有所不同。对饮片形态的要求,汤剂比中成药严,要求有一定的形状、大小、规格。而中成药的饮片是制剂的前处理工序,有的要求研成细粉,有的需要净制破碎后煎煮提取(简称煎提),因此形态要求不像某药配方调剂用的饮片那么严格。但饮片太厚太大除不利于配伍调剂外,还影响煎煮时有效成分的溶出,而太小太碎又影响煎煮后的过滤,同样对汤剂的质量有影响。制备中成药制剂的饮片原料过于粗大还会给粉碎或提取操作带来困难;过小过细,提取时易成糊状,煎提效果不佳,同样影响提取效率和制剂的质量,因此,必须根据制剂的需要来把控饮片形状。此外,药材的皮壳往往质差效弱,因此,过多的边角料混入中成药中也会影响其质量。

汤剂和中成药的处方是由多种饮片组成,任何炮制环节出了差错,都会严重影响其质量。要想使临床用药安全有效,尤其要注意有毒中药的炮制。如王氏保赤丸,内含巴豆霜,按照规范炮制应加热后压榨制霜,否则巴豆毒素不被破坏,制备成制剂就易引起中毒。又如小活络丹中的川乌、草乌,若炮制不合格,就会出现麻舌等现象。如果在汤剂中经过煎煮等处理,那么其出现毒副反应的概率则降低。

在制剂的工艺中,制备丸散剂的药物粉碎有易碎、难碎,出粉率高或低等问题,通过炮制可使难粉碎的药物易粉碎,丸散剂的制备易于进行,保证制剂的质量。如种子类药物炒制爆裂,使质地疏松,易于粉碎;矿石类药物煅制红透或进一步淬制,使质地松脆,易于粉碎,均可使得药物制剂容易制备,制剂的质量得到保证。

建立完善的饮片质量标准有利于制剂质量控制。饮片是制剂的原料,其质量是影响制剂质量的关键,通过建立和制定合理的饮片质量标准,控制饮片的质量,可提供作为制剂质量控制的依据。

本章小结

1. 主要内容解读　清代《修事指南》的作者张叡指出:"炮制不明,药性不确,则汤方无准,而病症不验也。"这段话反映了炮制与药性、医疗活动、临床疗效的关系。强调了临床用药必须注意炮制品药性的改变以及炮制品的选择应用,以对症下药,取得疗效。辨证施治,复方配伍,以多种饮片的综合作用发挥疗效是中医用药的特点。中药组成复杂,常显示一药多效,或呈双向调节作用。中药复方配伍是中医治疗疾病的基本手段,炮制的饮片则是中医临床处方的基本药物。配伍的目的是通过合理组织药物,调其偏性,制其毒性,增强或改变原有功能,消除或缓解其对人体的不良因素,使各具特色的中药饮片组合成一个新的有机整体,达到临床用药安全和有效的总体目的。而中药通过净制、切制、加热炮制及辅料炮制可调整药性,增利除弊,以满足临床治疗要求。饮片规格使用恰当,对保证临床用药的安全性和有效性具有重要意义,饮片质量与临床疗效密不可分。

2. 主要知识点　炮制后的饮片是中医临床使用的处方药,中药通过净制、软化切制、湿热炮制、干热炮制等不同方法和不同辅料炮制后,可以从不同途径,以不同方式,趋利避害,提高临床用药的疗效。中成药和汤剂是两种不同的用药方式,他们对中药饮片的炮制有不同的要求,又有其共同点。其根本目的是适合用药的需求,保障临床用药的安全和有效。掌握了单味中药的炮制目的,熟悉方剂由哪些单味中药饮片组成以及在方剂中选用饮片规格的目的,就能够通过辨证,合理选用适宜的饮片规格,正确调配处方,提高临床疗效。具体知识点请参看章首 PPT。

3. 拓展学习指导　查阅有关饮片临床应用的文献,了解炮制品选用与疗效的关系。注意比较单味饮片、药对或方剂中生、熟饮片规格煎煮前后的成分组成及含量的变化,分析其在粉末入药和汤剂入药等不同用药方式下物质基础的差异,领会炮制过程及水煎煮过程均能促使中药产生质和量的改变,影响临床疗效。结合临床用药形式研究中药炮制更有实用价值。

第三章　同步练习

思考题

1. 炮制对临床疗效有何影响?

2. 中药炮制对制剂有何影响?

3. 中药炮制对方剂有何影响?

4. 你对中药炮制的意义有何认识?

第四章　中药炮制的目的及其对药物的影响

04章 课件

第四章　课件

掌握:中药炮制的目的。

熟悉:炮制对中药各类化学成分的影响;中药炮制作用的科学阐释。

了解:炮制对中药药理作用的影响。

中药材经炮制后成为中药饮片,中药饮片是中医临床预防和治疗疾病的物质基础,炮制使中药的效应物质基础产生不同程度的变化,其性味、归经、升降浮沉及毒性等有所调整或改变,从而达到降低毒副作用、增强疗效等目的。根据中医临床辨证施治的需要,合理选择不同炮制品,能提高中医用药的准确性、安全性和有效性。

第一节　中药炮制的目的

中药是来源于自然界的植物、动物和矿物,它们或质地坚硬、个体粗大,或含泥沙杂质,或具有较强毒性或副作用,所以需经加工炮制后才能应用于临床。中药炮制有多种目的,一种中药往往可以有多种炮制方法,一种炮制方法兼有几方面的目的,这些目的之间既有主次之分,又有密切的联系。中药材经不同炮制方法炮制后其炮制作用各不相同。一般认为中药炮制的目的主要有以下几个方面。

一、降低或消除药物的毒副作用

2020 年版《中国药典》收载的有毒中药,其中有大毒者 10 种,有毒者 42 种,有小毒者 31 种。毒性中药是中药的重要组成部分,虽然具有独特的疗效,但直接用于临床,毒性或副作用较大,而有毒中药通过炮制,可以降低其毒性或副作用。

通过净制操作,去除有毒副作用的部位而达到去毒的目的。如蕲蛇头部毒腺含有大量出血性毒和溶血性毒,人畜被咬伤中毒后,内脏广泛出血,故蕲蛇需去除头部。雷公藤有毒,尤其是根皮部毒性极大,故净制时需将其皮部去除干净。

有些有毒中药经过水浸、洗、漂、泡、水飞等水处理过程,其所含的某些毒性成分随水流失以减毒。如雄黄中夹杂的剧毒物质 As_2O_3,其能溶于水,故采用水飞法炮制,使其含量降低而毒性降低。川乌、草乌、半夏等水浸漂以减毒等。

加辅料炮制和加热炮制是降低毒性的常用方法,如干漆中的漆酚毒性较大,采用闷煅成炭的方法炮制,使漆酚被破坏,降低刺激性和毒性。马钱子砂烫、斑蝥米炒、大戟醋炙、川乌蒸或煮法炮制等均可使其毒性降低。

有些药物具有过偏之性,临床应用易产生副作用,通过炮制,可以调整药性,去除或降低药物的副作用,更好地发挥疗效,保证临床用药安全。如种子类中药富含脂肪油,往往具有滑肠致泻的副作用,可通过炒制和制霜去除部分脂肪油,减缓患者的腹泻。

二、增强药物疗效

炮制增强中药疗效的途径体现在多个方面。其中增加溶出以增效是多种炮制方法具有的作用。中药材在切制成饮片的过程中细胞破损、表面积增大等,可使其药效成分易于溶出;炮制用辅料的助溶、脱吸附等作用也可使难溶于水的成分水溶性增加;炒、蒸、煮、煅等热处理可增加某些药效成分的溶出率。如种子类中药,传统炮制理论认为"凡药用子者俱要炒过,入药方得味出",概括成为"逢子必炒"理论,因种子类药物外有硬壳,其药效成分不易被煎出,经加热炒制后种皮爆裂,质地疏松,便于成分煎出。

用辅料制的中药,辅料均与被炮制中药起协同作用,从而增强疗效。如胆汁制天南星能增强天南星的镇痉作用,甘草制黄连可使黄连的抑菌效力提高数倍。款冬花、紫菀等化痰止咳药经蜜炙后,增强了润肺止咳的作用,皆因炼蜜有甘缓益脾、润肺止咳之功。

炮制使一味药材制备成多种饮片规格,扩大了药物的应用范围,更适应中医临床辨证施治的需要。如地黄、熟地黄,何首乌、制首乌在药典上均已单列。

通过发酵、制霜、发芽、干馏等方法,可使中药原有的性能发生改变,产生新的功效,扩大药用范围,适应辨证施治的需要。如黑豆能祛风解毒,滋补肝肾,经干馏制成黑豆馏油,则具有消炎、抗菌、收敛作用;若用黑豆发酵制成淡豆豉,则具有清热除烦的作用。大麦发芽制备成的麦芽,产生健脾胃、助消导的作用。西瓜和芒硝通过炮制,制备成西瓜霜,即产生新疗效,制备成新的饮片。

通过炮制,可以将某些原来不能入药的物品制备成为新的饮片,增加临床应用品种。如人的头发经扣锅煅制备成血余炭,产生化瘀止血,通淋利小便的功效;棕榈生品不入药,煅炭后产生止血作用。

可见,药物经炮制后,可以从多方面增强其临床疗效。

三、改变或缓和药物的性味

中药的性能常采用"寒、热、温、凉"四性(四气)及"辛、甘、酸、苦、咸"五味来表达,性和味偏盛的药物,在临床使用时,会带来一定的副作用。如太寒伤阳,太热伤阴,过酸损齿伤筋,过苦伤胃耗液,过甘伤湿助满,过辛损津耗气,过咸助痰湿等。为了适应病情和患者体质的需要,可通过配伍和炮制以缓和或改变药物偏盛的性和味。中药往往通过炒、麸炒、蜜炙等炮制方法来缓和药性,故有"炒以缓其性""甘能缓之"的说法。如明代罗周彦认为枳壳"消食去积滞用麸炒,不尔气刚,恐伤元气也"。麻黄生用辛散解表力强,蜜炙后辛散之力缓和,止咳平喘作用增强。

有些中药,经炮制后药性改变,生、熟饮片作用有别。如生甘草,性味甘凉,具有清热解毒、清肺化痰的功效,常用于咽喉肿痛,痰热咳嗽,疮痈肿毒。《金匮要略》中的"桔梗汤"所用为生甘草,即取其泻火解毒之功。炙甘草性味甘温,善于补脾益气,缓急止痛,常入温补剂中使用。《伤寒杂病论》中的"炙甘草汤"所用则为炙甘草,取其甘温益气之功,以达补脾益气之功效。甘草经炮制后,其药性由凉转温,功能由清泻转为温补,改变了原有的药性,扩大了中药的应用范围。故有"补药宜用熟,泻药不嫌生"之说。

又如当归辛甘温,甘以补血,辛以活血行气,温以祛寒,故有补血、活血、行气止痛、温经散寒的功效,可用于血虚、血滞、血瘀所引起的多种疾病。但临床实际应用时,需通过炮制调整药性使其符合具体病情的需要。酒炙当归增其辛温,提高活血通经、祛瘀止痛的功效;土炒缓和辛味,增强入脾补血作用,又能缓和油润而不滑肠,用于血虚便溏、腹中时痛;炒炭减其辛散,增其收敛,以止血补血为主,用于崩中漏下,月经过多等症。

通过炮制改变或缓和药物的性味,生、制饮片在临床应用中各有所长。

四、改变药物的作用部位或增强对某部位的作用

中药的作用部位常以归经来表示,中药归经和"五味"密切相关。《素问·宣明五气篇》曰:"五味所入,酸入肝,辛入肺,苦入心,咸入肾,甘入脾。"一种中药往往归于多个经络,具有多效,使其作用分散。通过炮制进行调整,可使其作用专一。炮制时充分利用辅料的不同性味,可达到引药归经的作用。如柴胡、香附醋炙可以引药入肝经,利于治疗肝经疾病;益智、橘核等盐炙可以引药入肾经,更好地发挥治疗肾经疾病的作用;小茴香生品归肝、肾、脾、胃经,理气和胃,盐炙后专入肾经,温肾祛寒,疗疝止痛;干姜,生品归脾、胃、心、肺经,温中散寒、回阳通脉,砂烫炮姜长于温中散寒,温经止血,主归脾、胃经,炒制成姜炭可入血分,长于固涩止血。

五、改变或增强药物的作用趋向

药物作用于机体的趋向主要用升降浮沉来表示。炮制可改变中药的升降浮沉。如莱菔子是典型的生升熟降的中药,生品涌吐风痰,偏于升浮,炒黄后用于降气化痰,消食除胀,偏于沉降。炮制辅料对药物的作用趋向影响很大。一般酒制升提,姜制发散,醋制收敛,盐制下行。如大黄苦寒,其性沉而不浮,其用走而不守,生品峻下热结、泻热通便,经酒炙后,引药上行,可清上焦火热,治目赤头痛。龙胆性寒、味苦,具有清热泻火燥湿的功能,用于湿热黄疸、阴肿阴痒、白带、湿疹,酒制后,升提药力,引药上行,用于肝胆实火所致的头胀头痛、耳鸣耳聋,以及风热目赤肿痛等。炮制还可使药物固有作用趋向增强。如续断具有补肝肾、强筋骨的功能,盐炙后引药下行,增强补肝肾、强腰膝的作用,用于腰背酸痛、足膝软弱。

六、便于调剂和制剂

中药材经炮制成中药饮片后,既可直接用于临床配方调剂,又可作为中成药制剂的原料。植物的根及根茎、藤木类、全草类、果实类等通过净制、切制成一定规格的片、段、丝、块等,便于调剂时分剂量、配药方,保证了调剂和制剂的计量准确,也利于调配煎煮。

矿物类、甲壳类及动物化石类药材,质地坚硬,很难粉碎,不易煎出。通过加热处理,使药材质地酥脆、易于粉碎。如砂烫醋淬穿山甲、龟甲、鳖甲,砂烫马钱子,蛤粉烫阿胶,油炸狗骨,明煅赭石、寒水石,煅淬自然铜等。药材炮制后性状的改变,既方便调剂、制剂,又易于药效成分的溶出和吸收,提高了药物的生物利用度。

七、洁净药物,利于贮藏

中药材来源于自然界,在采收、仓储、运输过程中混有泥沙杂质及残留的非药用部位和霉败品。经过净制如挑选、筛选、清洗、分离等炮制工艺,使其达到所规定的洁净度。另外,昆虫类药物的头足翅也需除净,以保证配方剂量的准确和药物的洁净。

有些药材,由于其自身因素,质量不稳定。如桑螵蛸,为螳螂的卵鞘,往往含有未孵化的虫卵。一旦虫卵孵化,会影响药效。故桑螵蛸通过蒸制,可杀死虫卵,更有利于贮藏保管。还有某些有效成分为苷类的中药,如黄芩、苦杏仁、槐花等,易被与苷共存的酶分解,使药效降低。采用蒸、煮、炒等方法炮制可破坏或抑制与苷共存酶的活性,保存其疗效,从而避免贮藏过程中苷类成分分解而使疗效降低。

八、矫臭矫味,利于服用

中药中的某些动物类药材和树脂类药材,如僵蚕、蜈蚣、地鳖虫、乌贼骨、九香虫、乳香、没药等,某些植物药味劣,如马兜铃等,制成汤剂或其他制剂后,有特殊不良气味,往往为患者所厌恶,服后易出现恶心、呕吐、心烦等不良反应。通过水漂、炒黄、麸炒、酒炙、蜜炙等方法进行炮制,能起到矫臭矫味的作用,便于患者服用。

第二节 中药炮制作用的科学阐释

一、炮制提高中药有效成分的溶出及生物利用度

切制对饮片质量的影响,主要表现在有效成分的溶出上。饮片表面积越大内部组织显露与溶剂的接触面就越大,就更有利于有效成分的溶出。反之,溶出就越低。同一药物由于切制厚薄不同,煎出物的煎出量差别很大。

对一些有效成分不溶或难溶于水的药物,常采用适当的方法增加其溶解度。如生物碱是一类含氮的有机化合物,常具有碱的性质,不溶或难溶于水,易溶于乙醇、三氯甲烷等有机溶剂,可与酸结合成为水溶性的生物碱盐,所以,多用酒或醋制含生物碱类的药物,以增加溶解度,提高疗效,如醋制延胡索。一些矿物类药材质地坚硬,有效成分不易煎出。赭石经高温煅制和醋淬后质地变得疏松,其主要成分是氧化铁和二氧化铁,经炮制生成可溶性的醋酸铁,增加了药用疗效。贝壳类经煅制、醋淬后,可使不溶于水的碳酸钙变成可溶性的醋酸钙,也可使其他成分因药物质地疏松和醋酸作用而易溶于水。

二、炮制改变中药有效成分的含量和结构

中药含多种成分,常一药多效。通过炮制降低次要成分的含量,以突出某一方面的功效。槐米生品长于清肝泻火,清热凉血,多用于血热妄行,肝热目赤,头痛眩晕。炒黄后可缓和其苦寒之性,宜用于热盛而脾胃虚弱者。炒炭后性涩,以止血安络为主。研究表明,槐米经炒黄后,其成分无明显变化,但加热可破坏生品中的鼠李糖转化酶,使有效成分芦丁被保存下来,同时,质变酥脆,成分易于煎出。再如麻黄主含麻黄碱、伪麻黄碱等多种生物碱及挥发油,其中麻黄碱具有松弛支气管平滑肌的作用,伪麻黄碱略具缓解支气管平滑肌痉挛的作用,挥发油能抑制流感病毒、兴奋汗腺。生麻黄因发汗力强而不适于体虚患者,蜜炙后其挥发油含量减少了50%,发汗作用降低,而麻黄碱含量减少甚微,加之蜜的协同作用,止咳平喘作用增强,适用于表证轻喘咳重的患者。

炮制可改变某些药物成分的结构,降低其含量。槐米炒炭后芦丁分解,生成具有止血作用的槲皮素、后者缩合成鞣质,故止血作用增强。大黄生品气味重浊,走而不守,直达下焦,泻下作用峻烈,番泻苷类及结合型蒽醌衍生物为泻下作用的主要有效成分,大黄经酒炙、酒炖后,结合型蒽醌转化为游离蒽醌,可缓和其泻下作用。生何首乌所含结合型蒽醌衍生物,能促进肠蠕动而通便,为其润肠通便的主要有效成分;随着蒸制时间延长,具有致泻作用的结合型蒽醌逐渐转化为游离蒽醌,其他物质基础也发生变化,故制何首乌中结合型蒽醌含量显著降低,二苯乙烯苷含量有所降低,游离蒽醌含量增加,多糖含量显著增加。由于化学成分变化引起药理作用的改变,使制何首乌无滑肠止泻的副作用,长于补肝肾、益精血、乌须发、强筋骨。

三、炮制改变中药毒性成分的含量和结构

中药的毒性成分可分为两类,一类是与治疗作用无关的,通过炮制可以除去;另一类是有毒成分,又是有效成分,含量过高,作用强烈,易致中毒,需炮制降低毒性成分含量,使其既能达到治疗目的,又不会导致中毒。

肉豆蔻含刺激性较强的挥发油,其中有毒成分肉豆蔻醚能使人惊厥,采用滑石粉烫制可使其挥发,降低含量从而降低毒性。

一些含有毒性蛋白质的药物,如苍耳子、巴豆、白扁豆、蓖麻子等可通过加热处理,使毒性蛋白变性,达到降低毒性的目的。

川乌、草乌是临床常用于祛风除湿、温经止痛的要药,但生用有大毒。通过浸泡蒸煮的炮制过

程,使其所含的剧毒的双酯型生物碱成分乌头碱、中乌头碱、次乌头碱,水解为毒性较小的单酯型生物碱乃至基本无毒的胺醇型生物碱,毒性大大降低。马钱子生品有大毒,所含的士的宁、马钱子碱为既有毒又有效的成分,经砂烫或油炸后,能使其生成毒性较小的氮氧化合物、异士的宁和异马钱子碱,从而降低药物的毒性。巴豆中的巴豆油为毒性成分亦是有效成分,它可与碱性溶液作用析出巴豆酸,从而刺激肠黏膜产生腹泻作用,但过量可产生毒性作用。通过制霜除去部分巴豆油,可降低其泻下作用。巴豆中的巴豆毒素是无效成分,主要对中枢神经细胞有毒性作用,通过加热制霜可使之变性失活,从而降低毒性。

四、炮制提高中药的生物活性

发酵法是中药炮制的基本方法之一,在一定的温度和湿度条件下,利用霉菌等微生物所分泌的酶的催化分解作用,使药物发泡、生衣。如淡豆豉、六神曲、半夏曲和百药煎。中药的发酵炮制过程实际上是一个生物转化的过程,通过微生物的生长代谢和生命活动来炮制中药,微生物在发酵期间对细胞进行破壁使有效物质较易溶出,提高了活性成分的浓度。同时将不能被人体直接吸收利用的大分子有效活性物质降解成小分子,从而提高人体对有效成分的吸收和利用。

中药炮制主要的目的是减毒增效,随着中药炮制的持续深入研究,对于其炮制作用的科学阐释也在不断更新。

第三节　中药炮制对中药化学成分的影响

中药所含化学成分是其治疗疾病的物质基础,来源于自然界的中药,成分组成复杂,化学性质多样,中药在炮制过程中,理化性质会发生变化,所含的化学成分或含量下降,或含量增加,或被分解破坏,或转化成新的成分等。化学成分的变化必然引起中药药效或毒性的改变。因此,了解炮制对中药化学成分的影响,研究中药在炮制过程中化学成分的变化规律,比较炮制前后化学成分的量变和质变,对于探讨炮制原理、优化及规范炮制工艺、制定饮片专属性的质量标准等均具有重要意义。

一、炮制对生物碱类成分的影响

生物碱是一类存在于生物体内的含氮有机化合物,有类似碱的性质,一般具有较复杂的环状结构,生物碱通常具有明显的生理活性。在植物体内生物碱多与有机酸结合成盐,少数生物碱呈游离状态存在,如咖啡碱与秋水仙碱等;游离生物碱一般不溶或难溶于水,易溶于乙醇、三氯甲烷等有机溶剂,可溶于酸水。大多数生物碱盐类则可溶于水,不溶或难溶于苯、三氯甲烷等有机溶剂。根据生物碱类成分的性质,不同的炮制工艺对含有生物碱类药物的影响主要有以下几个方面。

1. 净制提高生物碱成分的相对含量　生物碱在植物体内分布不均,如黄柏,有效成分为小檗碱,多集中于韧皮部,粗皮中分布少,故只有"皮"入药,采集过程中常刮去栓皮。同一药物不同部位,所含生物碱种类不同,生物活性也不同,应分别入药。如莲子心主含莲心碱和异莲心碱,莲子肉中则含量甚微;莲子心清心火,莲子肉则补脾养心、涩肠固精,故分别入药。在净选加工时应选取生物碱含量高的药用部位和区分不同药用部位入药,以达到有效治疗剂量,确保疗效。

2."少泡多润"软化药材,保存生物碱含量 有些分子量小的生物碱、季铵类生物碱和含极性基团较多的游离状态的生物碱可溶于水。如槟榔中的槟榔碱,为槟榔中的驱虫活性成分,易溶于水,传统水浸泡软化法可造成槟榔碱大量流失。另外,一些季铵类生物碱如小檗碱、益母草碱甲等,以及某些含氮氧化物的生物碱如氧化苦参碱也都能溶于水。因此,在水处理软化药材时,应坚持"抢水洗""少泡多润,药透水尽"的原则,尽量减少生物碱的损失,以免影响疗效。

3. 加酒、醋等辅料炮制,提高生物碱的煎出率 酒是一种良好的有机溶剂,具有烯醇性质,可促进生物碱及其盐的溶解;胆汁也是很好的表面活性剂,有助溶作用。如黄连,其主要有效成分是小檗碱等生物碱,经酒、胆汁等炮制后生物碱类成分在水煎液中的含量均有不同程度增加。醋制可使生物碱转化成盐,提高在水中的溶解度,增强疗效。如醋制延胡索水煎液中延胡索乙素的浓度高于生品和水制品。

4. 加热炮制使有毒生物碱含量减少或结构转化 若生物碱类成分为毒性成分,炮制可使生物碱的结构发生转化或降低含量,达到减毒、增效的目的。如川乌生品中所含的双酯型生物碱如乌头碱、次乌头碱、新乌头碱等具强毒性,用药剂量与中毒剂量接近,但经水浸并蒸煮炮制,此类成分可转化为相应的单酯型生物碱如苯甲酰乌头碱、苯甲酰次乌头碱、苯甲酰新乌头碱或胺醇型的乌头原碱类成分,使毒性大幅下降,保证了临床用药安全。

5. 对热敏感的有效成分,应避免高温炮制 如钩藤所含有效成分为钩藤碱、异钩藤碱等,加热易被破坏,故一般宜生用,入汤剂亦不可久煎,宜后下。石斛、山豆根、防己、石榴皮、龙胆草等药物古代本草中就注明"勿近火",现代研究表明这些药物中所含生物碱受热后含量降低,影响药效;槟榔切片后高温暴晒易引起醚溶性生物碱含量降低。因此,这些药物在干燥、炮制过程中应注意炮制的温度和时间。

二、炮制对苷类成分的影响

苷类是糖或糖的衍生物与另一非糖物质通过糖的端基碳原子连接而成的一类化合物,多存在于植物的果实、树皮、根、花中。几乎所有的天然产物如黄酮类、蒽醌类、苯丙素类、萜类、生物碱类等均可与糖或糖的衍生物形成苷。苷的糖分子上有较多的羟基,具有一定的亲水性,因此苷类属于极性较大的物质,易溶于水和乙醇,一般难溶于苯和乙醚。苷键具有缩醛结构,在稀酸或酶的作用下苷键可以断裂水解成为苷元和糖两部分。炮制可影响苷的溶解性和水解性。

1. 水处理时宜少泡多润 多数苷易溶于水,如陈皮、大黄、甘草、黄芩、秦皮等药材都含有苷类成分,因此,在水处理时应遵循"少泡多润"的原则,防止苷类大量流失或发生水解而影响药效。如陈皮其有效成分陈皮苷,易溶于水,故多用抢水洗或洒水润软后切丝,以减少流失。

2. 加辅料炮制增加溶出 酒的主要成分为乙醇,炮制时用酒作为辅料可增加成分溶出。如红花为活血化瘀药,主要成分为红花苷和红花黄色素,酒炙后的红花水溶性浸出物的含量增加;透骨香具有祛风、除湿、舒筋活血、止痛等功效,含有的水杨酸甲酯苷是其治疗风湿性关节炎的主要药效物质,酒制可增加其溶出而增强疗效。

3. 加热炮制杀酶保苷　苷类成分在植物体内常和水解酶共存,在一定温度和湿度条件下可被相应的酶分解,从而使有效成分减少,影响疗效。如苦杏仁、黄芩、白芥子等含苷类成分的中药,采收后若长期放置,或炮制方法不当,与苷类成分共存的酶便可分解苦杏仁苷、黄芩苷、白芥子苷,使其疗效降低。花类中药中的花色苷也可因酶的分解作用而变色脱瓣。所以含苷类成分的中药常用炒、蒸、煮等加热炮制方法破坏或抑制酶的活性,起到杀酶保苷的作用。

4. 加热炮制可使苷类成分发生变化　如大黄所含结合型蒽醌为蒽醌苷类成分,具有泻下作用,蒸制成熟大黄后,其结合型蒽醌水解为游离蒽醌,含量显著减少,故临床上生大黄用于泻下、攻积导滞、泻火凉血,熟大黄泻下作用缓和,主要用于活血祛瘀。

5. 苷类成分为有效成分时应考虑炮制方法的适用性　苷类成分在酸性条件下容易水解,因此,苷类成分为药物的有效成分时,一般少用或不用醋炮制。长时间的加热炮制可使苷类成分被分解或破坏,加热炮制时,应注意炮制的温度和时间,如酸枣仁、白芥子均有"微炒"的要求,这是因为酸枣仁中的酸枣仁苷、芥子中的芥子苷高温下易被破坏。

三、炮制对挥发油类成分的影响

挥发油,又称精油,一般为具有芳香气味的油状液体,是经水蒸气蒸馏得到的挥发性成分的总称。挥发油其化学成分复杂,生物活性广泛,在植物组织中多呈油滴状存在,也有些与树脂、黏液质共同存在,还有少数以苷的形式存在。挥发油大多数比水轻,常温下易挥发,不溶于水,易溶于多种有机溶剂及脂肪油中,在高浓度的乙醇中能全部溶解。挥发油与空气及光线接触,常会逐渐氧化变质,失去原有的香味,并能形成树脂样物质。

1. 净制提高挥发油相对含量　通过净制除去非药用部位,提高药材质量。如花椒的挥发油集中在果皮中,净制除去种子;厚朴的挥发油集中在树皮的韧皮部,炮制应先除去粗皮(木栓层)等均可使其挥发油含量相对增加。

2. 宜抢水洗并低温干燥　药物中所含游离状态的挥发油是其有效成分时,水处理时应采用抢水洗或喷淋法软化后及时切制并低温干燥。薄荷、荆芥等含挥发油的药物宜在采收后趁鲜切制或喷润后迅速加工切制,不宜带水堆积久放,以免发酵变质,影响质量。有些药物所含的挥发油以结合状态存在于植物体内时,则宜经堆积发汗后香气方可逸出。如厚朴含有挥发油类成分,产地加工须经堆放发汗使挥发油游离,香气逸出,才能生产出优质药材和饮片。

3. 挥发油为有效成分应避免加热　由于挥发油在常温下可以挥发散失,炮制时应避免加热或暴晒。历代本草对芳香性药物的炮制都有"勿令犯火""阴干"的要求。如薄荷、香薷、茵陈、陈皮、肉桂、细辛、紫苏、丁香等均不宜加热处理,干燥时温度一般控制在 40~60℃,或阴干,以免挥发油损失,对加热处理尤须注意。

4. 挥发油有毒副作用宜加热炮制　有的药物中所含的挥发油作用猛烈或有毒副作用,利用炮制可降低含量,减轻刺激性或副作用。如苍术为燥湿健脾药,中医认为生用辛温苦燥,故多以米泔浸去其油,切片焙干用,或以麸炒减少挥发油的含量,以制其燥性。麻黄有解表发汗、平喘止咳的功效,解表发汗多用生麻黄,止咳平喘多用蜜炙麻黄,其原因是麻黄所含挥发油能兴奋汗腺,故具有发汗作用,所含麻黄碱能松弛支气管平滑肌,故具平喘作用;麻黄蜜炙后,其挥发油含量下降约50%,而麻黄碱减少甚微,故缓和了发汗之力,同时辅料蜂蜜与麻黄起协同作用,增加麻黄止咳平喘的功效。

5. 加热炮制产生新成分和新作用 含有挥发油的药物经炮制后,不仅含量降低,且其理化性质亦有所改变,并产生新的物质。荆芥生品发汗解表,炒炭长于止血。经研究,荆芥中主含挥发油,炒炭后挥发油的质和量均产生了变化,并生成9种新成分。进一步对荆芥生品和炭品中挥发油进行研究,证明前者无止血效果,后者则止血效果明显。

四、炮制对鞣质类成分的影响

鞣质是一类结构比较复杂的多元酚类化合物,又称单宁或鞣酸。约70%以上的中草药中含有鞣质类化合物。某些虫瘿中含量特别多,如五倍子所含鞣质的量可高达70%以上。鞣质具有多种生理活性,如抗肿瘤、抗脂质氧化、清除自由基、抗病毒、抗过敏、抑菌、收敛、止血、止泻等,还可用作生物碱及某些重金属中毒时的解毒剂。

鞣质含有多元酚羟基和羧基,极性较强,可溶于水,尤其易溶于热水。因而以鞣质为主要药效成分的药物,如地榆、虎杖、大黄、丁香、石榴皮等,水处理软化切制时应注意少泡多润,减少损失。

鞣质因结构中含有多元酚羟基,具强还原性,若暴露于日光和空气中则易被氧化,致颜色加深。如槟榔、白芍等切片时长时间露置空气中表面色泽会泛红,是因所含的鞣质被氧化所致。特别应注意鞣质在碱性溶液中变色更快。

鞣质遇铁能反应生成墨绿色的鞣酸铁盐沉淀,因而在炮制含鞣质类成分的药物时,不宜用铁器,历代有用竹刀切、木盆中洗的要求,如何首乌炮制传统"忌铁器",要求用竹刀净制去皮及切制饮片。

鞣质耐热,经加热处理后,一般变化不大。但加热温度过高或加热时间过长也会导致鞣质含量降低,如狗脊的砂烫品、单蒸品、酒炙品、盐炙品中鞣质含量都较生狗脊降低。因此若鞣质为有效成分时,应注意加热对鞣质的影响。

炒炭增强止血、止泻等作用与鞣质类成分相对含量增加有关,炒炭炮制加热过程中,鞣质相对含量增加或分解生成没食子酸等成分,如石榴皮经炒炭后没食子酸和鞣花酸含量较生品增加,产生或增强止血、止泻作用。

五、炮制对有机酸类成分的影响

有机酸是具羧基的化合物,包括脂肪族、芳香族和萜类有机酸(不包括氨基酸)。多溶于水、乙醇和甲醇,难溶于其他亲脂性较强的有机溶剂;有些芳香酸类可溶于有机溶剂,难溶于水。有机酸对人体营养及生理活动都有重要作用。

低分子有机酸大多能溶于水,炮制过程中用水处理时宜采用少泡多润的方法,以防止有机酸的流失。如地龙中的丁二酸是其平喘的有效成分,清洗时要特别注意抢水洗。

中药中的有机酸除少数以游离状态存在外,一般都与钾、钠、钙等结合成盐,或与生物碱类结合成盐;脂肪酸多与甘油结合成酯或与高级醇结合成蜡;一些有机酸是挥发油与树脂的组成成分。醋制可使有机酸游离溶出发挥疗效。如乌梅经醋蒸后,可使其所含的枸橼酸钾中的枸橼酸游离出来。

有机酸含量较高时对口腔、胃黏膜刺激性较大,加热炮制可降低含量,减缓毒副作用。如山楂采用炒黄、炒焦法炮制后,部分有机酸被破坏,酸性降低,减少了对胃肠道的刺激。有的中药经加热炮制后,有机酸发生转化,如大菟丝子经炒制后,绿原酸发生酯键迁移异构化含量下降,新绿原酸和隐绿原酸含量升高。

有机酸对金属有一定的腐蚀性,易使金属器具生锈,药材变色变味,炮制含有机酸的中药时应尽量避免和金属容器直接接触,应选择惰性材料的容器。

六、炮制对油脂类成分的影响

油脂是脂肪油和脂肪的总称,其主要成分为长链脂肪酸的甘油酯,大多存在于植物的种子中。

油脂含量较高的药物通常具有润肠通便或滑肠致泻等作用,采用去油制霜的方法可除去部分油脂类成分,以缓和或降低滑肠致泻的副作用。如巴豆中所含脂肪油是泻下的有效成分,同时量大又会导致中毒甚至死亡,经压榨去油并制霜后可降低其含量,达到缓和峻泻作用并降低毒性的目的。制霜前进行加热处理,易于将油脂压榨出来的同时,也可使毒蛋白变性失活。

油脂类成分在空气中久放或处于湿热条件下易发生氧化,产生过氧化物、酮酸、醛等,称为"酸败",并可从饮片的表面溢出,称为"泛油"。酸败后的油脂不能再供药用。因此,含油脂类成分的药物宜低温冷藏,以防泛油酸败,如苦杏仁等,应特别注意贮藏保管的条件。

七、炮制对树脂类成分的影响

树脂通常存在于植物组织的树脂道中,大多是由萜类化合物在植物体内经氧化、聚合作用而成,是一类复杂的化合物。树脂一般不溶于水,而溶于乙醇、乙醚等有机溶剂。植物体在外伤的刺激下即能分泌树脂,形成固体或半固体的物质。树脂多具有一定的生理活性,如活血、祛瘀、消肿、止痛、防腐等。

炮制含树脂类药物时,可用辅料酒、醋处理,以提高树脂类成分的溶解度,增强疗效。如五味子的补益成分五味子素为树脂类物质,经酒制后可提高溶出率;乳香、没药为树脂类药物,经醋制,能增强活血、止痛、消肿的作用。

加热炮制可增强某些含树脂类中药的疗效,如藤黄经加热处理后,抑菌作用增强。

加热炮制可以破坏部分树脂,降低毒副作用。如牵牛子树脂具有泻下去积作用,经炒制后部分树脂被破坏,泻下作用得以缓和。

八、炮制对蛋白质、氨基酸类成分的影响

蛋白质是一类由氨基酸通过肽键结合而成的大分子化合物,所有的酶都是蛋白质。蛋白质水

解可产生多种氨基酸。氨基酸是一种带有氨基的羧酸,可分为组成蛋白质的氨基酸和非组成蛋白质的氨基酸。蛋白质是一类大分子的胶体物质,多数可溶于水,生成胶体溶液,一般煮沸后由于蛋白质凝固,不再溶于水。氨基酸大多是无色的结晶体,易溶于水。根据蛋白质类成分和氨基酸类成分的性质,炮制时主要注意以下几个方面。

1. 水处理软化,防止损失 以蛋白质、氨基酸为药效成分的药物水处理时应避免蛋白质、氨基酸成分的损失,以免影响疗效。

2. 炮制时注意酸碱度和蛋白质沉淀剂 蛋白质能与许多蛋白质沉淀剂如鞣酸、重金属盐等产生沉淀,故中药所含蛋白质若为有效成分时,一般不宜和含鞣质类药物一起加工炮制。酸碱度对蛋白质和氨基酸的稳定性、活性影响较大,加工炮制时应注意蛋白质沉淀剂和酸碱度对蛋白质和氨基酸的影响。

3. 根据临床用药的需要选择炮制工艺 一些含有毒蛋白质的药物可通过加热处理,使有毒蛋白质变性而降低或消除毒性,如苍耳子、巴豆、白扁豆、蓖麻子等含有毒蛋白质,通过加热炮制后可达到降低毒性的目的。某些含苷类有效成分的药物,如黄芩、苦杏仁经加热炮制后,可破坏或降低酶的活性,避免苷类成分被分解而影响疗效。加热可使蛋白质凝固变性,且大多数氨基酸遇热不稳定。因此某些富含蛋白质、氨基酸类成分的中药以生用为宜,如雷丸、天花粉、蜂毒、蛇毒、蜂王浆等。

蛋白质经高温炮制后,可产生新的物质,具有一定的治疗作用。如鸡蛋黄、黑大豆等经过干馏炮制,能得到含氮的吡啶类、咔啉类衍生物而具有解毒、镇痉、止痒、抑菌、抗过敏等作用。

蛋白质加热可生成氨基酸,利于人体的吸收而发挥生理活性。如阿胶用蛤粉烫炒时,肽键断裂,从而使氨基酸含量提高。但温度过高对氨基酸也有一定破坏作用。

氨基酸在加热炮制的过程中能在少量水分存在的条件下与单糖产生化学反应,生成具有特异香味的环状化合物。如缬氨酸和糖能生成味香可口的褐色类黑素、亮氨酸和糖类,能产生强烈的面包香味。所以麦芽、稻芽等发芽炒制后变香而具健脾消食作用。

九、炮制对糖类成分的影响

糖是多羟基醛或多羟基酮及其衍生物、聚合物的总称。构成植物体的有机物80%~90%是糖类成分,又称碳水化合物,是植物细胞和组织的重要营养和支持物质。糖类在植物体内的存在种类很多,根据其能否水解和分子量的大小可分为单糖、寡糖和多糖。作为动植物贮藏养料的多糖可溶于热水成胶体溶液,能经酶催化水解释放出单糖。作为动植物支持组织的植物纤维素、动物甲壳素等多糖不溶于水。单糖及小分子寡糖易溶于水,在热水中溶解度更大;多糖可溶于热水。因此,在软化切制时,一般应尽量少用水处理或少泡多润,尤其要避免与水共热的处理。

黄芪多糖、茯苓多糖等成分,具有明显的提高机体免疫功能的作用及抗癌活性,辅料炮制对中药多糖含量有一定影响,如黄芪、当归酒制后多糖含量有不同程度的升高,从而增强了中药的补益作用。

一些含糖苷类药物在加热炮制后,可分解形成糖和苷元。如何首乌蒸制后水溶性总糖含量升高,其中单糖、低聚糖、多糖均有所增加,以多糖含量增加为主,糖类成分的增加可增强制何首乌的补益作用。生地黄制成熟地黄后味由苦变甘,也与糖类成分的增加有关,特别是熟地黄中水苏糖的含量大幅提高,与熟地黄的补肝肾作用增强有关。

十、炮制对无机成分的影响

无机成分广泛存在于中药中,是矿物、化石类和贝壳类中药的主要成分,植物类中药的无机成分多与有机酸结合成盐存在。矿物、化石、贝壳类中药材多采用明煅法、煅淬法、水飞法、提净法炮制;植物类药材中的无机成分采用不同的方法炮制可发生不同的变化。

1. 炮制使质地疏松,利于有效成分溶出 含有无机成分的矿物药,生品质地坚硬,通常采用煅烧或煅烧醋淬的方法进行炮制,可改变其物理性状,使之易于粉碎,有利于有效成分的溶出,也利于胃肠道的吸收,增强药效,如磁石、自然铜等。磁石主要成分为 Fe_3O_4 等,生品在水中溶解度极小,经火煅醋淬后生成可溶性的醋酸铁,易被机体吸收,而发挥疗效。

2. 提高药物洁净度,去除杂质或有毒成分 某些矿物类中药多与杂质共存,可利用炮制技术除去杂质。如芒硝、硇砂采用提净法炮制,由于主成分溶于水,杂质不溶于水而分离,进一步重结晶,提高了洁净度。一些含汞或砷的有毒中药,如朱砂(辰砂)主要成分为 HgS,还含有游离汞和可溶性汞盐;雄黄主要成分为 As_2S_2,常含有砷的氧化物 As_2O_3,两种药物均不可加热炮制,用水飞法可使朱砂含有的游离汞和可溶性汞盐,雄黄含有的可溶性砷盐溶于水而除去以降低毒性。

3. 除去结晶水,增强收敛固涩作用 部分含有结晶水的药物,经过炮制可失去结晶水成为无水化合物,而达到增强临床疗效的目的。如生石膏为含水硫酸钙,煅制可全部脱水转化成煅石膏。明矾经煅制后成为枯矾,硫酸铝钾的复盐失去 12 个结晶水,可增加燥湿收敛作用。

4. 炮制使无机成分转化,产生新的作用 部分药物通过加热炮制使无机成分发生变化,产生新的治疗作用。如炉甘石生品主含 $ZnCO_3$,经过煅后转化为 ZnO,具有解毒、明目退翳、收湿止痒、敛疮作用。自然铜生品主含 FeS_2,经煅制后,煅自燃铜中出现 Fe_7S_3、Fe_2O_3、Fe_3O_4 等,具有续筋接骨的功效。有的中药所含无机成分在加热后可转为有毒物质,古有"朱砂见火即变汞,雄黄见火毒如砒"之说,故朱砂、雄黄应严格禁止加热炮制。

5. 增加无机元素的种类和含量 加热炮制和不同辅料的应用常常使药物中某些微量元素含量增加,以改变药性或增强疗效。如血余(人的头发)含有 10 余种微量元素,煅炭炮制成血余炭,有机物被破坏,有促凝血作用的 Ca、Fe 及其他元素溶出率增大,产生止血作用;地榆炭中 Al、Fe、Si、Cu、Mn、Zn 等 19 种微量元素均高于地榆。土、麸、蜂蜜都富含微量元素,作为辅料炮制的药物如苍术、白术、山药、黄芪、甘草等,微量元素的种类和含量大大提高。土炒党参中的 Fe、Li、Ca 含量远远高于生品及其他炮制品,Zn、Mn、Si 元素也较生品及其他炮制品高。黄连酒制、姜制和吴茱萸制后,K、Ca、Mg 等多种元素均高于生品黄连,说明炮制可增强黄连中微量元素的溶出。

6. 炮制减少有害元素的溶出,降低毒性 磁石主要含 Fe_3O_4,并含有 Si、Pb、Ti、Mg 等杂质及一定量的 As,经煅制醋淬后,As 含量显著降低,其他的有害元素如 Ti、Mn、Al、Cr、Ba、Sr 等,煅制后含量均降低,尤其是 Sr,煅后未检出,说明磁石煅制对去除其含有的有害元素具有一定意义。

第四节　中药炮制对中药药理作用的影响

中药药理学是以中医基本理论为指导,用现代科学方法研究中药对机体的作用和作用机制以及体内过程,以阐明其防治疾病原理的学科。中药药理学研究方法广泛应用于中药药性、中药配伍、中药炮制、中药药效和安全性评价等方面。中药炮制对中药药理和毒理的影响是中药药理学的重要研究内容之一,主要在于应用现代药理学方法,对中药生品和制品进行毒性与药效的对比研究,观察其毒效的差异,对中药所含主要成分进行毒性和药效的研究,确定中药的毒效成分,为阐明中药炮制作用机制提供参考依据。

一、炮制对中药毒性的影响

为了确保用药安全,许多本草书籍中均在某些中药性味之下标注出"大毒""小毒"等,表示该药具有一定的毒性,使用生品或用之不当都易引起不良反应,甚至中毒死亡,而通过炮制或辅料的应用可达到降毒存效的目的。中药毒副作用的考察,常从急性毒性、长期毒性、特殊毒性和刺激性等方面进行,多方面综合评价中药炮制前后的毒性大小,以研究数据说明炮制对中药毒性的影响,为临床安全合理用药提供依据。

1. 炮制对急性毒性的影响　比较中药生品及不同炮制品的毒性大小,分析不同炮制方法的减毒效果。如生半夏具有强烈的刺激性毒性,小鼠急性毒性试验表明,生半夏混悬液小鼠腹腔注射的 LD_{50} 为 3.5g/kg,而经过炮制的姜汁煮半夏、姜矾半夏、矾半夏均未见明显毒性。大黄不同炮制品对小鼠亚急性毒性试验发现,给予小鼠生大黄和酒大黄 53g/kg、76g/kg,连续 14 天后,小鼠出现轻微肝肾毒性反应,表现为谷丙转氨酶、谷草转氨酶、尿素氮、肌酐的升高,轻度肝组织和肾小管上皮细胞的轻度水变性,而给予熟大黄和大黄炭的小鼠未见肝脏和肾脏功能明显异常。对于四膜虫生长抑制作用的强度顺序为生大黄 > 酒大黄 > 熟大黄 > 大黄炭,表明蒸制、炒炭方法均可显著降低大黄的毒性。

2. 炮制对长期毒性的影响　一些剧毒的中药,临床应用必须炮制,如制川乌,观察大鼠长期(3 个月)灌胃制川乌后对脏器指数变化的毒理影响,表明制川乌能增加肺指数,说明肺水肿、炎症等有病理变化;增加肾上腺指数,有使血糖升高等肾上腺素样作用。观测大鼠长期口服制川乌后11 项血生化指标的变化来评价和比较其安全性,发现制川乌会损伤肝脏,与对照组比较丙氨酸氨基转移酶含量明显升高;使白蛋白含量单项降低;能使血糖升高,临床上应考虑服药期间血糖变化带来的影响。表明川乌经过炮制后的炮制品虽然毒性降低,但仍属于有毒中药,且长期使用会有一定的脏器损伤,故临床上不可长期大量的服用。

3. 炮制对特殊毒性的影响　通过鼠伤寒沙门菌体外回复突变试验和彗星试验,发现生大黄具有一定的遗传毒性,清蒸和醋蒸后的大黄对鼠伤寒沙门菌 TA97、TA102 的致突变性较生大黄有明显降低,彗星试验表明清蒸和醋蒸后的大黄对小鼠股骨骨髓细胞 DNA 的损伤较生大黄有明显降低,说明清蒸和醋蒸两种炮制方式可以有效地降低大黄的遗传毒性。有研究表明生大黄中的大黄素具有弱的致突变性,是间接遗传毒性物质。由于大黄素是大黄中含量最高的蒽醌单体,因此大黄素可能是大黄主要的毒副作用物质之一。而大黄经蒸、炖等方法炮制后其结合型和游离型蒽醌均减少,由此认为大黄炮制后毒性降低可能和蒽醌类成分的减少有一定相关性。

马钱子炮制过程中马钱子碱可转化为马钱子氮氧化物,通过斑马鱼胚胎发育实验,发现给药后 24 小时、96 小时的马钱子碱氮氧化物 LD_{50} 分别是马钱子碱的 15 倍和 10 倍,其孵化率和成活率明显高于马钱子碱组,表明马钱子碱氮氧化物较马钱子碱对斑马鱼胚胎的毒性有显著降低。生甘遂有促肿瘤生长作用,而炮制品醋甘遂的促肿瘤作用明显减弱。这些研究结果表明,适宜的炮制方法可以减弱中药的特殊毒性。

4. 炮制对刺激性的影响　某些中药的毒性表现为刺激性,如半夏的毒性主要表现为对口腔、咽喉、胃肠道等黏膜的刺激性,引起肿胀麻木、呕吐、腹泻等症状。家兔眼结膜及小鼠腹腔刺激性实验表明,生半夏刺激性最强,刺激性程度依次为:生半夏>姜浸半夏>姜矾半夏>矾半夏>姜汁煮半夏。研究表明,半夏中由蛋白结合草酸钙形成的特殊针晶是半夏的主要刺激性毒性成分,8%的明矾水和 $pH > 12$ 的碱性溶液对生半夏中具有特殊针样晶形的草酸钙针晶具有破坏、溶解作用,可显著降低或消除其刺激性、毒性。掌叶半夏所含毒针晶和凝集素蛋白可刺激机体呈现炎症反应,导致炎症介质释放,而掌叶半夏矾制后可显著降低其致炎作用。

二、炮制对中药药效的影响

毒性中药经过炮制后,在降低毒性的同时,药效是否得以保存或增强? 生、制中药饮片,是否具有不同的药理作用特点? 不同炮制程度的饮片是否在药效强弱方面具有差异? 这些问题都可以通过药理实验来进行比较研究,以判断中药经过炮制是否具有缓和药性、增强疗效、减毒存效增效、产生新的疗效等炮制作用。分析不同饮片规格的药理作用特点,为临床选择适宜的饮片规格和达到安全有效用药的目的提供参考依据。

1. 强心作用　附子被誉为回阳救逆第一要药。附子炮制前后水煎液能显著提高离体蛙心振幅,附子最大提升 $56.69\% \pm 52.34\%$,而炮附子最大提升 $91.11\% \pm 87.66\%$。附子炮制后还能延长强心时间,有学者比较了附子炮制前后对急性心衰大鼠血流动力学的影响,结果表明无论生附子还是炮附子都具有强心作用,但是生附子起效快,作用强,但维持时间短;而炮附子作用慢,弱于生附子,但维持时间长,二者强心作用成一定的量 - 效、时 - 效关系。

但是过度炮制会降低药效,有研究发现高压蒸 5~100 分钟的附子饮片的强心效价强度较高,高压蒸 120~180 分钟的附子饮片的效价强度较低,表明炮制时间对附子饮片改善心功能的药效表达有较明显的影响。说明药物的炮制必须适度方可达到临床所需的最佳效应。

2. 降血脂及抗动脉粥样硬化作用　制何首乌醇提取物灌胃给药,6 周内可显著降低老年鹌鹑的血浆三酰甘油和游离胆固醇水平,抑制血浆总胆固醇和胆固醇酯的升高。制何首乌的水提取物可明显提高小鼠血清高密度脂蛋白胆固醇含量,降低总胆固醇水平,结合高密度脂蛋白胆固醇与总胆固醇比值显著升高,提示何首乌炮制后可提高机体运转和清除胆固醇的能力,降低血脂水平,延缓动脉粥样硬化的发展。

3. 造血功能　近年来的研究表明,熟地黄中寡糖和单糖含量较生地黄显著增加,单糖含量熟地黄比生地黄高 2 倍以上。地黄寡糖具有增强机体造血功能,寡糖和单糖含量的增加可能与熟地黄的补益作用密切相关。因此,熟地黄功能"温补""大补血衰,滋培肾水,填骨髓,益真阴……诸经之阴血虚者非熟地不可"具有一定的科学依据。

4. 保肝作用　研究表明,生、炒决明子均有显著的保肝作用,能降低血清丙氨酸氨基转移酶和天冬氨酸氨基转移酶水平,但炒决明子保肝作用强于生决明子;生、炒决明子均能增强正常和便秘小鼠的小肠推进作用,改善便秘小鼠的粪便性状,缩短便秘小鼠的排便潜伏期,增加排便次数,两者比较作用相当。因此,生、炒决明子虽均有保肝和润肠通便作用,但在保肝降酶方面,炒决明子强于生决明子;而在润肠通便方面,生决明子和炒决明子作用相当。

5. 祛痰作用　对比观察生远志及炮制品对小鼠止咳、化痰作用的影响。结果表明生远志及炮制品对小鼠均有明显的止咳作用,生远志、蜜远志、炙远志均具有明显化痰作用,说明远志经炮制后消除了刺激性,但止咳化痰作用并没有降低。对比紫菀生品、酒洗品、蜜炙品、清炒品、蒸制品、醋炙品对小鼠气管酚红排泌量和对大鼠气管排痰量的影响,发现 6 种饮片均能增加小鼠气管酚红排泌量,增加大鼠气管排痰量,其中以蜜炙饮片作用最明显,呈一定的量效关系。

6. 免疫调节作用　现代研究表明,经蒸制的女贞子,可使试验小鼠的免疫器官如脾脏、胸腺、胸腔淋巴结等重量增加,并可明显对抗泼尼松的免疫抑制作用,可使单向免疫扩散沉淀环直径增加;可纠正泼尼松龙所致白细胞下降现象,提高空斑形成细胞溶血能力;显著提高小鼠对静脉注射碳粒的廓清指数,增强单核吞噬细胞系统的活性;而生女贞子的这些药理作用或无,或不明显。表明女贞子蒸制确能增强其补益作用。

研究发现,山药麸炒前后多糖成分均能显著抑制模型小鼠的胃排空率及小肠推进率,麸炒品有优于生品的趋势,同时胸腺指数及脾脏指数均有一定增加,麸炒品优于生品。麸炒山药中的多糖能增加碳粒廓清指数,增强单核巨噬细胞的吞噬功能及提高溶血素水平,其作用较生品山药更强。表明麸炒山药较生品具有更强的增强细胞免疫和体液免疫的作用,对脾虚小鼠有一定的补脾健胃作用,与麸炒山药临床用于补益方剂用法相吻合。

7. 镇痛作用　对比生白芍、酒炙白芍、清炒白芍、樟帮白芍薄片、樟帮煨制白芍、樟帮酒炒白芍组对原发性痛经药效的影响,发现樟帮白芍薄片相较于其他白芍炮制品种,有着起效快,长效镇痛效果好,抑制血小板聚集,可显著拮抗缩宫素引起的子宫强直性收缩,使子宫恢复正常的作用,表明不同的炮制方法对应着白芍不同的镇痛效果。

8. 抗氧化作用　当归不同炮制品对芬顿反应产生的羟自由基的清除能力依次为当归炭>酒当归>土当归>生当归>油当归,对氧自由基清除能力依次为当归炭>生当归≈酒当归>土当归>油当归,由此可见,当归不同炮制品清除羟自由基和氧自由基的能力各不相同,其中当归炭清除自由基的效果最好,酒当归次之。其中阿魏酸、丁基酞内酯与清除羟自由基呈正相关关系,洋川芎内酯 H 和欧当归内酯 A 与清除氧自由基密切相关。

9. 糖代谢调节作用　黄连炮制后还有利于防治与胰岛素抵抗相关的代谢综合征或并发症的发生,有研究发现,黄连不同炮制品均具有改善 3T3-L$_1$ 脂肪细胞胰岛素抵抗,增强脂肪细胞对葡萄糖摄取和利用的能力,从体外细胞水平上表现出改善胰岛素抵抗的作用,与黄连生品相比较,萸黄连、酒蒸黄连和酒炙黄连对上述改善作用更为明显,表明黄连炮制品"止消渴"疗效更优。

中药生、制饮片的毒性和药理作用的比较结合其供试液中化学成分的含量检测结果的综合分析,有助于阐明中药炮制减毒存效增效的机制,结合临床用药方式设计供试液的制备并进行毒效的比较研究,其研究结果可指导临床安全有效用药。

本章小结

1. 主要内容解读　中药炮制的目的是多方面的,其中以使药物增强疗效,降低毒性和副作用,保证临床用药的安全和有效,利于服用为主要目的。采用不同的中药炮制技术操作可达到相同的炮制目的,如通过净制、水处理、加热炮制和辅料炮制均可使有毒中药炮制后达到去毒减毒效果,但不同的中药因其有毒部位或毒性成分的差异适宜采用特定的炮制方法通过不同的途径达到减毒效果,其减毒原理有毒性成分被溶解除去,或分解或转化为新的毒性小的成分等。学习时宜将炮制目的、炮制方法、炮制对中药所含化学成分的影响及对毒性和药效的影响纵向分析,以深刻领会中药炮制的科学内涵。炮制减毒的同时必须注意药效的保存,以保证临床疗效。

2. 主要知识点　中药炮制的主要目的包括降低毒副作用,增强疗效,调整药性、作用趋向及部位,利于调剂制剂,矫臭矫味,利于服用,洁净药物,便于贮藏等。净制、水处理、加热炮制及辅料炮制等各炮制因素对中药所含生物碱、苷类、挥发油、有机酸、鞣质、油脂类、树脂类、糖类、蛋白质及氨基酸类、无机成分等各类成分的影响请参看章首 PPT。注意:中药所含单纯的毒性成分宜通过炮制除去;既有毒又有效的成分宜通过炮制降低含量使毒性降低保存药效;有效成分可通过炮制达到助溶增溶效果,以使其含量增加而增强疗效等。

3. 拓展学习指导　中药经过恰当的炮制,可对中药的理化性质产生影响,进而影响其毒性和药效,达到调整药性,降低毒副作用,增强疗效,矫臭矫味,利于调剂、制剂和贮藏保管等多种目的。但实际上,很多中药的炮制减毒增效原理尚不清楚,炮制导致药性变化的科学内涵也未得到揭示。因此,有必要关注炮制对中药的物质基础、毒性和药效研究的新进展,探寻能够反映中药饮片的毒性和药效的成分,并在炮制工艺研究设计时,以能否达到炮制目的为导向选择评价指标。

第四章　同步练习

思考题

1. 中药炮制的目的有哪些?
2. 炮制对含生物碱类成分的中药有何影响?
3. 炮制对含苷类成分的中药有何影响?
4. 炮制对含挥发油类成分的中药有何影响?
5. 炮制对含无机成分的中药有何影响?

第五章　中药炮制的分类和常用辅料

掌握：中药炮制常用辅料的作用；辅料在炮制方法中的应用及其适用药物。

熟悉：中药炮制辅料的基本概念、种类及质量要求。

了解：中药炮制的各种分类方法。

第一节　中药炮制的分类

中药炮制分类是指在编撰辑录中药炮制技术、品种、方法、工艺、作用等资料时，为便于查阅、检索、学习和掌握，按照一定内在规律进行整理归类的检索和编撰方法。分类，作为一种方法一定要反映学科专业内在的联系。中药炮制的分类，应反映中药炮制专业技术内在的有机联系，既要体现传统炮制方法的继承性，又要有利于用现代科学方法进行研究。因此，要求分类能够体现炮制内容的系统性、完整性、科学性，便于学习、掌握中药炮制的内容，有助于教学和指导生产。

我国药学史上第一位对炮制方法进行总结的是梁代医药学家陶弘景，在《本草经集注·序》"合药分剂料理法则"中，将部分收录的炮制内容按照"炮制方法和药用部位结合"的方法进行分类叙述，为炮制分类的开端。如"凡汤中用完物皆擘破，干枣、栀子、瓜蒌之类是也；用细核物亦打破，山茱萸、五味子、蕤核、决明之类是也；凡用桂枝、厚朴、杜仲、秦皮、木兰辈，皆去削上虚软甲错处，取里有味者秤之"。说明凡是用果实种子类的药物要打碎用，凡是树皮类药物应除去外面的粗皮才能有效应用。历史上的医药典籍在炮制内容辑录和编撰时都具有自己相应的分类方法。

一、古代分类方法

1. 雷公炮炙十七法　明代缪希雍在《炮炙大法》卷首，把当时的炮制方法进行了归纳，云："按雷公炮炙法有十七：曰炮、曰爁、曰煿、曰炙、曰煨、曰炒、曰煅、曰炼、曰制、曰度、曰飞、曰伏、曰镑、曰摋、曰晒、曰曝、曰露是也，用者宜如法，各尽其宜。"这就是后世所说的"雷公炮炙十七法"，分述于后。

(1)炮：古代的"炮"是将药物埋在火灰中，"炮"至外表发黑，或"裹物烧"至炮生为熟。近代的"炮"是高温炒、砂炒,"炮者,置药物于火上,以烟起为度也,如炮姜之类",即是将干姜高温炒至体质疏泡,外表焦斑,微黑;或以高温砂炒至发泡,去砂取药,如炮甲珠。

(2)燔:音同"滥"。"火燔焱而不灭"(《淮南子·览冥训》);"火焚也"(《集韵》),是对药物进行焚烧、烘烤之意。《太平惠民和剂局方》中有:"骨碎补,燔去毛。"

(3)煿:音同"博",作"爆"解。"灼也,暴声"(《说文解字》),是以火烧药物,直至其爆裂有声。此法常用于具有坚硬外壳的果实种子类药物的炮制。

(4)炙:在历史上,"炙"有多种释义。"炙,炙肉也,从肉在火上"(《说文解字》),是将动物类药物直接放在火上烧烤;"炙蚕卵,炙梓叶"(《五十二病方》),是将药物放在近火处烤黄;张仲景方中用的"炙阿胶"是将阿胶炒制;《雷公炮炙论》中所述的"羊脂油炙淫羊藿"系指将羊脂油与淫羊藿一起拌炒,待脂尽为度。《太平惠民和剂局方》中所述的"炙"与"炒"区别不明显,如该书中的"炒香"与"炙香"基本无区别。现代"炙"的含义已经统一,系指药物加液体辅料后,用文火炒干,或边炒边加液体辅料,继续以文火炒干的方法。

(5)煨:陶弘景《本草经集注》注释煨为"糖灰炮",即将药物置于尚有余烬的火灰中缓慢受热令熟,与"炮"相比,火灰的余烬热度更低一些,加热时间更长些。现代的"煨"有面裹煨、湿纸裹煨、麸煨等,是在原法基础上的发展。

(6)炒:汉代以前"炒"字少见,多用"熬",《雷公炮炙论》已经可以见到炒制方法的记载,有酥炒、羊脂炒、盐水炒、小豆炒、糯米炒、麸炒、土炒等,与汉代之前的"熬"同义,只是使用的工具与辅料不同,都是将药物放入容器中置于火上加热至一定程度的炮制方法。现代炒法已经成为炮制技术中的一项主要方法。

(7)煅:将药物放在火上高温加热的方法。历史上一些文献中的"烧""炼"实际上就是煅制,如《神农本草经》中记载"贝子……烧,涅石(矾石)……炼";张仲景所云"钟乳石,炼";葛洪《肘后备急方》中记载"白矾,烧令汁尽"等。现代的煅制方法分为明煅、煅淬和焖煅,即直接置炉火上煅烧;药物煅烧后加溶液淬碎再煅,或在容器中密闭煅烧。多用于矿石和介壳类药物。

(8)炼:古代的"炼"多为长时间的熬制,《雷公炮炙论》中有"石蜜,炼";《刘涓子鬼遗方》中有"松香,炼"。现代的"炼"是指药物长时间用文火慢慢加热,有的还需不断搅拌至一定程度的方法,有炼蜜、炼丹、炼乳等。

(9)制:《增修互注礼部韵略》云"正也,御也,检也,造也",为制药物之偏性,使之就范的泛称。通过制,能改变某些药物固有的性能。汉代已应用姜制厚朴、蜜制乌头、酒制大黄、酥制皂荚等。现代炮制的方法均可称为制,并随辅料、用量、温度、操作方法等不同而变化,常对不同药物做不同的处理。

(10)度:"度者,量物之大、小、长、短也。"度就是度量之意,古代某些药物以长度来计量,如黄芩长三寸,地骨皮长尺,大如指。另外,度,也有程度、限度的意思,用来评判炮制程度,如淫羊藿,羊脂炙尽为度。

(11)飞:包括水飞和研飞,是研制粉末的方法。"飞"在炮制方法中是很形象的术语,"研飞"是将药物干磨使之成为可以飞扬的细粉;"水飞"是利用水进行研磨,并不断加水混悬,粉末飞悬在水中,静置即可获得药物的极细粉末,如飞滑石、飞朱砂等。

(12)伏:埋伏久制之意,如"伏火"是指药物按一定的程序在火中处理,经过一定的时间,达到一定的要求。如"伏龙肝"即是指锅灶下的黄土,经长时间炉火烧烤加热而成。再如"伏水"即"伏润"的意思,将药物在相对密闭的状态下,水分缓缓渗入药材内部,使软化充分,利于饮片切制。

(13)镑:利用一种多刃锋利的刀具,将坚韧的药物削成极薄片,如镑羚羊角。

(14)搕:打击药物使之破碎之意。

(15)暵:晒,如白居易诗中有"其西暵药台"的记载。

(16)曝:"曝,晒也,曝物也",是指在强烈的阳光下暴晒。

(17)露:指药物不加遮盖的日夜暴露在露天,即日晒夜露的炮制方法,如露胆南星;也有悬挂在阴凉通风处,析出晶体的露制方法,如露西瓜霜。

上述十七法,各法之间未见有必然联系,分类上也未见有规律可循,严格来说是炮制操作方法的归纳总结。所列出的方法也因历史的变迁,有些已经难以用准确的文字表述其内涵,同时后世的炮制技术也经过了很多的改进,含义变得有所不同,但对了解熟悉明代以前的炮制技术以及查阅古文献中的炮制术语有很大帮助。

2. 三类分类法　明代陈嘉谟在《本草蒙筌》中提出:"凡药制造……火制四;有煅,有炮,有炙,有炒之不同;水制三:或渍,或泡,或洗之弗等;水火共制者:若蒸若煮而有二焉。余外制虽多端,总不离此者。"即以火制、水制、水火共制为纲,统领各种中药的炮制方法,能反映炮制技术的特色,但未能将其全部内容包括在内。

3. 五类分类法　后世学者在总结归纳炮制技术中将陈嘉谟的三类分类法进一步拓展,提出了五类分类方法:修治、水制、火制、水火共制、其他制法。其中"修治"包括净选、切制;"其他制法"是将水制、火制、水火共制中难以归类的炮制技术如制霜、复制、发酵、发芽等方法均包括在内。五类分类法基本概括了所有的炮制方法,而且可以较好地指导生产,但对于炮制技术种类繁多的辅料制难以进行归类。

4. 药用部位分类法　古代记载有炮制内容的典籍文献多按照本草学的分类方法进行分类,即按照药物来源的属性如"金、石、土、草、木、水、火、果"进行分类,《本草纲目》《炮炙大法》《太平惠民和剂局方》等著作均是如此,了解这样的分类方法对查阅古代文献的炮制内容有一定帮助,但现在已基本不再使用。

二、现代分类方法

近代根据中药炮制的工艺分为净制、切制和炮炙三大类,现代药典多采用这种新的三类分类法,一些工具书采用了药用部位分类法,教材多采用工艺与辅料相结合的分类法。

1. 药典分类法　之前历版《中国药典》一部附录收载的"中药材炮炙通则""中草药炮炙通则""药材炮制通则""炮制通则"中多采用以净制、切制、炮炙的炮制加工工序对中药炮制技术进行分类,各类分类项下有更具体的分类方法。自 2010 年版《中国药典》将炮制方法分为:净制、切制、炮炙、其他四类。2020 年版《中国药典》四部收载的"0213 炮制通则"将炮制方法分为净制、切制、炮制、其他四大类,其中净制包括挑选、筛选、风选、水选、剪、切、刮、削、剔除、酶法、剥离、挤压、焯、刷、擦、火燎、烫、撞、碾串等方法;切制项下规定,除鲜切、干切外,均须进行软化处理,其方法有喷淋、抢水洗、浸泡、润、漂、蒸、煮等。炮炙项下包括炒、炙法、制炭、煅、蒸、煮、炖、煨;其他项下包括燀、制霜、水飞、发芽、发酵。

这种分类方法也称为药典分类方法,其优点是突出了炮制的基本工序,也能涵盖全部的炮制技术,但炮炙项下的炮制方法比较庞杂,内容太多,显得前后不相称,另外炮制用辅料的特点也未能凸显出来。该分类方法适用于条文式的法则,如炮制通则。

2. 药用部位分类法 目前,《全国中药炮制规范》以及各省市的中药饮片炮制规范,大多先按照药物的药用部位进行分类,如根及根茎类、果实与种子类、全草类、叶类、花类、皮类、藤木类、动物类、矿物类、树脂类、菌藻类等,在各药物项下再分述各炮制品的炮制方法。此种分类法可依据药物部位查找药物的炮制方法,便于查阅检索,适用于中药炮制的参考书、炮制规范、辞典等的编撰和检索,但体现不出来中药炮制技术的特点和工艺的系统性、完整性。

3. 工艺与辅料相结合分类法 炮制工艺与辅料相结合的分类方法,包括两大类,一类是以工艺为纲,辅料为目,另一类是以辅料为纲,工艺为目。前者是指按照炮制工艺进行归类,在工艺类别下,根据辅料的种类再次分类的一种分类方法。后者先按照炮制辅料分类,在辅料类别下,根据炮制工艺再次分类。

目前比较常用的分类法是以工艺为纲、辅料为目的分类方法。在这类分类法中,在工艺类别的分类上吸纳了药典"炮制通则"分类法的净制、切制;同时将"炮炙"进一步按照工艺的不同分成"炒法、炙法、煅法、蒸煮燀法、发酵发芽法、复制法、其他制法"等类别;在各工艺类别项下,根据使用的辅料不同再进行分类,如炒法中分为清炒和加固体辅料炒,炙法中分为酒炙、醋制、姜炙等。

炮制工艺与辅料相结合的分类方法是各版中药炮制学教材中通用的分类方法,该分类既全面概括了中药炮制的各种方法和技术,又便于了解工艺中的变化以及对于药物的适应性,有利于系统学习和掌握中药炮制学的内容。

4. 中药药性功效的分类法 依据中药药性功效,采用中药学的分类体系加以分类的方法,一般在论述中药炮制与临床疗效的著作和教材中经常采用,如《医用中药饮片学》和《临床中药炮制学》等。

第二节 中药炮制的常用辅料

炮制辅料是指中药炮制过程中使用的具有辅助所炮制药物达到炮制目的的附加物料。其性质、成分对所炮制的药物有一定的影响,与中药饮片的临床疗效也有一定的关系。炮制辅料的作用在于以下两个方面:一是具有中间传热体作用,影响所炮制中药的理化性质;二是发挥药性作用,在炮制过程中辅料可协同、拮抗或调整所炮制药物某一方面的作用,如增强疗效、降低毒性、减轻副作用等。

炮制辅料依照其应用时的形态分为"固体辅料"和"液体辅料"。由于炮制辅料的使用,可能对饮片质地、颜色、气味、理化性质等产生影响。中药炮制辅料除少数起加热介质作用外,大多数是传统药物的组成部分,如酒、醋、蜜、生姜汁、甘草汁、麦麸、白矾、蛤粉、灶心土等,辅料品种及其性能和作用不同,在炮制药物时所起的作用也各不相同。

一、液体辅料

1. **酒** 酒在中医药中应用十分广泛,有"酒为百药之长"之说。在中医药典籍中,酒的名称有:醙、盎、醇、醨、酎、醴、醅、醑、清酒、美酒、粳酒、有灰酒、无灰酒等。古代用于炮制的酒为黄酒,古称清酒、米酒。白酒又称烧酒,自元代始有应用。据《本草纲目》记载:"烧酒非古法也,自元代始创其法。"

黄酒为酿造酒,是以稻米、黍米、小米、小麦为主要原料,经蒸煮、糖化、发酵、压榨、过滤等工序酿制而成,含乙醇15%~20%,尚含糖类、酯类、氨基酸、矿物质等。黄酒应为橙黄色至深褐色,清亮透明,并具黄酒特有的浓郁醇香,无异味。

白酒为米、麦、黍、薯类、高粱等用曲酿制并经蒸馏而成,含乙醇50%~70%,尚含有机酸类、酯类、醛类等成分。应无色,清亮透明,无悬浮物,无沉淀,具酯类的醇香气。

酒性大热,味甘、辛。能活血通络,祛风散寒,行药势,矫臭矫味。药物经酒制后,有助于有效成分的溶出而增加疗效。动物的腥膻气味主要为三甲胺、氨基戊醛类等成分,酒制时此类成分可随酒挥发而除去,起到矫臭矫味作用。

酒多用作炙、蒸、煮、淬等方法的炮制辅料,常用酒制的药物有黄芩、黄连、大黄、白芍、续断、当归、白花蛇、乌梢蛇等。一般炙药多用黄酒,浸药多用白酒。药物经酒制后会产生酒香气,但久贮则味淡。酒炙后颜色略有加深,酒蒸后则颜色更深,酒浸淬主要是使药材质地变得酥脆,易于粉碎。

2. **醋** 醋在古代称酢、醯、苦酒等,习称米醋。炮制用醋为食用醋,化学合成品(醋精)不可使用。食用醋分酿造醋和调配醋两大类,其中酿造醋中主要是粮谷醋,粮谷醋又可分陈醋、香醋、米醋、熏醋和谷薯醋等。关于中药饮片醋炙所用的醋种类,《本草纲目》指出,制药用醋"惟米醋二三年者入药",历代本草如《本草拾遗》《食疗本草》《本草衍义》等均记载中药材醋炙使用米醋,2020年版《中国药典》炮制通则中也规定使用米醋。此外,醋长时间存放者,称为"陈醋",陈醋用于中药炮制效佳。

醋的主要成分为醋酸,占4%~9%,尚有维生素、灰分、琥珀酸、草酸、山梨糖等。醋应为棕红色到深褐色,有光泽,酸味柔和,回味绵长,酸甜适口;澄明,不混浊,无悬浮物及沉淀物,无霉花浮膜,无"醋鳗""醋虱";具醋特异气味,无其他不良气体与异味;总酸应大于3.5%,不得检出游离无机酸,防止用硫酸、硝酸、盐酸等无机酸来制造食醋。

醋味酸、苦,性温。具有引药入肝、理气、止血、行水、消肿、解毒、散瘀止痛、矫臭矫味等作用。醋具酸性,能与药物中所含的游离生物碱等成分结合成盐,从而增加其溶解度而易煎出有效成分,提高疗效;醋制能降低药物毒性而具有解毒作用;醋能和具有腥膻气味的三甲胺类成分结合成无臭气的盐,故可除去药物的腥臭气味;醋还具有杀菌防腐作用。

醋多用作炙、蒸、煮等方法的炮制辅料,常用醋制的药物有延胡索、甘遂、商陆、大戟、芫花、莪术、香附、柴胡等。药物经醋制后可产生醋香气,久贮则味淡。

3. **蜂蜜** 为蜜蜂科昆虫中华蜜蜂或意大利蜂所酿的蜜。为蜜蜂采集花粉酿制而成,品种比较复杂,以枣花蜜、山白蜜、刺槐蜜、菜花蜜、荞麦蜜、荆花蜜、桉树蜜等为多。除经过特殊训练的蜜蜂能采得专门的蜂蜜外,一般多为混合蜜。采自石楠科植物或杜鹃花、乌头花、夹竹桃花、光柄山月桂花、山海棠花、雷公藤花等有毒植物花粉的蜜有毒,不可用作炮制辅料。炮制用蜜必须注意蜂蜜的来源和质量检测。

蜂蜜应为半透明、带光泽、浓稠的液体,白色至淡黄色或橘黄色至黄褐色,放久或遇冷渐有白色颗粒状结晶析出。气芳香,味极甜。

蜂蜜生则性凉,故能清热;熟则性温,故能补中;以其甘而平和,故能解毒;柔而濡泽,故能润燥;缓可去急,故能止痛;气味香甜,故能矫臭矫味;不冷不燥,得中和之气,故十二脏腑之病,无不宜之。因而认为蜂蜜有调和药性的作用。

中药炮制应使用熟蜜又称炼蜜,炼蜜有嫩蜜、中蜜、老蜜之分,炮制用蜜主要用中蜜,即将生蜜加适量水煮沸,滤过,去沫及杂质,加热至105~115℃,含水量在10%~13%,密度在1.37左右。蜂蜜经炼制后可除去杂质,破坏酶类,杀死微生物,降低水分含量,利于保存和保证蜜炙品质量。

用炼蜜炮制药物,能与药物起协同作用,增强药物疗效或起解毒、缓和药物性能、矫臭矫味等作用。

蜂蜜春夏存放易发酵、起泡,可以加少量生姜片盖严,或低温贮藏;蜂蜜不能用金属容器贮藏,因铁易和蜂蜜中的糖类成分反应,锌易与蜂蜜中的有机酸作用,均可产生有毒物质。

蜂蜜多用作炙法的炮制辅料,常用蜂蜜炮制的药物有甘草、麻黄、紫菀、百部、马兜铃、白前、枇杷叶、款冬花、百合、桂枝等。药物蜜炙后略有黏性,味甜。

4. 食盐水　为食盐的结晶体加适量水溶化,经过滤而得的澄明液体。主含氯化钠,尚含少量的氯化镁、硫酸镁、硫酸钙等。

食盐应为白色,味咸,无可见的外来杂物,无苦味、涩味,无异臭。

食盐是应用历史悠久的传统药物,其味咸,性寒。能强筋骨,软坚散结,清热,凉血,解毒,防腐,并能矫味。药物经食盐水制后,能引药入肾,改变药物的性能,增强药物的作用。

食盐水多用作炙法的炮制辅料,常用食盐水炮制的药物有杜仲、巴戟天、小茴香、橘核、车前子、砂仁、菟丝子等。药物盐炙后味微咸,颜色较生品加深。

5. 生姜汁　为姜科植物鲜姜的根茎,经捣碎取汁,药渣再加适量水共煎去渣而得的黄白色液体。生姜汁有香气,其主要成分为挥发油、姜辣素,姜辣素也被认为是生姜汁的主要成分,具有镇吐、温里、抗菌、抗血小板凝聚等作用;生姜汁含有丰富的黄酮类物质,具有抗癌抗肿瘤、抗心脑血管疾病、抗炎镇痛、免疫调节等作用,它还有清除自由基、超氧化物的作用。生姜汁中的黄酮类物质的主要成分是双氢黄酮;其尚含有多种氨基酸、淀粉及树脂状物等。

生姜汁味辛、性温,具发表、散寒、温中、止呕、化痰、解毒的功效。药物经生姜汁制后能对寒凉之性、沉降之性、攻泻之性等药物的偏性进行调节,并可制约药物的毒性,消除药物的副作用,引药入经,增强疗效。

生姜汁多用作炙法的炮制辅料,常用生姜汁制的药物有厚朴、竹茹、草果、半夏、黄连等。药物姜炙后颜色较生品加深,略具姜的辛辣气味。

6. 甘草汁　为甘草饮片水煎去渣而得的黄棕色至深棕色的液体。甘草汁主要成分为甘草皂苷及甘草苷、还原糖、淀粉及胶类物质等。

甘草味甘,性平,具补脾益气、清热解毒、祛痰止咳、缓急止痛作用。药物经甘草汁制后能缓和药性,降低毒性。实验证明,甘草对药物中毒、食物中毒、体内代谢物中毒及细菌毒素都有一定的解毒作用。能解苦楝皮、丁公藤、山豆根的毒,能解毒蕈中毒,还能降低链霉素、呋喃妥因的毒副作用,对抗癌药喜树碱等有减毒增效作用。甘草汁的解毒机制一般认为与甘草皂苷在体内的代谢有关,甘草皂苷水解后生成甘草次酸和葡糖醛酸,后者可与有羟基或羧基的毒物生成体内不易吸收的产物,分解物从尿中排出;甘草皂苷还具有肾上腺皮质激素样的作用,能增强肝脏的解毒功能。甘草皂苷具有表面活性剂样作用,能增加其他不溶物质的溶解度,中医处方中常用甘草为药引,调和诸药,在炮制和煎煮过程中亦起到增溶的作用。

甘草汁常作炙法、煮法和复制法的炮制辅料,常用甘草汁炮制的药物有远志、半夏、吴茱萸等。甘草汁制可对药物所含的成分产生影响。

7. 黑豆汁 为大豆的黑色种子,加适量水煮熬去渣而得的黑色混浊液体。

黑豆汁制法为取黑豆10kg,加水适量,煮约4小时,熬汁约15kg,豆渣再加水煮约3小时,熬汁约10kg,合并得黑豆汁约25kg。黑豆含蛋白质、脂肪、维生素、色素、淀粉等物质。

黑豆味甘,性平,能活血、利水、祛风、解毒、滋补肝肾。

药物经黑豆汁制后能增强药物的疗效,降低药物毒性或副作用等。如黑豆汁制何首乌能增强何首乌的补肝肾作用;文献记载黑豆还能"解砒石、甘遂、天雄、附子、射罔、巴豆、芫青、斑蝥、百药之毒及蛊毒"。

黑豆汁多用作蒸法的炮制辅料,常用黑豆汁制的药物有何首乌等。

8. 胆汁 系牛、猪、羊的新鲜胆汁,为绿褐色、微透明的液体,略有黏性,有特异腥臭气,主要成分为胆酸钠、黏蛋白、脂类及无机盐类等。

胆汁味苦,性大寒。能清肝明目,利胆通肠,解毒消肿,润燥。与药物共制后,能降低药物的毒性或燥性,增强疗效。

胆汁多用作发酵、炙法的炮制辅料,常用胆汁制备的药物有天南星、黄连等。天南星用胆汁制后具腥气,味苦,可检测出胆汁的主要成分。

9. 羊脂油 为牛科动物山羊等的脂肪经低温熬炼而成,主要成分为油脂,含饱和与不饱和脂肪酸等。

羊脂油性味甘,性温,能补虚助阳、润燥、祛风、解毒。与药物同制后能增强补虚助阳作用。

羊脂油多用作炙法的炮制辅料,常用羊脂油制的药物有淫羊藿。

10. 米泔水 为淘米时第二次滤出的灰白色混浊液体,其中含少量淀粉和维生素等。因易酸败发酵,一般临用时收集。

米泔水味甘,性凉,无毒,能益气、除烦、止渴、解毒。米泔水对油脂具有吸附作用,常用来浸泡含油脂较多的药物,以除去部分油脂,降低药物辛辣之性,增强补脾和中的作用。

米泔水多用作浸制的炮制辅料,常用米泔水制的药物有苍术、白术等。该制法主要是减少了所炮制中药的油脂含量。

目前因米泔水不易收集,大生产时也有用2kg米粉加水100kg,充分搅拌代替米泔水使用。

其他的液体辅料还有吴茱萸汁、萝卜汁、鳖血、石灰水等。根据临床需要而选用。历代还有童便、猪脂、山羊血、乳汁等辅料,但目前多已不用,马钱子尚有用童便制者。

二、固体辅料

1. **稻米** 为禾本科植物稻的种仁。主要成分为淀粉、蛋白质、脂肪、矿物质等。尚含少量的 B 族维生素、多种有机酸及糖类。

稻米味甘,性平,能补中益气、健脾和胃、除烦止渴、止泻痢。与药物共制,可增强药物疗效,降低刺激性和毒性。中药炮制多选用大米或糯米,米还可用来在炒制或煅炭时指示炮制的程度。

米多用作炒制的炮制辅料,常用米制的药物有党参、斑蝥、红娘子等。药物通过米炒的烟气来熏炒,使其颜色加深。

2. **麦麸** 为小麦的果皮和种皮,呈褐黄色。主含淀粉、蛋白质及维生素等。

麦麸味甘、淡,性平,能和中益脾。与药物共制能缓和药物的燥性,增强疗效,除去药物不良气味,使药物色泽均匀一致,除此之外,麦麸还能吸附油脂。

麦麸多用作炒制、煨制的炮制辅料,常用麦麸制的药物有枳壳、枳实、僵蚕、苍术、白术、肉豆蔻等。麸炒主要是利用麦麸炒制时的烟气来熏炒药物,使其颜色均匀加深,并具麸香气。麸煨主要是利用麦麸吸附油脂。

3. **白矾** 又称明矾,为硫酸盐类矿物明矾石经加工提炼制成的不规则块状或粒状结晶体,主要成分为含水硫酸铝钾[KAl(SO$_4$)$_2$·12H$_2$O],不得少于 99.0%。

白矾无色或淡黄白色,透明或半透明,有玻璃样色泽,质硬脆易碎,味酸、微甘而极涩,易溶于水,其水溶液显铝盐、钾盐与硫酸盐的鉴别反应,铵盐、铜盐、锌盐、铁盐、重金属等应符合 2020 年版《中国药典》要求。

白矾味酸,性寒,能解毒、祛痰杀虫、收敛燥湿、防腐。与药物共制后,可防止药物腐烂,降低毒性,增强疗效。

白矾多用作浸制、复制法的炮制辅料,常用白矾制的药物有半夏、天南星、白附子等。

4. **豆腐** 为大豆种子粉碎后经特殊加工制成的乳白色固体,主含蛋白质、维生素、淀粉等物质。

豆腐味甘,性凉,能益气和中、生津润燥、清热解毒。同时,豆腐具有较强的沉淀与吸附作用,与药物共制后可降低药物毒性,去除污物。

豆腐多用作煮法或蒸法的炮制辅料,常与豆腐共制的药物有藤黄、珍珠(花珠)、硫黄等。

5. **灶心土** 中药炮制常用的土多为灶心土(伏龙肝)。灶心土呈焦土状,黑褐色,有烟熏气味。主含硅酸盐、钙盐及多种碱性氧化物。

灶心土味辛,性温,能温中和胃、止血、止呕、涩肠止泻等。与药物共制后可降低药物的刺激性,增强药物疗效。

土多用作炒法的炮制辅料,常用土制的药物有白术、当归、山药等。

6. **蛤粉** 为帘蛤科动物文蛤、青蛤等的贝壳,经粉碎或煅制粉碎后得到的白色或灰白色粉末。

蛤粉味咸,性寒,能清热、利湿、化痰、软坚。与药物共制可除去药物的腥味,增强疗效。

蛤粉多用作炒法的炮制辅料,常用蛤粉炒的药物有阿胶、鹿角胶等。

7. 滑石粉　为硅酸盐类矿物滑石族滑石,为单斜晶系鳞片状或斜方柱状的硅酸盐类矿物滑石经精选、净制、粉碎、干燥而制得的细粉。主要成分为含水硅酸镁[$Mg_3(Si_4O_{10})(OH)_2$]。

滑石粉为白色或类白色、微细、无砂性的粉末,手摸有滑腻感,气微,无味。酸碱度、水中可溶物、酸中可溶物、铁盐、砷盐等应符合 2020 年版《中国药典》的要求。滑石粉味甘,性寒,能利尿、清热、解暑。以滑石粉作中间传热体拌炒药物,可使药物受热均匀。

滑石粉多用作炒法、煨法的炮制辅料,常用滑石粉炒的药物有刺猬皮、鱼鳔、黄狗肾等,常用滑石粉煨制的药物是肉豆蔻。

8. 河砂　为筛取粒度均匀适中的河砂,淘净泥土,除尽杂质,晒干备用的中粗净河砂。河砂作为中间传热体拌炒药物,具有温度高、传热快,使坚硬的药物受热均匀的特点。经砂炒后药物质地变松脆,易粉碎并利于煎出有效成分。另外,砂烫炒还可以破坏药物毒性成分,易于除去非药用部位。

河砂多用作炒法的炮制辅料,常用河砂烫炒的药物有穿山甲、骨碎补、狗脊、龟甲、鳖甲、马钱子等。

9. 朱砂　为硫化物类矿物辰砂族辰砂,主要含硫化汞(HgS)。中药炮制用的朱砂,系经加水研磨或水飞的洁净细粉。

朱砂味甘,性微寒,具有镇惊、安神、解毒等功效。朱砂的质量要求中铁的检查应符合 2020 年版《中国药典》要求,硫化汞(HgS)不得少于 96.0%。朱砂不宜入煎剂。

朱砂多用作拌衣法的炮制辅料,常用朱砂拌制的药物有麦冬、茯苓、茯神、远志等。

在应用辅料炮制中药的过程中,辅料的种类、质量和用量是影响炮制品疗效的重要因素。在饮片炮制生产时,辅料的用量需严格执行标准要求的使用量,还应明确规定辅料的质量、浓度、所含主要成分等。

本章小结

1. 主要内容解读　中药炮制的分类是人为的,其目的不同。"雷公炮炙十七法"是缪希雍对明代以前炮制方法的归纳总结。明代陈嘉谟在《本草蒙筌》中首次提出的"三类分类法"及后世在其基础上总结而成的"五类分类法",抓住了炮制过程中较为关键的"水、火"两者因素,对繁杂的炮制方法进行分类,反映了炮制特色。2020 年版《中国药典》四部"炮制通则"主要采用的"净制、切制、炮制和其他"分类法,与古代的三类分类法不同,主要考虑到生产加工程序,便于企业安排生产。《全国中药炮制规范》及各省市制定的炮制规范,大多以药用部位进行分类,各种药物项下再分述各种炮制方法,此种分类方法的优点是便于具体药物的查阅。教材一般采用工艺与辅料结合的分类方法,以突出辅料对药物所起的作用,便于叙述和理解炮制的作用和目的,利于学习。中药炮制所用辅料不同于制剂辅料,多数具有一定的性味功效,对所炮制中药可起到协同增效或改变药性的作用。辅料的作用包括引药入经、增强疗效、降低毒性、缓和药性、矫臭矫味、使药物受热均匀等,通过加入辅料炮制中药使其达到特定的炮制目的是中药制药的特色之一。

2. 主要知识点　炮制辅料包括液体辅料和固体辅料,常用的液体辅料有酒、醋、食盐水、生姜汁、蜂蜜、甘草汁、黑豆汁等,固体辅料有麦麸、稻米、灶心土、河砂、蛤粉、滑石粉等。辅料本身具有的性能对所炮制中药具有影响,在炮制中药的过程中加入辅料的主要目的是改变被炮制药物的性能或缓和其烈性,消除或降低其毒性或副作用,增强其临床疗效或引药归经,影响主药的理化性质,矫正被炮制药物的不良气味,便于进一步加工或制剂等。除学习本章的知识点外,还需结合各论中具体的炮制方法,学习辅料在炮制方法中的应用及其适用药物,以及炮制辅料的作用等。

3. 拓展学习指导　炮制辅料的应用历史悠久,种类繁多,辅料的来源、质量、用量等均可能对所炮制中药的质量和药效产生影响。需关注炮制辅料制备方法、最佳用量、辅料作用机制、辅料炮制对中药饮片的影响等相关研究进展,深刻领会辅料炮制的意义。

第五章　同步练习

思考题

1. 中药炮制技术常见的分类方法有哪些?
2. 常用的固体辅料有哪些? 主要用于哪些炮制方法? 各适用于哪些药物?
3. 常用的液体辅料有哪些? 主要用于哪些炮制方法? 各适用于哪些药物?

第六章　中药饮片的质量要求与贮藏保管

掌握:中药饮片的各项质量要求及常用方法;饮片质量控制的主要环节。

熟悉:中药饮片贮藏中常见的变异现象;中药饮片常用的贮藏保管方法。

了解:中药饮片的生产程序及质量管理规范;影响饮片质量的因素。

中药饮片的质量优劣直接关系到中医临床疗效。中药饮片的质量主要取决于中药材的质量、中药炮制过程控制及其成品饮片的贮藏保管效果。若中药材质量合格,炮制工艺合理,但在炮制过程中,操作方法或火候掌握不当,饮片也达不到质量要求。因中药饮片种类繁多,性质各异,其所含的化学成分相当复杂,给饮片的贮藏带来困难。若饮片质量合格,但贮藏保管失当,饮片可能出现变异现象,质量下降,影响疗效。为防止出现这类问题,一方面应注重炮制过程中炮制方法、炮制工艺条件、炮制辅料及相关因素对饮片质量的影响;另一方面要在饮片贮藏期间,对其质量进行稳定性考察,研究科学合理的保管方法和贮藏条件。因此,经过炮制工艺生产的饮片必须具有相应的质量要求和贮藏保管的要求。

第一节　中药饮片的质量要求

中药饮片的质量要求是指经过炮制工艺生产的饮片应达到一定的标准。在炮制过程中以饮片外观性状的变化判断火候,属于主观的经验型的质量控制方法,也是历代传承的饮片外观质量要求。随着科学技术的发展,现代检测技术的应用进一步丰富了炮制品质量要求的内容,中药饮片的质量评价从传统、主观的形、色、气、味等外观性状指标到现代、客观的内在质量的指标,从定性鉴别到定量检测,其质量要求更趋于客观化、合理化、科学化。

一、传统质量要求

传统质量要求主要指中药饮片外观性状质量要求,性状是对中药饮片的色泽和外表感观的规定,主要运用感官来鉴别,包括眼看(较细小的可借助于扩大镜或解剖镜)、手摸、鼻闻、口尝等方法依次描述中药饮片特征。饮片特征主要从外观形状、大小、表面、质地、断面、色泽、气味等方面描述。古今中药炮制过程均是依据传统质量要求判断炮制火候,掌控饮片质量。

形状是指中药饮片的外形。大小指中药饮片的长短、粗细(直径)和厚薄,一般应用毫米刻度尺测量较多的供试品,可允许有少量低于或高于规定的数值。

表面是指在日光下观察药材和饮片的表面色泽(颜色及光泽度);如果用两种色调复合描述颜色时,以后一种色调为主,如黄棕色,即以棕色为主,以及观察药材和饮片的光滑、粗糙、皱纹、附着物等外观特征。

质地是指用手折断药材和饮片的感官感觉,主要凭手的触觉体验饮片的轻重、坚实、虚软、老嫩、滑涩等。

断面是指在日光下观察药材和饮片的断面色泽以及断面特征,如折断面不易观察到纹理,可削平后进行观察。

气味是指药材和饮片的嗅感和味感。嗅感可直接嗅闻,或在折断、破碎或搓揉时进行,通过嗅觉器官来鉴识的特异气味,如香、腥、臭等。味感可取少量直接口尝,通过味觉器官来辨别饮片的酸、甜、苦、辣、咸、淡、涩、麻、凉等不同滋味,或加热水浸泡后尝浸出液;有毒药材和饮片需口尝时,应注意防止中毒。

药材和饮片不得有发霉、虫蛀及其他物质污染等异常现象。

二、现代质量要求

目前中药饮片质量要求的主要内容包括名称、来源、制法、性状、鉴别、检查、浸出物、含量测定、性味与归经、功能与主治、用法与用量、注意、贮藏等。中药饮片质量的真伪优劣不仅影响药效的发挥,还直接关系到患者的健康甚至生命安全,必须达到安全、有效和稳定的药品基本属性。中药饮片的真实性主要由来源、性状和鉴别项进行控制;纯度主要由水分、灰分、杂质限量的检查项进行控制;安全性和有效性主要由卫生学、重金属、农残限量的检查项,浸出物、含量测定项进行控制。三者结合以反映中药饮片的整体质量。质量要求的内容已由传统的性状经验检查为主,发展为外观性状质量要求与内在成分质量要求的结合。

(一) 性状

1. 形状　指中药饮片的外形、大小等特征。根据中药材的质地、形态等的自然特点,结合鉴别、炮制等不同需要,以及临床用药的要求等,将其切制成不同形状以及不同厚薄规格的中药饮片或在炮制过程中,其形状发生了改变,一般均要符合现行版《中国药典》及各省市的中药炮制规范等的相关规定。

(1)片型:饮片的外观形状,根据需要可将药材切成片、丝、块、段等特定形状的饮片,或者为了美观而切成瓜子片、柳叶片、马蹄片等。《中药饮片质量标准通则(试行)》规定:各品种应符合各自规定的片型规格,整体均匀,异形片不得超过 10%。切制后的饮片应均匀、整齐、色泽鲜明,表面光洁,片面无机油污染,无整体,无长梗,无连刀片、掉刀片、边缘卷曲等不合规格的饮片。

(2)粉碎粒度:一些药物由于体积较小不宜切成形,或在临床上有特殊需要,或为更好地保留有效成分,可粉碎成颗粒或粉末,如三七粉、马钱子粉等。粉碎后的药物应粉粒均匀,无杂质,颗粒粉末的分等应符合现行版《中国药典》一部的有关要求。

2. 色泽　药材经炮制成饮片后都具有固有的颜色光泽。若加工或贮藏不当均可引起色泽的变化,影响药物的质量。炮制操作中常以饮片表面或断面的色泽变化作为控制程度的直观指标。一般炮炙后的熟品较生品的颜色会加深或发生改变,如熟地黄以乌黑油亮者为佳,甘草蜜炙后由黄色变为老黄色,炭药则表面变为炭黑色或黑褐色,血余炭、棕榈炭均要求表面乌黑而富有光泽,这些质量要求都是以色泽变化作为饮片炮制程度的评价指标。中药饮片色泽的非正常变化说明其内在质量的变异,如白芍变红、红花变黄、大黄变为红棕色等,均由贮藏过程中贮藏条件不当或时间过长等因素所导致。研究表明,饮片的色泽可以用分光测色仪量化检测,其颜色值与内在成分有一定的相关性。故色泽的变异,不仅影响其外观,也是内在质量变化的标志之一。《中药饮片质量标准通则(试行)》规定,各炮制品的色泽应符合该品种的标准。

3. 气味　中药饮片均有固有的气和味,并与其内在质量有着密切的关系。虽经净制、切制或炮炙,仍应具有原有的气和味,不应带异味,或气味散失变淡。芳香类中药一般都有浓郁的香气,如含挥发油类成分的砂仁、当归、薄荷等,在干燥或贮藏过程中也要注意防止挥发油的逸散。由于炮制过程中的加热或加辅料,也能导致药物气味的改变;若是用酒、醋、盐、姜、蜜、胆汁等辅料炮制,除原有气和味之外,还应带有所用辅料的气和味。气味也是判断中药炮制程度的手段之一,有异味的中药须用炮制方法除去异味,如马兜铃经蜜炙后缓和异味,动物类如僵蚕、蕲蛇、龟甲等有腥臭味,需炮制后加以矫正,炙后除保留原有中药的气味外,还应增加辅料的气味。在贮藏过程中,饮片气味的变化可提示饮片质量的下降,如芳香性的药物细辛、香薷等随着贮藏时间日久会出现气味散失等现象。

(二) 鉴别

鉴别系指鉴定识别中药饮片真伪优劣的方法,一般鉴别项下规定的检验方法,系根据中药饮片的某些物理、化学或生物学等特性所进行的药物鉴别试验,主要包括经验鉴别、显微鉴别和理化鉴别。

1. 经验鉴别　系指以传统的实践经验,对中药饮片的某些特征,采用直观方法观察饮片的色泽、纹路、气味、形状等,来进行饮片真伪优劣的鉴别方法。现代研究采用分光测色仪、放大镜或电子显微镜、电子鼻、电子舌、电子眼、游标卡尺等对中药饮片进行检测,试图使其特征数据化表达,减少误差,为传统经验的传承和发展提供技术支撑。

2. 显微鉴别　系指利用显微镜对中药饮片切片、粉末、解离组织或表面进行观察,并根据组织、细胞或内含物等特征进行相应中药饮片鉴别的一种方法。显微鉴别主要包括组织鉴别及粉末鉴别。

(1)组织鉴别:通过鉴别中药饮片特有的组织特征对其质量进行评价。在进行了"去心""去芦""去栓皮"等分离不同药用部位或除去非药用部位操作后的中药饮片,其部分组织已不完整。如巴戟天、地骨皮等根类药物,入药用其根皮,制成炮制品后已去除木质心,因此,对其炮制品进行组织鉴别时,镜检中就不应有木质部位组织细胞的存在。

(2)粉末鉴别:将要鉴别的药物粉碎成细末,取少许,放置在涂有水合氯醛的载玻片面上,在显微镜下或者放在显微成像仪器中,仔细观察其组织结构。由于加水、加热等作用,存在于细胞内的淀粉粒、糊粉粒、菊糖、黏液质等均已受到不同程度的影响而变化,炮制的生品与熟品粉末差异较大,因此,显微鉴别不仅可以鉴别炮制品的真伪优劣,也可鉴别饮片的生熟及炮制的程度等。

3. 理化鉴别 系指利用中药所含化学成分的理化性质,通过物理的、化学的或物理化学的方法判断其真伪,包括一般理化鉴别法、微量升华法、光谱法和色谱法等。选用方法根据中药饮片中所含化学成分而定,鉴别时应注重方法的专属性及重现性。

(1)一般理化鉴别法:主要为以显色反应和沉淀反应为主的化学反应法及荧光特征鉴别等。

1)化学反应法:利用某些试剂、试液与炮制品或其提取液发生显色反应或沉淀反应进行鉴别的方法。鉴别时常用生品饮片作阳性对照,观察不同炮制品的颜色变化(色泽深浅)和沉淀物的多少。质量标准研究时应充分考虑辅料成分对反应的影响,如醋制品的 pH,胆汁制品的胆酸,蜜炙制品中的糖类、氨基酸类成分等都可能对显色反应、沉淀反应产生影响。应选择对中药主成分专属性强及反应明显的方法。

2)荧光特征鉴别:荧光特征鉴别时,可将中药饮片的切面(或粉末),直接置紫外光灯下观察,或经过提取处理后直接观察,或将溶液滴在滤纸上观察。应考察饮片放置不同时间引起的荧光变化情况。如秦皮的水溶液显淡蓝色荧光,黄连及酒黄连、姜黄连、萸黄连在紫外光下呈金黄色荧光等。

(2)微量升华:当中药中存在具升华性质的化学成分时,可用微量升华法,在放大镜或显微镜下观察升华物的晶形、颜色、荧光及化学反应等现象。如大黄粉末微量升华后可见浅黄色菱状针晶或羽状结晶;牡丹皮粉末微量升华后可见长柱形结晶或针状及羽状簇晶,但在丹皮炭末中此现象已不复存在。

(3)光谱法:紫外 - 可见吸收光谱为常用的光谱分析方法。中药饮片中所含的化学成分若在紫外或可见光区有特征吸收光谱,可作为鉴别的依据。此外,红外光谱(中红外、近红外)分析、拉曼光谱分析、X- 射线衍射技术均可用于中药饮片的鉴定。

(4)色谱法:目前用于中药饮片鉴别的色谱方法主要有薄层色谱法、纸色谱法、液相色谱法、气相色谱法等。

薄层色谱法鉴别中药饮片的质量,可将中药饮片内所含成分通过分离达到直观化、可视化,具有承载信息大、专属性强、快速、经济、操作简便等优点。薄层色谱可作为中药饮片色谱鉴别的首选方法,在进行中药饮片薄层色谱鉴别时,不能盲目搬用药材方法和条件,应尽可能选择饮片专属性对照品,并可以标准品、对照品和标准饮片同时作阳性对照。

液相色谱法可用于中药饮片的特征或指纹图谱鉴别。当饮片存在易混淆品、伪品而显微特征或薄层色谱又难以鉴别时,可考虑建立饮片的特征或指纹图谱鉴别。

气相色谱法适用于含挥发性成分药材、饮片的鉴别,采用气相色谱法建立特征或指纹图谱的要求可参照《中国药典》通则中气相色谱法的相关要求。

4. 生物鉴别法 生物鉴别法是中药饮片质量控制的新方法,具有专属性强和准确性高的特点。DNA 分子标记鉴别是指通过比较 DNA 分子遗传多样性差异来鉴别中药饮片基源的方法,多用于同属多基源物种及动物药的鉴别。2020 年版《中国药典》采用聚合酶链式反应法鉴别动物药,如乌梢蛇。

5. 指纹图谱及特征图谱　指纹图谱是采用一定的分析手段,得到能够标示该中药特征的共有峰图谱,并通过计算待检样品与对照样品或与对照指纹图谱之间的"相似度",全面、整体、特异地考察饮片的真伪优劣。某些中药饮片经适当处理后,采用一定的分析手段,得到能够标示其化学特征的色谱图或光谱图,即为中药饮片指纹图谱。中药饮片指纹图谱是一种综合的、可量化的鉴定手段,它是建立在中药化学成分系统研究的基础上,主要用于评价饮片质量的真实性、优良性和稳定性,"整体性"和"模糊性"为其显著特点。而中药特征图谱建立的原理与方法类似于指纹图谱,它是根据检测结果选择特征峰或数个色谱峰组成的具有特征性的色谱峰组合作为特征图谱。在 2020 年版《中国药典》中指纹图谱及特征图谱已成功运用在植物油脂及提取物等的质量评价中。建立中药指纹图谱的目的是通过体现中药整体特性的图谱识别,能够比较全面地控制中药或饮片质量的方法。中药饮片指纹图谱按照测试样品来源可以分为生、制不同炮制品指纹图谱,通过指纹图谱可对炮制前后的饮片进行鉴别和质量考察。此外,对比炮制前后的指纹图谱或特征图谱的变化特征峰,可以确认中药炮制前后发生量变或质变的成分,对于建立专属性的生、制饮片的质量评价指标,进一步阐明中药饮片的炮制机制等具有重要意义。

(三) 检查

检查系指对中药饮片的纯净程度、可溶性物质、有害或有毒的物质进行限量或含量检查。包括净度(杂质)、水分、灰分、毒性成分、重金属及有害元素、二氧化硫残留、农药残留、黄曲霉毒素等。一般检查项下包括反映中药饮片的安全性与有效性的检验方法和限度、均一性与纯度等内容。

1. 杂质　表示中药饮片的纯净程度,可以用中药饮片中含非药用部位及其他杂质等的限度来表示。中药饮片应有一定的净度标准,以保证用药的卫生与调配剂量的准确性。一般规定饮片中含杂质和药屑不得超过 3%。

2. 水分　是控制中药饮片质量的一个基本指标。中药材加工成饮片的过程中,有的须经水处理,有的要加入一定量的液体辅料,当药物的含水量较高时,易霉烂变质,特别是含糖类及黏性成分较多或部分吸水过多的药物尤其易出现变异情况;而阿胶、鹿角胶等胶类药物,若含水量太低会直接影响其品质和硬度,出现龟裂的现象。所以,控制中药饮片中的水分对于保证其质量和贮藏保管都有重要的意义。按炮制方法及各药物的具体情况,一般饮片的水分含量宜控制在7%~13%。《中药饮片质量标准通则(试行)》中规定:蜜炙品不得超过 15%;酒炙品、醋炙品、盐炙品、姜汁品、米泔水炙品、蒸制品、煮制品、发芽制品、发酵制品均不得超过 13%;烫制后醋淬制品不得超过 10%。

3. 灰分　总灰分是将药材或饮片在高温下灼烧、灰化,所剩残留物的重量。将干净而又无任何杂质的合格中药饮片高温灼烧,所得灰分称为"生理灰分"。如果在总灰分中加入稀盐酸滤过,将残渣再灼烧,所得灰分为"酸不溶性灰分"。

中药饮片质量稳定时,总灰分或酸不溶性灰分应在一定范围之内,灰分不合格的情况多数是混入泥沙等杂质,如砂烫、滑石粉烫、蛤粉烫和土炒等炮制过程中辅料去除不净时;或运输和贮藏过程中有泥沙等混入,均会造成灰分超标。因此,灰分的测定是控制炮制品纯净度的有效方法之一。

4. 毒性成分　对于有毒饮片,建立有毒成分限量指标是必不可少的。炮制过程可通过降低其含量,或将其转化为低毒或无毒的有效成分,从而达到安全应用于临床的要求。但有些中药所含某些成分的药理活性和毒性正相关,所以应同时标明中药饮片中的既有效又有毒成分的限量或安全范围,若该成分单纯为中药饮片中的毒性成分应规定其上限,并列于"检查"项下,如2020年版《中国药典》规定制川乌含双酯型生物碱以乌头碱、次乌头碱及新乌头碱的总量计,不得过0.040%;而当该成分既是中药饮片中的毒性成分又是有效成分时,则应规定其含量的上限及下限,并列于"含量测定"项下,如2020年版《中国药典》规定制川乌含苯甲酰乌头原碱、苯甲酰次乌头原碱及苯甲酰新乌头原碱的总量应为0.07%~0.15%;马钱子含士的宁应为1.20%~2.20%,马钱子粉含士的宁应为0.78%~0.82%;巴豆霜含脂肪油应为18.0%~20.0%等。

5. 重金属及有害元素　中药饮片中的有害物质主要是指铅(Pb)、汞(Hg)、镉(Cd)、铜(Cu)等重金属及砷(As)等有害元素。这些有害物质可影响中药材、中药饮片及中成药的用药安全,直接影响中药的出口及临床应用。现多采用原子吸收分光光度法和电感耦合等离子体质谱法测定中药饮片中的重金属及有害元素。

6. 农药残留量　农药残留量系指饮片中含有的农药原体,农药的有毒代谢物、降解物等的量。现检测的有机农药主要包括有机氯类、有机磷类、拟除虫菊酯类等。现多采用色谱法和质谱法测定中药饮片中的农药残留量。

7. 二氧化硫残留　饮片中硫的存在形式包括二氧化硫、硫黄、亚硫酸、亚硫酸盐、亚硫酸氢盐、焦亚硫酸盐和低亚硫酸盐,它们的残留量均以二氧化硫计。2020年版《中国药典》规定采用酸碱滴定法、气相色谱法、离子色谱法测定经硫黄熏蒸处理过的药材或饮片中的二氧化硫的残留量,可根据具体体品种情况选择适宜方法测定。2020年版《中国药典》规定:药材及饮片(矿物类除外)的二氧化硫残留量不得过150mg/kg。中药熏硫的历史由来已久,除具有漂白剂的作用外,还可以杀虫、防霉,利于干燥和贮藏。过量会刺激呼吸道黏膜,诱发呼吸道炎症,还可能造成脑、心、肝、肠胃、胸腺、肾、睾丸和骨髓的损伤,故应规定其限量。研究表明,中药材炮制加工中的晾晒、加热处理、煎煮等,会降低二氧化硫的残留量。

8. 卫生学检查　中药饮片在生产、加工、炮炙、贮运等过程中往往会受到微生物的污染。尤其是如川贝、人参等被研成粉末直接冲服或制成散剂、丸剂的饮片,如阿胶、鹿角胶等直接烊化冲服的饮片,如枸杞子、山楂、菊花、胖大海等直接泡服的饮片,潜在危害更大。故应对饮片中可能含有的致病菌、大肠埃希菌、细菌总数、霉菌总数、活螨及真菌毒素(主要是黄曲霉毒素)等做必要的检查,并规定限量要求。

9. 酸败度　酸败是指油脂或含油脂的种子类饮片,在贮藏过程中,与空气、光线接触,发生复杂的化学变化,产生低分子化合物醛类、酮类以及游离脂肪酸等,具有特异的刺激臭味(俗称哈喇味)。一般通过酸值、羰基值或过氧化值的测定,以控制含油脂的种子类中药的酸败程度。

10. 包装　中药饮片包装的目的是保护药物不受污染,便于运输、贮藏和装卸。包装不仅可以保护药物的完整性和清洁,有些包装容器,尤其是目前迅速发展起来的无菌包装,尚能防止微生物、害虫等的侵蚀以及避免外界温度、湿度和有害气体、阳光的影响。因此,检查饮片的包装是否完好无损,这对饮片在贮藏、保管及运输过程中起着保质、保量的重要作用。因而包装的检查也是中药饮片质量要求中的一项重要内容。

国家食品药品监督管理局根据《药品管理法》及《药品管理法实施条例》的有关规定:生产中

药饮片,应当选用与药品性质相适应的包装材料和容器;包装不符合规定的中药饮片,不得销售。中药饮片包装必须印有或者贴有标签。中药饮片的标签必须注明品名、规格、产地、生产企业、产品批号、生产日期,实施批准文号管理的中药饮片还必须注明药品批准文号。

11. 其他检查　系指除《中国药典》四部规定的各项检查以外,其他还应视情况进行有针对性的检查,如伪品、混淆品、色度、吸水性、发芽率等。

(四) 浸出物

浸出物系指用水、乙醇或其他适宜溶剂对中药饮片进行浸提,所得的干浸膏的重量。根据饮片中主要成分的性质和特点,通常选用不同性质的浸出溶剂,根据采用溶剂的不同分为水溶性浸出物、醇溶性浸出物及挥发性醚溶性浸出物等。饮片加入一定的溶剂后,经过浸润、渗透—解吸、溶解—扩散、置换等作用,饮片中的某些成分会被提取出来,因此,测定浸出物的含量是表示其质量的一项指标。对有效成分、有效部位或主成分群尚无可靠测定方法,或所测成分含量低于万分之一的中药饮片,具有重要意义。考虑到中药饮片成分的多样性,浸出物与单个有效成分的含量测定不同,代表的是整个饮片的综合质量,建议在进行中药饮片质量标准的研究中均需考察浸出物的含量。

炮制后的饮片浸出物的含量往往会提高。炒、烫、煅、煅淬等加热处理,可使质地坚硬的中药因受热膨胀而导致组织疏松,从而提高浸出率。而辅料的加入可能对饮片浸出物量产生影响,如醋制延胡索的水溶性浸出物的量远比生品高。因此,浸出物的测定对炮制工艺、炮制方法及中药饮片质量的检验具有重要的意义。

(五) 含量测定

含量测定是指检测药物中所含主要化学成分的量,是评价药物质量的重要指标。中药饮片含量测定成分的选定,一般应首选有效成分,如饮片含有多种有效成分,应尽可能选择与中医用药功能与主治相关的成分。为了更全面地控制质量,可以采用同一方法测定2个或2个以上多成分含量,一般以总量计制定含量标准。

中药饮片能发挥良好的临床疗效,有效成分是其物质基础。测定中药饮片中有效成分的含量,是评价中药饮片质量较为可靠、准确的方法。对有效成分基本清楚的中药饮片应建立含量测定方法,并规定含量标准。

中药有效成分有生物碱、苷类、挥发油、有机酸、鞣质、蛋白质、氨基酸、糖及无机类等。如黄芩所含黄芩苷、黄连所含小檗碱、人参所含人参皂苷等均具显著的生理活性。因此,测定其有效成分的含量,是控制中药质量的首选方法,对于中药饮片尤为重要。

有效成分不甚清楚的可测指标性成分,一般饮片应规定含量下限。对有多种有效成分的中药亦应建立多个指标,并制定相应的检测方法以便全面反映其内在质量。

对于尚无法建立有效成分含量测定,或虽已建立含量测定,但所测成分与功效相关性差或含量低的饮片,可进行总有效部位的测定。如总黄酮、总生物碱、总皂苷、总鞣质等的测定;含挥发油成分的,可测定挥发油含量等。

对照品、对照药材、对照提取物、标准品系指用于鉴别、检查和含量测定的标准物质。对照品系指含有单一成分、组合成分或混合组分,用于化学药品、抗生素、部分生化药品、药用辅料、中药材(饮片)、提取物、中成药、生物制品(理化测定)等检验及仪器校准用的国家药品标准物质。其特性量值一般按纯度(%)计。实际上在中药饮片质量控制的过程中,由于化学对照品的生产成本及技术要求高等问题导致检测成本较高,限制了多指标质量控制模式在实际过程中的应用。考虑到中药有效成分多为类群,类群间存在某些内在关系的特性,研究人员提出的"一测多评"技术开始在中药饮片的含量测定方面成为研究热点,即以中药中某"典型组分"(有对照品供应者)为内标,建立该组分与其他组分(对照品难以得到或难供应)之间的相对校正因子,通过校正因子计算其他组分的含量。这种方法适用于对照品难得或制备成本高或不稳定的情况下同类多成分同时测定,如2020年版《中国药典》中,黄连中味连的小檗碱、表小檗碱、巴马汀及黄连碱成分的含量测定即采用了此方法。

三、饮片质量控制

中药饮片的质量直接影响中医临床用药的安全和有效。因此,中药饮片质量的稳定可控至关重要。中药饮片的质量控制是一项系统工程,贯穿中药材原料、产地采收加工、炮制工艺、贮藏方法及贮藏时间等环节。以往对中药饮片的质量控制,多侧重于炮制完成后的饮片成品的检查,现在注重中药饮片生产和应用的过程质量控制,即从炮制对象中药材的来源开始的原料质量控制,到炮制生产中的各工序、各环节、中间品的质量控制,再到炮制结束的饮片质量检查。此外,中药饮片在贮藏保管中亦要检查其质量的稳定性,以便合理使用。在流通过程中,采用抽检等方法监控饮片的质量,保证临床疗效。

古今对中药饮片的质量控制均非常重视。传统主要是采用主观的经验方法和指标对饮片外观质量进行评价,现代则利用各种检测设备,建立客观的检测方法,逐渐采用量化的指标对饮片内在质量进行评价,采用传统与现代结合的综合性评价指标对中药饮片进行质量控制是发展的方向。

性状鉴别可在无特殊检测的条件下对中药饮片质量进行有效控制,但其结果易受个体感官差异和检测环境的影响。现代研究运用"电子整合技术",将传统经验数据化,即电子眼量化形与色、分光测色仪量化色泽、电子鼻量化气、电子舌量化味等研究,有助于"看火候"技术的传承及发展,为炮制恰到火候的中药饮片提供技术支撑;还可利用检测的数据,采用多元统计的方法,分析性状指标与内在质量指标的相关性,为探寻简便易行、快速检测的方法控制饮片质量提供科学依据。

炮制增效主要与提高饮片中有效成分溶出率、改变中药成分的含量或化学组分的比例及生成新的有效成分有关。测定炮制品中有效成分的含量,是评价炮制品质量相对可靠、准确的方法,对于炮制品来说尤为重要。

有效成分的含量关系到饮片在临床应用的疗效。中药经炮制后其有效成分不但会发生量变,还会发生质变。同时炮制过程中辅料的加入或长时间的加热处理,还会对有效成分的提取、分离、色谱等定量条件产生干扰,增加测定的难度。因此,炮制品的含量测定工作一般要比生药更加复杂和困难。

对有效成分基本清楚的中药饮片应建立含量测定方法,并规定含量限度。中药发挥临床疗效是多种成分的共同作用,因此建立多成分的含量评价方法,更全面地反映其内在质量成为一种趋势。中药饮片特别是经炮制后临床疗效发生明显变化的饮片,含量测定过程中选择与饮片临床疗效相一致的有效成分作为含量测定的指标是至关重要的,受制于相对薄弱的中药炮制机制研究,仍然有很多中药饮片采用与药材一致的指标,因此寻找与中药饮片临床疗效相一致的成分,建立生、制饮片专属性的质量标准仍是现今中药炮制研究领域的热点与难点问题。

第二节　中药饮片的生产与管理

在汉代,制备中药饮片时,其炮制方法标注在处方药物的脚注处,医家随方炮制;到宋代,发展形成了"前堂后店""前店后坊"的手工作坊式生产;清代出现"行、号、庄、店"等独立的中药饮片加工经营实体。至此,中药饮片生产经历了两千多年的历史。中华人民共和国成立后,中药饮片生产企业在各地相继创办,并且逐步走向机械化、规范化,提高了生产效率,饮片的质量也大为改观。

随着中药炮制自动化设备和生产线的研制及应用,饮片生产过程正从人工控制向机械自动化控制转变,中药饮片炮制生产工艺的规范化和标准化、炮制设备的研发与应用以及炮制生产过程信息化管理已经成为中药饮片企业的发展方向。

一、中药饮片的生产程序

中药饮片的生产程序包括中药材的采购、净制、饮片的切制、干燥、炮炙、包装、贮藏等。控制和提高中药饮片的质量,应严格监控中药饮片生产操作过程,加强中药饮片质量的检验,实施全过程的质量管理。

1. 中药材的采购　中药材是制作中药饮片的原料,其品种真伪,质量优劣直接影响饮片的质量。因此,应采购符合《中国药典》或地方标准的合格中药材。

2. 净制　主要包括中药材的净选与清洗。一般采用净制类设备完成该工序的操作,主要有挑选机械、风选机械、筛选机械、水选机械、干洗机械、磁选机械等。

(1)挑选机械:在产业化生产时,由于被挑选的杂物包括缠绕、夹杂在药材中的杂物和非药用部位等,不能用一般的机械方法除去,目前挑选仍主要以人工操作为主,也可选用机械化输送挑选机。

(2)风选机械:运用变频技术调节和控制电机转速与风机的风速和压力,记录变频器的操作数据可以分析风选产品的质量,为生产质量管理提供量化依据,主要有变频风选机。

(3)筛选机械:传统筛选,手工操作,效率不高,劳动强度大,同时存在粉尘污染问题。现代多用机械操作,主要有筛选机、振荡筛以及往复振动式筛选机等。

(4)水选机械:水洗的主要设备是洗药机和水洗池。洗药机有喷淋式、循环式、环保式3种。①喷淋式洗药机的水源由自来水管直接提供,洗后的废水直接排掉,其特点是造价相对较低,劳动强度较轻,耗水量大;②循环式水洗药机自带水箱、循环泵,具有泥沙沉淀功能,对批量药材的清洗具有节水的优点;③环保式洗药机在循环式水洗药机的基础上,通过增加污水处理功能,它能将洗药用的循环水经污水处理装置处理后反复利用,从而进一步节约水资源。

(5)干洗机械:主要是干式表皮清洗机。由于用水洗净制药材,易导致药效成分流失。为避免成分的流失,采用干式表皮清洗机就可达到这一效果,其主要功能是除去非药物和非药用杂质。该设备对于根类、种子类、果实类等药材具有良好的净制效果。

(6)磁选机械:主要有带式磁选机和棒式磁选机,该设备便于自动化流水作业,铁性物质和磁性物质自动分离,生产效率高。多用于半成品、成品中药材的非药物杂质的净制。

3. 饮片的切制　主要包括中药材的软化与切制。常采用传统软化方法、润药机及切制设备完成该工序。

传统的软化方法包括浸润、泡润、洗润、淋润等,使药材吸水软化。常用的软化装备是水泥池、润药机。为避免药效成分损失,润药过程中污水排放等问题,可选用真空气相置换式润药机,运用气体具有强力穿透性的特点和高真空技术,让水蒸气置换药材内的空气,使药材快速、均匀软化,采用适当的润药工艺,使药材在低含水量的情况下软硬适度,切开无干心,切制无碎片。

常用的药材切制加工设备有:往复式切药机,包括摆动往复式(或剁刀式)和直线往复式(或称切刀垫板式);旋转式切药机,包括刀片旋转式(或称转盘式)和物料旋转式(或旋料式、离心式切药机);破碎机等。

4. 干燥　选择适宜的干燥设备,在适宜的温度条件下,对经过软化切制后的饮片进行干燥。主要有烘干箱、带式干燥机、远红外线辐射干燥机和微波干燥机等。

(1)烘干箱:是以蒸汽、燃油或燃气为热源,热风炉为螺旋结构,避免燃烧的烟气污染药材。烘干箱为敞开式结构,干燥速度快,进出物料极为方便,易清洗残留物料。适合小批量多品种生产,具有风干功能。因此,特别适合饮片干燥。此外,还有敞开式烘箱、热风循环烘箱等。

(2)带式干燥机:由若干个独立单元组成,操作灵活、湿物料进料、干燥过程在完全密封的箱体内进行,劳动条件较好,可避免粉尘外泄。对干燥物料色泽变化和湿含量均至关重要的某些干燥过程来说,带式干燥机非常适用。缺点是占地面积大,运行时噪音较大。

(3)远红外线辐射干燥机:主要将电能转变为远红外线辐射能。其特点是干燥速度快,药物质量好,具有较强的杀菌、杀虫及灭卵能力,节约能源,造价低,便于自动化生产,减轻劳动强度。近年来远红外干燥在原药、饮片等脱水干燥及消毒中都有广泛应用,并能较好地保留中药成分。

(4)微波干燥机:系指由微波能转变为热能使湿物料干燥的方法。其具有速度快、时间短、加热均匀、产品质量好、热效率高等优点。由于微波能深入物料的内部,干燥时间是常规热空气加热的 1%~10%。所以对中药中的挥发性物质及芳香性成分损失较少。

5. 炮炙　根据临床需要,按照《中国药典》或地方中药炮制规范对净制或切制后的饮片进行炮炙。常用的炮炙方法有炒、炙、煅、蒸、煮等。常采用以下设备完成该工序的操作。

(1)炒制类主要设备是炒药机。炒药机的热源多以电热、燃油、燃气为主取代燃煤,在一定程度上降低了烟尘对环境的污染。主要包括自动控温燃油、燃气炒药机和智能化环保型炒药机组。自动控温燃油、燃气炒药机采用直接燃油或燃气为热源,设有温度和时间自动控制系统,具有快速升温和冷却功能,最高温度可达 450℃。配有独立的电气控制箱,炒制过程能自动控温、计时。智能化环保型炒药机组由自动控温炒药机、自动上料机、智能化控制系统、定量罐、除尘装置、废气处理装置等组成。其中,智能化控制系统可以设置和储存炒药程序,如自动上料、温度控制、炒制时间、自动出料、变温控制等。

(2)炙制类设备主要有鼓式炙药机和炙药锅。

1)鼓式炙药机的主体部分结构与炒药机相似,不同的是热源的热能强度与炒筒转速低于炒药机,并配有液体辅料喷淋装置,以便液体辅料喷淋、浸润、炒制等过程在同一设备完成,适合于醋、酒等低黏度液体辅料炮制。炙制时先将药物置于炒筒内预热、慢速旋转,达到适宜温度时喷淋液体辅料,控制辅料用量,恒温并保持炒筒慢速旋转,使药物浸润、闷透,再适当提高炒筒转速,升温炒至适当程度出料。具有预热、液体辅料喷淋、闷透、抽湿、定时、控温、恒温、温度数显、动出料等功能,适合进一步自动完成液体辅料炙药过程,便于工艺操作和管理。

2)炙药锅体为半球形,锅体外侧是加热装置,锅体中心安装有搅拌机构,并与锅体密封,搅拌机构中心装有温度测量与控制元件,以设定与控制锅体温度。搅拌机构能强制搅动药物,故既适合蜂蜜等高黏度液体辅料炮制,也适合低黏度液体辅料炮制。操作时先将药物置于锅体内,预热并慢速搅拌药物,待温度适宜时喷淋液体辅料,恒温并继续慢速搅拌药物,使药物浸润、闷透,再适当提高搅拌速度,升温炒至适当程度出料。锅体内有搅拌装置,锅壁测温,锅体整体翻转出料,具有定时、恒温、控温、温度数显等功能,易清洗。

(3)煅制类设备主要有煅药炉、煅药锅及焖煅炉。由于药物性质与炮制要求不同,煅药温度范围在200~1 000℃,根据煅药温度将煅药设备分为中温和高温两种。其中,中温煅药设备的工作温度为600℃以下,高温煅药设备的工作温度为600~1 000℃。

(4)蒸煮燀类设备主要有蒸药箱、蒸煮锅(可倾式蒸煮锅)及卧式热压灭菌柜。蒸药箱主要特点是采用蒸汽直接加热由料筐装载的物料,热效率高、易于蒸透。电热或电气两用蒸药箱配套水位、温度自动控制系统;蒸汽或电气两用蒸药箱配套减压阀、安全阀、压力表、温度表,便于控制,避免发生意外。大小车装载物料,从箱体的正面进出,小车不落地,便于操作。可倾式蒸煮锅的特点是具有保温结构和锅体翻转防滑装置,能耗低、操作安全,夹套与蒸汽直接加热兼备。卧式热压灭菌柜的特点主要有:①采用饱和蒸汽,热效率高,穿透力强,缩短了闷润时间和蒸制时间,避免出现"夹生"情况。②进料、出料方便,减轻了劳动强度。由于药物置于容器中或网篮上,并有搬动车,出料、进料均比较方便。③容量大,适用于大批量生产。

炮炙后需要进一步干燥的饮片可选用适宜的干燥设备进行干燥处理,使含水量控制在安全范围,防止在储存过程中霉烂变质。

6. 包装 中药饮片的包装必须适合饮片质量的要求,方便储存、运输、使用。包装中药饮片要选用符合国家药品、食品包装有关产品质量标准的材料,禁止采用麻袋、竹筐、纤维袋等非药用包装材料和容器。凡直接接触中药饮片的包装材料为一次性使用,不得回收重新使用。包装中药饮片,分别采用内包装、外包装。

《中药饮片包装管理规定》要求,内包装材料要分别选用与所包装的品种、性能要求相适应的牛皮纸、塑料薄膜或复合膜等无毒的包装材料:①聚乙烯塑料薄膜(GB—4456,GB—12056);②牛皮纸(ZBY—32014—88);③热封型茶叶滤纸(QP—1458—92),适用范围为不易霉变、虫蛀的中药饮片品种;④尼龙高压聚乙烯复合薄膜(GB—12025,YY—0236),适用范围为易霉变、虫蛀的中药饮片品种。

外包装采用能够防潮、防污染,有机械强度,易储存、运输的包装箱。中药饮片的包装纸箱执行中华人民共和国国家标准 GB—6543。

目前,主要有袋装中药饮片包装机、袋装中药饮片小包装设备、一公斤中药饮片包装机、全自动包装机和半自动包装机。全自动包装机适用于中药小包装自动包装,半自动包装机适用小颗粒状、粉状、块状、圆状、不规则性状等中药饮片的包装。中药饮片大包装设备采用自动称量、落料、灌装、封口于一体的新型大剂量灌装设备,主要用于中药饮片籽实、不规则片形以及根茎类产品的自动计量灌装。

7. 贮藏　将包装好的饮片放置在条件适宜的库房中贮藏保管。主要从控制温度、湿度、虫(鼠)害等方面考虑贮藏保管的硬件设施。库房应有良好的避光性、防湿性且可以通风。具有除湿功能的低温库房可以有效保存各种饮片。

二、中药饮片的生产管理

中药饮片生产管理规范是在《药品生产质量管理规范》(Good Manufacture Practice of Medical Products, GMP)的基础上,根据中药饮片生产管理的特点而建立的饮片生产管理和质量控制的基本要求,适用于中药饮片的生产、品控及产品放行、贮藏、运输的全过程,其目的是保证饮片质量的稳定可控。

(一) 中药饮片生产管理的基本原则

1. 中药材的质量、炮制工艺必须严格控制;在炮制、贮藏和运输过程中,应当采取措施控制污染,防止变质,避免交叉污染、混淆、差错;生产直接口服中药饮片的,应对微生物进行控制。

2. 中药材的基源应符合标准,产地应相对稳定。

3. 中药饮片必须按照国家药品标准炮制;国家药品标准没有规定的,必须按照省、自治区、直辖市的药品监督管理部门制定的炮制规范或标准炮制;企业可自行制定高于国家或省级的质量标准作为内控标准。

(二) 中药饮片企业管理

中药饮片企业管理是饮片企业生产经营活动进行计划、指挥、协调和控制等一系列管理活动的总称。主要包括人员管理、生产管理、质量管理、设备管理、设施管理、组织管理等。

1. 人员管理

(1) 人员职责:根据 GMP 规定,所有人员应当明确并理解自己的职责,熟悉与其职责相关的要求,并接受必要的培训,包括上岗前培训和继续培训。

GMP 人员管理的重点为关键人员,包括企业负责人、生产管理负责人、质量管理负责人和质量受权人。其中质量管理负责人和生产管理负责人不得互相兼任,质量管理负责人和质量受权人可以兼任,并制订操作规程确保质量受权人独立履行职责,不受企业负责人和其他人员的干扰。企业负责人是药品质量的主要责任人,全面负责企业日常管理。生产管理负责人应当至少具有药学或相关专业本科学历(或中级专业技术职称或执业药师资格),具有至少三年从事药品生产和质量管理的实践经验,其中至少有一年的药品生产管理经验,接受过与所生产产品相关的专业知识培训。质量管理负责人应当至少具有药学或相关专业本科学历(或中级专业技术职称或执业药师资格),具有至少五年从事药品生产和质量管理的实践经验,其中至少一年的药品质量管理经验,接受过与所生产产品相关的专业知识培训。质量受权人应当至少具有药学或相关专业本科学历(或中级专业技术职称或执业药师资格),具有至少五年从事药品生产和质量管理的实践经验,从事过药品生产过程控制和质量检验工作。质量受权人应当具有必要的专业理论知识,并经过与产品放行有关的培训,方能独立履行其职责。

(2)人员培训:中药饮片生产企业的培训是中药饮片 GMP 的要求,也是企业员工了解 GMP、认识 GMP 重要性,使中药饮片 GMP 成为企业员工的自觉行动的必要途径。与药品生产、质量有关的所有人员都应当经过培训,培训的内容应当与岗位的要求相适应。除进行本规范理论和实践的培训外,企业还应结合自身企业文化及相关工作岗位职责对员工进行有针对性的培训,定期评估,避免使培训流于形式化。

(3)人员卫生:对所有员工进行卫生要求的培训,建立人员卫生操作规程,最大限度地降低人员对饮片生产造成污染的风险。对人员健康进行管理,并建立健康档案。直接接触药品的生产人员上岗前应当接受健康检查,以后每年至少进行一次健康检查。

2. 生产管理　是中药饮片生产过程的重要环节,是 GMP 的重要组成部分。根据 GMP 规定:所有药品的生产和包装均应当按照批准的工艺规程和操作规程进行操作并有相关记录,以确保药品达到规定的质量标准,并符合药品生产许可和注册批准的要求。应当建立划分产品生产批次的操作规程,生产批次的划分应当能够确保同一批次产品质量和特性的均一性。

(1)生产过程管理:生产过程就是物料的加工与文件的传递相互交织的过程。生产部门根据生产计划下达生产指令,按生产指令规定领取物料种类及数量。物料领发操作与运转过程按物料管理要求进行。所领取物料按规定进入生产区域,进行生产操作。

饮片生产必须严格按照工艺及操作规程规定方法、步骤进行,并对关键操作进行复核。为防止饮片被污染和混淆,生产操作应采取以下措施:生产指令下达、生产前检查、操作过程控制、清场。

1)生产指令下达:一批饮片的生产始于该产品生产指令的正式下达。生产指令由生产工艺员根据生产计划下达,生产部经理审核批准生效。生产指令一般应有品名、规格、批号、批量、操作要求等内容。

车间一般有专人接受生产指令,接受过程中应对指令中的数量和内容准确性进行确认,确认无误后分发至各工序、班组。生产指令的传递过程,应使每个与该批有关的生产人员都能准确无误地知道自己的任务,这是生产受控的第一步。

2)生产前检查

领料:各工序向仓库、车间中间站领取原辅料、半成品(中间产品)、包装材料等。领料方应出具领料凭证,通常实行限额领料,通过查验物料或产品合格凭证、代号、名称、批号、清点数量等,确认收到的物料品种、批号和数量准确无误,双方核对无误按规定办理领料并签字。

生产操作开始前的检查:生产开始前应进行检查,确保设备和工作场所没有上批遗留的产品、文件或与本批产品无关的物料,设备处于已清洁或待用状态。工序开工前,操作人员须对工艺卫生、设备状况、管理文件和工作场所等进行检查,并记录检查结果。

3)操作过程控制

严格依法操作:按规定方法、步骤、顺序、时间和操作人严格执行,并对生产过程控制点及项目按照规定频次和标准进行控制和复核。

防止交叉污染、混淆和差错:生产过程同一操作间可能同时存在几种物料或摆放加工前后的中间产品,操作时又要从容器到设备,再从设备到容器,都可能发生混淆和差错。

工艺用水:生产过程中使用的工艺用水应根据产品工艺规程选用,工艺用水应符合质量标准,并定期检验,检验有记录。应根据验证结果,规定检验周期。

中间产品流转:质量管理部门决定生产过程中的中间产品是否可以流转和使用。质量管理人员(quality assurance,QA)根据工序生产过程及结果评价中间产品是否正常,决定流转和使用。生产过程、中间产品都必须在质量管理部门监控员的严格监控下。各种监控记录要归于批记录,无监控员签字或发放的各种放行凭证,不得继续操作。烘干或炒炙完成后应请验,待取得合格通知后方可转入下一工序。

4)清场

清场时间:每批结束或一批的一个阶段完成后,必须进行清场。

清场内容:包括物料清理和物料平衡计算、记录填写和清理、现场清洁和消毒,清场结果需另一人复查。

清场作用:防止本批物料遗留至下批发生混淆,避免差错。清洁消毒能避免污染。

(2)物料管理:物料包括原料、辅料、包装材料等。物料管理是生产管理的重要内容,物料管理失控必定造成产品的混淆和差错。

1)物料采购:物料采购执行"择优选择,按需购进"的原则,产地保持相对稳定,以确保质量的稳定。定期对供应商进行审核,对不合格供应商取消其供货资格。

2)物料入库出库:库管员凭质量检验部门出具的检验报告书入库,发货时按"先进先出"的原则按批号发货。

3)仓库状态标志:分为待验、合格、不合格、发货(待运)、进货退出、销货退回6种状态。

(3)标签管理:标签的发放和使用必须有严格的管理制度,按需领用,计数发放,并做好发放记录、使用记录。残损标签或印有批号的剩余标签需专人负责计数、销毁,并做好销毁记录。

(4)卫生管理:主要分为一般生产环境卫生管理和洁净区环境卫生管理,应按照GMP的有关规定,对不同洁净级别要求的区域,制定具体的卫生管理规定,专人负责,生产部门和质量管理部门定期检查和监控。

(5)物料平衡与放行:生产过程中应尽可能避免出现任何偏离工艺规程或操作规程的操作。在每批的一个工序或生产阶段结束时,需要将物料用量或产品产量的理论与实际之间比较,如果偏差超出正常情况,应当按照偏差处理管理程序执行。立即报告主管人员和质量管理部门,并经签字批准。必要时,应由质量管理部门参与调查并作出处理,在排除质量问题,确认无质量风险后才能流入下一工序或出厂。物料、中间产品、成品在使用前、转入下一工序时、出厂前都要经过QA的审查生产过程和结果是否符合规定,决定是否放行或流转。即使检验合格但未经审核批准的成品不得发放销售。

(6)关键操作

1)称量投料与复核称量:操作的正确与准确都将直接影响生产质量。所以生产过程中的称量、计算及投料需要严格按规程仔细进行,称量过程必须经过独立的复核。称量、投料等都是关键岗位,操作者必须严格按照标准操作规程(standard operating procedure,SOP)的要求,使用经质量管理部门检验合格的原辅料,并对名称和数量实施有效的复核、复查制度,生产记录上应充分体现复查结果,操作人和复查人都应按实际称量数据进行记录,并签上全名。

2)包装管理:一般指从包装操作至入库的过程。包装操作对产品质量起到十分重要的作用,同时也是生产过程中最容易发生问题的工序,如清场不彻底造成产品混批,标签印错批号、规格、数量短缺、错贴标签等。

对生产过程中既符合工艺规程和SOP的要求,又符合质量标准的待包装产品,方能进行包装操作,下达批包装指令。开工前检查工作场所、生产线、计量器具及容器具;操作前依照批包装指令核对待包装产品和所用包装材料的名称、规格、数量、质量状态等;每一包装操作场所或包装生产线,应当有明显的生产状态标识;有数条包装线同时进行包装时,应当采取隔离或其他有效防止污染、交叉污染或混淆的措施;单独打印或包装过程中在线打印的信息实行首检制度;使用切割式标签或在包装线以外单独打印标签,应当采取措施防止混淆。

包装期间,产品的在线控制检查应包括:包装外观及完整性;产品和包装材料是否正确;打印信息是否正确;装量差异是否符合规定;样品从包装生产线取走后不应再返还,以防止产品混淆或污染。

剩余包装材料:包装结束时,已打印批号的剩余包装材料应当由专人负责全部计数销毁,并有记录。

包装记录:及时按SOP的规定,填写批包装记录。批包装记录应与批生产记录一起保存,保存时间应一致。

3. 质量管理 是GMP管理的核心部分,饮片生产企业的管理都是围绕质量管理展开的。根据GMP规定:企业应当建立符合药品质量管理要求的质量目标,将有关安全、有效和质量可控的所有要求,系统地贯彻到药品生产、控制及产品放行、贮藏、运输的全过程中,确保所生产的药品符合预定用途。企业高层管理人员应当确保实现既定的质量目标,不同层次的人员以及供应商、经销商应当共同参与并承担各自的责任。企业应当配备足够的、符合要求的人员、厂房、设施和设备,为实现质量目标提供必要的条件。

企业必须建立质量保证系统,同时建立完整的文件体系,以保证系统有效运行。质量保证系统应当确保:①生产管理和质量控制活动符合GMP要求;②采购和使用的原辅料和包装材料正确无误,中间产品得到有效控制;③严格按照规程进行生产、检查、检验和复核;④每批产品经质量受权人批准后方可放行;⑤在贮藏、运输和随后的各种操作过程中有保证药品质量的适当措施;⑥按照自检操作规程,定期检查评估质量保证系统的有效性和适用性。

4. 设备管理 是实施GMP最基本的部分之一,不但要求设备符合GMP要求,更重要的是在管理制度上要保证设备符合生产的工艺要求,保证工艺过程连续稳定。根据GMP规定:

(1)设备的设计、选型、安装、改造和维护必须符合预定用途,应当尽可能降低产生污染、交叉污染、混淆和差错的风险,便于操作、清洁、维护,以及必要时进行消毒或灭菌。

（2）应当建立设备使用、清洁、维护和维修的操作规程，并保存相应的操作记录。

（3）应当建立并保存设备采购、安装、确认的文件和记录。

中药饮片的设备管理主要包括设备选购管理，设备档案管理，设备使用与维护管理，设备配件管理，计量器具、仪器、仪表管理，压力容器管理等。

5. 设施管理　中药饮片设施管理主要包括厂房结构、门、窗、水、电、气及蒸汽管道、照明设施、风口和其他公用设施。根据 GMP 规定：

（1）应当对厂房进行适当维护，并确保维修活动不影响药品的质量，应当按照详细的书面操作规程对厂房进行清洁或必要的消毒。

（2）厂房应当有适当的照明、温度、湿度和通风，确保生产和贮藏的产品质量以及相关设备性能不会直接或间接地受到影响。

（3）各种管道、照明设施、风口和其他公用设施的设计和安装应当避免出现不易清洁的部位，应当尽可能在生产区外部对其进行维护。

（4）排水设施应当大小适宜，并安装防止倒灌的装置。应当尽可能避免明沟排水，不可避免时，明沟宜浅，以方便清洁和消毒。

工程部门设兼职管理人员负责日常管理，建立台账，办理维修、改建、整修手续，定期记录设施的使用情况。在每班生产结束后，应对相关设施进行清洁（或消毒）。清洁（或消毒）后应进行记录，记录由使用部门保管，归入生产车间清洁消毒记录中。定期保养，根据厂房的不同洁净要求确定定期保养时间。在厂房结构或门、窗、水、电、管道等设施出现问题影响生产质量时，要进行检修。

6. 组织管理　根据 GMP 规定：企业应当建立与药品生产相适应的管理机构，并有组织机构图。企业应当设立独立的质量管理部门，履行质量保证和质量控制的职责。企业应当配备足够数量并具有适当资质（含学历、培训和实践经验）的管理和操作人员，应当明确规定每个部门和每个岗位的职责。岗位职责不得遗漏，交叉的职责应当有明确规定。

（1）组织机构图：根据企业规模和需要建立与生产质量管理体系相适应的组织机构，一般由质量、生产、技术、销售、财务、工程设备、办公室等机构组成。质量部门必须由企业负责人直接领导。

（2）质量管理部门：是独立设置的、有权威性的质量审核、质量检验职权机构，承担企业质量保证、质量控制的职责。质量管理部门设立质量控制实验室，实施对原药材、辅料、中间产品、成品的检验工作。

三、中药饮片的质量管理

（一）中药饮片的质量检验

1. 质量检验人员（quality control, QC）的配备　按照 GMP 的规定，中药饮片生产企业必须配备一定数量的质量检验人员。从事质量检验的人员应熟悉无机化学、有机化学、分析化学、中药化学等理论知识；掌握与中药饮片生产有关的质量标准，主要有《中国药典》，各省、自治区、直辖市药品监督管理部门编写的《中药炮制规范》《中药材质量标准》，国家药品监督管理局制定的《进口药材质量标准》；会操作相关质量标准中规定的各种检验方法和检验仪器，并具有一定的经验鉴别能力。

2. 主要检验仪器和设施的配置　中药饮片质量检验所需仪器及设施主要有高效液相色谱仪、气相色谱仪、原子吸收分光光度计、紫外-可见分光光度计、薄层扫描色谱仪、分析天平、马弗炉、烘箱等,并建立有生物测定室。

3. 制定企业质量标准和检验操作规程　中药饮片生产企业应根据《中国药典》,各省、自治区、直辖市药品监督管理部门编写的《中药炮制规范》等质量标准,制定本企业的质量标准。企业质量标准中各项质量指标必须等于或高于国家和省级中药质量标准。质量标准一般有中药(包括中药材、中间产品、中药饮片)质量标准、辅料质量标准、包装材料等。

检验操作规程是在质量标准的基础上,用以规定检验操作的通用性文件或管理办法。具体内容有:检验所需的仪器和设备、对照物质、试剂和试药、各检验项目的操作程序和操作要求等。

4. 质量检验与留样观察　按照 2020 年版《中国药典》要求进行中药饮片的抽样和检验,并留样观察。通过留样观察,确定中药饮片的储存期限。留样室应设置常温留样室(温度在 0~30℃)和阴凉留样室(温度不超过 25℃),需阴凉储存的中药在阴凉室留样,在常温库储存的中药应在常温室留样。留样室的温湿度尽量按照仓库的温湿度条件。留样后需定期观察,观察的时间根据样品变异情况确定,观察后做好记录。

5. 建立标本室　中药标本室需收集中药饮片的正品、伪品、地区习用品,以便在检验时作对照。

(二) 中药饮片的质量管理要求

中药饮片生产企业除配备一定数量的 QC 外,还应配备有专职的 QA。质量管理人员监督、管理本企业从物料的购进、生产、贮藏、销售等环节的质量管理,使各环节符合国家有关法规和企业文件的规定。

1. 审核与评估　对供应商具体审核的资料包括药品生产企业的"药品生产许可证",药品经营企业的"药品经营许可证",食品生产或经营企业的"卫生许可证",包装、票签印刷企业的"印刷经营许可证",营业执照的经营范围及有效期,法人委托书、身份证的有效期。

对物料的采购、入库验收、储存、发放、使用过程进行质量监控。对每个工序操作、检验进行管理,以保证按照工艺规程、SOP 进行生产,进行物料平衡检查。对人员、设备、场地、容器的清洁进行管理,确保生产过程符合卫生管理规程要求。

质量管理部门对中药饮片出厂前必须进行审核。审核内容包括:配重、称重过程中的复核情况;各生产工序检查记录;清场记录;中间产品质量检验结果;偏差处理;成品检验结果等。经审核合格后,中药饮片才能出厂。

2. 不合格品的处理　不合格品是指经省市药品检验所及本企业检验后判定为不合格的物料、中间产品和成品。对不合格品进行监控,做到不合格的物料不准投入生产,不合格的中间产品不得流入下道工序,不合格的饮片不得出厂。出现不合格品应督促生产、保管人员,将不合格品放置不合格库(区),挂上红色不合格标志,做好记录。不合格品在质量管理人员的监督下作销毁处理,并做好销毁记录。对不合格品不得销售、不得内部处理。

3. 毒性中药的监控与管理　质量管理人应对毒性中药的出入库、生产、储存、运输等过程实行全程监控,确保毒性中药的安全。毒性中药应严格按照有关的管理规定。

第三节　中药饮片的贮藏保管

由于受饮片自身化学性质及外界环境的影响,若贮藏不当,则会产生各种质量变异现象而影响药物的有效性和安全性。因此,中药饮片的贮藏保管是保证其质量的一个非常重要的环节。

在中药饮片贮藏的过程中,应积极采用新技术、新方法进行科学贮藏与管理,库房必须建立管理制度,保持经常性检查,随时注意季节变化对温、湿度的影响,保证库房清洁、干燥、通风、阴凉,避免日光的直接照射。中药饮片强调一般不宜久贮,做到先进先出,从而保证饮片质量。

一、中药饮片贮藏中的变异现象

1. 发霉　指中药饮片受潮后,在适宜温度条件下导致霉菌滋生繁殖,使表面布满菌丝的变质现象。霉菌侵入中药后在其表面繁殖生长,污染中药,分泌酵素,使中药腐烂变质,同时有效成分发生分解变化而失效或产生毒素。故霉变的中药不能用于临床。

多数含有脂肪、蛋白质、糖类等霉菌赖以繁殖和生长的营养物质的中药饮片,在含水量超过15%,环境温度达20~35℃、相对湿度达75%以上的情况下,均有可能引起霉变。如党参、枸杞子、麦冬、天冬、玉竹、黄精、熟地黄、牛膝、当归、甘草等均易发霉。

2. 虫蛀　指中药饮片被仓虫啃蚀,出现空洞、破碎、粉末,并被仓虫的排泄物污染的变质现象。中药饮片被虫蛀后,由于其内部组织被破坏形成空洞,导致其重量减轻,有效成分损失,使其疗效降低或失去;残留部位受仓虫排泄物及其所携带细菌和微生物的污染,促使中药饮片发霉、变色、变味等进一步变质。

当中药饮片含水量达13%以上,环境温度为16~35℃,相对湿度达70%以上时,利于害虫生长,易被虫蛀。易虫蛀的中药饮片品种很多,一般含脂肪油(如苦杏仁、柏子仁等)、淀粉或糖分(如薏苡仁、葛根、蜜制品等)、蛋白质(如冬虫夏草、鹿茸等)等营养物质的中药较易被虫蛀。

发霉和虫蛀是中药贮藏过程中最常见的变异现象。

3. 变色　指中药饮片固有色泽发生了非正常的变化。各种中药都有固有的色泽,中药的表面色泽发生变异,往往说明其内在质量已发生了变化。变色主要是中药所含化学成分不稳定,或由于酶、日光的作用而发生氧化、聚合、水解等反应生成新物质。由于保管不当,常使某些中药如天花粉、山药、白芷、泽泻等的颜色由浅变深,或使如黄芪、黄柏、甘草等的颜色由深变浅;或如花类中药菊花、红花、金银花、款冬花及一些叶类中药如荷叶、大青叶、人参叶等的颜色由鲜艳变黯淡。

4. 气味散失　指中药饮片固有的气味受外界温度、湿度及贮藏时间的影响而气味变淡薄甚至消失的变异现象。中药固有的气味是由其所含的各种成分包括有效成分组成的,中药的固有气味变淡或消失,预示着有效成分含量降低而影响疗效。芳香性中药因包装不严,或露置空气中过久,或贮藏温湿度过高等,使挥发性成分逸出而更易出现气味散失的情况。如薄荷、荆芥、肉桂、丁香、茴香、花椒、冰片、细辛、香薷、白芷、当归及炒制品、酒炙品、醋炙品等。

5. 泛油和泛糖　泛油又称"走油",指含挥发油、脂肪油较多的中药因受热而在其表面出现油状物,或返软、发黏、变色,发出油败气味等变异现象。此类中药饮片常因受热过高而使其内部油质溢出表面,在微生物、酶和热的作用下缓慢发生水解,产生游离脂肪酸导致酸价超标,而出现"哈喇味",如苦杏仁、桃仁、柏子仁、郁李仁、紫苏子、当归、肉桂等。

含糖较多的中药常因受湿热而使糖分外渗,出现颜色加深,质地变软,外表发黏等类似"泛油"的现象,又称为"泛糖",如天冬、麦冬、枸杞子、玉竹、黄精、熟地黄、牛膝等。

6. 风化 指某些含结晶水的矿物类中药,因长期与干燥空气接触,逐渐失去结晶水而成为粉末状态的现象。风化后,中药的成分结构发生了改变,其质量和药性也随之改变,如芒硝、硼砂、绿矾等。

7. 潮解 指某些含糖或盐类的固体中药在高湿环境中吸潮,使其表面湿润、返潮,甚至溶化成液体状态的现象,如大青盐、芒硝、硇砂、咸秋石、盐附片、肉苁蓉、海藻等。

8. 粘连 指某些熔点比较低的固体树脂类或动物胶类中药,受潮或受热后黏结成块的现象。如乳香、没药、阿魏、芦荟、儿茶、阿胶、鹿角胶、龟甲胶等。

9. 冲烧 又称自燃,指质地轻薄松散的植物类中药,由于本身干燥不适度,或在包装码垛前吸潮,在紧实状态下细胞代谢产生的热量不能散发,当温度积聚到67℃以上时,热量便能从中心一下冲出垛外,轻者起烟,重者起火,如红花、艾叶、甘松、柏子仁等。

10. 腐烂 指某些鲜活中药,因受空气和微生物的影响,使微生物繁殖和活动增加,引起发热,导致中药酸败、臭腐的变质现象,如鲜生姜、鲜生地黄、鲜芦根、鲜石斛、鲜茅根、鲜菖蒲等。

二、影响中药饮片变异的因素

导致中药饮片在贮藏过程中发生变异的因素很多,但主要有中药自身因素和外部因素两个方面。

(一) 自身因素

1. 含水量 水分是中药饮片在贮藏过程中发生变异的主要因素之一。中药饮片含水量过高,易使中药饮片在贮藏过程中发生虫蛀、霉变、变色等变异现象,使一些有效成分发生变化,降低其疗效甚至产生毒性。所以必需严格控制中药饮片的含水量,一般饮片的含水量宜控制在7%~13%。

2. 化学成分 中药饮片成分复杂,不同的化学成分在贮藏过程中会发生不同的变化。含淀粉、糖类、蛋白质、脂肪油等营养物质较多的中药饮片易发霉、虫蛀、泛油等;含挥发油较多者易气味散失或泛油等;含生物碱较多者与空气和日光接触日久,可能因氧化、分解而变质、变色等;含苷较多者在酶或光线和微生物作用下很容易使苷分解而失效;含鞣质较多者暴露于空气中及日光下易氧化而泛红;含油脂较多者受热易泛油;含植物色素者受日光照射或久贮易变色;含盐分较多者易潮解;含结晶水的矿物药易风化等。

(二) 外部因素

1. 环境因素

(1)日光:日光是一种电磁波,蕴含大量的能量。中药饮片经日光照射会促进其成分发生氧化、分解、聚合等光合反应,产生变色、气味散失、挥发、风化、泛油等变异现象。如经日光照射日久后,玫瑰花、月季花、红花等花类药不仅色泽变暗,而且变脆,引起散瓣;大青叶、藿香、薄荷等叶类、全草类药颜色由深色褪为浅色;当归、川芎、薄荷等药不仅会变色,而且使挥发油散失。

(2)空气:中药饮片除真空包装外,都会与空气接触。空气中的氧和臭氧对中药的变异起着重要作用。臭氧为一种强氧化剂,可以加速中药中有机物质,特别是脂肪油的变质。氧气可以使某些中药中的挥发油、脂肪油、糖类等成分氧化、酸败、分解而泛油或泛糖;使中药中的鞣质等成分氧化、聚合形成大分子化合物而颜色由浅变深;使花类中药氧化变色,气味散失;也能使矿物类药氧化,如使灵磁石变为呆磁石。

(3)温度:温度是中药贮藏过程中关键的因素之一。在15~20℃的贮藏温度下,中药的成分比较稳定,利于贮藏。随着温度的升高,物理、化学和生物的变化均可加速。当贮藏温度在20~35℃时,某些中药易生虫或发霉。若温度升高,将加速氧化、水解等化学反应,促使化学成分迅速变质。如含油脂多的饮片易引起泛油;含挥发油多的易使芳香气味散失;外表油润的饮片因受热和空气的影响而失去润泽或干裂;动物胶类药和部分树脂类中药因受热而易发软、粘连成块或融化。

(4)湿度:空气的湿度是中药贮藏过程中另一个关键的因素。空气相对湿度在70%以上时,饮片会吸收空气中的水分,使含水量增高。对于含淀粉、黏液质、糖类等成分的中药饮片,受潮后易发霉、虫蛀等。对于含盐类矿物药,在潮湿空气影响下易潮解、溶化。此外,相对湿度在80%以上或饮片含水量超过15%时最利于微生物和仓虫的繁殖。而相对湿度在60%以下时,饮片的含水量又易逐渐降低,可造成某些中药风化失水,发生干硬、干裂。因此,饮片贮藏环境的相对湿度应控制在60%~70%为宜。

2. 生物因素　主要包括微生物、仓虫、仓鼠以及鸟类、蛇类等,其中最主要的是微生物和仓虫。由于温度、湿度的影响,微生物繁殖增加,可造成中药发霉、腐烂、发酵、酸败、泛油、泛糖等变异现象。一旦温湿度环境适宜,仓虫会大量繁殖,危害中药。

3. 时间因素　是指中药贮藏时间的长短。绝大多数中药饮片不能长期贮藏,否则会造成有效成分的氧化、分解、挥发等而使含量降低,从而降低疗效或失效。但也有少数中药饮片强调长期贮藏,陈久者良,如陈皮、陈棕炭等。

三、中药饮片的贮藏保管方法

中药及其饮片的贮藏保管主要是通过物理或化学方法和技术阻止或减少外界因素对中药的影响,现已形成了多种贮藏方法,为保证中药及其饮片的质量起着重要作用。

(一)传统贮藏保管方法

中药贮藏保管的传统技术,具有经济、有效、简便、实用等优点,仍是目前应用广泛、最基本的贮藏方法。

1. 清洁养护法　清洁卫生是一切防治工作的基础。维护仓库的清洁卫生,可杜绝害虫感染途径,恶化害虫的生活条件,是防止仓虫侵入最基本和最有效的方法。其内容主要包括对中药饮片、仓库及其周围环境保持清洁和库房的消毒。

2. 防湿养护法 通过适当方法或吸湿物,吸收潮湿空气或中药饮片中的水分,保证贮藏环境和中药的干燥。常用的方法有通风、吸湿、晾晒和烘烤等。

(1)通风:利用空气的流动来调节仓库的温度、湿度。当库外晴天天气干燥,库内温度和湿度高于库外时,应开放门窗、排气窗以调节库内的温、湿度。

(2)晾晒:分为阴干和晒干。当中药饮片受潮时,可根据中药性质及时晾晒,可除去中药中过多的水分,以防虫、防霉。对于暴晒易变色、易泛油、气味易散失的中药饮片等宜摊晾阴干。

(3)吸湿:利用吸湿剂,吸收空气和中药饮片中的水分。传统常用的吸湿剂有生石灰、木炭或竹炭、草木灰等,现采用氯化钙、硅胶等。使用吸湿剂时,贮藏环境应尽可能地封闭严密。

3. 密封或密闭贮藏法 利用密封或密闭的库房或容器,将中药饮片与外界隔离,减少外界因素对药物的影响。应根据中药饮片的性质选用适当的密封容器贮藏,同时还可加入吸湿剂,其防霉防虫效果更好。对于细料、贵重等中药饮片,如冬虫夏草、鹿茸、冰片、猴枣、熊胆、牛黄等,现可采用真空密封贮藏。大量贮藏可建密封库、密封室。

4. 对抗同贮法 采用两种或两种以上中药同贮或采用与一些有特殊气味的物品同贮而达到防虫、防霉的贮藏方法。如牡丹皮与泽泻、山药、白术、天花粉等同贮;花椒、细辛、荜澄茄与蕲蛇、白花蛇、蛤蚧、全蝎、海马、鹿茸等动物药同贮;大蒜与芡实、薏苡仁、土鳖虫、斑蝥、全蝎、僵蚕等同贮;明矾与柏子仁、郁李仁、苦杏仁、桃仁、白芥子、紫苏子、莱菔子等种子类药,以及与菊花、金银花、红花、款冬花、玫瑰花、月季花等花类药同贮;细辛与人参、西洋参、党参、沙参、三七等参类药同贮;藏红花与冬虫夏草同贮;冰片与灯心草同贮;硼砂与绿豆同贮;陈皮与高良姜同贮;当归与麝香同贮等。

另外,中药饮片还可与高浓度的白酒和药用乙醇等特殊气味的物品密封同贮。多数中药都适用此法,如动物类中药白花蛇、乌梢蛇、地龙、蛤蚧、土鳖虫、九香虫等,贵重中药冬虫夏草、鹿茸、三七、人参等,含挥发油类中药当归、川芎等均可采用喷洒少量95%药用乙醇或50°左右的白酒密封贮藏。

需在中药变异之前采取此法才能收到良好的防虫防霉效果,同时应注意防止中药之间的串味。

(二) 化学熏蒸法

采用具有挥发性的化学杀虫剂杀虫的养护方法,常用的而且效果较好的化学杀虫剂有二氧化硫、氯化苦、磷化铝等。

1. 二氧化硫 为无色、具强烈刺激性的气体。传统一般采用燃烧硫黄产生二氧化硫来熏蒸中药,二氧化硫与中药中的水分子结合形成亚硫酸,有一定的锁水作用,可直接杀死成虫、卵、蛹等,抑制霉菌、真菌滋生,抑制氧化酶等活性,起到防虫、防霉、保色、增色等作用,因此在国内外被长期应用于食品、农产品及药材等物品的加工和贮藏养护过程。硫黄熏蒸(硫熏)中药能使中药外观鲜艳,即使水分严重超标也不会霉变。

但由于二氧化硫会破坏中药中的某些有效成分,同时导致残留大量的二氧化硫及砷、汞等有毒有害物质,长期服用硫黄熏蒸的中药将导致内脏受损,引起慢性中毒。针对中药材及饮片硫熏的传统性和现实性,应通过规范硫熏过程,控制硫熏程度,制定硫化物残留量的限量标准,以保障临床用药安全有效。2020年版《中国药典》规定,药材及饮片(矿物药除外)的二氧化硫残留不得过150mg/kg。

个别传统习惯用硫黄熏蒸的药材品种二氧化硫限量值另有规定,牛膝、粉葛、天冬、天马、天花粉、白及、白芍、白术、党参及毛山药、光山药二氧化硫残留限量为不得过400mg/kg;山药片不得过10mg/kg。

2. 氯化苦 为无色油状液体,有特殊臭气,几不溶于水,当在20℃以上时能逐渐挥发,其气体比空气重,渗透力强,无爆炸燃烧的危险,具有强烈的催泪性,对常见的中药害虫都可致死。但氯化苦对人体毒性很大,在空气中浓度达到$0.2g/m^3$时,7分钟可致人死亡,使用过程中均应戴防毒面具、橡胶手套。一般每立方米堆垛药材用30g,垛外空间用10g,可用平皿法、喷洒法等。

3. 磷化铝 是一种新型杀虫剂,也是当前主要的化学防虫剂,用作中药仓库熏蒸的是用磷化铝、氨基甲酸铵及其他赋形剂混合压成的片剂,磷化铝含量为56.0%~58.5%,3.2g/片的规格较多。每吨中药熏蒸只需3~7片,每立方米空间仅用1~2片。磷化铝片剂在干燥条件下很稳定,在空气中吸湿分解,放出吸收很快、毒性剧烈的磷化氢气体。磷化氢具有大蒜样气味,有较强的扩散性和渗透性,不易被中药和物体吸附,散气快;对各种中药害虫均具有强烈的杀虫效能,而且还有抑制和杀灭仓鼠、微生物以及抑制中药呼吸的作用。贮藏磷化铝要避免受潮,远离火源与易燃品,避免在阳光下暴晒。

化学熏蒸剂毒性大,污染环境,熏蒸后有残留。我国A级绿色食品已禁止使用化学熏蒸剂。

(三) 现代贮藏方法

目前在中药贮藏保管中,除仍保留一些简便易行的传统贮藏保管方法外,许多现代贮藏的新技术、新方法也不断得到应用,使贮藏手段进一步科学化、合理化。

1. 干燥灭菌法 利用远红外烘烤或微波(真空)干燥等设备,使受潮的中药饮片干燥,同时还能有效地杀灭药物上的微生物、虫卵,达到防霉、防虫的目的。本法设备投资较少,操作简单,适用于大多数中药饮片。

2. 气调养护法 通过降低贮藏环境中的氧气浓度,来达到杀虫、防虫、防霉的目的。氧气是微生物、霉菌及害虫生长繁殖的必需条件;氮气为惰性气体,无臭,无毒;二氧化碳浓度增高,也不利于霉菌及害虫的生长。目前中药采用的气调方法主要有充氮降氧法、充二氧化碳降氧法、真空降氧法、除氧剂降氧法和自然降氧法等。本法的特点是费用低,不污染环境和中药,劳动强度小,易管理。同时,在低氧或高二氧化碳状态下,抑制了中药自身的呼吸作用及某些成分的氧化作用,保证了饮片原有色泽、品质的稳定性,是一种较理想的贮藏方法。

3. 机械吸湿法 利用空气去湿机吸收空气中的水分,降低库房内的湿度,从而达到防虫、防霉效果。本法费用较低,降湿快,可以自动控制湿度,不污染药物,是一种较好的除湿方法。

4. 气幕防潮法 又称气帘或气闸,是装在库房门上,配合自动门以防止库内外空气对流的装置,从而达到防潮的目的。

5. 低温冷藏法 利用空调、冷藏柜和电冰箱等机械制冷设备降温,抑制微生物、仓虫和虫卵的滋生和繁殖,降低氧化反应的速度,从而达到防止中药霉变、虫蛀、变色及气味散失的目的。特别适用于贵重中药,受热易变质的中药。低温贮藏的温度多在2~10℃。温度过低则会冻伤破坏中药细胞壁结构及蛋白质等成分。

6. 蒸汽加热法　利用蒸汽杀灭中药中的霉菌、细菌及害虫的方法。饱和蒸汽冷凝成水同时释放出潜热,使微生物等的蛋白质凝固变性而灭菌或杀虫。蒸汽灭菌按灭菌温度分为低高温长时灭菌、亚高温短时灭菌和超高温瞬间灭菌三种方法。其中超高温瞬时灭菌是将灭菌物迅速加热到150℃,经 2~4 秒完成的灭菌方法,既可杀灭微生物,又可最大限度减少中药有效成分的破坏,且具有无残毒、成本低、成分损失少等优点。

7. ⁶⁰Co-γ 射线辐射法　采用放射性元素 ⁶⁰Co 产生的 γ 射线辐照药物,微生物及害虫吸收放射能和电荷,产生自由基,破坏其正常新陈代谢以达到杀灭作用。γ 射线有很强的穿透力和杀菌力,能杀灭较厚包装内的药物所带的微生物、活虫及虫卵,可有效地防霉、防虫。本法具有操作简便,时间短、见效快,效果显著,可在常温下灭菌等优点。使用本法灭菌时需慎重控制辐射剂量,以免破坏药物有效成分。

8. 中药挥发油熏蒸法　利用某些中药的挥发油使其挥发,熏蒸中药材或饮片而达到抑菌和灭菌目的的方法。本法能够迅速破坏霉菌结构,使霉菌孢子脱落或分解,起到杀灭霉菌或抑制其生长繁殖的作用,而被熏蒸中药表面的色泽和气味均无明显改变。如丁香、荜澄茄、肉桂、白芷、花椒、山苍子、山胡椒、高良姜等多种中药的挥发油,具有一定程度的抑菌和灭菌作用,其中以荜澄茄、丁香挥发油的效果更佳。

9. 无菌包装法　若中药饮片灭菌后保管不善,仍有被二次污染的机会,得不到预期的防霉效果。实际操作中可先将需要贮藏的中药灭菌,然后把无菌的中药放进一个微生物无法生长的环境,避免再次遭到污染。进行无菌包装时要求贮藏物、包装容器、包装环境均无菌。但大多数的常规中药饮片由于成本问题而不适用本法。

本章小结

1. 主要内容解读　质量是产品的第一核心要素。中药材原料、产地采收加工、炮制工艺、贮藏方法及贮藏时间等各个环节均直接影响中药饮片的质量。因此,不仅要对炮制完成后的饮片成品进行质量检查,还要注重对与中药饮片质量相关的炮制原料、饮片生产过程及饮片应用的全过程进行质量控制及检验。古今对中药饮片的质量控制均非常重视。传统主要是采用主观经验的方法和指标对饮片外观质量进行评价;现代则利用各种检测设备,建立客观的检测方法,逐渐采用量化的指标对饮片的内在质量进行评价;为保障临床用药的安全和有效,采用传统与现代结合的综合性评价指标对中药饮片进行质量控制是发展的方向。

2. 主要知识点　中药饮片的质量要求是指经过炮制工艺生产的饮片应达到一定的标准。目前中药饮片质量要求的主要内容包括名称、来源、制法、性状、鉴别、检查、浸出物、含量测定、性味与归经、功能与主治、用法与用量、注意、贮藏等。中药饮片的生产程序包括中药材的采购、净制、饮片的切制、干燥、炮炙、包装、贮藏等。控制和提高中药饮片的质量,应严格监控中药饮片生产操作过程,加强中药饮片质量的检验,实施全过程的质量管理。由于受饮片自身化学性质及外界环境的影响,若贮藏不当,则会产生发霉、虫蛀、变色、气味散失、泛油和泛糖、风化、潮解、粘连、冲烧、腐烂等各种质量变异现象而影响药物的有效性和安全性。为防止变异,在中药的贮藏保管中,常采用清洁养护法、防湿养护法、密封或密闭贮藏法、对抗同贮法等传统方法,以及干燥灭菌法、气调养护法、机械吸湿法、气幕防潮法、低温冷藏法、蒸汽加热法、^{60}Co-γ 射线辐射法、中药挥发油熏蒸法、无菌包装法等现代贮藏保管方法。

3. 拓展学习指导　评价中药材及中药饮片的质量应从来源、种属、特征鉴别、外观性状、理化性质等因素综合判断,并与制定的标准进行比较,其评价方法和技术随着现代科学技术水平的进步不断地完善和提高。中药饮片受制于相对薄弱的中药炮制机制研究,仍然有很多中药饮片采用与药材一致的指标,因此寻找与中药饮片临床疗效一致的成分,建立生、制饮片专属性的质量标准是现今中药炮制研究领域的热点与难点问题。

第六章　同步练习

思考题

1. 中药的质量要求主要有哪些内容?

2. 中药饮片可从哪些方面进行质量控制?

3. 中药饮片的生产程序有哪些?

4. 中药饮片变异的环境因素有哪些? 最易产生的变异现象有哪些?

5. 中药饮片的传统贮藏保管方法有哪些? 常用的现代贮藏保管方法有哪些?

第七章 　中药炮制的研究

学习目标

　　熟悉:中药炮制研究的内容及方法。
　　了解:中药炮制研究的基本思路。

第一节 　概述

一、中药炮制研究的意义

　　中医药作为东方文化的瑰宝,在人类几千年的文明史上,一直以其独具的特色,显示着自身的风采。不仅其防病治病的显著疗效赢得了赞誉,其科学价值和丰富的内涵也在不断被人们认识和揭示。当前医药产业作为"朝阳产业"已被许多国家和地区竞相列为重点发展的战略产业。根据我国医药事业发展规划,我国正由一个医药生产大国转变为医药强国,中医药是我国医药特色,其创新发展已被列为重要发展目标。《中华人民共和国中医药法》第二十七条明确指出:"国家保护中药饮片传统炮制技术和工艺,支持应用传统工艺炮制中药饮片,鼓励运用现代科学技术开展中药饮片炮制技术研究。"中药饮片无论从作用机制的内涵到饮片本身的形式,生产质量和应用都需要传承、创新和发展,中药炮制学科更是亟待扶持建设。中药炮制作为传统制药技术,具有悠久的历史和丰富的内容。历代文献所记载的炮制方法和理论,以及通过传承得以延续并仍在应用的炮制技术多为实践经验的总结和概括,运用现代科学技术知识和方法对中药炮制理论、工艺以及炮制作用进行深入研究,阐明中药炮制的科学内涵,规范炮制工艺,提高饮片质量标准等已经取得了一定成果,但研究的广度和深度不够,以化学成分和药理实验研究较多,结合临床应用研究较少,比较炮制前后成分变化的较多,能阐明炮制导致药性变化的科学内涵的较少,研究成果得到推广应用的更少。由于中药成分复杂,且多以复方用于临床,药理实验若完全采用西药药理模型和指标,不一定能说明中药炮制的作用。因此,在中药炮制研究中,一定要牢记习近平总书记"要遵循中医药发展规律,传承精华,守正创新"的指示精神,不忘初心,坚持"继承不泥古,创新不离宗"的原则,以中医药理论为指导,加强中药炮制技术的传承及创新发展研究,在继承传统炮制技术和经验精华的基础上,以科学的思维和方法,探讨炮制工艺条件对饮片质量的影响,完善饮片质量评价体系,建立专属性的饮片质量标准,保证临床用药的安全和有效。改进和规范传统炮制方法,发展新工艺、新方法,开展智能化饮片生产设备的研制,生产质量稳定可控的中药饮片。阐明炮制机制,揭示炮制导致中药药性改变的科学内涵,丰富炮制理论的现代科学阐释,提升炮制学科整体实力,使中药炮制行业从经验型走向科学化和现代化。中药炮制技术凝聚着深邃的哲学智慧和中华民族几千年的实践经验,是中国古代科学的瑰宝,也是打开中华文明宝库的钥匙。深入研究中药炮制学对推动中医药事业和产业高质量发展,丰富世界医学事业,推进生命科学研究具有积极意义。

二、中药炮制研究的基本思路

饮片是中医临床处方药。根据中医药理论,将中药材采用适宜炮制方法制备成饮片,才能调整药性,减毒增效,满足临床需求。因此,中药炮制研究只有在中医药理论指导下,紧密结合中药炮制的传统经验及中医的用药经验,才能在科研选题、实验设计、指标选择以及分析讨论等方面结合中医药实际,研究结果才会有根有据,切中本质,经得住时间和实践的检验。中药炮制技术的现代化必须传承传统,否则就成了无源之水、无本之木,故炮制研究应以继承和挖掘传统中药炮制技术和理论为基础,以稳定饮片质量,提高饮片的临床疗效为核心,传承与创新并重,丰富和发展中药炮制理论,逐步阐明中药"生熟异治"的本质,构建饮片炮制工艺与质量标准评价体系。同时,还要注意科学研究以面向社会、服务社会、造福人类为宗旨,以现代科学技术、多学科相结合、综合性研究为重要手段,以实现中药炮制工艺规范化、饮片质量标准化、研究成果产业化为目标,保证中药饮片的质量和临床用药的安全有效。指导中药饮片生产和中医临床用药,满足广大群众防病治病的需要。

1. 炮制研究选题的原则 中药炮制研究的首要工作就是选择科研课题,即确定科研的主攻方向和具体目标,它是科研的起点和关键。选题恰当与否,是关系科研工作成败、成果大小及水平高低的主要因素。一般来说,科研选题必须坚持实用性、可行性、科学性、创新性、效益性的原则。

(1)实用性:选题时要确定研究课题具有一定的实用价值,时刻关注中医药的发展趋势及研究动向,注意学术界讨论的热点议题,搜集并积累各种观点的相关资料,尤其要关注本学科还有哪些薄弱及尚待研究解决的关键,以使选题满足社会需要或解决饮片生产、使用的实际问题。

(2)可行性:考虑完成课题的条件。分析课题的难易程度,预期达到课题目标所必须具备的客观条件;要从研究方案、课题的组织领导、研究人员组成、仪器设备、研究经费、主客观条件的相互结合与联系等方面进行综合考虑。

(3)科学性:科学研究必须具有科学性,其核心是实事求是。违背事实和客观规律就没有科学研究的意义,因此,必须坚持实事求是的科学态度开展炮制研究工作。在继承传统的基础上,不断深入研究。

(4)创新性:创新性是课题是否具有竞争性的关键。要充分考虑课题是否是一种创新性的工作,研究的指标和方法是否符合中医药理论,是否充分利用现代科学知识和手段,有无自己的设计特色。可借鉴临近学科和交叉学科,了解其研究思路、技术方法引入炮制研究。

(5)效益性:主要包括科学效益、社会效益、经济效益。科学效益即选题对学科在学术上、科学价值上的推动作用。科学效益是社会效益和经济效益的基础和保证。

一般从中药饮片生产和临床应用中选题,或中药炮制科研存在的问题中选题。如中药配伍应用是中医用药的特点之一,通过配伍可起到增效或减毒作用,运用中药配伍理论和经验,可以创造出新的炮制品。以此为切入点,在中医药理论的指导下,以传统经验与现代科学技术相结合开展研究,通过研究后,应达到改进、提高和指导实际生产和应用的效果。

2. 围绕行业发展存在的关键问题开展炮制研究　目前中药炮制技术和传统经验传承不足,炮制工艺可控性差,炮制程度基本上凭感官经验判断,因而炮制“适中”程度掌控标准不一;炮制工艺研究不适用于产业化生产,工艺装备落后,饮片生产关键工艺过程缺乏质量关联性及其相应技术标准,饮片质量不稳定;炮制机制研究不充分,药材—生—制饮片之间物质基础传递规律及符合传统质量要求的判别标准研究尚不系统,饮片专属性的质量标准有待加强;饮片质量标准多是用粉末建立的,未充分考虑饮片的临床应用形式对饮片质量的不同要求,能够反映临床用药安全性和有效性的质量标准有待进一步完善。因此,要重点围绕中药饮片传统炮制经验继承及炮制工艺规范化开展研究;注重分析炮制过程中传统经验质控与药效成分迁移转化规律的相关性;探寻达到炮制目的的饮片质量要求及标准,阐明炮制机理,采用适宜的检测技术,建立判别标准;开展适合传统炮制技术工业化生产的全程质量控制技术、质量追溯技术、智能化管控等技术和配套设备的研究,保证饮片质量一致性。

3. 产、学、研、用联合,多学科协作攻克难题　国家提倡生产企业、学校、科研院所、医疗机构等联合起来,采用多部门、多学科协作的方式,集中优势力量,有所侧重的,重点解决急需攻克的难题。基础研究、应用性基础研究和应用研究密切结合,互相促进,共同发展。研究内容应有开拓性、创新性,以解决中药饮片炮制中的重大难题,或填补国内外中药饮片炮制中的某些空白,力求取得突破性进展。如“中医药现代化研究”重点专项“中药饮片与中成药整体质量控制及一致性评价技术”等。

第二节　中药炮制研究的内容

中药炮制研究的内容主要包括中药炮制经验的总结及炮制文献的研究、中药炮制理论及炮制原理的研究、中药炮制方法和工艺的研究、中药炮制辅料的研究、中药饮片质量控制及标准研究、中药炮制设备的研究以及现代中药饮片研究等。

一、中药炮制经验的总结及炮制文献的研究

1. 中药炮制经验的总结　中药炮制具有悠久的历史,是历代医药学家在长期实践中积累总结的经验。在其发展过程中,除了用文字、图形、符号等手段记录,“师徒相传,口传心授”也是炮制得以保存和传承的主要方式。历代对中药炮制的经验和理论都在进行不断的整理和总结,尤其是中华人民共和国成立后,在调查和总结历代传统炮制经验方面做了大量工作,使传统的炮制经验得以用文字记录并汇编成册可作为研究的参考资料。

2. 中药炮制历史文献的研究　中药炮制的技术和理论在历代的本草著作及医药文献中都有

极为丰富的记载,但是相关记载比较分散,需要进行查阅、整理、分析和总结,这是开展中药炮制研究必不可少的一项基础工作。通过研究古代中医药文献,总结归纳药物的炮制方法、炮制作用、炮制理论及临床配伍应用等方面的内容,研究其历史演变的原因和规律、发现存在的主要问题,为开展中药炮制研究提供有益的借鉴。另外,通过文献考证,还可以对现有的炮制文献资料作进一步的补充和修正,使之更加完善。

在近几十年的不懈努力下,炮制历史文献资料已基本上得到整理,这为中药炮制研究的选题、设计等奠定了基础。随着计算机技术的应用和网络技术的发展,将炮制的历史文献资料通过信息整理归类、数据挖掘分析等方法形成计算机语言和数据库,成为网络资源,是目前中药炮制历史文献资料研究的方向。

3. 中药炮制现代文献研究 在总结历史文献资料的基础上,对于所研究的药物开展现代文献研究,主要是通过查阅药物的化学成分、药理和毒理作用、药效部位和成分的检测方法、质量控制方法及其标准、饮片临床应用等的现代研究内容,了解现有的研究成果,找出亟待解决的问题,综合多学科的知识,进一步完善课题研究内容,为即将开展的研究,提供设计思路和借鉴。在前人工作成果的基础上把握研究的起点,进行课题的实验设计工作,最终达到提高创新的目的。

中药炮制经验的总结及古今炮制文献的研究是中药炮制研究的基础工作,通过该项研究,归纳总结历代传统炮制技术和经验,结合临床应用找出炮制原始意图,分析研究现状,发现存在的问题,提出解决的方法,了解现代研究方法、技术和手段,为实验设计奠定坚实的工作基础。

二、中药炮制理论及炮制原理的研究

在整理和继承传统炮制技术的基础上,运用现代科学技术和手段,分析中药饮片在某一炮制工艺条件下,炮制前后物质基础、毒性和药效的变化,探索炮制与药性变化的相关性,对中药炮制作用的科学内涵进行阐释,充实中药炮制理论。

1. 中药炮制基础理论的研究 中药炮制在漫长的医疗实践中,依据中医药理论,逐渐形成了自己独特的理论体系,如"酒制升提,盐制润下,姜取发散,醋取收敛,便制减其温,蜜制润其燥,壁土取其归中……酥制者易脆……抽心者除烦……""炒炭止血""炮制解毒"等,这些理论有些虽不具有普适性,但对于临床用药以及药物的炮制具有指导意义。因而对这些炮制理论的规律性本质进行探讨,不仅有利于炮制原理的阐述,而且还能指导炮制方法的改进及新炮制方法的创立。

2. 中药炮制原理研究 炮制原理是指中药炮制方法和产生炮制作用的科学依据,解决的是中药为什么要炮制的问题。

中药炮制原理的研究主要是探讨中药炮制减毒、增效、调整药性或产生新药效的作用机制,这是中药炮制研究的核心和关键。炮制原理的研究内容是运用现代科学的技术手段和方法,探讨在一定工艺条件下,中药在炮制过程中产生的理化性质变化,以及由这些变化导致的药理、毒理作用的改变和这些改变所产生的临床意义。只有阐明中药炮制的原理,才能对炮制方法作出科学的评价,筛选能够反映中药毒性和药效的化学评价指标,为炮制工艺的改进、饮片炮制工艺的规范化研究、饮片质量评价方法的确定、质量标准的完善及饮片质量的提高,提供坚实的科学依据,保证中药临床用药的安全有效。如研究表明,马钱子经炮制降低毒性的原理是在砂烫或油炸等加热炮制过程中,毒性成分马钱子碱和士的宁被部分破坏,同时转化生成二者的氮氧化物及异马钱子碱、异士的宁碱,使毒性降低。延胡索炮制增效的原理是在醋炙过程中,难溶于水的止痛有效成分延胡索乙素等游离性生物碱形成了易溶于水的生物碱盐,入汤剂煎煮时,延胡索乙素等生物碱盐溶出率增加,故延胡索醋炙能增强止痛的功效。

三、中药炮制方法和工艺研究

传统的炮制工艺主要靠经验掌握其火候,不同的人炮制相同的中药,其成品质量也可能存在较大差异,因而传统方法不适宜规模化的产业化生产,必须进行炮制工艺规范化和炮制工程研究,以适应产业化的需求,炮制方法和工艺研究是中药炮制技术传承与创新研究的重要内容。

1. 炮制方法的合理性研究 炮制是对中药材加工处理成饮片技术的概括,其内容包括净制、切制、炮炙等多个方面。在中医药理论的指导下,运用现代科学技术,进行基于临床用药方式的不同饮片规格的比较研究,基于炮制原理研究的传统炮制关键技术的继承与改进研究,基于过程控制的炮制技术产业化适用性研究,探讨传统的炮制方法是否科学合理,这是中药炮制研究的重要内容。如从龟甲入汤剂的角度研究,以水煎出物浸膏得率、氨基酸、总氮、灰分等为指标,比较龟甲生品、砂烫龟甲、砂烫醋淬龟甲三种炮制工艺,结果以砂烫醋淬工艺为佳。说明砂烫醋淬工艺具有一定的合理性。

2. 炮制工艺的改革和创新研究 炮制工艺的改革和创新研究是在阐明药物炮制原理的基础上,以中医药理论为指导,以外观性状和内在成分含量为指标对传统的净制、切制和炮制工艺进行筛选,优化适宜的炮制工艺技术参数,通过中试验证,制订出适应现代炮制机械生产的炮制工艺规范。比较炮制前后物质基础的变化,揭示中药炮制的科学内涵。开展基于毒效成分清楚的中药炮制减毒增效新炮制方法的研究,以适应新形势下的临床用药需求。如草乌传统炮制多采用浸泡、煮制、蒸制等方法,在草乌炮制解毒机制已经阐明的基础上,可采用"高压蒸制"的炮制工艺炮制草乌,可以加速其毒性生物碱的破坏,缩短炮制时间。炮制工艺改革研究的目的是提高生产效率,降低生产成本,提高药品质量,保证临床安全有效。

目前多数中药的炮制原理尚未阐明,故中药炮制工艺研究的深度和广度受到很大的限制。随着科技的发展,新技术的不断应用,利用现代科学技术对中药进行研究,在阐明炮制原理的基础上,以炮制过程中物质基础的本质变化为核心,围绕炮制目的和临床应用,结合生产质量要求,提高中药炮制工艺的技术含量,研究适合机械化、规模化生产的炮制工艺,是中药炮制工艺研究的长期任务。该研究可使饮片的炮制更为科学合理,保证中药饮片的质量稳定、可控。结合饮片炮制机械研究,推动中药饮片生产的科学化、现代化进程。新炮制方法的研究成果可以充实炮制学科的内容,创新提高中药炮制技术。

四、中药炮制辅料的研究

利用辅料炮制中药,以起到减毒增效作用是中药炮制中最具有特色的一类方法。炮制时加入的辅料如酒、醋、盐、姜、蜜、麦麸、蛤粉、明矾等,在炮制过程中究竟起到什么样的作用,如何起作用,对此还缺乏深入的研究,而且对辅料的规格、制备工艺及质量标准等研究较少。

炮制辅料的规范化、标准化是加辅料炮制技术中首先需要解决的问题。2004年国家启动了炮制辅料规范化的研究,对辅料的品质、规格、工艺、质量标准、炮制理论等方面进行系统研究和探索。"十三五"国家重点研究计划立项10种炮制辅料药用标准研究,2012年国家药典委员会发布2015年版《中国药典》辅料品种增订任务,立项支持米醋等7个炮制辅料质量标准起草和复核工作,但尚未形成全国性炮制辅料标准。对炮制辅料的研究仍存在较多问题,中药炮制辅料的药用标准偏少,而且饮片质量标准上没有相应的辅料检查项目,无法满足中药饮片炮制的全过程质量控制的需要。

五、中药饮片质量控制及标准研究

我国古今均非常重视饮片的质量控制,《中国药典》自2010年版起中药饮片标准得到了明显的加强,2020年版《中国药典》更是在一些饮片的质量标准上增加了有毒重金属和有害元素、农药残留等的检测,进一步提高了饮片质量要求。但饮片的质量标准仍面临很多问题,如多数饮片标准中的质控指标与药材一致,难以有效控制炮制后饮片的质量。

传统饮片炮制的质量多是根据广大药工长期实践经验,主要是依据感官来判断炮制品的形态、质地、色泽、气味等作为控制饮片质量的方法,但这种以传统经验鉴别炮制品的方法很难使其质量保证一致。通过古今文献研究及产业化调研,分析炮制过程"适中"程度的经验描述,通过对代表性饮片的不同炮制程度的样品进行质量评价研究,以科学方法评价传统炮制经验,阐明其科学内涵,对于炮制技术的传承及饮片质量的控制具有重要意义。以多学科现代技术探寻基于炮制"适中"饮片的质量标志物作为符合传统质量的判别标准;分析传统工艺饮片外观性状与内在质量的相关性,探究中药材—饮片质量的传递规律,采用传统经验和多种成分指标相结合的指标筛选炮制工艺,控制饮片质量具有较强的科学性。

利用现代科学技术逐步以客观化的指标和感观控制的经验型指标相结合,对不同炮制程度的炮制品进行比较研究,结合活性分析,建立更为合理的质量评价方法和标准,可以更好地控制饮片质量,确保临床用药的安全和有效。

六、中药炮制设备的研究

中药炮制加工历史上主要依靠手工操作,生产规模小,个体差异大,饮片质量难以控制。中华人民共和国成立后,随着饮片生产企业的发展,中药饮片炮制逐步实现了机械化和规模化生产。"十一五"以来,国家有关部门专门设立了"中药炮制共性技术和相关设备研究"科技支撑计划项目,取得了一些成果。但在制药行业中,中药炮制设备仍落后于其他制药设备的发展,绝大多数炮制设备目前还处在人工控制、单机运转状态,有些生产环节如挑选等还依靠手工操作。

随着中药产业现代化的发展需求,中药饮片生产设备应合理吸收引进现代制药、食品、化工等设备的先进技术,由单个炮制机械向研发与炮制工艺结合的成套炮制设备,由人工控制炮制机械向研发计算机程序化自动控制设备,由炮制成品在实验室仪器检测向研发在线检测和监测设备等方向发展,智能程控、信息化集成的炮制生产及管理系统在饮片生产上的应用等研究成果将会极大地促进中药饮片生产工业的现代化进程。

七、现代中药饮片产品研究

中药饮片是中药发展至今应用最广的一种存在形式,已为广大患者和医生接受,最能体现中医辨证施治灵活应用的特点。但随着人们对其便利性、高效性的更高追求,对传统中药饮片形式进行了相应的改革,目前市场上已出现了多种中药饮片的开发产品。

(一) 中药饮片的相关产品

1. 中药颗粒饮片　是将原药材直接加工生产成颗粒状的中药饮片,干燥灭菌,然后按不同规格包装,供临床调配使用。可分装成特制滤纸袋中,称为袋装颗粒剂,包括袋泡剂和袋煮剂两类。颗粒饮片保持了传统中药性味,只是形式改变,用药量显著小于饮片的用量,节约了药材,提高了疗效。

常采用制粒机械和制粒方法将药材制成规定规格的颗粒,如万能磨碎机,可用于根茎、全草、矿物类药材;拉丝切段法,用于纤维强、粉性大的药材;挤压切断法,用于含黏液质类、糖类、软腻动物类药材;切断破碎法,用于茎木类药材。颗粒饮片生产工艺通则为:选料、去杂、切片、炮制、制粒、烘干(干燥灭菌)、分装、检验、包装。

中药颗粒饮片可用不同颜色的包装区分药性,蓝、红、橙、绿、黄分别代表寒、热、温、凉、平五种药性;有 3g、6g、9g、10g、15g 的定量包装,便于调配,可提高配方的效率和准确性。但药材在粉碎制粒过程中将产生药屑,导致药材浪费;粉碎制粒提高生产成本,加重患者负担;中药颗粒饮片的包装不利于环保等。因此中药颗粒饮片的使用还难以推广。

2. 中药超微粉饮片　亦称中药超微粉,是指将传统中药饮片经超微粉碎技术粉碎成平均粒径小于 15μm 的超微粉体。在该细度下,一般植物细胞的破壁率达 90% 以上,粒径分布在 1~75μm,平均粒度在 15μm 左右,因此有饮片比表面积增大,吸湿性增强,表面活性、催化性、反应速度等活性增强,熔点降低,磁性增强,光吸收性和热导性好等特征,并可保持药效学物质基础。与传统饮片比,分子结构不会发生明显的变化,不会导致中药属性、药效和功能的改变。

中药超微粉饮片的制备工艺一般为:药材前处理、粉碎、制粒、灭菌、包装。由于微粉表面积大,表面能高,易发生聚集、黏附,且吸湿性强,稳定性差,一般采用湿法或干法制粒。

中药超微粉饮片可提高药材有效成分溶出率,提高生物利用度,提高药材利用率。超微粉碎后,粒度改变、溶出率改变、有效成分与有毒成分的溶出率亦相应变化,将会直接影响药物的安全性、有效性、使用剂量与方法。因此超微粉碎后,药物能否与原来的饮片一样在临床上安全有效地使用,还必须进行安全有效性研究,如粒径测试、有效性和安全性评价、用法用量研究等。

3. 中药配方颗粒　亦称单味中药浓缩颗粒或免煎中药饮片。是指采用现代科技手段将单味传统中药饮片进行提取、浓缩、干燥,并制成颗粒,按规定剂量分装。中药配方颗粒可按照处方直接组合冲服,供中医临床代替饮片配方使用。中药配方颗粒体积小,便于携带,服用方便。中药配方颗粒制备工艺与中药颗粒剂制备工艺一致,即提取、分离、浓缩干燥、制粒、分剂量、包装。

由于配方颗粒是单味药煎提后制粒,根据处方直接组合服用,没有处方药物共同煎煮的过程;而中药汤剂是处方药物一起合煎,因此配方颗粒调配处方与传统饮片处方的使用剂量和适应证是否吻合、两种处方的用药是否可以等量、临床疗效是否等效、分煎与合煎药效有无差异等都需进行进一步的研究比较。由于中药品种多,中药配方颗粒因事先单味药煎煮提取制粒,生产成本高,其组方后临床的有效性、安全性还有待观察,所以在临床上使用有一定局限性。

中药饮片相关产品的开发研究,是中药饮片的改革,在应用中还有许多有待研究和解决的问题。饮片的改革应在中医药理论指导下,既遵循符合现代化生产和应用的需要,又保证中药的安全、有效、可控,满足中医临床用药要求的基本原则。

(二) 现代中药饮片研究思路

中药饮片生产以往都是手工、作坊式的生产,规模小,机械化、自动化程度低,运作方式简单,生产管理中随意性强,管理中缺乏统一的标准和严格的规范,生产效率低。随着中药产业化的发展,这种粗放的管理已经不适应发展的要求,近年来国家针对中药饮片相关规定和饮片企业实施GMP认证,这些措施对中药饮片生产管理的规范化与标准化起到了重要作用。

因此,中药炮制学科既要研究传统中药炮制理论、方法,还要在生产中药饮片的过程中合理吸收引进现代制药、食品、化工等行业生产管理的先进理念、技术和设备,提升中药饮片生产的技术水平和管理水平,才能提高生产效率,保证饮片的生产质量,确保临床安全有效。

1. 中药配方颗粒的研究　中药配方颗粒是单味中药饮片经加工煎煮、过滤浓缩、喷雾干燥等程序而制成的颗粒。中药配方颗粒不能单独使用,仅供临床配制处方用,是适应现代市场需求,对传统饮片的补充,并不能取代中药饮片。

作为中药饮片的相关产品,中药配方颗粒具有方便、快捷、易于服用等优点,但是还有一些值得进一步研究阐明的问题。如中药配方颗粒的有效性研究,是否与传统汤剂合煎作用相同;配方颗粒的质量控制研究;临床使用剂量如何与传统饮片等效等。

2. 中药超微粉的研究　中药超微粉是指采用超微粉碎技术将中药饮片粉碎成一定粒径的粉体。中药超微粉具有一般中药配方颗粒所不具有的一些特殊的理化性质,可直接用于加工成不同的剂型。

中药超微粉有利于保留生物活性,提高溶出率,提高吸收速率和药效,节约中药资源。但饮片粉碎成超微粉末后,其物理性状、粉末比表面积、成分的溶出等与原来饮片相比发生了极大的变化,临床的使用量、毒副作用等均不能与原来饮片等同,同时中药超微粉的制备工艺,全面的质量控制,毒性及溶出度的检测,对人体的适用性等还存在诸多问题,需要进行更加深入的研究。

3. 中药饮片的新型包装研究　中药饮片的包装在一定程度上既能影响中药的临床疗效,又可影响其市场形象及价格定位。传统中药饮片的包装材料混乱,无统一的包装标准,导致饮片的污染严重,贮藏保管中容易产生变质现象。中药饮片包装的改革已经不容忽视,随着科技的发展,对于饮片的包装研究也越来越多。

中药小包装饮片是将炮制合格的饮片根据临床常用剂量密封包装,由配方药师直接调配,无须称量的一种饮片包装方式。其具有调剂剂量精准、满足患者知情权、改善工作环境、减少药耗、提高配方效率等优点。但是与传统包装方式相比也存在一定问题,如饮片规格受限制、小包装饮片外标名称与处方药名不符、小包装饮片难以随证加减、难以临方炮制等问题比较突出,需要对其临床应用的适应性开展进一步的研究,经过不断的创新,为中药饮片的规格、包装、调配提供新的方向。

第三节　中药炮制研究的方法

中药炮制研究,应在中医药理论指导下,以历代传统炮制经验为基础,应用现代科学技术,与多学科结合进行综合、系统的研究。规范炮制工艺、改进生产技术,创新炮制方法、提高饮片质量,促进饮片生产自动化和现代化,实现中医临床用药安全有效的目标,最终服务于人类的健康事业。

一、以中医药理论指导开展炮制研究

1. 中药炮制理论是中医药理论的组成部分　中药饮片是中医临床用药的物质基础,中药炮制保证了中药临床应用的安全、有效。临床辨证用药,是在中医药理论指导下进行的,中药炮制理论是中医药理论的组成部分,因此中药炮制研究必须在中医药理论的指导下进行。

中医药理论的核心是整体观、辨证论治和综合作用。在中药炮制研究中,要特别注意同一中药经炮制所形成不同炮制品的功效、性味特点及其在处方中的作用,临床用药的方式,运用传统与现代科学技术相结合的方法开展研究,阐明其药性变化的科学内涵。研究中及数据分析时应结合相关的中医药理论,才能使研究工作既做到用中医药理论作指导,又保持和突出中医药特色,其实验结果可充实中药炮制理论,指导饮片生产和临床用药。

2. 传统理论与现代研究相结合评价炮制工艺　中药本身含有多种化学成分,且各成分之间的相互作用会对药效产生影响,一种或几种化学成分单体,往往不能代表中药功效的物质基础。如黄连和黄柏皆含小檗碱,但黄连与黄柏却不能相互替代使用,其作用部位、功效特点、归经等均不相同。黄连酒炙能缓和苦寒之性,引药上行,善清头目之火;黄柏盐炙可缓和苦燥之性,增强滋阴降火,清虚热的作用,因此黄连和黄柏这两味药以及不同炮制品的功能与主治也绝不是仅用单一小檗碱作为有效成分就能够进行研究和阐明的。传统经验是依据炮制过程饮片的味道、气味、质地、颜色、形状的变化来判断炮制火候即适中的程度。炒制程度不同,饮片性状有差异,对成分和药效的影响不同。因此,必须将传统理论、经验与现代成分研究相结合来评价炮制工艺,阐明中药炮制理论,如果仅从单一成分及该化学成分的某种药理作用来研究,并对中药炮制作用和炮制工艺进行评价,所得结论就存在很大的局限性和片面性。

3. 注重中药的临床功效　中药的药性、功能与主治等是中医在长期的临床实践中总结出来的。对中药饮片炮制作用的认识和研究,不可忽视中药的临床功效,而仅单纯研究某一成分的药理作用。如中药四季青内服有清热解毒作用,在体外实验却无抑菌作用。再如,神曲、麦芽、山楂、

鸡内金等消导药,习惯上皆炒至焦香后入药,炮制有"炒香醒脾"的理论。若单一的以所含酶类成分来解释它们的消食作用,其炮制工艺就显得不合理,因为淀粉酶、蛋白酶等经加热后会受到破坏。所以炮制研究,必须以中医临床疗效为依据,设计适宜的成分指标和药理实验模型。

二、以古今文献及应用现状为基础开展研究

采用现代信息技术和文献学研究手段,认真进行文献的整理和经验的总结是开展中药炮制研究的基础工作。任何科学研究的第一步都需要先查阅古今文献,然后进行整理,找出切入点,提出完整的实验设计方案。中药炮制的历史悠久,文献研究尤为重要,必须充分利用工具书和网络资源,查全必要的古今文献。

1. 炮制文献的查阅 中药炮制的研究应该从历史上正本清源,理清炮制的来龙去脉,分析炮制的原始意图,历史演变及变化的优缺点等,因此研究古代本草非常必要。古代炮制文献资料的特点是散在。中华人民共和国成立以后对古代文献的整理取得了一定成果,如《历代中药炮制法汇典(古代部分)》将散落在各种本草方书中的炮制文献资料经过去粗取精、去伪存真的整理汇总,是一部内容翔实、条目清晰、查阅方便的炮制文献工具书。《中药炮制品古今演变评述》《古今中药炮制初探》等书籍也是对古代文献资料整理较好的具有参考价值的书籍。除此之外,还应该研读各种医学经典,如《黄帝内经》《千金翼方》《备急千金要方》等,对于名医大家的中药临床经验使用方法进行研究,探讨炮制机制。

现代文献资料极其丰富,涉及了多种学科,要从中找出对于进行炮制实验研究有用的文献,主要包括:中药的来源,功能与主治,炮制方法及工艺条件,饮片质量控制指标、检测方法及标准,饮片临床应用,与药效和毒性相关的化学成分种类、有效成分、毒性成分、既有毒又有效的成分,毒理和药理研究等。

2. 文献资料的取舍 以科学的态度来对待文献资料,做到"一真二早三全"。真,即真实。查阅文献时应首选第一手资料,原始资料最为真实,尽量选取原著进行查阅。对原书已佚的古籍文献,以最早最详引用它内容的书籍为准。早,即创始者。现在正在使用的炮制方法在历代书籍中或论文中最早出现在何时、为何人所作,即最早发明这一炮制方法、最早阐明其炮制作用、首先创立炮制理论者、首次提出质量控制方法、最早将某种先进技术引入炮制者。全,即齐全。文献研究应详尽地占有资料。整理文献资料时要保证资料的全面性;临床药效是饮片炮制的根基,还需充分重视不同炮制品的临床应用及炮制作用,重点关注与饮片临床应用相关的成分研究、炮制工艺、药理毒理研究、饮片质量标准、病案分析等。

3. 文献资料的分析总结 一般可将文献资料进行整理分析后,撰写成文献综述。文献综述是指在确定了选题后,全面搜集与选题所相关的研究领域的文献资料,在此基础上,对该研究领域的研究现状(如主要学术观点、前人研究成果和研究水平、争论焦点、存在的问题及原因等)进行系统、全面的归纳整理、分析鉴别,并提出自己的见解和研究思路的一种研究论文。在研究有关文献资料中的相关内容后,应用归类分析等方法对文献资料进行分析研究,并确定可行的方法。如各药的研究现状及问题探讨,某一炮制方法原理解析的共性思路分析,或炮制辅料规范化探索等。

4. 采用多种方法,开展炮制现状调查　研究中药炮制,必须了解炮制的现状,由于各地各法有所不同,需查阅全国性的炮制规范以及各省市的炮制规范,并对各地实际存在的炮制方法进行调查,总结其共性及特色,为实验设计提供参考依据。此外,还可采用实地考察、信息检索和函调相结合等方法,对当前中药饮片生产、药材饮片市场流通、饮片经营管理、临床用药、教学和科研、国家有关法规执行情况等诸多方面的现状,详细地进行调查了解,搜集整理,总结现行中药炮制经验,分析存在的问题,提出改革思路和建议,同时为研究课题提供较充分的现代炮制依据,以便明确立项目的,确立研究中心内容,把握主攻方向和预期目标。

三、以现代科学技术为手段开展实验研究

应用化学、药理学、微生物学、免疫学、生物化学、物理学等学科的技术和方法,开展中药炮制的实验研究,是阐明中药炮制原理、提出合理的炮制工艺、建立合适的质量标准等研究的主要方法和手段。

1. 应用化学方法建立完善饮片质量标准　应用化学的方法和手段研究中药炮制是目前广泛采用的研究方法。中药的治疗作用取决于其所含物质基础,由于炮制品种繁多,炮制方法不一,在炮制过程中会使中药饮片的物质基础的种类或含量发生不同程度的改变,所以研究中药在炮制前后化学成分和含量的变化是中药炮制研究的重要方法。

阐明中药炮制减毒增效的机制,则须研究在确定的炮制工艺条件下,化学成分发生了哪些变化,这些变化导致了毒性和药效发生了什么改变,分析不同炮制条件对饮片的影响,寻找炮制"适度"的程度,探讨炮制火候与饮片质量的关系,筛选能够表明中药毒性和药效的指标,为制定饮片质量标准提供科学依据。

凡是中药中有毒或有效成分性质比较清楚者,可以寻找到定性定量方法,进一步对该中药不同的部位或炮制前后化学成分进行比较研究,为探讨其科学内涵提供物质基础依据。如历版《中国药典》中乌头的母根作为川乌使用,其子根作为附子入药,而其须根是作为非药用部位去除的。采用高效液相色谱法(high performance liquid chromatography,HPLC)测定乌头碱、新乌头碱和次乌头碱三种双酯型生物碱的含量之和。研究结果显示,乌头须根中三种双酯型生物碱的含量显著高于子根和母根,是子根、母根的 2~3 倍,表明须根属于毒性较大的部位。

在毒效成分不清楚的情况下,通过研究炮制前后的生物活性和毒性的变化,也可达到控制炮制品质量和指导炮制工艺改革的目的。将化学成分研究与药效、毒性的变化相关联,是更为系统、整体化的研究思路,更能反映炮制变化的本质。

选用多产地、多批次的饮片开展以定性定量化学检测为主的质量评价研究,有助于建立完善生、制饮片具有专属性的质量标准。

2. 多指标筛选评价中药炮制工艺　研究炮制工艺及方法时,多采用正交设计法、均匀设计法或析因设计法,在实验设计时,需对评价工艺的指标进行设计,经过数理统计的方法才能得到可靠的实验结果。因此,进行工艺筛选时,应充分考虑中药成分的复杂性,将传统质量要求和有效成分、有效部位以及有毒成分、有害元素、毒性、效应等结合进行综合评价,真实地反映经过炮制工艺所得饮片质量的优劣,以确保实验研究符合中医药理论和临床应用实际。

3. 从药效和毒性变化的角度研究中药炮制机制　中药炮制可达到减毒增效的目的,应用实验药理学和毒理学的方法研究炮制前后药效和毒性的变化是现代炮制研究应用比较广泛的研究手段。应用实验药理学和毒理学方法研究中药炮制,阐述炮制原理,最好选用适合中医病证模型的方法和指标,也可以借鉴已有的药理学方法和指标来进行。该研究若同时检测供试液所含化学成分种类及含量,以分析毒效强弱与化学成分的关系,对于阐明炮制减毒增效的原理更有价值。

4. 传统与现代结合及多学科结合研究中药炮制科学问题　中药炮制学是一门应用性强的综合性学科,单一的化学或药理研究很难说明炮制的科学性,须采用多学科结合的方法研究,才有可能取得突破性成果。如对单味中药饮片进行系统研究,需要从炮制文献研究着手,继承传统炮制经验和技术,通过外观性状、有效或有毒成分等多指标进行工艺筛选,并利用数理统计的方法进行数据处理,优选炮制工艺,经过中试验证,制定饮片质量标准,并经过临床验证。这样所得的结果比较全面、准确、可靠、科学。

现代光谱、色谱技术,药代动力学及代谢组学等学科发展迅速,其在中药炮制研究方面也有了较好的应用。通过建立中药饮片指纹图谱可以全面反映中药饮片所含化学成分的种类和数量,进而反映中药饮片的整体质量。中药的药效物质基础,也可通过光谱、色谱、指纹图谱或特征图谱等研究进行,将所得药理数据和各指纹峰进行谱 - 效相关性研究,探讨中药饮片的药效物质基础,有助于阐明中药炮制机制。

多元统计分析是适合中医药特点的分析方法,具体表现出来就是各类统计方法,如主成分分析、因子分析、聚类分析、回归分析、判别分析和典型相关分析等。此外,基于多维信息的 HPLC 技术评估中药价值及灰色关联度分析法在中药谱效学研究中也有应用,如采用典型相关分析,对大黄炮制减毒机制和化学成分改变间的相关性进行探讨。

四、以饮片临床应用为前提开展研究

中药炮制的目的是保证临床用药安全有效。运用现代技术手段对中药炮制进行的研究,最终都需要接受临床的检验和验证。因此,研究中药炮制应与临床疗效紧密结合。

为避免实验研究脱离临床应用,在最初进行实验设计时就应结合饮片在临床用药的具体情况进行实验设计,以得到与临床应用相似的结果。如在采用化学、药理、毒理方法研究炮制时,应考虑到中药饮片的用药形式,是在汤剂还是在中成药中使用,是以中药饮片入药还是以提取的有效部位入药等。不同的剂型和不同的用药形式,该药物的药效和毒性可能存在较大差异。在实验设计时应全面考虑基于临床用药基本形式的中药饮片其药效和毒性评价的研究方法,充分重视临床功效和毒性的表现,以使研究结果贴近临床实际。

此外,在炮制研究设计时,还应将中药炮制纳入方剂中进行研究,以探讨饮片配伍后其物质基础和药效、毒性的变化,为临床应用提供参考。方剂是调整体内系统平衡的最优化治疗系统,也是中医临床用药的一大特点。如将白芍的炮制纳入芍药甘草汤中进行研究,5 种白芍炮制品组成的芍甘汤中均不含丹皮酚,芍药苷的含量除酒炒白芍的芍甘汤外,其余皆明显高于生白芍煎液,说明甘草可能会提高方中芍药苷的煎出量。方中配有麸炒白芍的芍甘汤中苯甲酸含量最低,故对脾胃虚弱患者更适宜,进一步说明了麸炒白芍可增强补脾胃功效。

第四节　中药炮制研究实验设计实例

实例 1：以王不留行炒黄为例进行小科研实验设计

1. **实验目的**　比较凉锅和热锅炒制的王不留行的爆花率,分析热锅炒制的科学价值;比较不同炮制工艺条件下的炒王不留行的爆花率,寻找较佳的炒黄炮制工艺的技术参数;比较不同炮制程度炒王不留行的爆花率和溶出率,分析是否达到了炮制目的。

2. **实验设计思路**

(1)王不留行炒黄的基本操作:取净王不留行,置热锅内,用中火加热,不断翻炒至大部分爆成白花(80%以上),迅速出锅,晾凉。成品性状:种皮爆裂成类球形白花,体轻质脆。

注意:在练习基本操作时,需注意观察思考影响王不留行爆花率的因素,为科研小课题的设计做准备。如通过手试感温法结合测温仪的量化检测感受锅温,掌握投药时机,体会实验采用的加热设备控制火力的方法和技巧。一般炒黄多用"文火",加热时间较短,但王不留行则用中火或者武火炒制爆花率高,炒制时需用热锅。锅温太低,僵而不爆;锅温过高,则焦而不爆。锅温的控制对于饮片质量是关键因素。

思考:如何炒制才能提高王不留行炒制的爆花率? 可采用什么方法判断其爆花率?

(2)从炮制操作的注意事项入手进行实验设计:王不留行炒制的特点是炒爆花,以爆花率的多少判断炮制品的质量优劣。参考王不留行炒黄的技术要求,设计凉锅及不同温度热锅及不同加热时间等炮制条件,分别制备炒王不留行,设计其爆花率的检测方法,并以该方法检测各炮制条件下的炒王不留行的爆花率,寻找适宜的王不留行炒黄的工艺技术参数,分析爆花率与炮制工艺技术参数的关系,充分认识炮制传统经验热锅炒制的科学价值所在。通过不同炮制工艺参数的炮制品质量的比较,分析炮制技术中的关键因素火力和火候之间的关系,火力大小与加热时间是否存在交互作用,最终得出通过调整炮制条件保障饮片质量稳定的方法。

(3)从是否达到炮制目的入手进行实验设计:王不留行炒黄可使其质地酥脆,利于粉碎及成分的煎出,提高疗效。设计实验选择适宜的指标来评价其炮制品是否达到了炮制目的。如采用称重法比较爆花与未爆花的王不留行的质量,计算爆花率,分析爆花率大小与炮制目的的关系;采用测量法比较等量的王不留行生品和炒制品的体积,分析体积变化与炮制目的的关系;采用测定水溶性煎出物含量比较炮制前后的变化,分析其含量高低与炮制目的的关系等。

实例 2：以槐花炒炭为例进行小科研实验设计

1. **实验目的**　中药炒炭要求存性,不及则功效难求,太过则气味反失。通过槐花不同炮制程度炒炭品的收率、性状及成分的含量比较,掌握炒炭存性的判断方法,初步阐明其科学内涵。

2. **实验设计思路**　可根据实验室条件进行实验设计,具体操作程序主要包括下列各项。

(1)预试后进行实验设计:先通过炒炭操作,记录工艺条件,观察炒炭品的性状,掌握基本的炒炭方法及判断火候的方法。对不同炮制程度槐花炭的制备方法及饮片质量的评价方法进行初步的实验设计。

(2)制备不同炒制程度的槐花炭：称取定量的生槐花,分别制备炮制适中、不及和太过的槐花炭,并对炮制品称重,计算收率。

(3)以传统性状评价各炮制品的质量：观察槐花炮制品的表面、内部及粉末的颜色,质地等外观性状,记录,拍照,备用。

(4)以成分含量评价各炮制品的质量：查阅与槐花功效相关的化学成分及其检测方法,进行生、制品的成分检测,计算含量。

(5)综合分析实验结果：将炮制工艺、收率、性状、成分含量等列表,分析各项数据,验证槐花炒炭是否存性的传统判断方法及标准是否具有科学性;槐花炒制程度与工艺条件的关系;收率与炒炭存性的关系;有无现代方法判断槐花炒炭是否存性;分析炮制过程中槐花炭成品收率与其外观性状及炒炭品是否存性有无关系,炒炭存性与主要成分含量有何关系。

(6)凝练研究结论：通过实验结果的分析,得出实验结论,还可进一步验证实验结论是否正确。

本章小结

1. 主要内容解读　中药炮制研究的各项内容互有联系。中药炮生为熟引起的药性改变与其内在物质基础的变化有关。在炮制过程中中药的颜色、形状、质地、气味等外观性状会随炮制程度出现不同的变化,其内含的物质基础的组成和含量随之改变,使其毒性和药理作用也产生相应的变化,进而影响临床功效。中医治病的效果是通过中药的药性来实现的。中药的药性是通过炮制来调整的。中药药性的外在表征是饮片的颜色、质地、气味和味道;内在表征是饮片的物质基础;其药性通过临床应用的功能和药效得以体现,并在现代毒性和药理实验中得到验证。生、熟饮片的外观性状与物质基础变化的相关性研究是揭示药性变化的基础;以物质基础和毒效变化为重点的中药炮制机制的研究,是揭示药性变化的关键。通过中药炮制的研究,揭示炮制改变中药药性的科学内涵是阐明中医用药是否具有科学性的根本所在。中药饮片是供临床使用的,中药炮制的研究只有基于临床用药的方式,其研究结果才能真正地表征在不同用药方式下的中药药性,为临床安全有效用药提供科学依据。随着科学技术的进步,中药炮制研究的新方法也不断涌现,采用各种新技术、新方法探明炮制所致中药药性变化的科学内涵,不仅可阐明饮片的炮制原理,丰富中药药性理论,而且可为炮制工艺的规范化和饮片质量评价指标的选择提供可靠的科学依据,对于中医药的发展具有重大意义。

2. 主要知识点　中药炮制的研究内容主要包括中药炮制经验的总结及炮制文献的研究、中药炮制理论及炮制原理的研究、中药炮制方法和工艺的研究、中药炮制辅料的研究、中药饮片质量控制及标准研究、中药炮制设备的研究以及现代中药饮片研究等。中药炮制研究应在中医药理论指导下,以历代传统炮制经验为基础,应用现代科学技术,与多学科结合进行综合、系统的研究。中药炮制研究的基本思路、研究内容和研究方法的要点参看章首PPT。

3. 拓展学习指导　通过中药炮制—性状—化学—药效的系统研究,揭示炮制所致中药药性变化的科学内涵可为中药饮片的合理应用提供科学依据,保证临床用药的安全和有效,需关注药材—饮片之间物质基础的传递规律,炮制前后的差异性成分与药效及毒性的相关性,智能化炮制设备的研制及其应用,将各项研究结果整合分析以阐明其科学内涵的新进展,学习多维信息融合分析的新方法。以中药炮制研究的思维进行实验设计,分析实验结果,深刻领会炮制的意义。

第七章 同步练习

思考题

1. 中药炮制的研究内容主要有哪些?
2. 中药炮制研究常采用的方法有哪些? 各有何目的?
3. 在中药炮制学的学习中,你准备如何进行科研设计?

下篇

各 论

第八章 产地加工与净制

学习目标

掌握：净制的分类；各种净制方法的操作要点及有关药物。

熟悉：中药材采收和产地加工的原则；产地加工与净制的目的；其他加工方法及有关药物。

了解：产地加工与净制的含义；产地加工与净制的源流。

第一节 概述

产地加工是指在中医药理论指导下，对作为中药材来源的植物、动物、矿物（除人工制成品及鲜品外）进行采收与加工处理的技术，也称为中药材初加工。还有"采造""采治""采药""采收""采取""采制""采集""加工"等称谓。产地加工是中药材生产阶段为中药饮片炮制、药剂生产提供商品药材所进行的不可缺少的重要环节，主要指围绕中药材的商品价值和贮藏、运输的特定要求所采取的各种处理技术，形成的中药材是中药饮片的原料药。

净制是中药材在切制、炮炙或调配、制剂前，选取规定的药用部位，除去非药用部位、杂质及霉变品、虫蛀品、灰屑等，使其达到药用净度标准的炮制方法，也称为净选加工。净制是中药炮制的第一道工序，是中药材制成饮片前必经的基础工作。

中药材品质的好坏，决定于有效物质含量的多少，有效物质含量与产地、采收季节、时间、加工方法有着密切的关系。产地加工与净制既有区别又有联系。两者的操作方法和目的有相同之处，但又有其特殊的要求。

进行净制前，在药材原产地按照中药材商品的规格和要求进行的初步加工处理属于产地加工的内容，中药材的产地加工是为进一步进行中药饮片炮制提供原料药材进行的初加工技术，隶属于《中药材生产质量管理规范》的范围。

中药材加工是我国人民在与疾病作斗争的过程中，经过长期的生产实践逐渐积累和发展起来的加工技术，它对中药材商品质量和临床用药均有重要影响。

一、加工与净制源流

人类为了维护身体的健康和生存繁衍,在获取食物和疾病作斗争的同时,也发现了治疗疾病的植物、动物和矿物。在这过程中逐渐积累了最初的药材知识,为了更好地发挥药效,利于使用,又将这些天然药材进行一定的处理,诸如洗净、打碎、劈成小块、截断等操作应用于药材的简单加工。在人类历史的发展进程中,自发现火以后,人们又逐渐用火来处理食物,同时把制作熟食的方法应用于药材,不仅方便应用,同时便于干燥贮藏。中药材在远古时期大多是利用当时天然可得的野生鲜品,而农业、畜牧业技术的发展和对药物性能认识的提高,使许多中药材的常用品种逐渐被人工引种或养殖,为满足防病治病的用药需要,就必须进行一定的采收、加工和贮藏。随着社会生产力的发展,中药材的加工方法和净制方法也更加丰富起来。

我国有关药材采收的最早文献记载可以追溯到商代。《礼记·月令》云:"孟夏月也……,聚蓄百药。"说明人们已经学会在初夏季节采收与贮藏药材。西周、春秋时期,药材品种不断增加,用药经验也更加丰富,这一时期的《诗经》一书记载了一些植物的采收、产地等。如"国风"篇中曰:"春日迟迟,采蘩祁祁",指出了白蒿采收的季节;"八月剥枣"指出了大枣的采收季节为八月;"八月断壶"指出了葫芦的采收季节。说明从商代到春秋时期,我们的祖先就已经有了采收药材的初步知识。

秦汉时期,我国最早的药学专著《神农本草经》记载了有关中药材加工的基本法则。如在其"序列"中指出:"药有……有毒无毒,阴干,暴干,采造时月,生熟,土地所出,真伪新陈,并各有法。"其中,阴干、暴干是指产地加工的干燥方法,采造时月是指采收时间和季节,生熟是指炮制。著名医学家张仲景撰写的《伤寒杂病论》是我国方书之佳作。该书后人改编为《伤寒论》和《金匮要略方论》,前者收方 112 首,成药 11 种。在各种汤方和成药的制备中,张仲景对中药的选择洗剔与炮制等加工处理极为重视,在《金匮玉函经》证治总例中说:"凡草木有根茎枝叶,皮毛花实,诸石有软鞭消走,诸虫有毛羽毛甲角、头尾骨足之属,有须烧炼炮炙,生熟有定……又或须去肉、去皮须肉,或须根去茎、又须花须实,依方捡采,治削务令洁净。"张仲景在立方用药中收载的 183 种药物中,73 种药物记载了药材的加工方法,如去污、去芦、去节、去毛、去皮、去皮尖、去核、去翅足等,这些方法也是现今中药材净制的方法,表明古代中药材的采收加工与净制不分家。

魏晋南北朝时期,《吴普本草》对大多数药材的采收时间都有了明确的规定。《名医别录》对药材的异名、产地、采收时间和采收条件等叙述更为具体。《齐民要术》记载"收枣不蛀,以一层粟草一层米相间之",是关于预防药材虫蛀的最早文献记载。而这一时期,梁代陶弘景所著的《本草经集注》收载药物 730 种,十分强调药材的采收与加工,每药项下除对原有的性味、功能与主治有所补充外,还增加了产地、采收时间和加工方法等内容,对中药材加工作出了历史性的贡献。

唐代苏敬等修订的《新修本草》是世界上最早的药典,在其"本草"部分就有产地、采收等内容,也很重视中药材的采收加工,记有:"离其本土,则质同而效异;乖于采摘,乃物是而实非。"孙思邈非常重视药材的采收时间,所著的《备急千金要方》记载了 238 种中药材的采收时间,并指出中药材采收时间、干燥方法、贮藏期限等与质量的关系,如"夫药采取,不知时节,不以阴干、暴干,虽有药名,终无药实。故不依时采取,与朽木不殊,虚费人工,卒无裨益"。《备急千金要方》和

《千金翼方》中还出现了"药出州土""采药时节"和"药藏"等专论内容,并指出:"凡药,皆须采之有时日,阴干、暴干,则有气力。若不依时采之,则与凡草不别,徒弃功用,终无益也。"说明唐代中药材采收加工技术已达到了较高水平,并已认识到采收加工与药效的关系。

宋金元时期,"采收加工"已经作为记录药材内容的标准条目之一。宋代的《本草图经》,其收载的每味药都有药图和注文两部分,注文内容丰富,其中也包括药材的采收加工等内容。而后出现的《本草衍义》中也将有关采收作为药材的论述内容之一。金元时期李东垣的《用药法象》中指出:"凡诸草木昆虫,产之有地,根叶花实,采之有时;失其地,则性味少异,失其时,则性味不全。"更是强调中药材的产地及采收时间对其质量的影响。

明清时期,《本草品汇精要》是明代唯一一部大型官修本草,材料收集广博,具体药物条下内容分二十四则叙述,其中"地:载出处也""时:分生、采也""收:书蓄法也"三则分述各药道地产区、生长时月、采收季节及干燥方法。李时珍的《本草纲目》可谓一部内容丰富、影响深远的医学巨著,载药 1 892 种,对每种药材的性味、产地、形态、采收、炮制、药理、配方等也都详加叙述,是 16 世纪以前中国人民用药经验和药学知识的总结,也是药材采收加工的重要文献。"生产有南北,节气有早迟,根苗异收采,制造异法度。"陈嘉谟的《本草蒙筌》总结出中药采制的原则,并专列出"出产择地土""采收按时月""藏留防耗坏"等采收加工专论,曰"实已熟,味纯;叶采新,力倍"。朱橚的《救荒本草》,收载了可供荒年食用的植物 414 种,每种植物按名称、产地、形态、性味、加工烹调法等依次论述,另辟"救饥"一项,说明其可供采收的部分。缪希雍的《炮制大法》叙述了 439 种药物的炮制方法,也述及了产地、采收时节等内容。吴仪洛《本草从新》还阐述了中药贮藏时间与药效的关系,云:"用药有宜久陈者,收藏高燥处,不必时常开看,不会霉蛀。有宜精新者,如南星、大黄、秋石、石膏、诸曲、诸胶……之类,皆以陈久者为佳。"临床须用陈久品的,该书认为"或取其烈性减,或取其火候脱""使用精新者则为若陈腐而欠鲜明,则气味不全,服之必无效"。

中华人民共和国成立后,先后出版了《中药炮制经验集成》《历代中药炮制法汇典》等,将散在民间和历代文献中的中药材加工、炮制方法进行了系统整理。此时出版的《中药志》《中药材手册》《药材学》等对传统中药材加工技术的基本内容和方法进行了整理,收载有品种、产地、产季、加工方法、贮藏等内容。各地方性药材志中也将各药材的主产区、采收、加工、贮藏保管等加工学内容编入其中。1955 年各省相继成立了药材公司,1956 年又完成了对私营中药工商业的社会主义改造,实现了国家对中药的统一经营。随着我国科学技术的发展,中药材采收加工逐渐走向机械化,如洗药机、去皮机、镑片机、切片机、药材烘干机、微波干燥机等。1985 年 7 月 1 日,我国开始颁布实施《中华人民共和国药品管理法》(简称《药品管理法》),是我国第一部全面的、综合性的药品管理法律,使我国药品的生产、购销、贮藏、使用等的管理纳入法制化轨道。国家药品监督管理部门先后颁布实施了《药品生产质量管理规范》(Good Manufacturing Practice for Pharmaceutical Products,GMP)(2010 年修订)、《药品经营质量管理规范》(Good Supply Practice for Pharmaceutical Products,GSP)(2015 年)和《中药材生产质量管理规范》(Good Agricultural Practice for Pharmaceutical Products,GAP)(2017 年)等,对中药材的采收加工、购销、运输、贮藏及养护等进行了明确规定。标志着我国中药的采收加工、贮藏养护进入了标准化、规范化、现代化的新阶段。

20 世纪 70 年代出版的《中药大辞典》共收载中药 5 767 种,每药项下也有基源、栽培、采收、制法等内容。这一时期又相继出版了有关中药材采收的著作,如《常用中药材采集法》《采药参考手册》等。20 世纪 80 年代出版的《中国药用植物栽培学》、胡世林主编的《中国道地药材》、吴淑荣等主编的《实用中药材鉴别手册》、范崔生主编的《中药采集收购鉴别手册》等对中药材的采收加工技术进行了较系统的总结。20 世纪 90 年代出版的郑虎占等主编的《中药现代研究与应用》、徐国钧主编的《中国药材学》、朱圣和主编的《中国药材商品学》等对中药材采收加工设专章讨论或收集了国内外有关中药材的产地、采收等方面的研究进展。

进入 21 世纪,随着中药学科不断深入与广泛发展,以及新技术的交叉渗透,相关著作如《中华本草》《新编中药志》《中药采制与炮制技术》等均收载有中药材加工内容或反映其现代研究新进展。

由于中药材来源于植物、动物、矿物等自然界物质,在原生药材中,有的含有杂质、非药用部位,有的会有毒副作用。在药材加工中,我们必须要根据药材性质,采取不同的加工整理方法,去粗取精,去伪存真。随着中药材生产规范化及现代化研究进程的不断推进,中药材加工研究已受到人们普遍重视,中药材产地加工与炮制一体化研究也取得了一定的进展,从中药材生产的源头到饮片的炮制与应用施行全链条的质量管控已得到共识。

二、加工与净制目的

中药材质量好坏直接关系到中药饮片质量,进而关系到中药汤剂和制剂的疗效,从而也影响到中医中药的发展和声誉。影响中药材质量的原因是多方面的,诸如药材来源、产地、栽培年限、采收季节、产地加工和贮藏等,其中产地加工是影响中药材质量的主要因素之一,在产地加工中其加工目的和采用的方法与炮制的第一道工序净制有多项重合。

1. 除去杂质和非药用部位　通过净选、清洗等加工处理,在产地加工中主要是选取规定的药用部位,去除杂质,得到初加工的中药材。炮制的净制要求去除中药材在采收、加工或储存过程中夹带的沙土、杂质、霉烂品、虫蛀品及非药用部位,使其达到一定的净度,以提高中药材的质量。如种子类药材要去除沙土、杂质,花冠类药材要去除萼片、叶片等,果实类药材要去除果柄、果枝,根及根茎类药材要去除残基、叶基或叶鞘、须根和泥沙。

2. 分离不同的药用部位　中药材中有些同一植物的不同部位功效不尽相同。如紫苏在临床应用中,紫苏子化痰止咳、下气通便,紫苏叶发表散寒,紫苏梗理气安胎;又如莲子心养心安神,莲子肉补脾止泻。甚至有的功效截然相反,如麻黄茎与麻黄根,麻黄茎能发汗解表、宣肺平喘、利水消肿,麻黄根能收敛止汗,主要用于自汗、盗汗。因此,一般在产地加工时,对有多个药用部位的中药常常要采收不同的部位,通过净选将其分离,分别入药。

3. 避免霉烂,利于储存　中药材采收后都是鲜品,含水量大,易于霉烂变质,药效成分亦易分解散失,影响质量和疗效,所以在产地通过初加工(初步处理和干燥),可防止霉烂、腐败,保证药材效用。对一些肉质茎含水量较高的,如马齿苋、垂盆草等,采收后在产地需用开水稍烫一下,再捞出,易于干燥。又如桑螵蛸采收后常含大量虫卵,需及时通过加热蒸制,可有效杀死虫卵而防孵化,从而防止其变质。

4. 加工整形,便于分等和分档　《中国药典》对中药材的性状有一定的规定和要求,通过加工修制可达到体形完整、含水量适度、色泽好、香气散失少、有效物质破坏少的要求。药材往往以品质最佳者为一等,较佳者为二等,最次者为末等,不分等级者称为统货。对药材分等利于按质论价。此外,在加工净制过程中可同时对药材进行大小分档,以便在后续的软化、切制和炮炙操作中,分别炮制,使其质量均匀一致。

5. 保存有效成分,保证药效　中药材所含的化学成分是中药发挥临床疗效的物质基础。中药材采收加工过程中,由于采收时间、加工方法的不同,可使药材的化学成分发生变化,如含苷类成分的药材,由于酶的存在,在一定温湿度下易酶解破坏苷,采收后及时进行干燥(晒干或烘干等)或蒸煮等加热处理,可使一些酶类失去活性,不易分解药材的有效成分,确保临床疗效。

第二节　产地加工

随着中药产业现代化发展,中药材的产地加工可简单地定义为中药材的初加工,它是中药材生产的最后一个环节,是防止鲜品成分分解的有效手段,也是保证中药材质量,符合医疗用药要求的首要环节,对于药材进一步炮制起着决定性作用。中药材的产地加工技术将直接影响到中药饮片的质量与中医临床疗效。

一、中药材的采收

中药材的采收是指在中医药理论指导下,对药用植物、动物及矿物的入药部位进行采收的方法与技术。从"春采茵陈夏采蒿,知母黄芩全年刨,秋天上山挖桔梗,及时采收质量高"可以看出,我国民间很早对中药的采收积累了丰富的经验。由于药用植物的种类不同,不同生长地区其生长发育情况和有效成分累积变化规律不同,其采收的时期和方法亦不相同。因此,合理采收中药材,对于提高中药材质量,从而保证临床疗效,并使中药资源可持续发展,具有重要意义。

中药材的采收主要目的是:适时采收,有利于优质高产;同时可以初步纯净药用部位,便于商品分级。

(一) 采收原则

1. 传统采收原则　中药材的采收是中药材生产中的关键技术之一,直接影响中药材的产量、品质和收获效率。近年来,由于野生中药材的滥采乱挖,导致中药材野生资源日渐枯竭,降低了中药材的质量,极大地影响了临床疗效。我国劳动人民在长期的劳作过程中,根据传统的采药经验结合各种药材的生物学特性,不同药用部位的生长特点和成熟情况,按照入药部位,进行合理的采收,形成了中药材的传统采收原则。

(1)植物类药材:由于药用部位不同,采收时间也不同。根及根茎类药材一般春季生长发育,秋季成熟,其采收时间应为深秋或次年早春时节,采收方法多用掘取法,如天麻、牛膝、党参等;茎木类药材一般在秋、冬季落叶后或初春萌芽前采收,如大血藤、鸡血藤;有一些与叶同用的茎木类药材,如槲寄生、忍冬藤,则应在植物生长旺盛的花前期或盛花期采收;树皮类药材往往在春末夏初采收,如杜仲、黄柏等;根皮类药材一般在秋末冬初采收为佳,如牡丹皮、地骨皮,皮类药材一般采用剥取法、砍树采皮法和活立树采皮法;叶类药材,如枇杷叶、荷叶、艾叶、大青叶等,一般在开花前盛叶期或盛花期采收,可采用摘取、剪取、割取或拾取法;花类药材如菊花、红花、旋覆花、番红花等,采收期一般在开花时期;一些以花蕾入药的,如槐米、丁香等,应在开花初期采收,多采用摘取法;果实类药材,如瓜蒌、山楂、马兜铃等,多在成熟期或将成熟期采收,一般采用采摘法;种子类药材,如补骨脂、千金子、牵牛子等,一般在种子成熟后采收,常采用摘取法或摘后脱粒法;全草类药材多在植物充分生长,茎叶茂盛或花蕾初放而未开前采收,一般采用割取法;藻类、菌类、地衣类药材采收情况不一,如茯苓立秋后采收、马勃在子实体刚成熟时采收、松萝全年采收;其他类药材,包括树脂或以植物汁液入药的药材可根据植物的不同采收时间和药用部位决定采收时期和方法,如安息香多在4—10月,于树干上割"S"形切口。

(2)动物类药材:动物类药材因品种不同采收季节不同,如鹿茸在清明后45~60天锯取;哈蟆油应在白露前后捕捉摘取输卵管;贝壳类药材多采收于夏、秋二季;蜕化皮壳类药材一般在春末夏初之际拾取;昆虫类药材应根据不同种类适时采收,如土鳖虫应在其成虫期捕捉、斑蝥应在清晨露水未干时捕捉;一些病理或生理产物应在捕捉后或屠宰场采收。

(3)矿物类药材:矿物类药材一般不受季节限制,本草多载"采无时",大多数与矿藏的采掘同时进行,如石膏、滑石、雄黄等。

2. 现代采收原则 中药材的传统采收由于缺乏有效成分和有效部位的跟踪研究,忽视了质量因素,在一定程度上影响了药材的质量。现代科学认为,中药材疗效与中药有效成分的种类及含量有着直接关系,而有效成分的种类和含量除了受药材种类的遗传学影响,同时也与产地土壤、气候、生长年限、采收季节、采收方法等因素有关,因而形成了现代中药材的采收原则。

当有效成分含量有一定显著的高峰期,而药用部位的产量变化不显著,或毒性成分的含量最低时,有效成分含量的高峰期即为适宜的采收期,如红花应在花冠由红变黄时采收。当有效成分含量高峰期与药用部位的产量不一致时,要以有效成分的总含量为标志,如青蒿应在生长盛期至花期之前采收。当有效成分含量的高峰期与药用部位的产量不一致,有的且含一定量的毒性成分时,应考虑有效成分的含量最大值、毒性成分的含量最小值时,作为采收时期,如照山白应在5、9、10月份采收。

(二) 采收方法与技术

由于中药材品种繁多,植物药、动物药的药用部位各不相同,因此其采收方法必须根据中药材自身的特点,并结合药效成分进行采收。传统采收方法的确定通常要考虑诸多自然因素,如中药材基源的生物学特性、药用部位的生长特点、成熟程度、采收的难易和产量等,以决定每种中药材的采收时间和采收方法。

1. 植物类中药材 根据植物类中药材各药用部位的特征,其采收方法可分为人工采收、机械采收与化学采收三大类。

目前,人工采收最为常见,又可分为采挖法、剪取法、摘取法、割取法、剥取法、砍伐法等多种方法。采挖法是利用锄头或爬犁等工具将生长于土壤中的根及根茎类药材挖出或犁出,之后进行采拣的一种方法。这类方法适用于大多数的根及根茎类药材。剪取法是利用剪刀或枝剪等工具对部分草本植物的茎藤或木本植物的叶等直接剪取的方法,适用于部分茎类、叶类、花类和果实类药材。摘取法是直接以手工从植物体上对药用部位进行摘取的方法,适用于部分叶类与花类药材。有些个大一些的果实、种子类药材也可采用摘取法。割取法是采用镰刀等工具对植物的地上部分或叶片部分直接进行割取,适用于全草类、叶类、部分种子类及茎髓类等药材的采收。剥取法是采用特制的刀具对药材的皮部进行剥取的方法,适用于皮类药材。剥取法一般有半环剥法与环剥法两种。砍伐法是指将树木直接进行砍伐后,除去外皮后获得,常用于木类药材。

随着中药材生产现代化进程的加快,部分中药材在采收中,为了提高劳动效率,采用机械采收的方式进行。根及根茎类药材可以采用机械进行采挖,如拖拉机牵引耕犁。部分根皮类药材也可采用机械进行采挖后,除去泥土、须根,趁鲜进行敲打以使木质部与皮层部分分离以除去木心,如白鲜皮、香加皮、地骨皮和五加皮等。叶类药材也可以采用机械采收,如往复切割、螺旋式滚动和水平旋转勾刀式等切割式采叶机械。部分种子类药材也常采用机械进行采收,如山茱萸采摘机。

部分中药材按照传统的采收方式,采收效率较低,可以采用适宜的化学试剂进行处理后进行采收,称为化学采收。

2. 动物类药材　动物类药材要根据各种药用动物的生长习性和活动规律而采取不同的采收方法。常用的采收方法有诱捕、网捕、活体收取药用部位等。如蝉蜕在夏秋季黑蚱蝉蜕化之时采用拣取的方式进行收集,近年来有人工培植牛黄、活麝取香、活熊抽取胆汁等新的采收方法。

3. 矿物类药材　矿物类药材如石膏、滑石、雄黄、自然铜等,一般没有季节性限制,可全年采挖,一般应选择杂质少的矿石作药用,质量最佳,如盐石类,多来自盐湖中,系天然自行结晶而成,不需要加工。有些矿物药系经人工冶炼或升华方法制得,如密陀僧、轻粉、红粉等。

(三) 注意事项

随着中医药事业的不断发展,人们对中药材的需求日益增加,从而造成我国的野生药材蕴藏量呈逐年减少的趋势,一些珍稀贵重药材已敲响了濒危警钟。因此必须加强野生药源的保护,以利于中药资源的可持续利用。为了加强中药资源的保护,采收环节应注意以下各项。

1. 有计划地采药　对于濒危的野生植(动)物药,做到有计划地采药,不要积压浪费。如铃兰,久贮易失效。

2. 进行合理地采收　只用地上部分则要注意留根,一般要采大留小,采密留稀,合理轮采。动物药材如以锯茸代替砍茸,活麝取香代替杀麝取香等。

3. 适当地封山育药　有条件的地方,在查清当地药源和实际需要之后,把所属山地分区轮采,实行封山育药。

二、中药材的加工

药用植(动)物采收后,除少数(如生姜、鲜石斛、鲜芦根等)鲜用外,绝大多数均需在产地及时进行加工,不同的药用部位各有其适宜的加工方法。

(一) 植物类药材的加工

1. 根及地下茎类药材的加工　根及地下茎类药材采收后,一般须先洗净泥土,除去非药用部位,如须根、芦头等,然后按大小不同分级,切成片、块、段后晒干或烘干,便于进一步的炮制加工,如白芷、丹参、牛膝、前胡、射干等。对于天冬、百部、薤白、北沙参、明党参等肉质性、含水量较高的块根、鳞茎类及粉性较强的药材,干燥前应先用沸水稍烫一下,然后再切成片晒干或烘烤,便于干燥。对于玄参、葛根等质坚难以干燥的粗大根类药材,应趁鲜切片,再进行干燥。对于丹皮、桔梗、半夏、芍药等干燥后难以去皮的药材,应趁鲜刮去栓皮。对于天麻、地黄、玉竹、黄精、何首乌等含淀粉、浆汁较多的药材,应趁鲜蒸制,然后切片晒干或烘干。

有些药材需进行特殊产地加工,如浙贝母采收后,要擦破鳞茎外皮,加石灰吸出内部水分才易干燥;白芍要先经沸水煮一下,去皮,再通过反复"发汗"晾晒,才能完全干燥;延胡索采收后先分大小,置箩筐中擦去外皮,洗净,沥干后转入沸水中煮至内心黄色,晒干,才能保证药材的色泽及质量要求。

2. 皮类药材的加工　皮类药材一般在采收后,趁鲜切成适合配方大小的片或块,再晒干即可。有些药材需除去其外皮或部分带有粗皮等非药用部位或质次的部位,按规格修切成一定大小后晒干,如黄柏等。还有些皮类药需抽去木心直接晒干,如粗丹皮等。有些特殊品种在采收后应趁鲜刮去外层的栓皮,再进行干燥,如刮丹皮、椿根皮等。有些树皮类药材采收后应先用沸水略烫后,加码叠放,使其"发汗",待内皮变成紫褐色时,蒸软刮去栓皮,然后切成丝、片或卷成筒(单卷筒、双卷筒状),再进行干燥,如肉桂、厚朴等;或先削去栓皮,如关黄柏等。

3. 全草及叶类药材的加工　全草及叶类药材采收后应立即摊开、晒干,或放在通风处阴干或晾干。对于含芳香挥发油类成分的药材,如薄荷、荆芥、藿香等忌晒,故采后应置通风处阴干,以避免有效成分损失。有些全草类药材在未干透前就应扎成小捆,使成一定重量或体积,再晾至全干,以免有效成分散失,如紫苏、薄荷、荆芥等。一些含水量较高的肉质叶类药材,如马齿苋、垂盆草等应先用沸水略烫后再进行干燥。

4. 花类药材的加工　为了保持花类药材颜色鲜艳、花朵完整,采收后应放置在竹席上,于较弱的阳光下晒干或通风处摊开阴干,或在低温下迅速烘干。摊开撒铺厚度要适中,过厚不易晒干,过薄花易散碎。要使药材颜色鲜艳,应注意控制晒或烘的时间,避免有效成分的散失,以保持浓郁的香气,如红花、芫花、金银花、玫瑰花、月季花等。极少数花类药材则需先蒸后干燥,如杭白菊等。又如红花不可暴晒,应放于通风遮光处晾干。

花类药材若在强烈阳光下暴晒会使花朵破碎、变色。如遇阴雨天,切忌堆积,以免发热、变色、腐烂,阴雨天时最好用无烟炭火烘干。

5. 果实类药材的加工　果实类药材外表都带有一层外壳(果皮或种皮),外壳比较容易干燥,但内部果仁却不易干透,易出现发霉、变色、泛油等质量变异的现象。因此,晾晒时一定要使内部干透为止。一般果实类药材采收后直接晒干或烘干即可。但果实大又不易干透的药材,如佛手、酸橙、宣木瓜等应先切开后再干燥。以果肉或果皮入药的药材,如瓜蒌、陈皮、山茱萸等,应先除去瓤、核或剥取果皮后干燥。此外,有些不能直接晒干而需阴干,如瓜蒌等。

6. 种子类药材的加工　种子类药材一般将果实采收后直接晒干、脱粒、收集。有的带果壳一起干燥贮藏,以保持质量,如砂仁等;有些药材要去种皮或果皮,如薏苡仁、决明子等;有些要击碎果核取出种仁供药用,如苦杏仁、酸枣仁等;有些则需蒸制,以破坏使药材易变质变色的酵素,如五味子、女贞子等。

(二)动物类药材的加工

动物类药材是指入药部位为动物的全体或其某一部分的一类药材。这类药材的来源和入药部位比较复杂,形体、质地等差异很大,所以药用动物捕获后进行产地加工的方法多种多样,往往因动物种类不同而不同。但就药用动物的特性而言,一般要求加工处理必须及时得当,特别是干燥处理要及时。常用的方法有洗涤、净选、干燥、冷冻等,有些还需加入适宜防腐剂。此类药材多数捕捉后用沸水烫死并晒干,如斑蝥、土鳖虫等。具体药材在加工过程中有些还需进行特殊处理,如全蝎在产地加工时,通常用10%食盐水浸泡后加热煮沸至全蝎脊背抽沟、全身僵挺、色泽光亮时取出,置通风干燥处晾干即得。又如蜈蚣在捕后烫死,及时选用与虫体长宽相近的竹签,将虫体撑直,然后暴晒使其干燥,若遇阴雨天,可用无烟炭火烘干,温度一般不宜超过80℃。一般动物鳞甲、骨骼等必须在干燥前去筋肉,如鳖甲、龟甲等。对于药用虫卵或虫瘿者,则需经过蒸煮后,杀死内部虫体,以免来年春暖花开时孵化成虫,破坏药材,影响疗效,如桑螵蛸、五倍子等。此外,部分动物类药材还需分别进行去头、尾、足、翅、鳞片、内脏、残肉、皮膜等的加工,如乌梢蛇、蕲蛇等。

(三)矿物类药材的加工

矿物类药材的产地加工主要是清除泥土和非药用部位,以保持药材的纯净度。

第三节　清除杂质

实际操作中,清除杂质的同时也要进行大小分档、清除非药用部位和分离不同药用部位。根据操作方法的不同,清除杂质分为挑选、筛选、风选、水选和磁选等。

一、挑选

挑选是指除去药材杂质的一种方法。包括除去缠绕、夹杂在药材中的杂物、杂质和非药用部位,如核、柄、梗、骨、壳等;或变质失效的部分;或虫蛀、霉变、泛油等变异部分;或将药材按照大小、粗细、长短、厚薄、软硬、颜色等不同档次分类挑选,使药材洁净,利于进一步加工处理。

目前,挑选多采用人工进行操作,常用的挑选设备及用具主要有人工挑选台、筛、簸箕等。在进行挑选炮制时,已经有挑选输送机作为运送药物的设备,见图8-1。

挑选所用工作台,台面需由不易脱落碎片的材质制作,如不锈钢,并可制成凹面工作台,可防止药材撒落。

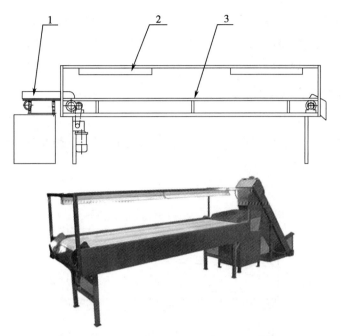

1. 振动投料匀料装置；2. 照明；3. 机械化挑选。

● 图 8-1　挑选输送机结构示意图及设备图

二、筛选

　　筛选是根据药材和杂质体积大小的不同，选用不同规格的筛或箩，以筛除药材中的沙石、杂质，使其洁净；或利用不同孔径的筛分离药材大小和粉末粗细，使得大小规格趋于一致。药材形状大小不等，需用不同孔径的筛子进行筛选，以便分别浸润、漂洗和炮制，如延胡索、浙贝母、半夏等。穿山甲、鸡内金、鱼鳔及其他大小不等的药材，均应通过筛分，分别进行炮制，以便受热均匀、质量一致。筛选还包括筛去炮制时所用的辅料，如麦麸、土粉、蛤粉、滑石粉、河砂等。筛选的方法：传统使用竹筛、铁丝筛、铜筛、麻筛、马尾筛、绢筛等。马尾筛、绢筛一般用来筛去细小种子类药材中的杂质或用于中药粉末的分离。传统用的各种筛和箩规格如下：

　　1. 竹筛　圆形浅边，底平有孔，直径 50~70cm，四周边高 3~4cm，底部孔眼大小不一，以孔的大小分：大眼筛，每个孔眼约为 $0.40cm^2$；中眼筛，每个孔眼约为 $0.15cm^2$；小眼筛，每个孔眼约为 $0.10cm^2$；细眼筛，每个孔眼约为 $0.08cm^2$。

　　2. 龟甲筛　半球形，底部凸起，为宽竹条编成，每个孔眼相距 1.5~2cm，用于筛体积较大的药物。

　　3. 箩筛　系用竹片（或木片）扎成圆筐，大小不一，筐底是用丝绢、细铜丝、马尾（马鬃）或细铁丝做成，按密度可分：马尾筛箩筛，底系马尾织成，粗的每 $1cm^2$ 约有 3 个眼，细的每 $1cm^2$ 约有 5 个眼；铁丝纱箩箩筛，底系铁丝纱做成，每 $1cm^2$ 有 1.5 ~2 个眼；细箩箩筛，底系丝绢或细铜丝织成，每 $1cm^2$ 有 8 个眼。

　　此外还有头箩筛、二箩筛，箩底孔眼每 $1cm^2$ 有 10 ~13 孔，最细的每 $1cm^2$ 有 15、17、19、20 个孔眼，供筛细粉用。

4. 套筛　即细箩筛,外有圆形木套,上覆以盖,上下两层,中嵌箩筛,对合盖起,全高约25cm,用套筛的目的主要是使研细的粉末不易飞扬。如花椒的净选,将花椒倒在小眼筛里,先筛去灰屑,再换中眼筛筛去种子(椒目)及残柄细棒,如果有粗梗成串相连,再用大眼筛过筛,将净花椒筛下,把串连在一起的粗梗分开,去棒即可。

传统筛选,手工操作,效率低,劳动强度大,同时存在粉尘污染问题,因此现代多用机械操作,主要有柔性支撑斜面筛选机、电机振动筛选机、往复振动筛选机和旋振圆盘筛。往复式振动筛结构示意图及设备图见图8-2。

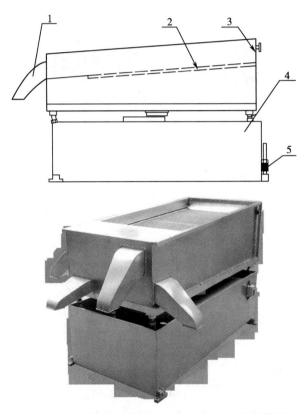

1. 出料口;2. 筛网;3. 后盖门;4. 电机床;5. 高度调节脚。
● 图8-2　往复式振动筛结构示意图及设备图

筛选工作原理:把物料分布在筛网面上,使筛网往复振动或平面回转运动,由于物料的惯性使其与筛网产生相对运动,体形小于筛网孔的物料落到筛网面下,而体形较大的则留在筛面上,达到按物料体形大小分离的目的。

三、风选

风选是利用药材和杂质重量的不同,利用风力,将药材中的杂质和叶、果柄、花梗、干瘪之物等非药用部位除去的一种方法。

传统风选设备主要有风车、簸箕等。现代风选机器主要有卧式风选机和立式风选机。卧式风选机结构示意图及设备图见图8-3。

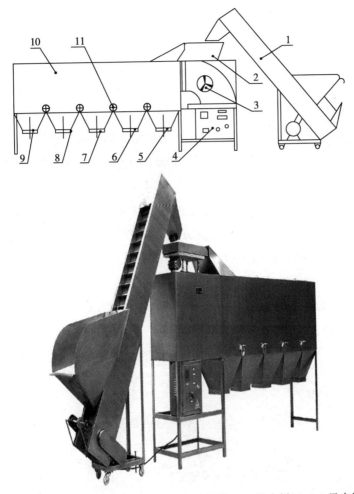

1. 输送机；2. 振动送料器；3. 变频风机；4. 电控箱；5. 1 号出料口；6. 2 号出料口；
7. 3 号出料口；8. 4 号出料口；9. 5 号出料口；10. 风选箱；11. 挡板调节手柄。

● 图 8-3 卧式风选机结构示意图及设备图

卧式风选机由输送机自动送料并控制物料流量，匀料器使物料均匀下落到风选箱进行风选，变频器用于控制与调节风量、风速，吸风罩用于平衡风选箱内的空气压力，避免气流从出料口处排出，调节挡板偏转角度，可以调整相邻两出料口的出料量。控制物料流量，调节风量与风速，可以适应不同特性物料风选的需要，并实现连续自动化作业。

四、水选

水选是采用水洗或浸漂，除去药材中杂质和非药用部位的一种方法。

有些药物常附着泥沙、盐分或其他不洁之物，用挑选、筛选、风选等方法难以除去，可采用水洗或浸漂的方法以使药物洁净。如果实类药材乌梅、山楂、山茱萸、大枣等；质地较轻的虫类药材如蛇蜕、地鳖虫、蝉蜕等带有泥沙；来源于海洋的药材如昆布、海藻等带有盐分，均可采用水漂洗的方法除去泥沙和盐分。

水选操作时应注意掌握时间，勿使药物在水中浸漂过久，以免水溶性的有效成分流失，损失药

效;并注意及时干燥,防止发霉和变质。水选的方法主要有以下几种:

(一) 水洗

将药材置于洗药池浸泡一段时间,利用水对表面污物的渗透、溶解等作用去除非药用部位,其间也需要人工翻动、擦洗或喷冲。根据药材性质,水选可分为洗净、淘洗、浸漂三种方法。

1. **洗净** 系用清水将药材表面的泥土、灰尘、霉斑或其他不洁之物洗去。先将洗药池注入清水至七成满,倒入挑拣整理过的药材,搓揉干净,捞起,装入竹筐中,再用清水冲洗一遍,沥干水,干燥,或进一步加工。

2. **淘洗** 用大量清水荡洗附在药材表面的泥沙或杂质。把药材置于盛器内,手持一边倾斜潜入水中,轻轻搅动药材,来回抖动盛器,使杂质与药材分离,除去上浮的皮、壳杂质和下沉在盛器的泥沙,取出药物,干燥。如种子类药材及蝉蜕、蛇蜕等。

3. **浸漂** 将药物置于大量清水中浸较长时间,适当翻动,并定时换水;或将药材用竹筐盛好,置清洁的长流水中漂较长的时间,至药材毒性成分、盐分或腥臭异味得以减除为度,取出,干燥或进一步加工,如海藻、昆布。

目前水洗设备主要有洗药水池、不锈钢洗药水槽、滚筒式洗药机等。滚筒式洗药机结构示意图及设备图见图 8-4。

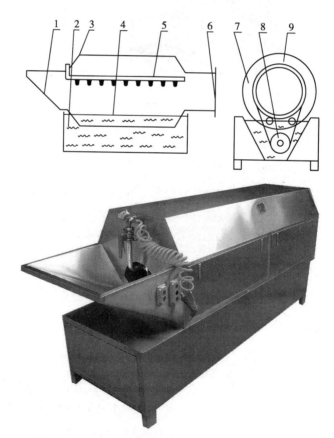

1.进料口;2.水箱;3.鼓式转筒;4.水平面;5.喷淋管;6.出料口;
7.洗药筒;8.传动带;9.电机。

● 图 8-4　滚筒式洗药机结构示意图及设备图

洗药机的主体部分是一壁面有许多小孔的鼓式转筒,由电机通过皮带直接驱动转筒旋转。转筒下部是 V 形水箱,V 形水箱中的水经过泥沙过滤器由水泵将其增压,通过喷淋管、喷嘴喷向转筒内的药材。由于转筒部分浸入水箱,药材被充分浸泡,再通过喷淋水冲刷、转筒旋转使药材相互摩擦等作用,附着在药材表面的杂物脱落并残留在水中,达到清洗药材的目的。

用水浸泡、溶解附着在药材表面的杂物是水洗药材的必要条件,靠洗药机喷淋水的冲刷力,增强药材之间及药材与转筒的摩擦作用,加强人工翻动、搅拌药材等,都有利于洗净药材。水浸泡附着在药材表面杂物的同时也浸泡了药材,可导致药效成分流失,增加后续干燥能耗。为避免药材"伤水",采用提高转筒旋转速度、缩短水洗时间等进行抢水洗药,以缩短药材被水浸泡的时间。洗药机一般适合于形状规则、形态短小、不易缠绕的药材的清洗,生产效率高、清洗均匀、不易伤水。水池、水槽一般适合于形状复杂、形态细长等药材的清洗,生产效率低、劳动强度大、清洗时间长、药材含水率高。

(二) 干洗

干洗是对药材表面进行机械摩擦、挤压,使吸附、黏合、嵌入、夹带在药材表面、缝隙的杂物或药材自身表皮剥落并分离的一种方法。滚筒式干洗机结构示意图见图8-5。

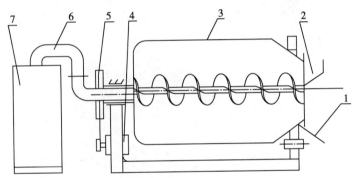

1. 出料口;2. 进料口;3. 转筒;4. 电机;5. 传动轮;6. 风管;7. 除尘器。

● 图 8-5 滚筒式干洗机结构示意图

中药材干洗机的电机通过减速机构带动一个六角或四方形的滚筒,滚筒的外表为钢丝编织的网格,药材放入滚筒内,以每分钟数十转的转速转动,利用物料自重、翻滚、相互擦碰打击,使附着在表皮或凹槽内的泥沙等杂质除去,并从滚筒周围的编织网格表面筛出,整个滚筒外装除尘罩,由吸风管引入旋风除尘器除尘,较大的泥沙杂质颗粒则下落积存在下面的积尘筐内,可定时清理,物料由人工或输送机装料。这种药材干洗方式不用水,避免了用水清洗药材导致有效成分的流失,减少饮片厂的污水排放量。根据需要,接触药材的滚筒可用不锈钢或碳钢制造,滚筒形状可制成方形柱(XGF 型)或六棱柱形(XGL 型),有利于滚筒内物料翻滚互相擦碰,物料不宜装得过多,一般装料体积为滚筒容积的 30%。

五、磁选

磁选是利用强磁性材料吸附混合在药材中的磁性杂物,将药材与磁性杂质进行分离的一种方法。磁选可除去药材或饮片中的铁屑、部分含有原磁体的砂石等杂物;除去药材中的铁丝等金属杂物,保护切制、粉碎等炮制机械和人身安全。由于砂石中所含有的原磁体较少,需要强磁性材料才能除去。磁性金属杂质相对于药材原料中的其他杂质来说量不多,但危害性大,且用普通的去杂方法难以去除,必须采用专门的磁选机械。目前磁选机械主要有棒式磁选机和带式磁选机。带式磁选机结构示意图及设备图见图 8-6。

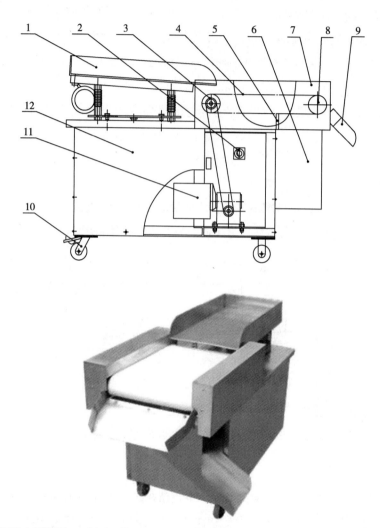

1.振动上料装置;2.电源开关;3.主动轴;4.输送带;5.磁性杂物出料口;6.磁棒箱;
7.机械化磁选;8.强磁性轴;9.出料口;10.脚轮;11.驱动电机;12.机架。

● 图 8-6　带式磁选机结构示意图及设备图

磁选机由振动送料和磁选两部分组成。振动送料部分将物料均匀地撒落到输送带或磁选箱,进行磁选。其中棒式磁选机的磁选箱均匀安装了磁棒,当物料受重力作用下落、经过磁选箱时,含原磁体杂质受强磁力作用被吸附在磁棒上,物料则通过磁选箱进入料筐,使杂质与物料自动分离。被吸附在磁棒上的杂质,由人工定期进行清除。带式磁选机的一个轧辊具有强磁性,当物料在输送带上经过强磁性辊轴时,含原磁体杂质受磁力作用被吸附在输送带上,其他物料在重力作用下经出料口排出,而吸附在输送带上的杂质继续沿着辊轴圆周转动到辊轴的下方,随着辊轴继续旋转,吸附在输送带上的杂质远离磁性与辊轴,当吸引力小于杂物重力时,杂物便脱离输送带,下落在杂物出料口排出,实现金属杂质与物料的自动分离。

此外,根据药材质地与性质,其他清除杂质的方法还有摘、揉、擦、砻、刷、剪切、挖、剥等。

(1)摘:将根、茎、花、叶类药材放在竹匾内,用手或剪刀将其不入药的残基、叶柄、花蒂及果柄等摘除,使之纯净,如旋覆花、辛夷等除去梗柄。

(2)揉:将药材放在大眼筛上,轻轻揉搓后,再通过筛簸,以除去杂质,如桑叶、马兜铃等。

(3)擦:用两块木块,将药材放在中间反复摩擦,或放入石臼内用木棍轻轻擦动,以除去外皮和硬刺,如蔓荆子、苍耳子等。

(4)砻:用石磨(垫高磨芯)或竹木制成的砻子,磨去杂质或非药用部位,而不致磨碎内仁,如桃仁、苦杏仁去皮,扁豆去衣,刺蒺藜、苍耳子去刺,香附去毛等。

(5)刷:用毛刷刷去药材外表面灰尘、泥沙、茸毛或其他附着物。如枇杷叶入药时需用刷子刷去叶片背面的茸毛,方能炮制入药。刷的工具可用丝瓜络,其效果比刷子好。

(6)剪切:利用剪或刀,剪或切去药材残留的非药用部位,或将药用部位用剪刀剪碎,或分离不同的药用部位,如玄参去芦,细辛剪去叶等。

(7)挖:采用金属刀或非金属刀(如竹片)挖去果实类药材中的内瓤、毛核,以便于药用,如枳壳挖去内瓤。

(8)剥:将果实类药材的外壳剥除,但分离时须保持其完整,如白豆蔻、砂仁白果等剥去壳,临用时打碎。

第四节 清除非药用部位

清除非药用部位是依据原药材的不同类别,按照临床的用药需要进行的一类净制方法。按净制要求主要可分为:去根与去茎、去皮壳、去毛、去心、去芦、去核、去瓤、去枝梗、去头尾足翅、去残肉筋膜等。

通过去除非药用部位,选取需要入药的部位,可以使得临床用药准确,符合剂量要求,提高药物的临床疗效,便于调剂制剂,降低毒副作用。

一、去茎与去根

去根是指以根茎、茎为入药部位的药材须除去非药用部位的残根(须根、支根)。去茎是指以根为入药部位的药材,须除去根上残留的残茎(非药用部位)。

1. 去残根 以茎、地上部分或以根茎为入药部位的药材须除去非药用部位的残根,一般指除去主根、支根、须根等非药用部位。以茎入药的,如石斛、麻黄等;以地上部分入药的,如荆芥、广藿香、薄荷、马齿苋、马鞭草、泽兰、茵陈、益母草、瞿麦等;以根茎入药的,如黄连、干姜、升麻、芦根、藕节、重楼、香附等。一般采用剪切、挑选、火燎、撞、砻等除去残根。

2. 去残茎 以根、根茎为入药部位的药材须除去非药用部位的残茎及地上部分。如当归、白芷、地榆、党参、前胡、百部、木香、黄芩、威灵仙、续断、防风、广豆根、柴胡、银柴胡、麻黄根、射干、细辛等均需除去残茎、地上部分及须根等;以草质茎、地上部分、全草入药的药材,应将其中的木质茎、老茎、粗茎除去,如麻黄、薄荷、茵陈等。一般采用剪切、搓揉、风选、挑选等法除去残茎。

【现代研究举例】

(1)柴胡根具有解热、镇痛、镇静、抗炎等作用,其活性成分为皂苷类成分,柴胡茎、叶的皂苷类成分含量很低。因此,柴胡饮片以根入药具有合理性。

(2)细辛茎、叶含微量马兜铃酸,具肾毒性,而根和根茎则不含此类成分。2020年版《中国药典》规定其药用部位为根和根茎,在净制时应去除地上部分,与古代文献《雷公炮炙论》载"凡使细辛,一一拣去双叶服之害人"的记载一致。

二、去皮壳

去皮壳是指去除皮类药材的栓皮,根、根茎、块茎或鳞茎类药材的外皮,茎木类药材的粗皮,果实、种子类药材的果皮或种皮等非药用部位。

中药净制去皮始于汉代,《金匮玉函经》要求:附子、大黄用时"皆去黑皮"。梁代《本草经集注》指出,皮类药材必须"皆削去上虚软甲错处,取里有味者秤之"。清代《修事指南》谓"去皮者免损气"。现代认为去皮壳的主要作用在于纯净药材,使用量准确,便于切片,利于有效成分煎出等。

一般采用刮除、捣、敲、擦、碾、剥、撞等方法去皮壳。根据不同的中药,采取适宜的方法。

1. 树皮类 此类中药外表面有粗糙的栓皮,有的还附有苔藓、泥沙及其他不洁之物。栓皮干枯且有效成分含量甚微,若不去除则影响调配剂量。某些有毒的皮类药材,如苦楝皮、雷公藤等红黄色外层栓皮还会引起中毒。杜仲、关黄柏、黄柏、厚朴、肉桂、苦楝皮、桑白皮、椿皮等皮类中药,加工时须刮净栓皮。

【现代研究举例】厚朴的木栓层粗皮占全重的15.47%,而有效成分厚朴酚、和厚朴酚含量韧皮部高于木栓层。故厚朴的木栓层粗皮确为非药用部位,除去粗皮具有科学依据。

2. 根、根茎、块茎或鳞茎类 一般多在产地趁鲜去皮,如白芍、知母、南沙参、桔梗等,若不趁鲜及时去皮,干后就不易刮除。三棱、大黄、山药、千年健、黄精、川贝母、天南星、天花粉、木香、甘遂、平贝母、白及、白附子、半夏、竹节参、防己、红景天、泽泻、穿山龙、珠子参、粉葛、浙贝母、黄芩等均需刮净或撞去外皮;天冬、北沙参、明党参等置沸水中煮或蒸后,趁热除去外皮。

3. 果实类 草果、益智、使君子、鸦胆子、巴豆等,可砸破皮壳,去壳取仁;豆蔻、砂仁等,则采用剥除外壳取仁的方法。

4. 种子类 去皮壳的方法因中药的不同而异,如大风子、木鳖子、白果、芡实、核桃仁、娑罗子、郁李仁等,需去壳取仁;薏苡仁、柏子仁等,常用碾、擦法去皮;苦杏仁、桃仁等,可用燀法去皮。

三、去毛

毛刺是指生于药材表面或内部的茸毛、鳞片、硬刺、根类药材的须根以及动物类药材的茸毛等,因其影响药材的净度,有的具刺激咽喉等副作用,故须除去。一般采用刷除、砂烫、筛选、挑选、燀、碾、撞、挖等方法去毛刺。根据不同的中药,可分别采取下列方法。

1. 根茎类　如狗脊、骨碎补、香附、知母等表面生有鳞叶或茸毛,可先用砂烫法将毛烫焦,再撞净、筛除;也可用火燎法除去毛刺,筛净。马钱子表面密被灰棕或灰绿色绢状茸毛,用砂烫法将毛烫焦,再撞净、筛除焦毛。

2. 动物类　如鹿茸,加工时先用火燎去茸毛,注意不能将鹿茸燎焦,再用刀具、瓷片或玻璃片将其表面刮净。刺猬皮表面密生硬刺,并具茸毛,需用滑石粉烫或砂烫方法,将硬刺烫至焦黄色、卷曲易断,茸毛被烫焦,然后过筛除净。

3. 叶类　部分叶类药材如枇杷叶下表面密被茸毛,可在产地采摘后趁鲜用棕刷刷去茸毛。

4. 果实、种子类　金樱子内部生有淡黄色茸毛,一般在产地趁鲜纵剖二瓣,用刀挖净毛、核。或者将干燥后的金樱子略浸、润透,纵切二瓣,除去毛核,干燥。现代生产可将金樱子用清水淘净,润软,置切药机上切 2mm 厚片,筛去已经脱落的毛核,置清水中淘洗,沉去种核,干燥。或将晒至七八成干的金樱子置碾盘上,碾至花托全破开,瘦果外露时,过 0.5cm 的筛子,除去 95% 的茸毛及瘦果,晒干,再进行筛选。

一些药材其外表面的毛刺可用碾法或撞法除去。如苍耳子全体有钩刺,常用清炒法炒至表面呈焦黄色、刺焦时,碾去刺。

四、去心

去心是指去除根皮类药材的木质部或种子的胚根、胚芽及幼叶等非药用部位。实际操作中,包括除去根的木质部和枯朽部分、种子的胚芽等。需要去心的药材有:巴戟天、五加皮、白鲜皮、地骨皮、牡丹皮、香加皮、桑白皮等。巴戟天按蒸法蒸透后,趁热抽去木心。其余根皮类药材,通常在产地趁鲜用木槌敲击,使皮与木质部分离,剥取根皮,去除木心。

【现代研究举例】远志传统炮制须抽去木心,取根皮入药,称为远志筒。主要化学成分研究表明,远志皮部含皂苷 12.1%,远志心仅含皂苷 0.482%,远志皮是木心的 25 倍,而且木心重量占药材全重近 40%,将木心作为非药用部位去除有一定道理。2020 年版《中国药典》规定,远志饮片需抽去木心。

五、去芦

芦又称芦头、芦苗,一般指根类中药的根头及根顶端带有的根茎、残茎、叶基等部位。古代医药学家认为芦为非药用部位,应去除。《证类本草》中人参项下有"采根用时,去其芦头,不去者吐人,慎之"的记载。元代吴云"人弱者以参芦可代瓜蒂也",将参芦列为涌吐药来使用。《修事指南》谓"去芦者免吐"。

目前规定需要去芦的中药有:川牛膝、牛膝、西洋参、地黄、仙茅、苦参、山药、续断等。

去芦一般采用洗润、切除、剪除、风选、挑选等方法。

【现代研究举例】人参根和人参芦有效成分相近,人参芦中人参总皂苷含量比人参高 2~3 倍,挥发油是人参根含量的 60 倍,无机元素的含量人参芦也比人参根高。在小鼠游泳能力、常压耐缺氧、耐高温、耐低温、自主活动、抗利尿、抗惊厥及急性毒性方面,两者也无明显差异。实验研究和临床实践均表明人参芦无催吐作用,现代可不去芦使用。但因人参芦中人参皂苷有溶血现象,制备注射剂的人参需去芦使用,以保证用药安全。

有的药材主根和芦头中所含化学成分基本一致,桔梗芦头中皂苷含量还比根多 20%~30%。因此,人参、桔梗、党参、前胡、防风、独活等传统要求去芦使用的中药,其芦头和主根均具有相同或相近的有效成分和临床疗效,2020 年版《中国药典》已不再规定去芦头。

六、去核

一些果实类药材,常用其果肉或假种皮,其中的核(或种子)属于非药用部位,或者核与果肉(或假种皮)的作用不同,故须除去或分别入药。

去核的主要目的是去除非药用部位,保证药用剂量准确。《雷公炮炙论》曾记载"使山茱萸,须去内核,核能滑精"。《修事指南》概括为"去核者免滑"。说明去除某些果实类药物的核还可以缓和或降低毒副作用。如山茱萸、金樱子、诃子、龙眼肉等中药,由于有效成分主要分布在果肉(或假种皮)部分,核不仅有效成分含量较低,而且在药材中占的比例又很大,故须去核(或种子)取肉(或假种皮)。

一般采用风选、筛选、挑选、浸润、挤压、剥离、切挖等方法去核。如乌梅,要求用乌梅肉者,若质地柔软者可砸破,剥取果肉去核;若质地坚硬者,可水润使软或蒸软,再取肉去核或用去核机去核。又如龙眼肉,将果实烘干或晒干,除去果皮,剥取假种皮;或将果实投入沸水中煮 10 分钟,捞出摊晾,使水分散失,再烘烤一昼夜,剥取假种皮,晒干。

【现代研究举例】

(1)山茱萸果核和果肉的成分相似,鞣质和油脂主要分布于核中,具有降低血清转氨酶作用,镇静、降温、抗菌消炎作用的熊果酸主要存在于果肉中,果核为果肉的 1/6。因此,2020 年版《中国药典》规定山茱萸含果核等杂质不得过 3%。山茱萸多在产地挤压去核;若去核未净者,可洗净润软或蒸后将核剥去,晒干。

(2)诃子为收涩药,其果核占果实总重的 50% 以上,鞣质含量仅为 4.16%,而果肉中鞣质的含量为 26.06%。表明诃子核为非药用部位,去核是必要的。诃子去核方法为:取原药材,洗净略泡,闷润至软,轧开去核取肉干燥。

七、去瓤

果实类中药,须去瓤用于临床。去瓤的主要目的在于除去药材中的质次部位以纯净药材,使用量准确,便于贮藏,免除胀气等副作用。《本草蒙筌》曰"去瓤免胀"。

需去瓤的药材有:枳壳、化橘红、瓜蒌皮、青皮等,大多采收后趁鲜加工。如化橘红,取果实置沸水中略烫后,将果皮割成 5 或 7 瓣,除去果瓤及部分中果皮,压制成形,干燥。瓜蒌皮,将果实剖开,除去果瓤及种子,阴干。青皮,在果皮上纵剖成 4 瓣至基部,除去瓤瓣,晒干,习称四花青皮。

【现代研究举例】枳壳的挥发油大多存在于果皮,瓤占其重量的 20%,去瓤生枳壳片含挥发油 0.91%,连瓤枳壳片含挥发油 0.47%,仅为果皮的 1/2,连瓤枳壳更易霉变和虫蛀,其水煎液极为苦涩,因此枳壳瓤作为非药用部位除去具有科学性和合理性。炮制时,将枳壳洗净润透,切薄片,干燥后筛去碎落的瓤核。

八、去枝梗

去枝梗是指除去某些茎、叶、花、果实类药材中夹杂的老茎枝、叶柄、花蒂、果柄等非药用部位,以使药材纯净,饮片用量准确。如桂枝、桑寄生、槲寄生、西河柳、桑枝等常混有老的茎枝;桑叶、侧柏叶、荷叶、辛夷、密蒙花、旋覆花、款冬花、槐花、五味子、花椒、连翘、槐角、夏枯草、女贞子、淫羊藿等混有叶柄、花柄、果柄等。

去枝梗通常采用挑选、筛选、风选、剪切、摘等方法。

【现代研究举例】钩藤习惯上以钩入药为佳,并认为双钩比单钩好,嫩枝比老枝疗效好。研究认为钩藤的钩与茎含有的化学成分基本一致,老枝含量极少。嫩枝钩降压作用维持时间长,老枝、茎降压作用较弱,维持时间短。所以,古人强调钩藤用钩和嫩枝,除去老茎枝有一定的现代科学依据。

九、去头尾足翅

部分动物类或昆虫类中药,需要去头、鳞或去足、翅后使用。其目的是除去非药用部位或有毒部位。如乌梢蛇、蕲蛇等去头及鳞片;蛤蚧除去头、足及鳞片;斑蝥、红娘子、青娘子等去头、足、翅;蜈蚣去头、足等。

去头、鳞,一般采用浸润切除、蒸制剥除等方法。去头、足、翅,一般采用掰除、挑选等方法。

十、去残肉筋膜

某些动物类药材,需要去残肉、筋膜、骨塞、角塞等后使用,以纯净药材。如龟甲、鳖甲、珍珠母、牡蛎、蛤壳等,均需除去残肉、筋膜;牛黄,去除外部薄膜;水牛角,除去角塞等。

传统方法一般采用刀刮、水煮、密闭浸泡后漂洗等方法。现代可用胰脏净制法和酵母菌净制法。

1. 胰脏净制法　取新鲜或冰冻的猪胰脏,除去外层脂肪和结缔组织,称量后绞碎,加水少许搅匀,用纱布过滤,取滤液配制成约 0.5% 的溶液,备用。将龟甲加入该溶液中用 Na_2CO_3 调节 pH 至 8.0~8.4,水浴加热至 40℃,每隔 3 小时搅拌 1 次,经 12~16 小时,残皮和残肉能全部脱落,捞起龟甲,洗净晒干,至无臭味即得。

加工原理为胰脏中的蛋白酶在适宜条件下(温度 40℃,pH 8.0~8.4,糜蛋白酶要求 pH 为 8.0,胰蛋白酶要求 pH 为 8.4),可对不同形式的肽链产生水解作用,使蛋白质水解成氨基酸和多肽。而龟甲的残肉、残皮含有丰富的蛋白质,可被胰脏中的蛋白酶水解而除去。其优点是胰脏易得,设备简单,操作方便,成本低,时间短,产品无残肉,色泽好,但对产品质量有影响。

2. 酵母菌净制法　取龟甲 0.5kg,用冷水浸泡 2 日,弃去浸泡液,加卡氏罐酵母菌 300ml,加水淹过龟甲 1/6~1/3 体积,盖严。2 日后溶液上面起一层白膜,7 日后捞出,用水冲洗 4~6 次,晒干,至无臭味即得。

该法与传统净制法相比,时间可缩短约 80%,设备简单,去腐干净,对胶类有效成分不会造成损失,出胶率高,适合大量生产。

中药饮片的纯净度将会直接关系中医的临床疗效。净制必须符合《中华人民共和国药典》《全国中药炮制规范》和国家中医药管理局关于《中药饮片质量标准通则》中的规定要求。药材炮制项下仅规定去杂质的炮制品,除另有规定外,应按照药材标准检验净度。

第五节　分离不同药用部位

有些中药入药部位不同,其功效也不同,应分别入药。根及根茎类的药材如麻黄,麻黄茎发汗,麻黄根止汗。又如当归,当归头止血,当归身补血,当归尾破血,全当归补血活血。果实种子类的药材如莲子,莲子心(胚芽)能清心热,除烦;莲子肉能补脾涩精。花椒(果皮)温中止痛,杀虫止痒;椒目(种子)行水平喘。连翘(果实)清热解毒,消肿散结;连翘心(种子)清心安神,利小便。白扁豆种子与种皮作用不同,白扁豆长于健脾化湿,扁豆衣偏于祛暑化湿。菌类药茯苓可分成茯苓皮,利水消肿;茯苓块,清利湿热;茯神,宁心安神等。药材不同的药用部位其临床功效不同,需按临床用药的要求进行分离。

一、分离方法

对于不同的入药部位采用的分离方法不尽相同。根和茎的分离可采用剪切的方法,如当归等;种子和种皮的分离可以采用剥、燀等方法,如白扁豆等;果实和种子的分离可以采用挤压、剥离等方法,如连翘、花椒等;有些药物如茯苓和茯苓皮的分离常采用刮的办法;还有些药物如莲子和莲子心,可剥开取出莲子心,亦可采用一根牙签从莲子中间穿过,带出莲子心,再用手拔出莲子心。

二、药物示例

1. 当归头、当归尾的分离　取净当归,洗净,稍润,将当归头部切下 4~6 片(薄片),晒干或低温干燥(或取当归头部,纵向切薄片),筛去碎屑,即为当归头;取当归须根部分,切片,晒干或低温干燥,即为当归尾;取切去头和尾部分的当归身,切成薄片,晒干或低温干燥,即为当归身。

2. 扁豆仁和扁豆衣的分离　取净扁豆,置沸水中稍煮至皮软后,取出,搓开种皮与仁,干燥,簸取种皮,即得扁豆衣(其仁亦药用)。

3. 莲子和莲子心的分离　取莲子,除去杂质,用温水略浸,捞出润软,剥开取心,分别干燥后,得莲子肉和莲子心。

第六节 其他加工

一、碾捣

某些矿物、动物、植物类药物,由于质地特殊或形体较小,不便切制,不论生熟,均须碾或捣碎,以便调配和制剂,使其充分发挥疗效。采用碾碎或捣碎的药物,大致分为以下几类:

1. 矿物类药材 如自然铜、赭石、磁石、石膏、龙骨、龙齿、花蕊石、白石英、紫石英、金精石、银精石、阳起石、赤石脂、禹余粮、寒水石、钟乳石、云母石、金礞石、青礞石、海浮石等。

2. 动物类药材 甲壳类药材如穿山甲、龟甲、鳖甲、石决明、牡蛎、瓦楞子、蛤壳、紫贝齿、白贝齿等。

3. 植物类药材

(1)果实种子类药材:如芥子、莱菔子、川楝子、紫苏子、决明子、瓜蒌子、胡麻仁、牵牛子、诃子、砂仁、豆蔻、草豆蔻、益智、桃仁、苦杏仁、郁李仁、肉豆蔻、荔枝核、橘核、栀子、苍耳子、酸枣仁、小茴香、女贞子、冬瓜子、胡芦巴、补骨脂、刺蒺藜、韭菜子、榧子、刀豆、木鳖子、猪牙皂、稆豆等。本类药物大多数含有脂肪油或挥发油,碾或捣碎后不宜贮藏过久,以免泛油变质或挥发而失效。

(2)根及根茎类药材:本类药材大多数切成饮片供临床应用,但有的品种形体很小,不便切制,如川贝母、制半夏、珠儿参、三七等须在调剂时捣碎。

二、揉搓

某些质地松软且丝条状的药物,需揉搓成团,便于调配和煎熬,如竹茹、谷精草等。另如荷叶、桑叶需揉搓成小碎块,便于调剂和制剂制绒。

三、制绒

某些药物碾成绒状,以缓和药性或便于应用。如麻黄碾成绒,则发汗作用缓和,适用于老年、儿童和体弱者服用。另外,艾叶制绒,便于配制"灸"法所用的艾条或艾柱。

四、拌衣

将药物表面用水润湿,使辅料粘于药物上,从而起到一定的治疗作用。

1. 朱砂拌 将药物湿润后,加入一定量的朱砂细粉拌匀,晾干。如朱砂拌茯神、茯苓、远志等,以增强宁心安神的作用。

2. 青黛拌 基本与朱砂拌法相同,如青黛拌灯心草,有清热凉肝的作用。

1. 主要内容解读　净选加工是中药炮制的第一道工序,是药材炮制成饮片前必经的基础工作。凡供切制、炮制或调剂、制剂用的中药饮片,均应清除杂质、清除非药用部位、分离不同的药用部位,使用净药材。中药饮片的纯净度直接关系中药的安全性、有效性和剂量的准确性,关乎中医的临床疗效。净制必须符合国家标准和地方标准。

2. 主要知识点　净制是中药材在切制、炮炙或调配、制剂前,选取规定的药用部位,除去非药用部位、杂质和霉变品、虫蛀品、灰屑等,使其达到药用净度标准的炮制方法。净制的内容主要包含清除杂质、去除非药用部位和分离不同的药用部位。净选加工的目的是:①去除杂质;②去除和分离非药用部位;③大小分档。根据操作方法的不同,清除杂质分为挑选、筛选、风选、水选和磁选。分离不同的药用部位包括:去根、去茎、去皮壳、去毛、去心、去芦、去核、去瓤、去枝梗、去头尾足翅和去残肉筋膜等。

3. 拓展学习指导　理论与实践相结合,传统与现代相结合。通过实验操作、实地参观等将课堂理论知识与实践技能相结合,深入了解行业发展现状及存在的问题,掌握净选加工的方法和发展趋势。结合现代研究结果,加深理解净制的科学内涵,分析去除非药用部位和分离不同药用部位的必要性和合理性。

第八章　同步练习

思考题

1. 中药材产地加工与净制的目的是什么?

2. 中药材采收的原则有哪些?

3. 去除杂质的净制方法有哪些? 各种方法适用于哪些药物?

4. 需要分离不同药用部位的中药有哪些? 为什么?

5. 举例说明中药材的非药用部位都有哪些。

第九章　饮片切制

掌握:饮片切制的目的;切制前药材水处理的原则;药材软化和切制方法;饮片干燥的要点。

熟悉:饮片类型的选择原则;饮片类型及其适宜药物。

了解:手工切制和机械切制的操作方法;有关软化、切制机械工作原理。

将净选后的药材进行软化,切成一定规格的片、丝、段、块等的炮制工艺,称为饮片切制。

除少部分的果实、种子类、体积较小的块茎类药物经过净制后可直接成为生品饮片外,绝大部分中药均需通过饮片切制的炮制工艺制备成生品饮片,大部分生品饮片还需进一步加工炮制。

经过净制、切制或进一步炮炙制备成供中医临床处方配伍的药物及中成药制剂生产的配方原料统称为中药饮片。

第一节　饮片切制的源流和目的

一、饮片切制的源流

饮片切制历史悠久,最早记载为《黄帝内经》中的"㕮咀",现在对于"㕮咀"的理解有两种,一是认为用牙齿咬碎中药;二是认为对药物进行初步的加工,将药物破碎。其共同点都是将中药磨碎,以利于煎煮和药效的吸收发挥,这便是最初的切制。汉代以前的《五十二病方》中,载有"细切""削""刻"等早期饮片切制用语,历经汉、唐发展到南宋时期,制药事业日臻完善,如北宋《本草衍义》中载有"药味易出,而无遗力也"。元朝周密在回忆南宋的《武林旧事》中,曾记载杭州已有制售"熟药圆散,生药饮片"的作坊,饮片的名称开始出现,至明代中期陶华的《伤寒六书》制药法中,明确提出了饮片一词,曰"一用川大黄,须锦纹者,佳。剉成饮片,用酒搅匀,干燥,以备后用"。从此,更多的医药书籍中均有引用,并沿用至今。

二、饮片切制的目的

1. 便于有效成分煎出 饮片切制按药材的质地不同而采取"质坚宜薄""质松宜厚"的切制原则。由于饮片与溶剂的接触面增大,可提高药效成分的煎出率,并避免药材细粉在煎煮过程中出现糊化、粘锅等现象,显示出饮片"细而不粉"的特色。

2. 利于进一步炮炙 药材切制成饮片后,大小、厚薄均一,便于在炮炙时控制火候,使药物受热均匀,也利于药物与各种辅料的均匀接触和吸收,提高炮炙效果。

3. 利于调配和制剂 药材切制成饮片后,方便临床处方的调剂,利于中成药生产中的浸提、粉碎等处理。

4. 利于贮藏 药物切制、干燥后,含水量下降,减少了霉变、虫蛀等变异现象的发生,而利于贮藏。

5. 便于鉴别 部分断面特征明显的中药,切制成一定的片型后,更易显示断面特征,利于鉴别。如大黄,切片后显露出星点状的异型维管束,何首乌横切后易见云锦状的异型维管束。

切制的工序一般分为软化、检查、切制、干燥、包装等环节。

第二节 药材的软化

除了部分药材可以直接切制或在产地趁鲜切制成饮片外,大部分干燥的药材切制成饮片时必须经过软化处理,使药材吸收一定水分,质地由硬变软,达到利于切制的目的。动、植物类药材几乎都含有蛋白质、淀粉、纤维素等大量亲水性物质,是药材能够被水软化的必要条件。药材的软化方式包括一般水处理、加热蒸煮、气相置换等。

一、药材软化的要求

药材软化的要求是"软硬适度""药透水尽""避免伤水"。

1. 软硬适度 是指药材软化后的硬度应达到适合切制的要求。药材的硬度与含水率一般是成反比关系,即含水率低药材硬度高,含水率高药材硬度低,不同药材切制时所需的硬度需要通过切制试验确定,也可采用传统的经验进行鉴别。

2. 药透水尽 是指药材进行软化处理时,加入一定量的清水或液体辅料,待药材软化到需要的程度时,所加液体全部被药材吸尽。要做到药透水尽需严格根据药材的性能和质地控制用水量,水量不足较难软化药材,水量过多则药材吸收过多水分而出现"伤水"、药效降低等现象。

3. 避免伤水 伤水是指药材在水处理时吸收过多水分的一种现象。伤水的药材不仅直接影响切制成品的质量,甚或无法切制,还会造成药材内部化学成分流失,进而影响临床疗效。采用水处理法软化药材,在达到药材全部被浸润透前,水分始终从药材表面向中心方向渗透,直至药材全部汲取水分(药透)。药材全部吸取水分后若不及时取出,就易导致吸收水分过多,出现伤水现象。伤水的主要原因是在水处理时用水量过大、浸泡时间过长,或在水处理前未进行大小分档,造成粗大者未透而细小者吸水过多的现象。遵守"少泡多润"的原则进行药材软化,是避免伤水的有效方法。

二、药材软化的方法

1. 一般水处理方法　是指将药材单用水进行处理使得药材软化的方法。水处理方法有多种,如浸泡、喷淋、淘洗、漂洗、浸润等。

(1)淋法(喷淋法):指以清水喷淋或浇淋药材。操作时,将药材厚薄均匀、整齐地堆放,用清水均匀自上而下喷淋,喷淋的次数根据药材质地而异,一般为2~3次,每次间隔一定时间,便于水分渗入药材组织内部,达到内外湿度一致,以适合切制。本法多适应于气味芳香、质地疏松的全草类、叶类、果皮类和有效成分易随水流失的药材,如薄荷、荆芥、佩兰、香薷、枇杷叶、陈皮等。

淋法处理后仍不能软化的部分药材,可选用其他方法,如润法,进行再处理。

(2)淘洗法:指用清水洗涤或快速洗涤药物的方法。操作时,将药材投入清水中,经淘洗或快速洗涤后,及时取出,稍润,即可切制。由于药材与水接触时间短,故又称"抢水洗"。适用于质地松软、水分易渗入、有效成分易溶于水的药材及芳香药材,如五加皮、瓜蒌皮、白鲜皮、合欢皮、南沙参、石斛、瞿麦、陈皮、防风、龙胆、细辛等。大多数药材洗一次即可,但有些药材附着多量泥沙或其他杂质,则需用水洗数遍,以洁净为度。要求每次用水量不宜太多,操作迅速,避免吸收过多水分影响药材质量,如威灵仙、紫菀、白薇等。淘洗后如不能达到软化要求,可再用润法处理。

(3)泡法:指将药材用清水浸泡一定时间,使其吸入适量水分的方法。操作时,先将药材洗净,再注入清水至淹没药材,放置一定时间,视药材的质地、大小、季节和水温等灵活掌握,中间不换水,一般浸泡至一定程度,捞起,润软,再切制。适用于质地坚硬、水分较难渗入的药材,如三棱、山药、山慈菇、川乌、川芎、天南星、木香、防己、何首乌、泽泻等。

体积粗大、质地坚实者,泡的时间宜长;体积细小,质轻者,泡的时间宜短。春、冬季节浸泡的时间宜长;夏、秋季节浸泡的时间相对宜短。质轻遇水漂浮的药材,在浸泡时,要压重物,使其泡入水中。本着"少泡多润"的原则,以软硬适度便于切制为准。

另外,部分动物类药材中甲壳类、骨骼类药材也可采取泡法加工,俗称"烂"法。其操作方法是:将药材置缸内,放水淹过药面,加盖长时间浸泡,中间不换水。由于微生物繁殖,造成筋膜腐烂,除去附着的皮、肉、筋、膜等,洗净,干燥,即得洁净的甲壳类、骨骼类药材,如龟甲、鳖甲、鹿角、狗骨等。

(4)漂法:指将药材用多量水,多次漂洗的方法。操作时,将药材放入大量的清水中,每日换水2~3次,漂去有毒成分、盐分及腥臭异味。古代常用长流水漂。本法适用于毒性、带盐分及具腥臭气味的药材,如川乌、草乌、天南星、半夏、附子、肉苁蓉、昆布、海藻、紫河车、五谷虫、人中白等。

漂的时间根据药材的质地、季节、水温灵活掌握,以去除其刺激性、咸味及腥臭气味为度。

(5)润法:指将药材或经过淋、洗、泡、漂的药材,用适当器具盛装,或堆积于润药台上,以湿物遮盖,或继续喷洒适量清水,保持湿润状态,使药材外部的水分徐徐渗透到药物组织内部,达到内外湿度一致,利于切制的方法。其他水处理方法一般都要结合润法进行操作,以达到软硬适度,避免伤水的要求。润药是关键,润法得当,既可保证切制饮片的质量,又可减少有效成分损耗,故有"七分润工,三分切工"之说。润法的优点一是药效成分损失少,二是饮片颜色鲜艳,三是水分均匀,饮片平坦整齐,很少有炸心、翘片、掉边、碎片等现象。因此药材软化多采用"少泡多润,药透水尽"的原则。

润法有浸润、伏润、露润等具体操作方法。①浸润:以定量水或其他溶液浸润药材,经常翻动,使水分缓缓渗入内部,以"药透水尽"为准,如黄连、木香、郁金、枳壳、枳实等。②伏润(闷润):经过水洗、泡或以其他辅料处理的药材,用缸(坛)等在基本密闭条件下闷润,使药材内外软硬一致,利于切制,如郁金、川芎、白术、白芍、山药、三棱、槟榔等。③露润(吸潮回润):将药材摊放于湿润而垫有篾席的土地上,使其自然吸潮回润,如当归、玄参、牛膝等。

润法应注意:①润法时间长短应视药物质地和季节而定,如质地坚硬的需浸润3~4天或10天以上,质地较软的1~2天即可,夏、秋宜短,冬、春宜长;②质地特别坚硬的药物,一次不易润透,需反复闷润才能软化,如大黄、何首乌、泽泻、槟榔等;③夏季润药,由于环境温度高,要防止药物霉变,对含淀粉多的药物,如山药、天花粉等,要防止发黏、变红、发霉、变味现象出现,一经发现,要立即以清水快速洗涤,晾晒后再适当闷润。

2. 蒸煮法 有些不宜采用常规水处理软化的药材,可采用蒸、煮等加热的方法,既能达到软化的目的,又能保存药效。如黄芩要蒸润后趁热切片,其断面呈现黄色,若用冷水浸润后切片,断面则变为绿色,其原因是所含黄芩苷在酶的作用下会酶解为不稳定的黄芩苷元,易被氧化为醌类物质而变绿,使药效降低;木瓜蒸后呈棕红色,趁热切片;鹿茸刮去茸毛,加酒稍润,置高压锅安全眼上喷汽趁热切片,边蒸边切,既保证质量又利于切片。

3. 气相置换法 气相置换法软化药材的设备主要是水蓄冷真空气相置换式润药机,见图9-1。润药箱一般是方形箱体,以利于提高药材装载容积率。润药箱负压可达到 −0.095MPa 以上,随后注入水蒸气,适当时间后取出药材,完成气相置换法药材软化过程。润药机配套的蓄冷式真空气流除水装置用于除去真空气流中的水分,以确保润药过程所需真空度。

气相置换润药的特点是水蒸气完全占据了药材内部的空隙,药材组织完全暴露在水分环境中,水分无须借助于药材组织的渗透,而是通过药材内部空隙的扩散、漂移到达药材组织,因此具有快速与均匀吸水的特点。由于水蒸气的密度远远小于液态水,通过控制润药时间很容易控制药材含水率。

该项技术的优点在于避免了药材在浸润时水溶性有效成分的流失,大幅度缩短药材的软化时间,并降低药材软化后的含水量,使后续干燥的时间缩短,同时避免了液态水浸润药材后的废水排放,利于环保和节能,提高生产效率。

气相置换润药使用的水蒸气具有相应的温度,在实际应用中应考虑药材的热稳定性。必须根据药材的性能,按照"软硬适度"的软化要求控制蒸汽用量,可以避免药材升温过高而影响药效。

另外,国内有关单位还研制了真空加温润药设备和减压冷浸润设备,并用于生产,缩短了软化工艺生产周期,提高了饮片质量,收到较好的效果。

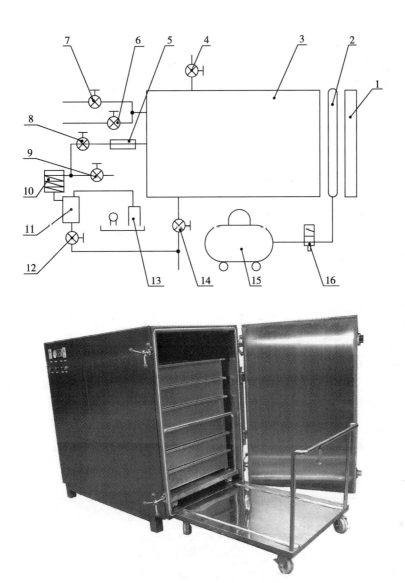

1. 箱门；2. 密封条；3. 真空润药箱；4. 安全阀；5. 压力指示器；6. 进水阀；7. 蒸汽阀；8. 真空阀；
9. 放空阀；10. 冷凝设备；11. 集水箱；12. 出水阀；13. 真空泵；14. 排污阀；15. 空气压缩泵；
16. 充放气电磁阀。

● 图 9-1　水蓄冷真空气相置换式润药机结构示意图及设备图

三、药材软化的原理

1. 水处理　水处理软化药材时，药材表面先湿润、吸水，从而在药材表面与中心之间形成湿度差，水分逐渐向中心部位渗透，直至药材全部吸取水分而达到软化的目的。药材全部吸取水分的过程往往十分缓慢，除了与其形状大小和组织结构有关外，还与水温和外部压力等条件有关。实际应用中，为了加快药材软化的速度，一些难以采用常规水处理方法软化的药材也可用减压浸润法或加压浸润法。

2. 蒸煮法　为了更好地保留有效成分，有些药材可采用蒸或煮的方法进行软化。在加热的情况下，水分子运动加快，通过水的快速渗入，达到软化药材的目的。一些药材中含有分解有效成分的酶,如以苷类为主要有效成分的药材,通过蒸煮法进行软化,水蒸气或沸水迅速渗透进入药材内部,既能达到软化药材的要求,又可杀灭分解有效成分的酶,保存药效成分。

3. 气相置换法 是指将装有药材的密闭箱体抽成真空,使药材内部空隙也成真空状态,形成负压状态下的空穴,当有水蒸气注入时,水蒸气可迅速进入药材内部的空隙,药材便吸水而软化。在软化过程中,水蒸气被吸收后药材内部空隙的压力小于外部水蒸气的压力,外部水蒸气就会不断地补充这些空隙,直至水分饱和。

用液态水浸润药材时,水是沿着植物细胞壁或微小空隙壁面进行缓慢流动、渗透,这种由外向内的流动或渗透,药材体积越大、空隙越多,流程越长、时间越长,而且药材内部的空气还会阻碍水的流动,不仅软化时间长,而且含水量不均匀。形成水蒸气后的气态水能沿着微小空隙进行扩散、漂移,不仅分子运动快速,使流程缩短,软化时间缩短,而且含水量比较均匀。这是水浸润法与气相置换法软化药材的最大区别。另外,气态水的密度远远小于液态水,通过控制吸水时间可以很好地控制药材的含水量。

四、药材软化程度的检查方法

药材在水处理过程中,为了避免软化不及或"伤水",要检查其软化程度是否符合切制要求,习惯称"看水性"或"看水头"。常用检查药材软化程度的方法如下:

1. 弯曲法 适用于长条状药材。药材软化后握于手中,拇指向外推,其余四指向内缩,以药材略弯曲,不易折断为合格,如白芍、山药、木通、木香等。

2. 指掐法 适用于团块状药材。以手指甲能掐入软化后药材的表面为宜,如白术、白芷、天花粉、泽泻等。

3. 穿刺法 适用于粗大块状药材。以铁钎能刺穿药材而无硬心感为宜,如大黄、虎杖等。

4. 手捏法 适用于不规则的根及根茎类的药材。一些药材软化后以手捏粗的一端,感觉其较柔软为宜,如当归、独活等;有些块根、果实、菌类药材,需润至手握无响声及无坚硬感为宜,如黄芩、槟榔、延胡索、枳实、雷丸等。

5. 刀切或折断法 适用于团块状、长条状及不规则的根及根茎类的药材。用刀直接切断或用手折断,中间应无干心,如大黄、白术、川芎等。

第三节 饮片类型、规格及切制方法

一、饮片的类型、规格

饮片的类型,是指根据药材的质地、形态等自然特点,结合炮制、鉴别的需要和临床用药要求,将药材切制成不同形状以及大小厚薄规格不一的类别。不同质地的药材,切制成的饮片类型有不同的规格标准。

常见的饮片类型和规格有:

1. 片 片按照厚度可分为极薄片、薄片、厚片。

(1)极薄片:厚度为0.5mm以下,如鹿角、苏木、降香等。

(2)薄片:厚度为1~2mm,如槟榔、白芍、三棱等。

(3)厚片:厚度为2~4mm,如山药、泽泻、丹参等。

槟榔薄片(图片)

按照片型可分为顶片、斜片、直片等。片型在质量标准中没有规定,同一药材可切成不同的片型。①顶片:又称顶头片、顶刀片、横切片,在切制进料时,药材长轴与刀片垂直。圆柱形药材切制成的饮片又称为"圆片"。②斜片:在切制进料时,药材与刀片成一定的角度,切制后一般成椭圆形或长圆形,一般适宜于长条形而纤维性强的药材。倾斜度小而形体粗大者切成的饮片称马蹄片(如大黄),倾斜度稍大而形体较粗者切成的饮片称瓜子片(如桂枝、桑枝),倾斜度更大而药材较细者切成的饮片称柳叶片(如甘草、川牛膝)。③直片:又称顺刀片、顺片,在切制进料时,药材长轴与刀片平行。一般采用手工切制,适宜于个体稍细长或不规则的团块状药材,如白术、川乌、川芎等。

山药厚片(图片)

丹参厚片(图片)

2. 丝 丝分为细丝和宽丝。

(1)细丝:宽度为2~3mm,适宜皮类和较薄的果皮类药材,如黄柏、厚朴、秦皮、陈皮等。

(2)宽丝:宽度为5~10mm,适宜叶类及较厚的果皮类药材,如枇杷叶、淫羊藿、冬瓜皮、瓜蒌皮等。

黄柏细丝(图片)

荷叶宽丝(图片)

淫羊藿宽丝(图片)

党参段(图片)

白茅根段(图片)

3. 段 段分为长段和短段。

(1)长段:长度为10~15mm,称长段或节。

(2)短段:长度为5~10mm,称短段或咀。

药材切成段一般适宜全草类和形态细长,内含成分易于煎出的药材,如薄荷、瞿麦、半枝莲、荆芥、香薷、益母草、麻黄、忍冬藤、党参、大蓟、小蓟等。

4. 块 块又称为丁,为8~12mm的方块,如阿胶丁。

阿胶丁(图片)

5. 颗粒 颗粒一般为粗粉至1cm左右的块片及颗粒。适宜矿物类、贝壳类药材。

6. 粉末 大多粉碎成细粉,用于直接吞服,如川贝母、冬虫夏草、三七等。

茯苓丁(图片)

中药的饮片规格丰富多样,除了上述的常规片型规格以外,全国各地还有各具特色的饮片类型,如骨牌片,饮片形状类似骨牌,如杜仲、黄柏等;肚片,多用于树皮类药材,如厚朴、肉桂等;蝴蝶片,适用于药材形状不规则的块根或菌类药材,如川芎、白术等;另有马蹄片,如大黄;腰子片,如马钱子;凤眼片,如枳壳;如意片,如双筒厚朴。另有用剪刀将硬皮类药材剪成小块片的剪片,如陈皮等。

二、饮片的切制方法

（一）饮片切制类型的选择原则

1. 根据药材质地，一般遵守"质疏宜厚，质密宜薄"的原则。质地极其致密坚实的木质类、动物骨和角类药材，宜切极薄片，如羚羊角、鹿角、水牛角、松节、苏木、降香等；质地致密、坚实者，宜切薄片，如乌药、槟榔、当归、白芍、木通等；质地松泡、粉性大者，宜切厚片，如山药、天花粉、茯苓、甘草、黄芪、南沙参等。

2. 根据药材形态，凡药材形态细长，内含成分易于煎出的，可切制成一定长度的段，如木贼、荆芥、薄荷、麻黄、益母草等；皮类药材和宽大的叶类药材，可切制成一定宽度的丝，如陈皮、黄柏、荷叶、枇杷叶等。

3. 为了突出鉴别特征，或为了饮片外形的美观，或为了方便切制操作，视不同情况，选择直片、斜片等，如大黄、何首乌、附子、山药、黄芪、桂枝、桑枝等。

4. 为了方便对药材进行炮炙，如阿胶切丁以便于炮制成阿胶珠等。

饮片的片型厚薄与规格大小会直接影响到药物疗效。《金匮玉函经》指出"凡㕮咀药，欲如大豆，粗则药力不尽"，表明饮片的厚薄、长短及粒度的大小、粗细与饮片煎煮时的有效成分溶出以及煎煮液性状密切相关。研究饮片的类型、规格，比较饮片的质量，量化、优化切制方法，是中药饮片切制发展的必然趋势。

（二）饮片切制的操作方法

饮片切制分为手工切制和机器切制，手工切片灵活多变，可切制各种规格、形状的饮片，但生产效率较低；机器切片生产效率较高，但片型单一，多为横片、斜片、段、丝等。

饮片切制在不影响药效，便于调配、制剂的前提下，基本上采用机械化生产，并逐步向联动化生产过渡。目前，由于机器切制还不能满足某些饮片类型的切制要求，故在某些环节手工切制仍在使用。

1. 机器切制　目前，全国各地生产的切药机种类较多，功能不一，如往复式切药机（剁刀式切药机）、旋转式切药机、多功能中药切药机、多功能斜片切药机等，基本特点是生产能力大，速度快，节约时间，减轻劳动强度，提高生产效率。但更新、改进现有的切药机器，使之能生产多种饮片类型以适用于各种药材切制需要，仍是机器切制亟待解决的问题。

切药机一般由动力、推进、切片、厚度调节四部分组成。切药机按药材或刀具的运动轨迹，又可以分为往复式切药机和旋转式切药机两类。往复式切药机适用于长条形的根及根茎类、全草类、茎类、叶类及某些动物类药材，旋转式切药机较适宜类圆形和长圆形的根及根茎类、果实种子类药材，根据刀具和药材运动又分为转盘式切药机和旋料式切药机。

(1)往复式切药机：又称剁刀式切药机，见图9-2。这种切药机通过电机转动金属履带或无毒橡胶材料制成的柔性带，把药材输送至切口处，同时通过电机使刀片在切口处作上下往复摆动，把药材切断。该切药机适用于长条形的药材，一般不适宜颗粒状药材的切制。

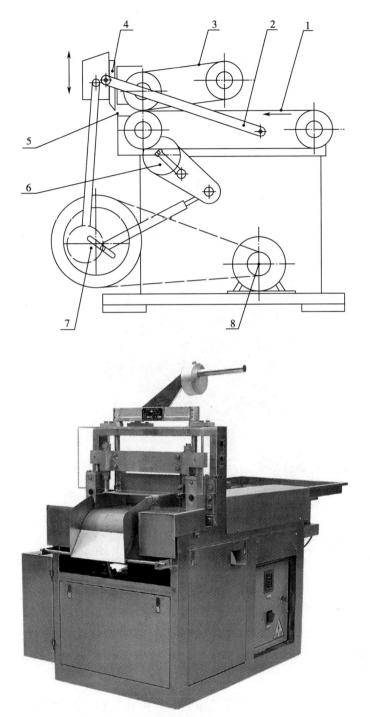

1.主输送带;2.刀架连杆;3.副输送带;4.切刀;5.切口;6.超越离合器;
7.曲柄连杆机构;8.电机。

● 图 9-2 往复式切药机结构示意图及设备图

　　(2)转盘式切药机:见图 9-3,转盘式切药机通过电机转动金属履带,把药材输送至切口处。通过刀盘的旋转,将药材切断。刀盘上一般装有 2~3 把刀具,旋转一周可以切制 2~3 次,故切制速度较快。较适宜类圆形和长圆形的根及根茎类、果实种子类药材,如当归、川贝、半夏、延胡索等的切制。

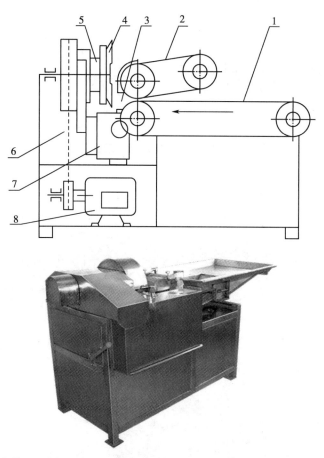

1. 主输送带；2. 副输送带；3. 切口；4. 切刀；5. 刀盘；6. 传动带；7. 减速箱；8. 电机。

● 图9-3　转盘式切药机结构示意图及设备图

（3）旋料式切药机：见图9-4，旋料式切药机是将刀片装在固定的刀架上，通过电机驱动转盘，药材直接投入转盘中心，在离心力作用下被抛向转盘外圈内壁，推料块迫使药材沿外圈内壁做圆周运动，当药材转过切刀就被切去一片，继续旋转直至被切完为止。其特点是体积小重量轻，可以移动，操作维修方便，无输送带，便于清洗，如川芎、泽泻、半夏、延胡索等的切制。

此外，在以上切药机的基础上，进行改进，研发出多功能切药机、斜切机、刨片机及小型的切片机等，可满足不同厚度、片型和数量的中药饮片切制。有的切药机上连接筛选机、提升机等联动设备，以提高切制效率。

2. 手工切制　手工切制用的切药刀，全国各地不甚相同，但切制方法相似。操作时，将软化好的药物，整理成把（俗称"把活"）或单个（俗称"个活"）置于刀床上，用手或特别的压板向刀口推进，然后按下刀柄，切成饮片。饮片的厚薄长短，以推进距离控制。

有些"个活"，如槟榔，可用"蟹爪钳"夹紧向前推进。某些贵重药材，还可采用特殊的工具加以切制，如鹿茸加工壶，就是专门用来加工鹿茸的。

手工切药刀主要有：

（1）切药刀（铡刀）：主要由刀柄、刀片、刀床（刀桥）、压板、装药斗、控药棍等部件组成。操作时，人坐在刀凳上，左手握住药材向刀口推送，同时右手拿刀柄向下按压，即可切出饮片。较多用于切贵重药材的薄片和特殊要求的片型，如人参、西洋参、鹿茸、天麻、黄芪、甘草、阿胶等。

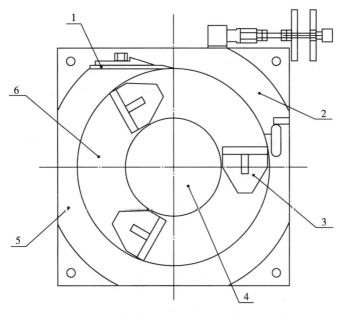

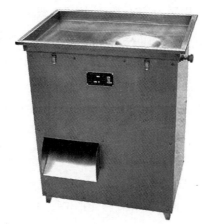

1. 切刀；2. 厚度调节机；3. 推料块；4. 投料口；5. 外圈；6. 转盘。

● 图 9-4　旋料式切药机结构示意图及设备图

(2) 片刀(类似菜刀)：多用于切厚片、直片、斜片等，如浙贝母、白术、地黄、黄精、玉竹等。

手工切制适用于量少、贵重、片型有特殊要求或难以用机器切制的药材。其操作方便、灵活，不受药材形状的限制，切制的饮片均匀、美观，损耗率低，类型和规格齐全，弥补了机器切制的不足。缺点是劳动效率较低。

3. 其他切制　对于木质和动物骨、角、贝壳及矿物类药材，用上述工具较难切制，可根据不同情况选择适宜设备和工具进行切制。

(1) 镑：镑片所用的工具是镑刀。操作时，将软化的药材用钳子夹住，另一只手持镑刀一端，来回镑成极薄的饮片。此法适用于动物角类药物，如羚羊角、水牛角等。近年来，一些地区已使用镑片机。无论用手工镑片还是机器镑片，均需将药物用水处理后，再进行操作。

(2) 刨：木质类或角类坚硬药材，如檀香、松节、苏木、水牛角等，适用于本法切制。操作时，将药材固定，用刨刀刨成薄片即可。若利用机械刨刀，药材则需预先进行适当的水处理。

(3) 锉：有些药材，习惯用其粉末。但由于药物贵重，用量小，一般不事先准备，而是临方炮制，如水牛角、羚羊角等。调配时,用钢锉将其锉为末,或再加工继续研细即可。

(4)劈:利用斧类工具将动物骨骼类或木质类药材劈成块或厚片,如降香、松节等。

(5)轧:通过破碎机中的动碰板与静碰板之间产生间歇的挤压、松开动作,将药材挤压而破碎,如贝壳类牡蛎、石决明、瓦楞子、矿物类的磁石、赭石、紫石英、钟乳石等。

(6)粉碎:用粉碎机将药材或中药饮片粉碎成规定的粉末,如三七、川贝母等粉碎成细粉。

除上述方法外,还可采用擂、研、捣、打、磨等方法粉碎坚硬的矿物及果实种子类药物,如擂朱砂、捣碎栀子等。常用的工具有铁或铜制的冲钵和碾槽、石制的臼、瓷制的研钵等。

第四节　饮片的干燥与包装

一、饮片的干燥

药材经软化、切制后,含水量极高,为防止变质,便于贮藏,必须及时干燥。干燥方法分为自然干燥和人工干燥两类,自然干燥又根据所干燥药材的性质,可选择晒干法或阴干法。近年来,全国各地在生产实践中,设计并制造了多种干燥设备,其干燥能力和效果均有了较大的提高,这些干燥设备正在不断推广和完善,以适宜大量生产。

1. 干燥方法　由于各种中药所含的成分不同,干燥方法不尽相同。根据使用的能源不同,主要分为以下几种。

(1)自然干燥:包括晒干和阴干。晒干是指把切制好的饮片置日光下,使饮片内部的水分蒸发而干燥。阴干是指把切制好的饮片置阴凉通风处,通过空气的流动,使内部的水分蒸发而干燥。可根据药材的质地、色泽和所含成分不同选择晒干和阴干。一般色浅,含黏液类、淀粉类饮片宜晒干,如桔梗、浙贝母、玉竹、山药等;易褪色、易挥发和气味易散失及含有不耐高温成分的饮片宜阴干,如荆芥、玫瑰、槟榔、黄柏、大黄、枸杞子、玄参等。晒干和阴干是传统中药饮片干燥的主要方法,不需要特殊设备,干燥后的中药饮片无烘焦现象,色泽好。但易受气候的影响,饮片直接置于自然条件下,不太卫生,尤其是糖分含量高的饮片,干燥时易受蚂蚁、苍蝇等昆虫的叮咬和污染。

为改变晒干和阴干不卫生的状况,可将饮片在玻璃房中晒干。玻璃房应建造在阳光充足,地面平整、不污染中药饮片的场地上。玻璃房要有通风设施,防止房顶结水珠后洒落在药材上。在晒药时,要垫上干净、无毒的垫材再启动通风设施。

(2)人工干燥:利用一定的干燥设备,对饮片进行干燥的方法。其优点是不受气候影响,卫生并能缩短干燥时间,降低劳动强度,提高生产效率。常用的干燥设备种类有:直火热风式、蒸汽式、电热式、远红外线式、微波式等。

人工干燥的温度,应视药物性质而灵活掌握。一般药物以不超过80℃为宜。含芳香挥发性成分的饮片以不超过50℃为宜。已干燥的饮片需晾凉后再贮藏,否则,余热会使饮片回潮,易于发生霉变。干燥后的饮片含水量应控制在7%~13%为宜。常见的干燥方法包括以下几种:

1)蒸汽干燥:蒸汽用管道输入烘箱内或烘干机,通过散热装置,由鼓风机带动热量在烘箱或烘干机内流动,达到温度均匀,使烘箱内中药饮片干燥,同时,多余蒸汽和热量从出口排出。蒸汽干燥设备简单,成本低,适合大量生产。

2)热风干燥:采用液化气、天然气、柴油、煤、电等能源,经过燃烧或电热丝等产生热量,用鼓风机将热风输入烘箱或烘干机内,使切制后的饮片干燥。此类干燥设备易于安装,适宜大量生产。

3)远红外线干燥:利用远红外线辐射饮片,使分子运动加剧而内部发热,温度升高;饮片内部水分的热扩散和湿扩散梯度方向一致,都是由内向外,与表面水蒸气共同处在向外扩散的最佳状态,加速了干燥过程,缩短了干燥时间。其特点是干燥速度快,饮片质量好,同时远红外线具有较强的杀菌、杀虫及灭卵作用,并节省能源,造价低,便于自动化生产,减轻劳动强度。近年来远红外干燥在中药原料、饮片等脱水干燥及消毒中都有广泛应用。还可用于中药粉末及芳香性药物的干燥灭菌,并能较好地保留中药中的挥发油。

4)微波干燥:是微波能转变为热能而使物料干燥的方法。其原理为:中药及其炮制品的极性水分子和脂肪能不同程度地吸收微波能量,因电场方向和大小随时间作周期性变化,使极性分子发生旋转振动,致使分子间互相摩擦而生热,从而达到干燥的目的。其优点是:速度快,时间短,加热均匀,饮片质量好,热效率高。由于微波能迅速透入物料的内部,干燥时间是常规热空气加热的1/100~1/10,所以对饮片中所含的挥发性物质及芳香性成分损失较少。

微波干燥能杀灭微生物及霉菌,具有消毒灭菌作用,可以防止发霉和生虫。适用于原药材、饮片及中成药的干燥灭菌。微波灭菌与被灭菌物的性质及含水量有密切关系,因水能强烈地吸收微波,所以含水量越多,灭菌效果越好。

5)太阳能集热干燥:太阳能是一种清洁的低密度可再生能源,通过太阳能集热器,聚集太阳的热量,将中药干燥。其特点是:节省能源,减少环境污染,烘干质量好。避免自然干燥后药物出现的杂色和阴面发黑的现象,提高了外观质量。但设备成本较高,易受天气的影响。

2. 干燥设备　由于微波、红外、太阳能集热等干燥设备的造价、使用成本高等原因,还未能广泛应用于中药饮片干燥。当前我国中药饮片工业常用的干燥设备主要有烘房、热风循环烘干箱等,具有易操作、不受气候影响、适合批量生产、适应多种中药饮片的干燥等特点,但干燥效率低、能耗较高、劳动强度大。翻板式烘干机、网带式烘干机、隧道式烘干机等也有一定的应用,具有温度比较均匀、适合连续生产等优点,存在的主要问题是设备的投资大、使用成本高、不易清洗,要达到一定的干燥能力其干燥温度偏高等。敞开式烘干箱、滚筒式烘焙机、转筒式烘干机,具有热效率高、干燥成本低、易于清洗、适合低温与连续干燥等,是新型饮片干燥设备。

(1)热风循环烘干箱:厢式干燥器的一种形式,其工作原理与烘房相同。热风循环烘干箱的结构示意图见图9-5。其外形是一个方形箱体,箱内支架上逐层可摆放装载药物的带孔(或网)的料盘,料盘之间为蒸汽加热翅片管(或无缝换热钢管)或裸露的电热元件加热器,箱体四壁包有绝热层以减少散热。由吸气口吸入的空气(常在吸气口装空气滤清器)经循环风机出风口鼓至加热器,空气被加热,顺着箱内流通通道吹过各层料盘,料盘的层间距决定了空气流通通道的大小,它对空气流速影响很大,适当分配料层间距和控制风向是保证流速的重要因素。最后湿空气汇集到左侧排气道从排气口排出。风机产生的循环流动热风,吹到潮湿物料的表面不断带走药物散发的水分达到干燥的目的。在大多厢式设备中,为降低能耗、充分利用热能,常通过进、排气节气门调控气流,仅排出一部分湿热空气,再补充一部分新鲜空气,其余热空气被反复循环使用。

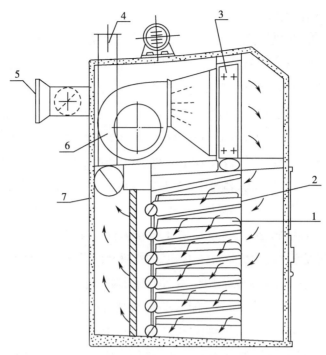

1. 支架;2. 干燥板层;3. 加热器;4. 排气口;5. 吸气口;6. 循环风机;7. 干燥器主体。

● 图9-5　热风循环烘干箱结构示意图

　　这类干燥设备还包括翻板式烘干机、网带式烘干机、隧道式烘干机,干燥原理均是以空气为湿热载体,即同一股空气既是热能传递者,又是水分携带者,如不排出部分湿热空气,空气中的水分将很快饱和,干燥效率为零。如全部排出湿热空气,则能耗增加。因此,通常都需要控制好循环湿热空气的湿度,及时补充新鲜空气,处理好能耗与干燥效率的关系,使热空气的含水率适度。翻板式烘干机设备图见图9-6。

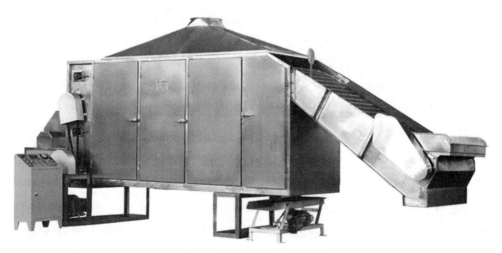

● 图9-6　翻板式烘干机设备图

　　(2)敞开式烘干箱:图9-7是敞开式烘干箱的结构示意图。烘干箱为方形箱体,网板将箱体分为上下两部分,药物置于网板上,上口敞开,热空气从箱体的下部进入,穿过药物层排入大气。热空气将热能传递给药物的同时,带走药物散发的水蒸气,直至药物干燥。

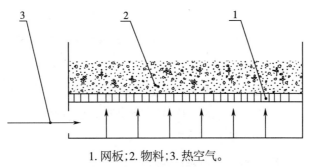

1. 网板；2. 物料；3. 热空气。

● 图 9-7　敞开式烘干箱结构示意图

这种干燥设备的热空气将热能传递给药物并带走水分后不再循环使用。由于药物层具有一定的厚度,在干燥初期,药物吸收热能温度上升,热空气穿过药物层吸收水分几乎达到饱和后排入大气;在干燥中期,药物与热空气温度基本平衡,热空气提供的热能等于药物水分气化所需的潜热,水分蒸发速度加快,进入恒温、快速干燥阶段,热空气穿过药物层后仍然以较高的水分饱和度排入大气;在干燥后期,热空气穿过药物层带走的水分逐渐减少,直至药物被干燥。热空气通过穿过药物层的方式传递热能与带走水分,其工作效率高于其他方式。由此可见,这种干燥设备在初期和中期的热效率非常高,只有在后期有所下降,然而干燥的时间为中期最长、初期次之,后期最短。因此,干燥过程中热空气的平均含水率高于热风循环干燥,干燥能耗相对较低。

二、饮片的包装

饮片的包装系指采用一定的包装材料对饮片进行盛放、称量、封口、粘贴(或线缝)标签的过程。饮片包装的作用主要有:①防止害虫、微生物、灰尘的侵入和污染,有利于饮片的养护和卫生;②方便饮片的存取、运输、调剂;③包装后清洁、美观,有利于销售;④有利于促进饮片生产的现代化、标准化;⑤有利于中药饮片的国际贸易。

1. 饮片的包装材料　中药饮片的包装材料主要有聚乙烯塑料袋、复合薄膜塑料袋、编织袋、纸箱、小玻璃瓶等。饮片的包装一般要求无毒、无吸附性,符合食品包装的要求,除直接口服的饮片外,目前尚没有饮片包装的质量标准。

(1) 无毒聚乙烯塑料袋包装:对于根及根茎类、果实种子类、茎木类、花类、叶类、动物类、矿物类的饮片,大多数用聚乙烯塑料袋包装。包装的规格以用户的要求而定,一般以 1kg 为主。塑料袋包装外再用编织袋或纸箱包装,以便贮藏和运输。包装时先将饮片放入塑料袋内,称重,封口,贴上标签;如是纸质标签,称量后标签放入塑料袋内再封口。对于矿物类和外形带钩刺的饮片宜用双层无毒聚丙烯塑料袋包装,以防破碎泄漏。

(2) 无毒聚丙烯编织袋包装:用于质地较轻的全草和叶类饮片的包装,以及 5kg 以上的饮片包装。包装时,将饮片放入编织袋内,称量或点数,把标签放在缝口处,用缝包机缝口。也可用不干胶标签贴在编织袋的醒目处。

(3) 纸箱包装:一般用于容易压碎的饮片,如蝉蜕、鸡内金等。包装时,将饮片或塑料袋包装后的饮片装入纸箱内称量或点数,用不干胶带封口,贴上不干胶标签。

(4)小玻璃瓶包装:用于贵重饮片的包装,如牛黄、麝香等粉状饮片。包装量为一日量或一次量的最小包装;包装时,将称量后的饮片以小漏斗装入玻璃瓶内,盖上橡胶塞,用蜡封口。把封口后的饮片和标签放入纸盒或塑料袋内封口。

(5)真空包装:真空包装对防止虫蛀、霉变比较有效,值得推广。但由于包装材料较贵和需用真空包装机,目前还只用于贵重和精包装的饮片中。包装时,把饮片放入复合薄膜塑料袋内,称量,在真空包装机上封口,贴上不干胶标签。

此外,还有木盒、塑料罐、塑料盒等包装材料。

小包装是以全透明聚乙烯塑料或无纺布等作为包装材料的小规格包装,有 1g、3g、5g、6g、9g、10g、12g、15g、30g 九种规格,直接服务于临床,均为机械化生产。9 种规格分别采用国际通用普通色卡中的 9 种颜色作为色标,以示区别,每一小包装上均有准确信息的条形码,便于患者按说明服用。小包装放入中包装后装箱或袋。

中药饮片作为一种特殊的商品,除了包装材料、包装规格,产品的包装设计也相当重要。好的包装既要体现出产品的价值,产品造型的美观,又要经济、实用、方便,体现出中药饮片这种商品的特殊性,在其充分发挥社会效益的同时,也创造出良好的经济效益。

2. 饮片的标签　标签是中药饮片的标识,在最小包装上必须印有或者贴有标签。目前常用的标签有三种:不干胶标签、纸质标签、牛皮纸标签。包装上有标签,有利于区分不同企业生产的饮片,有利于区分不同批号的饮片,出现质量问题有利于追踪检查。

饮片标签的主要内容有:品名、规格、数量、产地、生产企业、产品批号、生产日期、检验合格标志。实施批准文号管理的饮片还应注明批准文号。

随着中国加入世界贸易组织,饮片包装正在开拓包装的 ENA 条形码(国际物品编码协会制定的世界通用条码),赋以饮片名称、炮制方法、生物学区别(如同药名的不同品种、野生或人工栽培等)以及商品等级与包装单重,通过光电读码可便于进行配方、计价等自动化管理,也可在计算机上直接了解该饮片的炮制规格、性味、归经、配伍等信息,这将为中药饮片走向世界创造有利条件。

第五节　饮片切制的质量要求和影响因素

一、饮片切制的质量要求

中药饮片片型应符合《中国药典》及《全国中药炮制规范》等的有关规定,切制后饮片应厚薄均匀、整齐、色泽鲜明、表面光洁、片面无机油污染,饮片中无原形整体、无长梗、无连刀。按照《中药饮片质量标准通则(试行)》规定,异形片不得超过 10%,切制成极薄片的饮片不得超过该片标准厚度 0.5mm;薄片、厚片、丝、块不得超过该片标准厚度 1mm;段不得超过该标准厚度 2mm。需粉碎成粉末的饮片,粗粉指全部通过二号筛,但混有能通过四号筛不超过 40% 的粉末;细粉指全部通过五号筛,并含能通过六号筛不少于 95% 的粉末;极细粉指能全部通过八号筛,并含能通过九号筛不少于 95% 的粉末。

二、影响饮片切制质量的因素

在饮片生产中,必须严格按照炮制工艺规范操作,才能保证饮片质量。如果药物处理不当,或切制工具及操作技术欠佳,或切制后干燥不及时、贮藏不当,都可以影响饮片质量,一般会出现下述现象。

1. **败片** 是指在中药饮片切制过程中形成的所有不符合切制规格、片型标准的饮片,主要包括连刀片、掉边与炸心片、皱纹片等。

(1)连刀片(拖胡须):指切制的饮片之间相牵连、未完全切断的现象。系药物软化时,外部含水量过多,或刀具不锋利所致,如桑白皮、黄芪、厚朴、麻黄等。

(2)掉边(脱皮)与炸心片:掉边片是指药材切制后,饮片的外层与内层相脱离,形成外边圆圈和内部圆芯两部分;炸心片是指药材切制时,其髓芯随刀具向下用力而破碎。均系药材软化时,浸泡或闷润不当,内外软硬度不同所致,如郁金、桂枝、白芍、泽泻等。

(3)皱纹片(鱼鳞片):是指切制的饮片切面粗糙,具鱼鳞样斑痕。系药材未完全软化,"水性"不及或刀具不锋利或刀与刀床不吻合所致,如三棱、莪术等。

2. **翘片** 是指切制的饮片边缘卷曲而不平整。系药材软化时,内部含水分太过,即"伤水"所致,如槟榔、白芍、木通等。

3. **变色与走味** 变色是指饮片失去了药材原有的色泽;走味是指饮片失去了药材原有的气味。系药材软化时浸泡时间太长,或切制后的饮片干燥不及时,或干燥方法选用不当,或干燥后贮藏不当所致,如槟榔、白芍、大黄、薄荷、荆芥、藿香、香薷、黄连等。

4. **油片(泛油)** 指饮片表面有油分或黏液质渗出的现象。系药材软化时,吸水量"太过",或饮片干燥时环境温度过高或贮藏不当所致,如木香、川芎、独活、当归等。

5. **霉片** 指饮片表面长出霉菌。系干燥不透或干燥后未晾凉即贮藏,或贮藏处潮湿所致,如枳壳、枳实、白术、山药、白芍、当归、远志、麻黄、黄芩、泽泻、芍药等。

本章小结

1. **主要内容解读** 切制也是中药炮制的基础工序。除少部分的果实、种子、体积较小的块茎类药物经过净制可直接成为生品饮片外,绝大部分中药均需经过饮片切制的工艺制备成生饮片,方可入药或进一步炮制加工。切制的最主要的目的是"使药味易出,而无遗力",即促进药物成分的煎出。为了满足传统汤剂合煎的使用特点,中药需要切制成规定的片型和规格。饮片的片型厚薄与规格大小与煎煮时有效成分溶出以及煎煮液性状密切相关,进而会直接影响到药物使用疗效。

2. **主要知识点** 饮片切制的目的有:①便于有效成分煎出;②利于炮炙;③利于调配和制剂;④利于贮藏;⑤便于鉴别。除了部分药材已在产地进行趁鲜切制外,大部分干燥的药材切制成饮片前须经过软化处理。软化的基本原则是"少泡多润,药透水尽"。常用的水处理软化方法为:淋法、淘洗法、泡法、漂法和润法。部分不适宜常规水处理软化的药材还可以采用湿热法软化。可根据实际情况采用弯曲法、指掐法、穿刺法、手捏法或试切法检查软化程度,合适后即可进行切制。常见的饮片类型有片、段、丝、块。片又按照厚度分为极薄片、薄片和厚片;还可以按照片型分为顶片、斜片、直片。丝按照宽度分为宽丝和细丝。段按照长短分为长段和短段。饮片可以采用手工切制和机器切制,特殊药物还可采用镑、刨、锉、劈、轧、粉碎等方式进行切制。药物经软化切制后,含水量极高,需要及时干燥,根据药物的性质采用不同的自然干燥或人工干燥方法,自然干燥包括晒干和阴干,人工干燥温度一般不超过80℃,含挥发油的药物一般不超过50℃。

3. 拓展学习指导 通过实验操作、参观实习等将课堂理论知识与实践技能相结合,增强动手能力。通过文献检索,了解现代关于饮片切制内涵的研究结果,加深理解软化方式和片型对饮片质量和药效的影响。

第九章 同步练习

思考题

1. 饮片切制的目的是什么?

2. 饮片类型有哪些? 各类型如何选择?

3. 可采用哪些水处理的方法软化药材? 各种方法适用于哪些药物? 采用什么方法检查药材的软化程度?

第十章 炒法

10章 课件

学习目标

　　掌握:各类炒法的炮制目的;操作方法及注意事项;重点药物的炮制规格、炮制作用、质量要求及炮制研究概况。

　　熟悉:炒法的分类;清炒法和加辅料炒法的分类;辅料的用量及处理方法;一般药物的炮制方法及炮制作用。

　　了解:清炒法、加辅料炒法及各类炒法的含义。

　　将净选或切制后的药物,置预热适度的炒制容器内,加辅料或不加辅料,用不同火力连续加热,并不断翻动搅拌或转动,使之达到规定程度的炮制方法,称为炒法。

　　炒法在中药炮制中应用历史悠久。我国最古老的传统医学方书《五十二病方》中就有"嚣盐令黄"的记载。汉代《神农本草经》认为露蜂房、蝉蜕和螳螂"火熬之良"。"嚣"和"熬"均与"炒"的含义相同。元代《汤液本草》释为:"方言熬者,即今之炒也。"南北朝《雷公炮炙论》出现斑蝥米炒的记载,唐以后炒法得到了广泛应用,并根据药物的特性和药物的炮制作用不同分为微炒、炒出汗、炒香、炒黄、炒熟、炒焦、炒黑等。同时加辅料炒法也陆续出现,如《外台秘要方》有苦杏仁麸炒,《仙授理伤续断秘方》有米炒乌头、石灰炒南星等。至宋代"炒"成为最普遍使用的一种加热炮制方法。

　　炒法属火制法的范围,是最常用的中药炮制技术之一,也是炮制的基本操作方法,用途广泛而普遍。根据临床要求,结合药物性质,炒法分为清炒法和加辅料炒法两大类。每类又包括数种操作方法。清炒法中依加热程度不同,分为炒黄、炒焦和炒炭。加辅料炒法根据所加辅料不同,分为麸炒、米炒、土炒、砂炒、蛤粉炒和滑石粉炒等。

　　炒法中火力的控制和火候的掌握是影响炒制质量的关键因素。不同的炒法因炒制程度的要求不同和药物性质的差异,所用的火力和掌握的火候不同。

　　火力是指中药炮制过程中,加热时所用热源释放出热能的大小、强弱之程度。炮制最初的热源为柴火,故称火源,常用的有柳木火、桑木火、炭火等,加热炮制中药时需用到不同的火力。历代文献记载的火力有文火、微火、小火、慢火、缓火、中火、武火、急火、猛火、文武火等,现主要分为文火、中火、武火。其差异为温度的高低和升温的快慢。文火即小而缓的火力。武火即大而猛的火力。介于文火和武火之间的即为中火,也称文武火。文武火也指先文火后武火,或文火、武火交替使用。

随着历史的发展,炮制热源逐渐演变为煤火、煤气、电力、燃油、天然气等,由此导致炒药的加热器械、加热方式及传热方式都发生了相应的改变。火力的掌控是中药炮制的关键技术,火力过大或过小,都会导致炮制品质量差异,从而影响临床疗效。

火候是指中药加热炮制时的受热程度。其中的"火"是指中药炮制时火的运用,如火力的大小强弱,炒制容器温度的高低,加热时间的长短等;"候"是指在炮制过程中,中药的一切内外变化特征(如颜色、形状、气味、烟色、声音等)以及附加判别特征,如滴水、糊纸、辅料变化等。"火"与"候"两者间有直接联系。其变化特征根据传统经验,一般可从形、色、气、味、质等方面观察判断。明代李时珍《本草纲目》有"须识火候,不可太过不及"的记载。陈嘉谟《本草蒙筌》明确指出:"凡药制造,贵在适中,不及则功效难求,太过则气味反失。"贵在适中,指在炮制时注意观察药物内外特征,以准确判断炮制的适中程度,保证饮片的质量。即"火候"的判断是影响中药饮片质量的主要因素,所用火力及加热时间亦应根据炒法的种类和药物性质而灵活掌握。

炒制是药物在适当温度与热能强度环境中,吸收热能而发生物理及化学变化的过程。药物在炒制时发生的变化取决于药物本身的性质、温度高低、热能强度大小。对于加固体辅料炒制,可能还伴随着辅料与药物的结合、辅料对药物的热催化作用等。

炒制时,一定的温度与热能强度是满足药物吸收热能、进行各种物理与化学变化的基础,所以炒制容器要先预热。药物炒制吸收热能通常以接触式热传导为主,配合炒制过程的翻动、搅拌或转动,以满足药物均匀吸收热能的要求。一定的温度与热能强度条件下药物药性的变化迅速,故炒制完毕药物需要快速脱离炒制容器。在加固体辅料炒制过程中,辅料对增加热传导面积、增强热能传递能力的作用十分显著。

炒制程序一般为预热、投药、翻炒、出锅、摊晾等步骤。在实际应用中主要有传统的手工炒制和现代的机械炒制两种。

手工炒制适用于小量加工,主要用具有燃气灶、铁锅、铁铲、刷子、簸箕等。炒制时铁锅置于火源上一般倾斜 30°~45°,以利于搅拌和翻动。先将锅预热,然后投入大小分档的药物不断翻炒至所需程度,立即取出。

机械炒制适用于中药饮片的规模化生产。炒制机械主要有平锅式炒药机和滚筒式炒药机。平锅式炒药机适用于种子类药物的炒制,目前较少使用;滚筒式炒药机适用于大多数药物的炒制,是目前炒药机的主流机型。滚筒式炒药机结构示意图及设备图见图 10-1。滚筒为一圆柱形金属筒体,一端封闭,另一端敞开,滚筒外则是炉膛。燃烧器燃烧的火焰通过空气对流传导传递给滚筒,再由滚筒通过接触传导传递给药物。药物炒制是动态过程,滚筒内温度较高,并含有大量烟尘、灰尘等。滚筒内壁安装有螺旋板,进料与炒制时滚筒作正向旋转,出料时滚筒作反向旋转。炒制过程中要控制好滚筒的转速,一般情况下,在炒制初期,滚筒转速宜低,物料呈泻落状态(见图 10-2a),随着温度的升高应逐渐提高滚筒转速,使物料在抛落状态下炒制(见图 10-2b),使物料受热均匀。炒制完毕后,滚筒应迅速反转进行快速出料。无论是滚筒正转炒制还是反转出料,都应避免药物在离心状态下旋转(见图 10-2c)。

将炒药机与微机程控技术结合形成的智能化炒药机,具有自动定量投药,程序控制、温度控制等功能,这使炒药机的机械性能和自动化控制水平有了新的提高,可以保证中药饮片炒制时温度可控,受热均匀,炒制程度均一,质量稳定。尤其适用于大生产。智能炒药机结构示意图及设备图见图10-3。

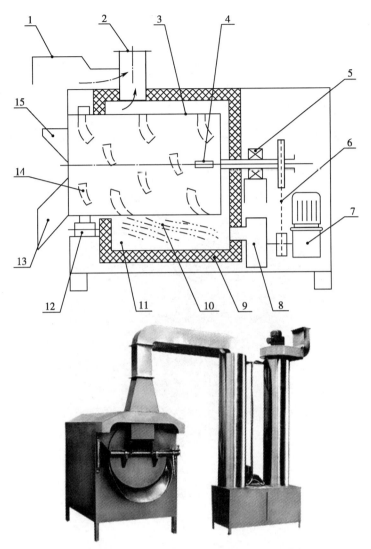

1. 吸风罩；2. 烟气出口；3. 滚筒；4. 温度计；5. 轴承；6. 传动装置；
7. 减速电机；8. 燃烧器；9. 保温层；10. 火焰；11. 炉膛；12. 滚动托轮；
13. 出料口；14. 螺旋板；15. 进料口。

● 图 10-1　滚筒式炒药机结构示意图及设备图

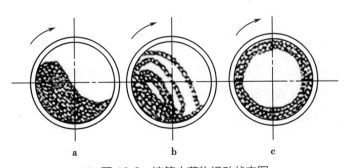

● 图 10-2　滚筒内药物运动状态图

a. 泻落状态；b. 抛落状态；c. 离心状态

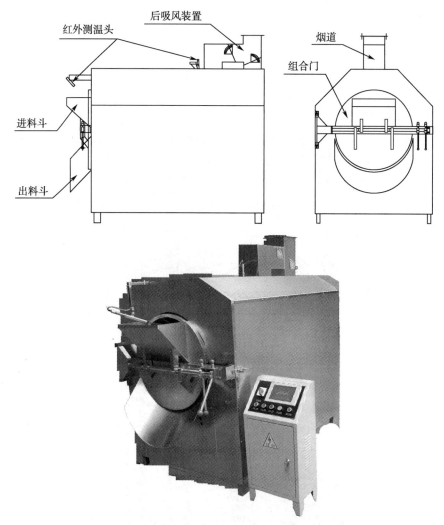

后吸风装置

红外测温头

进料斗

出料斗

烟道

组合门

● 图 10-3　智能炒药机结构示意图及设备图

第一节　清炒法

不加辅料的炒法,称为清炒法,又称单炒法。根据炒制程度的不同可分为炒黄、炒焦和炒炭。

一、炒黄

将净选或切制后的药物,置预热适度的炒制容器内,用文火或中火连续炒至药物表面呈黄色或色泽加深,或鼓起、爆裂并透出香气的方法,称为炒黄。

炒黄法多适用于果实种子类药物。传统有"逢子必炒"之说。

(一) 炮制目的

1. 增强疗效　如王不留行、芥子等。

2. 缓和或改变药性　如牛蒡子、葶苈子、莱菔子等。

3. 降低毒性或消除副作用　如牵牛子、苍耳子、火麻仁、白果等。

4. 矫臭矫味　如九香虫。

（二）操作方法

将炒制容器预热至适宜程度,投入净选或切制并大小分档的生品饮片,均匀翻炒,至药物达规定程度时,取出,晾凉,筛去灰屑,包装后贮藏。

炒黄操作中要根据药物的性状、质地掌握适宜的预热温度,投药的量以占炒制容器容量的1/3~1/2为宜,翻动拌炒力求均匀。

药物的炒制程度一般是与生品对比,通过炒制药物的形、色、气、味、质、声的变化,从形体鼓起或爆花、种皮爆裂、颜色加深、香气逸出、有爆裂声、质地松脆或手捻易碎等方面,掌控药物的炒制火候,判断炒制程度达到火候要求时,迅速取出,晾凉。筛去灰屑,及时包装贮藏。

炒黄品一般要求外表呈黄色或颜色加深,形体鼓起或爆裂,质地松脆或手捻易碎,内部基本不变色或略深,具特有香气或药物固有的气味。成品含生片、煳片不得超过 2%,含药屑、杂质不得超过 1%。

（三）注意事项

1. 炒前要将药物净选、干燥,并大小分档,以保证炒制程度的均匀一致。

2. 炒制要掌握好适宜的火力和加热时间,控制好火候。

3. 翻搅要均匀,出锅要及时。

4. 成品充分晾凉后,筛去灰屑,及时包装。

芥　子

【处方用名】芥子、白芥子、黄芥子、炒白芥子、炒芥子。

【来源】本品为十字花科植物白芥 *Sinapis alba* L. 或芥 *Brassica juncea*(L.) Czern. et Coss. 的干燥成熟种子。前者习称"白芥子",后者习称"黄芥子"。

【采收加工】夏末秋初果实成熟时采割植株,晒干,打下种子,除去杂质。

【历史沿革】唐代有蒸熟和微熬的方法;宋代有微炒和"炒熟,勿令焦"的要求;明代沿用炒法,并有"要用止血须炒黑"的记载;清代以炒制及研末用者为主。2020 年版《中国药典》收载有芥子、炒芥子。

【炮制方法】

1. 芥子　取原药材,洗净,干燥。用时捣碎。

2. 炒芥子　取净芥子,置预热的炒制容器内,用文火加热,炒至淡黄色至深黄色(炒白芥子)或深黄色至棕褐色(炒黄芥子),有爆裂声,并散出香辣气时,取出,晾凉。用时捣碎。

【饮片质量要求】

1. 芥子　本品呈圆球形,表面呈灰白色至淡黄色(白芥子)或黄色至棕黄色(黄芥子)。味辛辣。

检查:水分不得过 14.0%,总灰分不得过 6.0%。

浸出物:水溶性浸出物不得少于12.0%。

含量测定:含芥子碱以芥子碱硫氰酸盐($C_{16}H_{24}NO_5$·SCN)计,不得少于0.50%。

2. 炒芥子　本品形如芥子,表面淡黄色至深黄色(炒白芥子)或深黄色至棕褐色(炒黄芥子),偶有焦斑。有香辣气。

检查:水分不得过8.0%,总灰分同芥子。

浸出物:同芥子。

含量测定:含芥子碱以芥子碱硫氰酸盐($C_{16}H_{24}NO_5$·SCN)计,不得少于0.40%。

【炮制作用】芥子性味辛,温。归肺经。具有温肺豁痰利气、散结通络止痛的功效。

芥子(图片)

1. 芥子　生用辛散力强,善于通络止痛。多用于胸闷胁痛,关节疼痛,痈肿疮毒。如治痰饮胸闷胁痛的控涎丹(《三因极一病证方论》);治寒痰凝滞,关节疼痛的白芥子散(《妇人大全良方》)。

2. 炒芥子　芥子炒后缓和辛散走窜之性,可避免耗气伤阴,并善于顺气豁痰,易于粉碎和煎出药效,并能起到杀酶保苷的作用。多用于痰多咳嗽,如治气实而喘,痰盛懒食的三子养亲汤(《韩氏医通》)。

炒芥子
(图片)

【炮制研究】芥子中含芥子苷等硫苷类化合物。此苷本身无刺激作用,遇水经芥子酶作用生成芥子油,其主要成分为异硫氰酸酯类,具特有辛辣味,为强力的皮肤发红剂、催吐剂及调味剂。炒制可杀酶保苷,使苷类在胃肠道中缓慢分解,逐渐释放芥子油而发挥治疗作用,引起胃部温暖感,增加消化液的分泌,发挥健胃、祛痰等作用。芥子外用,宜用生品研末,温水或酒调敷患部,使芥子苷分解为芥子油,通过皮肤和穴位刺激作用而发挥治疗作用。内服则宜用炒品,既减少了芥子油的刺激性,又保证了其疗效。研究发现黄芥子的芥子苷和芥子碱硫氰酸盐含量受炒制时间影响较大,文火微炒能同时达到杀酶保苷和增加芥子苷和芥子碱硫氰酸盐的溶出。

芥子炒制前后芥子苷含量测定表明,炒芥子含量高于生品;水煎液中芥子苷含量为:炒芥子粗粉>生芥子粗粉>炒芥子>生芥子。说明芥子入煎剂,以炒后捣碎为宜。

芥子炒制后其所含芥子碱硫氰酸盐含量降低,随着加热时间延长,炮制程度加重,其含量呈下降趋势,生品>微炒黄品>重炒黄品,但3种样品水煎出物中芥子碱硫氰酸盐的含量却恰恰相反,呈上升趋势,生品煎出物<微炒黄煎出物<重炒黄煎出物,表明种子类药物炒黄法炮制能提高煎出效果,利于有效成分的溶出。

以芥子苷含量为指标,比较清炒法、恒温烘烤法、远红外烘烤法炮制芥子的异同,结果表明远红外烘烤制得的炒芥子色泽均匀,芥子碱含量高。但该法无搅拌装置,投药量受限,在大生产中应用尚需进一步改进。

【贮藏】贮干燥容器内,密闭,置通风干燥处。防潮。

葶 苈 子

【处方用名】葶苈子、炒葶苈子。

【来源】本品为十字花科植物播娘蒿 *Descurainia sophia* (L.) Webb. ex Prantl. 或独行菜 *Lepidium apetalum* Willd. 的干燥成熟种子。前者习称"南葶苈子"(甜葶苈子),后者习称"北葶苈子"(苦葶葶苈子)。

【采收加工】夏季果实成熟时采割植株,晒干,搓出种子,除去杂质。

【历史沿革】汉代有熬令黄色,捣末为丸的制法;南北朝时期有与米一同微焙,以米熟为度的方法;唐代有隔纸炒法;宋代以后以炒法为主,并沿用与米同炒,以米色变化指示炮制程度的方法;明代有酒浸法、黑枣制、制霜等法;清代沿用炒、焙、酒炒、隔纸炒和与米拌炒。2020 年版《中国药典》收载有葶苈子、炒葶苈子。

【炮制方法】

1. 葶苈子　取原药材,除去杂质,筛去灰屑。

2. 炒葶苈子　取净葶苈子,置预热的炒制容器内,用文火加热,炒至微鼓起,有爆声,有香气时取出,晾凉。

【饮片质量要求】

1. 葶苈子　北葶苈子呈扁卵形,南葶苈子呈长圆形略扁,表面棕色或红棕色,微有光泽。

检查:水分不得过 9.0%,总灰分不得过 8.0%,酸不溶性灰分不得过 3.0%。

膨胀度:南葶苈子不得低于 3,北葶苈子不得低于 12。

含量测定:南葶苈子含槲皮素 -3-O-β-D- 葡萄糖 -7-O-β-D- 龙胆双糖苷($C_{33}H_{40}O_{22}$)不得少于 0.075%。

2. 炒葶苈子　本品形如葶苈子,微鼓起,表面棕黄色。具油香气,不带黏性。

检查:水分不得过 5.0%,总灰分、酸不溶性灰分同葶苈子。

含量测定:炒南葶苈子含槲皮素 -3-O-β-D- 葡萄糖 -7-O-β-D- 龙胆双糖苷($C_{33}H_{40}O_{22}$)不得少于 0.080%。

【炮制作用】葶苈子性味苦、辛,大寒。归肺、膀胱经。具有泻肺平喘、行水消肿的功效。

1. 葶苈子　生用力峻,降泄肺气作用较强,长于利水消肿,宜于实证。多用于胸腔积液和全身水肿,如治胸腔积液和全身水肿、小便不利、喘急;治腹水胀满的己椒苈黄丸(《金匮要略》);治湿热中阻,水肿胀满的葶苈丸(《严氏济生方》)。

2. 炒葶苈子　葶苈子炒后药性缓和,免伤肺气,可用于实中挟虚的患者。多用于咳嗽喘逆,腹水胀满。如治痰饮喘咳胸闷的葶苈大枣泻肺汤(《金匮要略》);治肺痈咳脓血的葶苈薏苡泻肺汤(《张氏医通》)。同时外壳破裂,酶被破坏,易于煎出药效,利于苷类成分的保存。

【炮制研究】葶苈子炒后芥子苷含量较生品明显升高,同时炒制可杀酶保苷,使芥子苷不被酶解,提高其煎出率。葶苈子中的芥子酶能分解芥子苷生成芥子油,炒后能破坏芥子苷分解酶,以防在体外酶解生成芥子油,而降低药效。葶苈子如炒制适中,其所含槲皮素、山柰酚、异鼠李素含量较生品均有不同程度的升高。

炮制对南葶苈子多糖的结构没有影响。南葶苈子生品、炒品多糖含量基本相等,而炒老品多糖含量则明显低于生品和炒品,说明炮制对南葶苈子多糖的含量有影响,炒制程度适中就不会影响多糖含量,原因可能是受热温度过高或受热时间过长,会导致部分多糖被破坏。

镇咳、祛痰试验结果显示,不同剂量南葶苈子生品、炒品、炒老品均有显著的镇咳、祛痰作用。相同剂量生品、炒品的效果要优于炒老品,而生、炒品之间无显著性差异。说明南葶苈子只要炒制得当,不会影响其镇咳、祛痰的疗效,而炒之太过则会使其疗效降低。同一炮制品不同剂量各组之间无显著性差异。

利尿试验结果显示,不同剂量南葶苈子生品、炒品均有显著利尿作用,而炒老品无利尿作用;相同剂量生品利尿作用要强于炒品;同一炮制品的利尿作用随剂量增大而增强。说明南葶苈子炒后可使其利尿作用缓和,而炒之太过则会使其利尿功效丧失。

南葶苈子生品有一定毒副作用。炒制后可使其毒副作用明显降低,进一步提高用药的安全性。

葶苈子种仁极小,炒制时极易"伤火"产生黑粒,而丧失药效,炒制中尤应注意。采用均匀试验设计,以外观性状、水溶性浸出物、醇溶性浸出物、脂肪油和芥子碱硫氰酸盐 5 个方面为考察指标,研究葶苈子微波炮制的最佳工艺为微波小火力,加热 7 分钟。

【贮藏】贮干燥容器内,密闭,置通风干燥处。防蛀。

决 明 子

【处方用名】决明子、草决明、炒决明子。

【来源】本品为豆科植物钝叶决明 *Cassia obtusifolia* L. 或决明(小决明)*Cassia tora* L. 的干燥成熟种子。

【采收加工】秋季采收成熟果实,晒干,打下种子,除去杂质。

【历史沿革】梁代有炙和煮法;唐代有"以苦酒渍经三日曝干,治眼风虚劳热暗"的记载;宋、元、明代均主用炒法;清代有酒煮法。2020 年版《中国药典》收载有决明子、炒决明子。

【炮制方法】

1. 决明子　取原药材,去净杂质,洗净,干燥。用时捣碎。

2. 炒决明子　取净决明子,置预热的炒制容器内,用中火加热,炒至颜色加深,断面浅黄色,爆裂声减弱并有香气逸出时,取出,晾凉。用时捣碎。

【饮片质量要求】

1. 决明子　本品略呈菱方形或短圆柱形。表面绿棕色或暗棕色,平滑有光泽。气微,味微苦。小决明子呈短圆柱形,较小。

检查:水分不得过 15.0%;总灰分不得过 5.0%;每 1 000g 含黄曲霉毒素 B_1 不得过 5μg,含黄曲霉毒素 G_2、黄曲霉毒素 G_1、黄曲霉毒素 B_2 和黄曲霉毒素 B_1 的总量不得过 10μg。

含量测定:含大黄酚($C_{15}H_{10}O_4$)不得少于 0.20%,含橙黄决明素($C_{17}H_{14}O_7$)不得少于 0.080%。

2. 炒决明子　本品形如决明子,微鼓起,表面绿褐色或暗棕色,偶见焦斑。微有香气。

检查:水分不得过 12.0%,总灰分不得过 6.0%。

含量测定:含大黄酚($C_{15}H_{10}O_4$)不得少于 0.12%,含橙黄决明素($C_{17}H_{14}O_7$)不得少于 0.080%。

【炮制作用】决明子性味甘、苦、咸,微寒。归肝、大肠经。具有清热明目、润肠通便的功效。

1. 决明子　生用长于清肝热,润肠燥。用于目赤肿痛,大便秘结。如治肝火上冲,目赤肿痛,羞明多泪的决明子汤(《圣济总录》);治风热上扰而致目痒、红肿疼痛的清上明目丸(《万病回春》)。治肠燥便秘或热结便秘,可用生决明子大剂量打碎水煎服或与火麻仁或瓜蒌子合用。

2. 炒决明子　决明子炒后能缓和寒泻之性,并提高煎出效果,有平肝明目的功效,可用于头痛、头晕、青盲内障。如治肝肾亏损、青盲内障的石斛夜光丸(《中成药制剂手册》);高血压头痛、头晕,可用决明子炒黄,水煎代茶饮(《江西草药》)。

【炮制研究】炒制对决明子中萘并吡喃酮苷类成分影响较大,整体呈下降趋势,研究发现红镰霉素龙胆二糖苷下降约21%,决明子苷下降约60%,决明子苷C下降约87%,与生品比较均具有显著性差异,这说明受热过程使苷类成分发生了降解。决明子炒后粉碎入药较生品利于水溶性和蒽醌类成分的煎出。炒后具泻热通便作用的结合型蒽醌类成分被破坏,游离蒽醌含量有所增高,水溶性浸出物亦有增加。这为炒决明子清热泻下作用减弱提供了部分实验依据。

决明子炒后游离蒽醌的含量显著增加,总量约为生品的4倍,其中以大黄酚的增加幅度最明显,约为生品的6.5倍,钝叶决明素的含量升高48%,而橙黄决明素和甲基钝叶决明素的含量变化未见显著性差异,这说明炒制对各游离蒽醌的影响程度不同。生、炒决明子的微量元素含量虽变化不大,但炒后粉碎能明显增加微量元素的溶出。还原糖含量小,且不受炮制的影响,生、炒品基本一致。生品蛋白质含量较高,炮制后明显降低,氨基酸含量丰富。研究决明子不同的炮制方法,发现生品的结合蒽醌含量最高,而微波炮制法浸出物得率和游离蒽醌含量最高,比传统炒法更好。

随炒制温度升高,炒制时间延长,保肝成分含量下降,游离大黄酚含量升高。药理实验证明,随着温度的升高,决明子的保肝作用和通便作用都减弱。炒制适度可既保留保肝作用,又减弱通便作用,决明子炒制的最佳工艺为140℃热锅下药,炒至药温达140℃,再保持此温度10分钟,然后取出,晾凉。此时炒制品及其煎剂中结合大黄酚含量与保肝药效有明显的相关性($P<0.05$)。

【贮藏】贮干燥容器内,密闭,置通风干燥处。

蔓 荆 子

【处方用名】蔓荆子、炒蔓荆子。

【来源】本品为马鞭草科植物单叶蔓荆 *Vitex trifolia* L. var. *simplicifolia* Cham. 或蔓荆 *Vitex trifolia* L. 的干燥成熟果实。

【采收加工】秋季果实成熟时采收,除去杂质,晒干。

【历史沿革】南北朝刘宋时期有酒浸蒸、蒸晒干的记载;唐代有酒浸法;宋代增加了炒熟、单蒸、酒煮等炮制方法;元代增加了炒黑;明代除沿用清炒法外,又有酒拌,并论述了酒炒的作用,如"破,以酒炒过入煎,今人往往不研不炒而用之,多不见效";清代则有酒蒸炒用、酒浸蒸熬干等法。现行主要有炒黄、炒炭、酒炙等法。2020年版《中国药典》收载有蔓荆子、炒蔓荆子。

【炮制方法】

1. 蔓荆子　取原药材,除去杂质,筛去灰屑。用时捣碎。

2. 炒蔓荆子　取净蔓荆子,置预热的炒制容器内,用文火加热,炒至颜色加深,白膜呈焦黄色,有香气逸出时,取出,摊晾,搓去蒂下白膜(宿存萼),筛去灰屑。用时捣碎。

【饮片质量要求】

1. 蔓荆子　本品呈球形,表面灰黑色或黑褐色,被灰白色粉霜状茸毛,有纵向浅沟4条。气芳香,味淡、微辛。

检查:杂质不得过2%,水分不得过14.0%,总灰分不得过7.0%。

浸出物:甲醇浸出物不得少于8.0%。

含量测定:含蔓荆子黄素($C_{19}H_{18}O_8$)不得少于0.030%。

2. 炒蔓荆子　本品形如蔓荆子,表面黑色或黑褐色。气特异而芳香,味淡、微辛。

检查:水分不得过 7.0%,总灰分同蔓荆子。

浸出物、含量测定:同蔓荆子。

【炮制作用】蔓荆子性味辛、苦,微寒。归膀胱、肝、胃经。具有疏散风热、清利头目的功效。

1. 蔓荆子　生用辛散而性偏凉,长于疏散风热,清利头目。常用于风热头痛,鼻塞,头昏,目赤肿痛,如香芷汤(《校注医醇賸义》);治疗风热犯目、赤肿疼痛的洗肝明目散(《万病回春》)。

2. 炒蔓荆子　蔓荆子炒后辛散之性缓和,长于升清阳之气,祛风止痛。用于耳目失聪,风湿痹痛,偏正头痛,如芎菊上清丸(2020 年版《中国药典》)。

【炮制研究】蔓荆子炒后捣碎入药利于煎出有效成分。水溶性浸出物含量:炒碎品>生碎品>炒品>生品,说明捣碎入药是十分必要的。以蔓荆子黄素为指标成分的黄酮类成分具解热、解痉作用,经清炒炮制后,蔓荆子黄素的含量变化不显著。炒焦、炒炭炮制后,蔓荆子黄素的含量依次下降。蔓荆子炒制后挥发油含量显著下降,缓和了辛散之性。

蔓荆子生、制品均能显著提高热板法镇痛实验小鼠的痛阈,生品明显强于炒制品,醇提物明显强于水提物。另有报道,镇痛作用以酒拌品和生品作用最强。结合古代炮制记述,认为蔓荆子宜加 10% 黄酒拌润后曝干或微炒后捣碎入药。

【贮藏】贮干燥容器内,密闭,置阴凉干燥处。

牛 蒡 子

【处方用名】牛蒡子、大力子、炒牛蒡子、炒大力子。

【来源】本品为菊科植物牛蒡 *Arctium lappa* L. 的干燥成熟果实。

【采收加工】秋季果实成熟时采收果序,晒干,打下果实,除去杂质,再晒干。

【历史沿革】南北朝刘宋时期为"酒拌蒸,焙干,捣粉";唐代开始炒用;宋代增加了燀制;金元时期有烧存性;明代新增炮制方法较多,有去油、焙黄、水煮晒干炒香、酥炙、蒸制、酒炒等方法;清代基本沿用前代制法。2020 年版《中国药典》收载有牛蒡子、炒牛蒡子。

【炮制方法】

1. 牛蒡子　取原药材,除去杂质,筛去灰屑。用时捣碎。

2. 炒牛蒡子　取净牛蒡子,置预热的炒制容器内,用文火加热,炒至略鼓起,有爆裂声,微有香气逸出时。取出,晾凉。用时捣碎。

【饮片质量要求】

1. 牛蒡子　本品呈长倒卵形,略扁,微弯曲。表面灰褐色,带紫黑色斑点,有数条纵棱。气微,味苦、微辛而稍麻舌。

检查:水分不得过 9.0%,总灰分不得过 7.0%。

含量测定:含牛蒡苷($C_{27}H_{34}O_{11}$)不得少于 5.0%。

2. 炒牛蒡子　本品形如牛蒡子,色泽较生品加深,略鼓起。微有香气。

检查:水分不得过 7.0%,总灰分同牛蒡子。

含量测定:同牛蒡子。

【炮制作用】牛蒡子性味辛、苦,寒。归肺、胃经。具有疏散风热,宣肺透疹,解毒利咽的功效。

1. 牛蒡子　生用长于疏散风热,解毒散结。可用于风温初起,痄腮肿痛,痈毒疮疡。如治温病初起的银翘散(《温病条辨》);治痄腮肿痛的普济消毒饮(《东垣试效方》);治疗疮疡,乳痈初起,证见寒热的荆芥牛蒡汤(《医宗金鉴》)。

2. 炒牛蒡子　牛蒡子炒后缓和寒滑之性,免伤脾胃,气香使宣散作用更强,且利于粉碎和煎出有效成分。长于解毒透疹,利咽散结,化痰止咳,用于麻疹不透,咽喉肿痛,风热咳嗽。如治麻疹透发不畅的宣毒发表汤(《医宗金鉴》)。

【炮制研究】牛蒡子中主要含有木脂素类成分和酚酸类成分。木脂素类成分主要有牛蒡苷和牛蒡苷元,酚酸类成分主要有绿原酸和异绿原酸 A 等成分。牛蒡子炒制过程中牛蒡苷可受热分解转化为牛蒡苷元,提高加热温度和延长加热时间均可增加牛蒡苷的分解转化。另有研究发现,牛蒡子炒制过程中3,5-二咖啡酰基奎宁酸可以转化成立体结构更加稳定的4,5-二咖啡酰基奎宁酸。

以牛蒡苷和牛蒡苷元为指标,采用正交试验设计,炒牛蒡子的炮制工艺为:加热至 300℃,清炒 4~5 分钟。牛蒡子药材微波炮制品中牛蒡子苷,醇浸出物和水浸出物含量明显高于生品和传统炒制品。

【贮藏】贮干燥容器内,密闭,置通风干燥处。防蛀。

茺 蔚 子

【处方用名】茺蔚子、益母草子、炒茺蔚子。

【来源】本品为唇形科植物益母草 *Leonurus japonicus* Houtt. 的干燥成熟果实。

【采收加工】秋季果实成熟时采割地上部分,晒干,打下果实,除去杂质。

【历史沿革】宋代有炒焦;明代有微炒香、蒸法等;清代《本经逢原》载"微炒香蒸熟,烈日曝燥,杵去壳拌童便陈酒,九蒸九晒",另有酒洗等法。2020 年版《中国药典》收载有茺蔚子、炒茺蔚子。

【炮制方法】

1. 茺蔚子　取原药材,去净杂质,洗净,干燥。用时捣碎。

2. 炒茺蔚子　取净茺蔚子,置预热的炒制容器内,用文火加热,炒至有爆裂声,表面颜色加深,有香气逸出时,取出,晾凉。用时捣碎。

【饮片质量要求】

1. 茺蔚子　本品呈三棱形,表面灰棕色至灰褐色,有深色斑点。气微,味苦。

检查:水分不得过 7.0%,总灰分不得过 10.0%。

浸出物:不得少于 17.0%。

含量测定:盐酸水苏碱($C_7H_{13}NO_2 \cdot HCl$)不得少于 0.050%。

2. 炒茺蔚子　本品形如茺蔚子,色泽较生品加深,表面微鼓起。气微香,味苦。

【炮制作用】茺蔚子性味辛、苦,微寒。归心包、肝经。具有活血调经、清肝明目的功效。

1. 茺蔚子　生用长于清肝明目,多用于目赤肿痛或目生翳膜,如治目赤肿痛的茺蔚子散(《秘传眼科龙木论》)。

2. 炒茺蔚子　茺蔚子炒后寒性减弱,质脆,易于煎出药效成分,长于活血调经。可用于月经不调,痛经,产后瘀血腹痛等症,如治产后恶血、腹中疼痛的益母草子散(《太平圣惠方》)。

【炮制研究】炮制有利于茺蔚子总水溶性成分的溶出,水溶性浸出物各炮制品均高于生品。其中微炒品和酒炒品与生品比较,有显著性差异,用于一般疾病以微炒为宜,用于头目之疾,以酒炒为佳。

【贮藏】贮干燥容器内,密闭,置通风干燥处。防蛀。

瓜　蒌　子

【处方用名】瓜蒌子、瓜蒌仁、炒瓜蒌仁、蜜瓜蒌子、瓜蒌子霜。

【来源】本品为葫芦科植物栝楼 *Trichosanthes kirilowii* Maxim. 或双边栝楼 *Trichosanthes rosthornii* Harms 的干燥成熟种子。

【采收加工】秋季采摘成熟果实,剖开,取出种子,洗净,晒干。

【历史沿革】宋代载“炒令香熟”;明代有制霜、蛤粉炒等法;清代有焙制、麸炒等制法;现行主要有炒黄、蜜炙、制霜等炮制方法。2020 年版《中国药典》收载有瓜蒌子、炒瓜蒌子。

【炮制方法】

1. 瓜蒌子　取原药材,除去杂质及干瘪的种子,洗净,干燥。用时捣碎。

2. 炒瓜蒌子　取净瓜蒌子,置预热的炒制容器内,用文火加热,炒至微鼓起,略带焦斑,有香气逸出时,取出,晾凉。用时捣碎。

瓜蒌子
(图片)

3. 蜜瓜蒌子　取炼蜜用适量开水稀释,淋入捣碎的瓜蒌子内拌匀,闷润,置预热的炒制容器内,用文火加热,炒至不粘手时,取出,晾凉。

每 100kg 净瓜蒌子,用炼蜜 5kg。

炒瓜蒌子
(图片)

4. 瓜蒌子霜　取净瓜蒌子,碾成泥状,加热,用吸油纸或布包裹,压榨去油,如此反复操作,至药物不再黏结成饼,碾细。

【饮片质量要求】

1. 瓜蒌子　本品呈扁平椭圆形,表面浅棕色至棕褐色,平滑,沿边缘有一圈沟纹。双边栝楼种子较大而扁,表面棕褐色。

检查:水分不得过 10.0%,总灰分不得过 3.0%。

浸出物:石油醚浸出物不得少于 4.0%。

含量测定:含 3,29- 二苯甲酰基栝楼仁三醇($C_{44}H_{58}O_5$)不得少于 0.080%。

2. 炒瓜蒌子　本品形如瓜蒌子,表面浅褐色至棕褐色,微鼓起,偶带焦斑,气焦香,味淡。

检查:水分不得过 10.0%,总灰分不得过 5.0%。

含量测定:含 3,29- 二苯甲酰基栝楼仁三醇($C_{44}H_{58}O_5$)不得少于 0.060%。

3. 蜜瓜蒌子　本品形如瓜蒌子,表面黄色,微显光泽,微香。

4. 瓜蒌子霜　本品呈黄白色松散粉末,微显油性。

【炮制作用】瓜蒌子性味甘,寒。归肺、胃、大肠经。具有润肺化痰、滑肠通便的功效。

1. 瓜蒌子　生用寒滑之性明显,长于润肺化痰,滑肠通便。多用于肺热咳嗽,肠燥便秘。如治咳而微喘,气郁不下的润肺降气汤(《校注医醇賸义》)。

2. 炒瓜蒌子　瓜蒌子炒后寒滑之性缓和,致呕副作用减弱,长于理肺化痰。多用于痰饮结阻于肺,气失宣降,咳嗽,胸闷等症。如治燥热蕴肺所致咳嗽、痰黄而黏不易咳出、胸闷气促、久咳不止、声哑喉痛的二母宁嗽丸(2020年版《中国药典》)。

3. 蜜瓜蒌子 瓜蒌子蜜炙后可缓和寒性和致呕副作用,润肺止咳作用增强。如治咳嗽喘促,痰涎壅盛的润肺止嗽丸(2020年版《中国药典》)。

4. 瓜蒌子霜 瓜蒌子霜功专润肺祛痰,可避免滑肠和恶心呕吐等胃肠道不良反应。多用于肺热咳嗽,咯痰不爽,大便不实者。制霜还便于制备丸散剂。如治热痰咳嗽的清气化痰丸(《景岳全书》)。

【炮制研究】瓜蒌子含脂肪油26%~31%,具致泻作用。除此之外,瓜蒌子中还含有甾醇类、黄酮类、苯丙素类、蛋白质类、氨基酸类、挥发油类等成分。制霜后除去脂肪油约51.29%,可缓和瓜蒌子滑肠致泻的副作用。其泻卜作用强弱依次为:瓜蒌子>瓜蒌皮>瓜蒌霜。以3,29-二苯甲酰基栝楼仁三醇为指标,用HPLC法测定瓜蒌子不同炮制品含量,结果由高到低依次为瓜蒌子仁>炒瓜蒌子仁>瓜蒌子>炒瓜蒌子>麸炒瓜蒌子>蛤粉炒瓜蒌子>蜜炙瓜蒌子>瓜蒌子霜>瓜蒌子壳。瓜蒌子经炒制后,质地酥脆,易于有效成分的煎出,可增强疗效,同时缓和其大寒之性,降低毒副作用,避免产生恶心的不良反应。

从瓜蒌子中分离出的氨基酸有止咳祛痰的作用,经炒制后,瓜蒌子的祛痰作用增强。现代研究表明,瓜蒌子能明显增强离体豚鼠心脏冠脉血流量,有助于改善心肌缺血。

【贮藏】贮干燥容器内,蜜瓜蒌子,密闭,置阴凉干燥处。防霉,防蛀。

紫苏子

【处方用名】紫苏子、苏子、炒苏子、蜜苏子、苏子霜。

【来源】本品为唇形科植物紫苏 *Perilla frutescens* (L.) Britt. 的干燥成熟果实。

【采收加工】秋季果实成熟时采收,除去杂质,晒干。

【历史沿革】宋代有炒、蜜炙等炮制方法;明代有隔纸焙、酒炒等法;清代增加了良姜拌炒、制霜;现行主要有清炒、蜜炙、制霜等炮制方法。2020年版《中国药典》收载有紫苏子、炒紫苏子。

【炮制方法】

1. 紫苏子 取原药材,除去杂质,洗净,晒干。

2. 炒紫苏子 取净紫苏子,投预热的炒制容器内,用文火加热,炒至有爆裂声,表面颜色加深,香气逸出时,取出,晾凉。

3. 蜜紫苏子 取炼蜜用适量开水稀释,淋入净紫苏子内拌匀,稍闷,用文火炒至深棕色不粘手时,取出摊晾。

每100kg净紫苏子,用炼蜜10kg。

4. 紫苏子霜 取净紫苏子碾如泥状,加热,用吸油纸或布包裹,压榨去油,如此反复操作,至药物不再黏结成饼为度,研细。

【饮片质量要求】

1. 紫苏子 本品呈卵圆形或类球形。表面灰棕色或灰褐色,具微隆起的暗紫色网纹。压碎有香气,味微辛。

检查:水分不得过8.0%。

含量测定:含迷迭香酸($C_{18}H_{16}O_8$)不得少于0.25%。

2. 炒紫苏子　本品形如紫苏子,表面灰褐色,有细裂口,有焦香气。

检查:水分不得过 2.0%。

含量测定:含迷迭香酸($C_{18}H_{16}O_8$)不得少于 0.20%。

3. 蜜紫苏子　本品形如紫苏子,外表深棕色,有细裂口,多黏性,具蜜香气,味微甜。

4. 紫苏子霜　本品为灰白色的粗粉末,气微香。

【炮制作用】紫苏子性味辛,温。归肺经。具有降气化痰、止咳平喘、润肠通便的功效。

1. 紫苏子　紫苏子生用润肠力专,多用于肠燥便秘,或气喘而兼便秘者。如益血润肠丸(《类证活人书》)。

2. 炒紫苏子　紫苏子炒后辛散之性缓和,长于温肺降气,并能提高煎出效果。常用于多种原因引起的气喘咳嗽。如治风寒喘咳的华盖散(《太平惠民和剂局方》)。

3. 蜜紫苏子　紫苏子蜜炙使其药性缓和,免伤正气,长于降气平喘,润肺化痰。用于肺虚喘咳或肾不纳气的喘咳。如治益气养阴,化痰平喘的保肺汤(岳美中)。

4. 紫苏子霜　有降气平喘之功,且无滑肠之虑,多用于脾虚便溏的喘咳患者。

【炮制研究】紫苏子经炒制、蜜炙、制霜炮制后迷迭香酸含量均不同程度降低,其中蜜炙品下降的幅度最大。炒紫苏子水提物有较强的抗氧化作用。乙醇提取物对衰老小鼠有较强的益智作用,对小鼠细胞免疫功能、体液免疫功能和非特异免疫功能具有增强作用,能刺激白细胞介素 -2(IL-2)和 γ 干扰素(IFN-γ)的产生和释放,并呈明显量效关系。炒紫苏子醇提物在抗过敏、降血脂等方面也具较强的活性。

【贮藏】贮干燥容器内,密闭,置通风干燥处。防蛀。

莱　菔　子

【处方用名】莱菔子、萝卜子、炒莱菔子。

【来源】本品为十字花科植物萝卜 *Raphanus sativus* L. 的干燥成熟种子。

【采收加工】夏季果实成熟时采割植株,晒干,搓出种子,除去杂质,再晒干。

【历史沿革】宋代有微炒、炒黄、炒熟、巴豆炒;元代有焙法、蒸法;明代除沿用前代方法外,又增加了生姜炒;清代基本沿用前法,但以炒用为主。在炮制作用方面有"生用能升,熟用能降"的论述。2020 年版《中国药典》收载有莱菔子、炒莱菔子。

【炮制方法】

1. 莱菔子　取原药材,除去杂质,洗净,干燥。用时捣碎。

2. 炒莱菔子　取净莱菔子,置预热的炒制容器内,用文火加热,炒至微鼓起,有密集爆裂声,富油性,手捻易碎,种仁黄色,有香气逸出时取出,晾凉,用时捣碎。

莱菔子
(图片)

【饮片质量要求】

1. 莱菔子　本品呈类圆形或椭圆形,稍扁。表面黄棕色、红棕色或灰棕色。气微,味淡,微苦辛。

检查:水分不得过 8.0%,总灰分不得过 6.0%,酸不溶性灰分不得过 2.0%。

浸出物:乙醇浸出物不得少于 10.0%。

含量测定:含芥子碱以芥子碱硫氰酸盐($C_{16}H_{24}NO_5 \cdot SCN$)计,不得少于 0.40%。

炒莱菔子
(图片)

2. 炒莱菔子　本品形如莱菔子,表面微鼓起,色泽加深,质酥脆,气微香。

检查、浸出物、含量测定:同莱菔子。

【炮制作用】莱菔子性味辛、甘、平。归肺、脾、胃经。具有消食除胀,降气化痰的功效。

1. 莱菔子　莱菔子生品能升能散,长于涌吐风痰。以本品为末,温水调服,可以涌吐风痰(《胜金方》)。

2. 炒莱菔子　炒莱菔子主降,药性缓和,长于消食除胀,降气化痰。炒制既缓和了涌吐痰涎的副作用,又利于粉碎和煎出药效成分,且味香易服。多用于食积腹胀,气喘咳嗽。如治食积不化的保和丸(2020 年版《中国药典》);治气喘咳嗽的三子养亲汤(《韩氏医通》)。

【炮制研究】莱菔子含脂肪油、挥发油及少量莱菔子素、芥子碱、黄酮类等成分。莱菔子素为活性成分之一。莱菔子炒后粉碎入药,水溶性浸出物含量明显增高。莱菔子炒制前后气味和挥发油组分的气相色谱 - 质谱(GC-MS)分析表明,炒制可使多个组分发生明显量变和质变。炒制按照规范的工艺进行,严格控制炒制程度,可抑制莱菔子中硫代葡萄糖苷分解酶的活性,防止硫苷类成分中的主成分萝卜苷分解为莱菔子素和进一步的分解。炒莱菔子水提液中萝卜苷的含量是反映其炮制程度的专属性质控指标,炮制得当,炒莱菔子水提液中萝卜苷含量是生品的8倍多,如炒制太过,萝卜苷则分解损失殆尽。因此,掌握准确、规范的炮制程度是保证炒莱菔子质量的关键。

莱菔子炒后粉碎入药,能增强实验动物胃和小肠的运动功能。与生品比较,炒制品能增强离体家兔回肠节律性收缩,抑制小鼠胃排空,进而有利于食物在小肠内的消化吸收;炒制品亦能拮抗肾上腺素对肠管的抑制作用,增强离体豚鼠胃肌条的节律性收缩和紧张性收缩,提示中医临床用炒莱菔子作消导药是合理的。

莱菔子不同制品均能抑制小鼠胃排空,但生品与炒过品抑制作用过强,加重胃的负担,不利于食物消化,尤其是炒过品可造成小鼠胃扩张,丧失蠕动消化功能,而炒品抑制胃排空作用缓和,可在保持小鼠胃消化功能的条件下,适当延长食物在胃中的停留时间。莱菔子炒品能明显增强家兔在体肠蠕动,效果优于生品和炒过品。提示适度抑制胃排空和增强肠蠕动可能是莱菔子消食除胀的机制之一,而这一作用只有炮制适度,才能更好地发挥。

镇咳、祛痰试验结果显示,莱菔子单味应用,只有生品有一定的镇咳作用,而在三子养亲汤中,生、炒品均有较好的镇咳作用,明显优于炒制太过的炮制品,祛痰试验炒品组显著优于生品组。说明炮制品在复方中,能更好地显示出综合调节作用的优势。提示把炮制品纳入复方中进行药效学研究,更接近中医用药的实际,更有利于体现出炮制品的作用。

【贮藏】贮干燥容器内,密闭,置通风干燥处。防蛀。

冬　瓜　子

【处方用名】冬瓜子、冬瓜仁、炒冬瓜子、炒冬瓜仁。

【来源】本品为葫芦科植物冬瓜 *Benincasa hispida* (Thunb.) Cogn. 的干燥成熟种子。

【采收加工】秋季果实成熟时,取出种子,洗净,晒干。

【历史沿革】唐代有沸水煮三遍,晒干,醋浸一宿的制法;宋代和清代用清炒法炮制,并有"令人肥悦,又明目"和"炒食补中"等论述。2020 年版《中国药典》未收载。

【炮制方法】

1. 冬瓜子　取原药材,除去杂质,筛去灰屑。

2. 炒冬瓜子　取净冬瓜子,置预热的炒制容器内,用文火加热,炒至表面略黄色,稍有焦斑时,取出,晾凉。

【饮片质量要求】

1. 冬瓜子　本品呈扁平长椭圆形或长卵形。外表黄白色,一端钝圆,另端尖,种仁具油性。无臭,味微甜。

2. 炒冬瓜子　本品形如冬瓜子,外表稍鼓起,黄色,偶见焦斑,微具香气。

【炮制作用】冬瓜子性味甘,寒。具有清肺化痰、消痈排脓的功效。

1. 冬瓜子　冬瓜子生用清肺化痰、消痈排脓。多用于肺热痰嗽,肺痈、肠痈初起。如治肺痈的苇茎汤(《备急千金要方》);治肠痈初起的大黄牡丹皮汤(《金匮要略》)。

2. 炒冬瓜子　冬瓜子炒黄使其寒性缓和,气香启脾,长于渗湿化浊。多用于湿热带下、白浊,常与黄柏、苍术、萆薢、芡实、椿根皮等合用。

【贮藏】贮干燥容器内,密闭,置通风干燥处。防蛀。

青　葙　子

【处方用名】青葙子、炒青葙子。

【来源】本品为苋科植物青葙 Celosia argentea L. 的干燥成熟种子。

【采收加工】秋季果实成熟时采割植株或摘取果穗,晒干,收集种子,除去杂质。

【历史沿革】宋代至明清多用炒法炮制并沿用至今。现行主要的炮制方法为炒黄。2020 年版《中国药典》收载有青葙子。

【炮制方法】

1. 青葙子　取原药材,除去杂质,筛去灰屑。用时捣碎。

2. 炒青葙子　取净青葙子,置预热的炒制容器内,用文火加热,炒至有爆裂声,香气逸出时,取出,晾凉。

【饮片质量要求】

1. 青葙子　本品呈扁圆形,少数呈圆肾形。表面黑色或红黑色,光亮。气微,味淡。

检查:水分不得过 12.0%,总灰分不得过 13.0%,酸不溶性灰分不得过 9.0%。

2. 炒青葙子　本品形如青葙子,光泽不明显,微鼓起,部分爆成白花,断面淡黄色,有香气。

【炮制作用】青葙子性味苦,微寒。归肝经。具有清肝泻火、明目退翳的功效。

1. 青葙子　生品清肝作用强。多用于肝热目赤,肝火眩晕。如治风热上攻,眼目赤肿、头目眩晕的还睛丸(《太平惠民和剂局方》);治疗热毒攻眼,目赤肿痛,或兼面热口苦,烦躁易怒的青葙子丸(《太平圣惠方》)。

2. 炒青葙子　青葙子炒后寒性缓和,易于煎出有效成分。可用于目生翳障,视物昏暗。如治肝虚积热,两目红肿疼痛,羞明流泪,时发时止,久则目生翳膜,视物昏暗的青葙丸(《医宗金鉴》)。

【贮藏】贮干燥容器内,密闭,置通风干燥处。防蛀。

酸 枣 仁

【处方用名】酸枣仁、炒酸枣仁。

【来源】本品为鼠李科植物酸枣 *Ziziphus jujuba* Mill. var. *spinosa*（Bunge）Hu ex H. F. Chou 的干燥成熟种子。

【采收加工】秋末冬初采收成熟果实,除去果肉及核壳,收集种子,晒干。

【历史沿革】酸枣仁的炮制初见于《雷公炮炙论》,采用蒸法,去皮研用。宋代有微炒、炒香熟、酒浸等制法。其后历代都以炒法为主,沿用至今。2020 年版《中国药典》收载有酸枣仁、炒酸枣仁。

【炮制方法】

1. 酸枣仁　取原药材,去净杂质。用时捣碎。

2. 炒酸枣仁　取净酸枣仁,置预热的炒制容器内,用文火加热,炒至鼓起,颜色加深,有爆裂声,香气逸出时,取出,晾凉。用时捣碎。

【饮片质量要求】

1. 酸枣仁　本品呈扁圆形或扁椭圆形,表面紫红色或紫褐色,平滑有光泽,有的有裂纹。气微,味淡。

检查:水分不得过 9.0%,总灰分不得过 7.0%。

含量测定:含酸枣仁皂苷 A（$C_{58}H_{94}O_{26}$）不得少于 0.030%,含斯皮诺素（$C_{28}H_{32}O_{15}$）不得少于 0.080%。

2. 炒酸枣仁　本品形如酸枣仁,表面微鼓起,微具焦斑。略有焦香气,味淡。

检查:水分不得过 7.0%,总灰分不得过 4.0%。

含量测定:同酸枣仁。

【炮制作用】酸枣仁性味甘、酸,平。归肝、胆、心经。具有养心补肝、宁心安神、敛汗、生津的功效。

1. 酸枣仁　酸枣仁生用养心安神,敛汗。为养心安神药,主用于心肝血虚引起的失眠、惊悸怔忡以及体虚自汗、盗汗等症。如治心悸易惊、虚烦不眠的酸枣仁汤（《金匮要略》）。

2. 炒酸枣仁　酸枣仁炒后种皮开裂,易于粉碎和煎出药效成分,味香易服,能增强酸枣仁的疗效,临床多用炒酸枣仁。如治心血虚而致心悸健忘、失眠多梦的养心汤（《妇人大全良方》）;治疗劳伤心脾、气血不足的归脾汤（《严氏济生方》）;治疗阴亏血少,虚烦少寐的天王补心丸（2020 年版《中国药典》）。

【炮制研究】生、炒酸枣仁均含有具镇静安眠之效的酸枣仁皂苷 A、B 与黄酮类等成分。炮制得当,粉碎应用,有利于药效成分煎出,增强药效。适度炒制对酸枣仁皂苷 A、B,黄酮类等有效成分无影响。酸枣仁镇静安眠的有效部位是水溶性成分,实验表明,生、炒品层析行为一致,炒品水溶性浸出物增多,炒品捣碎用是生用的 221.54%。酸枣仁皂苷 A、B 主要存在于子叶中,种皮和胚乳中含量甚微,子叶被种皮和胚乳包裹着,用时捣碎,利于其药效成分的提取和利用。

文献、化学、药理学研究与临床观察,基本上否定了酸枣仁自宋代以来的"生用醒睡,炒熟安眠"之说。文献研究认为,生熟异治可能是酸枣果肉与果核作用的误传。药理、临床均证明,生、炒品均有镇静安眠作用,二者无明显差异。但酸枣仁久炒油枯后,镇静安眠作用减弱。

酸枣仁小火微炒或炒黄后,水及乙醚浸出物含量均高于生品,炒焦和炒黑则低于生品,尤以炒黑为甚。乙醇浸出物含量,各炒制品均低于生品,微炒差异较小,炒焦和炒黑差异显著。提示酸枣仁炒制中必须注意火力和时间的控制,炒过则效减。

【贮藏】贮干燥容器内,密闭,置阴凉干燥处。防蛀。

槐 花

【处方用名】槐花、槐米、炒槐花、炒槐米、槐花炭、槐米炭。

【来源】本品为豆科植物槐 *Sophora japonica* L. 的干燥花及花蕾。

【采收加工】夏季花开放或花蕾形成时采收,及时干燥,除去枝、梗及杂质。前者习称"槐花",后者习称"槐米"。

【历史沿革】宋代有微炒、炒黄黑色、炒焦、麸炒、地黄汁炒等法,其中炒法应用较多;明代增加了醋煮、烧灰存性、酒浸炒;清代多沿用炒法。现行主要有炒黄、炒炭等炮制方法。2020年版《中国药典》收载有槐花、炒槐花、槐花炭。

【炮制方法】

1. 槐花　取原药材,除去梗、叶,筛去灰屑。

2. 炒槐花　取净槐花,置预热的炒制容器内,用文火加热,炒至表面深黄色,取出,晾凉。

槐米(图片)

3. 槐花炭　取净槐花,置预热的炒制容器内,用中火加热,炒至表面焦褐色。发现火星时,可喷适量清水熄灭,炒干,取出,凉透。

【饮片质量要求】

1. 槐花　本品皱缩而卷曲,花瓣多散落。完整者花萼钟状,黄绿色。花瓣黄色或黄白色。体轻,气微,味微苦。槐米呈卵形或椭圆形。花萼黄绿色,花萼下部有数条纵纹。气微,味微苦涩。

炒槐米
(图片)

检查:水分不得过11.0%;总灰分,槐花不得过14.0%、槐米不得过9.0%;酸不溶性灰分,槐花不得过8.0%、槐米不得过3.0%。

浸出物:醇溶性浸出物槐花不得少于37.0%、槐米不得少于43.0%。

含量测定:含总黄酮以芦丁($C_{27}H_{30}O_{16}$)计,槐花不得少于8.0%、槐米不得少于20.0%;含芦丁($C_{27}H_{30}O_{16}$)槐花不得少于6.0%、槐米不得少于15.0%。

槐花炭
(图片)

2. 炒槐花　本品形如槐花,表面深黄色,具特有香气,味微苦。

3. 槐花炭　本品形如槐花,表面焦褐色,质轻,味涩。

【炮制作用】槐花性味苦,微寒。归肝、大肠经。具有凉血止血、清肝泻火的功效。

1. 槐花　槐花生用以清肝泻火、清热凉血见长。多用于血热妄行,肝热目赤,头痛眩晕,疮毒肿痛。如治肠胃湿热,胀满下血的槐花散(《丹溪心法》);治杨梅疮、下疳的槐花蕊(《新方八阵》);治肝阳上亢而致眩晕、头痛(如高血压),可单用煎水代茶饮或与豨莶草、钩藤等合用(《中药临证应用》)。

2. 炒槐花　槐花炒黄使其苦寒之性缓和,并有杀酶保苷作用。其清热凉血作用弱于生品。止血作用逊于槐花炭而强于生品,多用于脾胃虚弱的出血患者。如治肠风便血的地榆槐角丸

(2020年版《中国药典》)。

3. 槐花炭　槐花炒炭后清热凉血作用极弱,涩性增加,以止血力胜。多用于咯血、衄血、便血、崩漏下血、痔疮出血等出血证。如治久痢出血不止,无腹痛和里急后重症状的槐花散(《洁古家珍》)。

【炮制研究】槐花炒黄后其成分无显著变化,仅部分糖类和氨基酸类有所破坏。但通过加热可破坏鼠李糖转化酶,有利于芦丁的保存,并可使药材组织疏松,便于成分的煎出。

槐花炒炭后大部分芦丁、氨基酸、糖和叶绿素受热被破坏,具有止血作用的槲皮素含量显著增加,但异鼠李素含量降低。槐花炒炭后的鞣质含量增减与其炮制温度有关,190℃以下,随受热温度的升高和时间延长,鞣质含量相应升高。当温度高于200℃时,鞣质的含量迅速下降。

槐花炒炭鞣质含量增高时,确能增强止血作用,能缩短实验动物的出、凝血时间,与生品比较有非常显著的差异,但若温度过高,鞣质含量下降时,其作用减弱。说明槐花炒炭鞣质含量与其止血作用具有相关性。

槐花中的槲皮素是其止血的有效成分,有增强毛细血管壁弹性,抑制组胺释放等作用,异鼠李素是拮抗槲皮素止血作用的成分。炒炭后止血成分槲皮素含量增加,而抑制止血作用的异鼠李素含量降低,从而增强止血作用。

【备注】中医处方中的槐花,实际多用槐米,即花蕾。

【贮藏】贮干燥容器内,密闭,置通风干燥处。防潮,防蛀。

王 不 留 行

【处方用名】王不留、王不留行、炒王不留、炒王不留行。

【来源】本品为石竹科植物麦蓝菜 *Vaccaria segetalis* (Neck.) Garcke 的干燥成熟种子。

【采收加工】夏季果实成熟、果皮尚未开裂时采割植株,晒干,打下种子,除去杂质,再晒干。

【历史沿革】汉代有烧灰存性用的记载;宋代有捣末用;明代有酒蒸、单蒸、炒、水浸焙法等;清代基本沿用明代的方法,并增加有土炒、糯米炒法,浆水浸,焙干用。2020年版《中国药典》收载有王不留行、炒王不留行。

【炮制方法】

1. 王不留行　取原药材,去净杂质,洗净,干燥。

2. 炒王不留行　取净王不留行,置预热的炒制容器内,用中火加热,炒至大多数爆开白花,取出,晾凉。

王不留行
(图片)

【饮片质量要求】

1. 王不留行　本品呈球形,表面黑色,少数红棕色,略有光泽。气微,味微涩、苦。

检查:水分不得过 12.0%,总灰分不得过 4.0%。

浸出物:醇溶性浸出物不得少于 6.0%。

含量测定:含王不留行黄酮苷($C_{32}H_{38}O_{19}$)不得少于 0.40%。

炒王不留行
(图片)

2. 炒王不留行　本品表面爆裂成白花状,质松脆。

检查:水分不得过 10.0%。

浸出物:同王不留行。

含量测定:含王不留行黄酮苷($C_{32}H_{38}O_{19}$)不得少于0.15%。

【炮制作用】王不留行性味苦,平。归肝、胃经。具有活血通经、下乳消肿、利尿通淋的功效。

1. 王不留行　王不留行生用长于消痈肿。用于乳痈或其他疮痈肿痛。如治乳房胀痛,乳腺增生的乳块消片(2020年版《中国药典》)。

2. 炒王不留行　王不留行炒后质地松泡,利于药效成分煎出,且走散力强。长于活血通经,下乳,通淋。多用于产后乳汁不下,闭经,痛经,石淋,小便不利。如治产后血虚、乳汁不行的通乳四物汤(《医略六书》);治气郁兼热、乳汁短少;治月经先后不定、腹痛、不孕;治泌尿系结石的驱尿石汤以及慢性前列腺炎的前列腺汤(《北京市中草药制剂选编》)。

【炮制研究】王不留行中所含黄酮苷在生品中含量较高,而炒制后其含量大幅降低。王不留行中环肽A、B、E的含量均较低,炒制后这3种成分含量变化不大,可见,王不留行环肽类成分比较稳定,加热炒制对其含量影响较小,但炒制可显著提高王不留行环肽A、B、E在水煎液中的溶出率。

王不留行目前以炒用为主,要求多数爆白花。实验证明,水溶物的增加与爆花程度有关,爆花率越高,水溶性浸出物也越高。根据爆花率与水溶性浸出物含量的关系及实际生产中的可行性,认为炒王不留行爆花率达80%以上为宜。炒王不留行的爆花率与种子成熟程度和含水量有关,净制中有效去除未成熟的种子,控制适宜的含水量可提高爆花率。

【贮藏】贮干燥容器内,密闭,置通风干燥处。

水 红 花 子

【处方用名】水红花子、蓼实、水红子、炒水红花子。

【来源】本品为蓼科植物红蓼 *Polygonum orientale* L. 的干燥成熟果实。

【采收加工】秋季果实成熟时割取果穗,晒干,打下果实,除去杂质。

【历史沿革】唐代有"熬令香";宋代有"微炒入药";明清及近代均沿用炒法。清《得配本草》载"炒用消散之气稍缓"。2020年版《中国药典》收载有水红花子。

【炮制方法】

1. 水红花子　取原药材,除去杂质灰屑。用时捣碎。

2. 炒水红花子　取净水红花子,置预热的炒制容器内,用中火加热,迅速拌炒至爆白花,有香气逸出时,取出,晾凉。

【饮片质量要求】

1. 水红花子　本品呈扁圆球形。表面棕黑色,有的红棕色。气微,味淡。

检查:总灰分不得过5.0%。

含量测定:花旗松素($C_{15}H_{12}O_7$)不得少于0.15%。

2. 炒水红花子　本品表面爆裂成白花,质疏松,具香气。

【炮制作用】水红花子性味咸,微寒。归肝、胃经。具有散血消癥、消积止痛、利水消肿的功效。

水红花子
(图片)

炒水红花子
(图片)

1. 水红花子　水红花子生用力峻,长于消瘀破癥、化痰散结。多用于癥瘕痞块、瘿瘤。如治腹部痞块胀痛,用本品煎膏摊贴痞块,并用酒调膏内服(《保寿堂药方》)。亦可治瘿瘤肿痛,用本品生熟各半,研末,酒调服(《本草衍义》)。

2. 炒水红花子　水红花子炒后药性缓和,利于药效成分煎出,长于消食止痛,健脾利湿。多用于食积腹痛,慢性肝炎、肝硬化腹水。

【炮制研究】以传统法不同火力炒制,水红花子爆花率为 6.58%~48.15%,将其置于可加热高压罐中,缓慢加热至一定压力,骤然放压至爆花,可使爆花率达到 60%~80%。以花旗松素和槲皮素含量为指标,确定该热高压法的压力为 14Pa 时爆花最佳。以具一定抗癌活性的花旗红素为参照物,建立水红花子生、制品 HPLC 指纹图谱。实验证明,指标成分花旗红素在生、制品中峰面积未发生明显变化。对 14 个产地水红花子药材分析,生品指纹图谱标定出 20 个共有峰,制品指纹图谱标定出 33 个共有峰。图谱峰特征明显,相似性良好。

通过生、制品指纹图谱比较,炮制前后水红花子化学成分发生了明显变化:炮制后制品有 6 个峰的峰面积有明显增加,3 个峰的峰面积降低,6 个峰的峰面积未见明显改变,6 个新增共有峰;生品有 5 个峰在炮制后消失。

【贮藏】贮干燥容器内,密闭。置通风干燥处。

黑　芝　麻

【处方用名】黑芝麻、胡麻仁、炒黑芝麻。

【来源】本品为脂麻科植物脂麻 *Sesamum indicum* L. 的干燥成熟种子。

【采收加工】秋季果实成熟时采割植株,晒干,打下种子,除去杂质,再晒干。

【历史沿革】唐代有炒令香、九蒸九曝后捣末的记载;宋代增加微炒别捣和炒焦法;清代有酒蒸晒等法。有"滑痰生用,逐风酒蒸,入补蒸晒,炒食不生风病"的论述。2020 年版《中国药典》收载有黑芝麻、炒黑芝麻。

【炮制方法】

1. 黑芝麻　取原药材,除去杂质,洗净,干燥。用时捣碎。

2. 炒黑芝麻　取净黑芝麻,置预热的炒制容器内,用文火加热,炒至有爆裂声,香气逸出时,取出,晾凉。用时捣碎。

【饮片质量要求】

1. 黑芝麻　本品呈扁卵圆形,表面黑色,平滑或有网状皱纹,一端尖,有点状棕色种脐,另端圆,种皮薄,种仁白色,富油性。气微,味甘。

检查:水分不得过 6.0%,总灰分不得过 8.0%。

2. 炒黑芝麻　本品形如黑芝麻,表面微鼓起,外表黑色略有光泽,有香气。

检查:水分、总灰分同黑芝麻。

【炮制作用】黑芝麻性味甘,平。归肝、肾、大肠经。具有补肝肾,益精血,润肠燥的功效。

1. 黑芝麻　黑芝麻生品现已少用。古代医家认为生用滑痰,凉血解毒。多捣碎外用。

2. 炒黑芝麻　黑芝麻炒制后香气浓,易于煎出有效成分,增强填精补血的疗效。长于补益肝肾,填精补血,润肠通便。常用于头昏、头痛、眼花、耳鸣、须发早白或脱发、肠燥便秘、妇人乳少。如治肝肾不足,头昏耳鸣或脱发的桑麻丸(《寿世保元》);治脱发的生发汤(《邹云翔医案选》)。但因其性滑润,故肠滑便溏及精气不固者,非其所宜。

【贮藏】贮干燥容器内,密闭,置通风干燥处。防蛀。

火 麻 仁

【处方用名】火麻仁、大麻仁、麻子仁、麻仁、炒火麻仁、炒麻仁。

【来源】本品为桑科植物大麻 *Cannabis sativa* L. 的干燥成熟果实。

【采收加工】秋季果实成熟时采收,除去杂质,晒干。

【历史沿革】唐代有熬令香、蒸后熬令黄、酒制、炒法;宋代增加了发芽法;明清多沿用唐宋之法,仍以炒法为主流炮制方法;清《本草求真》提出"性生走熟守,生用破血利小便,捣汁治胎衣难产不下,熟用治崩中不止"。2020 年版《中国药典》收载有火麻仁、炒火麻仁。

【炮制方法】

1. 火麻仁　取原药材,除去残留果皮及杂质,筛去灰屑。用时捣碎。

2. 炒火麻仁　取净火麻仁,置预热的炒制容器内,用文火加热,炒至微黄色,有香气逸出时,取出,晾凉。

【饮片质量要求】

1. 火麻仁　本品呈卵圆形,表面灰绿色或灰黄色,有微细的白色或棕色网纹,两边有棱,顶端略尖,基部有一圆形果梗痕。气微,味淡。

2. 炒火麻仁　本品形如火麻仁,表面微黄色,具香气。

【炮制作用】火麻仁性味甘,平。归脾、胃、大肠经。具有润肠通便的功效。

1. 火麻仁　火麻仁生品、炒品功用一致,生品少用。古代医家常捣碎和蜜或油脂外用治头面疥疮等。

2. 炒火麻仁　炒后可提高煎出效果,且气香,能增强滋脾阴、润肠燥的作用。如治肠燥便秘的麻子仁丸(《伤寒杂病论》),原方中麻子仁生用,临床入汤剂时常炒用。也用于阴虚内热,大便秘结,习惯性便秘。

【贮藏】贮干燥容器内,密闭,置阴凉干燥处。防热,防蛀。

桑 枝

【处方用名】桑枝、嫩桑枝、酒桑枝、炒桑枝。

【来源】本品为桑科植物桑 *Morus alba* L. 的干燥嫩枝。

【采收加工】春末夏初采收,去叶,晒干,或趁鲜切片,晒干。

【历史沿革】唐代有醋淬、制炭的方法;宋代增加了醋炙、醋炒黑存性为末、细切炒香等法;明清又增加了酒蒸、蜜炙等法。现行主要有酒炙、炒黄等炮制方法。2020 年版《中国药典》收载有桑枝、炒桑枝。

【炮制方法】

1. 桑枝　取原药材,除去杂质,稍浸洗净,润透,切厚片,干燥。

2. 炒桑枝　取桑枝片,置预热的炒制容器内,用文火加热,炒至微黄色,取出,晾凉。

3. 酒桑枝　取桑枝片,加入定量黄酒拌匀,待酒被吸尽后,置预热的炒制容器内,用文火加热,炒至黄色,取出,晾凉。

每 100kg 桑枝片,用黄酒 10kg。

【饮片质量要求】

1. 桑枝　本品呈类圆形或椭圆形厚片。外表皮灰黄色或黄褐色,有点状皮孔。切面皮部较薄,木部黄白色,射线放射状,髓部白色或黄白色。气微,味淡。

检查:水分不得过10.0%,总灰分不得过4.0%。

浸出物:醇溶性浸出物不得少于3.0%。

2. 炒桑枝　本品形如桑枝,切面深黄色。微有香气。

检查、浸出物:同桑枝。

3. 酒桑枝　本品形如桑枝,表面黄色,略带焦斑,稍有酒气。

【炮制作用】桑枝性味微苦,平。归肝经。具有祛风湿,利关节的功效。

1. 桑枝　桑枝生用以祛血中风热为主,可用于风热入营血所致遍体风痒,肌肤干燥,紫白癜风。多煎汤外洗或炼膏涂抹,也可内服。如治内外障及翳膜,赤脉,昏涩的洗眼方(《圣济总录》);治紫癜风的桑枝煎(《太平圣惠方》)。

2. 炒桑枝　桑枝炒后善达四肢经络,通利关节,用于肩臂关节酸痛麻木,水肿脚气等。如治风湿热痹,尤宜上肢臂痛,单用本品炒香煎服(《普济本事方》);治水气、脚气亦可以桑条炒香水煎(《圣济总录》)。

3. 酒桑枝　桑枝酒炙后祛风除湿,通络止痛作用增强。如治风寒湿痹,关节疼痛,四肢拘挛的桑尖汤(《中药临床应用》)。

【贮藏】贮干燥容器内,密闭,置通风干燥处。防霉。

使 君 子

【处方用名】使君子、使君子仁、炒使君子仁。

【来源】本品为使君子科植物使君子 *Quisqualis indica* L. 的干燥成熟果实。

【采收加工】秋季果皮变紫黑色时采收,除去杂质,干燥。

【历史沿革】宋代有制炭、面裹煨、蒸制、焙制、火炮、炒熟等炮制方法。明代有火煨、煮制去油等法。清代多用蒸法。2020年版《中国药典》收载有使君子、使君子仁、炒使君子仁。

【炮制方法】

1. 使君子　取原药材,除去残留果柄及杂质。用时捣碎。

2. 使君子仁　取净使君子,除去硬壳及霉败的种仁。用时捣碎。

3. 炒使君子仁　取净使君子仁,置预热的炒制容器内,用文火加热,炒至表面黄色微有焦斑,有香气逸出时,取出,晾凉。用时捣碎。

【饮片质量要求】

1. 使君子　本品呈椭圆形或卵圆形,具5条纵棱。表面黑褐色至紫黑色,平滑,微有光泽。气微香,味微甜。

检查:水分不得过13.0%。每1000g含黄曲霉毒素 B_1 不得过5μg,黄曲霉毒素 G_2、黄曲霉毒素 G_1、黄曲霉毒素 B_2 和黄曲霉毒素 B_1 总量不得过10μg。

含量测定:含胡芦巴碱($C_7H_7N_1O_2$)不得少于0.20%。

2. 使君子仁　本品呈长椭圆形或纺锤形,表面棕褐色或黑褐色,有多数纵皱纹。气微香,味微甜。

检查、含量测定：同使君子。

3. 炒使君子仁　本品形如使君子仁，表面黄白色，有多数纵皱纹；有时可见残留有棕褐色种皮。气香，味微甜。

含量测定：同使君子。

【炮制作用】使君子性味甘，温。归脾、胃经。具有杀虫消积的功效。

1. 使君子（仁）　使君子仁与带壳使君子功用相同，入煎剂可直接用使君子捣碎入药，使君子仁多入丸、散剂或嚼食。生品以杀虫力强，常用于蛔虫病、蛲虫病。

2. 炒使君子仁　炒使君子仁味香易服，可直接嚼食，并能缓和膈肌痉挛的副作用，长于健脾消积，亦能杀虫。多用于小儿疳疾及蛔虫腹痛。

【炮制研究】使君子驱虫的有效部位为水溶性部位，其中使君子酸钾为驱虫的有效成分之一，脂肪油也有驱虫作用。水浸出物中使君子酸钾的含量，种仁是果壳的 7.07 倍，是果实的 1.59 倍。种仁炒后香气宜人，单味嚼食或入丸散剂以炒使君子仁为宜。

使君子炮制品随温度升高，水浸出物与使君子酸钾含量均有所降低。在果实的炮制品中以微波制品含量最高，其他炮制品均降低。水煎液中使君子酸钾炒果壳比生果壳溶出量增高 47.3%；炒种仁与生种仁的溶出量无明显变化。由于果壳占整个果实重量的 63.7%，故使君子仁炒后捣碎入煎剂，对使君子酸钾的溶出影响不大。

使君子不易均匀炒透，小量可用砂烫法代替，砂温以不超过 110℃ 为宜，大量可采用 100℃ 左右温度烘制，以烘至种仁变软，香气逸出为经验指标。

临床观察发现，成人服使君子果壳（与泻药合用）排虫率为 75%，全果为 80%，驱虫效果差别不大。认为煎剂统一以果实入药，经低温均匀加热炮制后应用为宜。

【贮藏】贮干燥容器内，密闭，置通风干燥处。防霉，防蛀。

蒺　藜

【处方用名】刺蒺藜、白蒺藜、蒺藜、炒蒺藜、盐蒺藜。

【来源】本品为蒺藜科植物蒺藜 *Tribulus terrestris* L. 干燥成熟果实。

【采收加工】秋季果实成熟时采割植株，晒干，打下果实，除去杂质。

【历史沿革】南北朝刘宋时期有单蒸、干燥后去刺再用酒拌蒸的方法。唐代有熬（炒）、烧作灰的炮制方法；宋代有酒炒、酒拌蒸、微炒去刺、去尖炮等法；清代有醋炒。炒后去刺为历代主流方法。炮制意图有"用补宜炒熟去刺，用凉宜连刺生捣"的论述。现行主要有清炒、盐炙、麸炒等炮制方法。2020 年版《中国药典》收载有蒺藜、炒蒺藜。

【炮制方法】

1. 蒺藜　取原药材，除去杂质。用时捣碎。

2. 炒蒺藜　取净蒺藜，置预热的炒制容器内，用文火加热，炒至微黄色，取出，碾去刺，筛尽刺屑。用时捣碎。

【饮片质量要求】

1. 蒺藜　本品由 5 个分果瓣组成，呈放射状排列，常裂为单一的分果瓣，分果瓣呈斧状，背部黄绿色,隆起,有纵棱和多数小刺,并有对称的长刺和短刺各一对,两侧面粗糙,有网纹,灰白色。质坚硬。气微,味苦、辛。

检查:水分不得过 9.0%,总灰分不得过 12.0%。

含量测定:含蒺藜总皂苷以蒺藜苷元($C_{27}H_{38}O_4$)计,不得少于 1.0%。

2. 炒蒺藜　本品多为单一的分果瓣,分果瓣呈斧状,背部棕黄色,隆起,有纵棱,两侧面粗糙,有网纹。表面微黄色,气微香,味苦、辛。

检查:同蒺藜。

【炮制作用】蒺藜性味苦、辛,微温;有小毒。归肝经。具有平肝解郁、活血祛风、明目、止痒的功效。

1. 蒺藜　蒺藜生用味辛,性升而散,长于疏肝经风邪。常用于风热目赤,风疹瘙痒,白癜风等。如治风热目赤多泪的白蒺藜散(《张氏医通》)。

2. 炒蒺藜　蒺藜炒后辛散之性减弱,长于平肝潜阳,舒肝解郁。常用于肝阳头痛,眩晕,乳汁不通。如治肝阳上亢的平肝降压汤(《中药临床应用》)。

【炮制研究】蒺藜清炒后,总皂苷下降,蒺藜皂苷元的含有量有所增加。蒺藜经炮制其成分变化的过程为皂苷转化为结构性质更为稳定的蒺藜皂苷元成分。

实验表明,炒制可提高蒺藜中总黄酮、总皂苷、醇浸出物的含量,降低水溶性浸出物含量。

【贮藏】贮干燥容器内,密闭,置通风干燥处。防霉。

苍　耳　子

【处方用名】苍耳、苍耳子、炒苍耳子。

【来源】本品为菊科植物苍耳 *Xanthium sibiricum* Patr. 的干燥成熟带总苞的果实。

【采收加工】秋季果实成熟时采收,干燥,除去梗、叶等杂质。

【历史沿革】南北朝刘宋时期有黄精同蒸法;唐代有烧灰的方法;宋代有烧灰、微炒、炒香去刺、焙制等法;明代炒法和蒸法较常用,还有酥制、微炒存性、黄精汁蒸、单蒸、炒熟去刺及酒拌蒸等炮制方法;清代基本沿用前法。2020 年版《中国药典》收载有苍耳子、炒苍耳子。

【炮制方法】

1. 苍耳子　取原药材,除去杂质。用时捣碎。

2. 炒苍耳子　取净苍耳子,置预热的炒制容器内,用中火加热,炒至表面黄褐色,刺焦时取出,碾去刺,筛净。用时捣碎。

【饮片质量要求】

1. 苍耳子　本品呈纺锤形或卵圆形。表面黄棕色或黄绿色,全体有钩刺。气微,味微苦。

检查:水分不得过 12.0%,总灰分不得过 5.0%。

含量测定:含绿原酸($C_{16}H_{18}O_9$)不得少于 0.25%。

2. 炒苍耳子　本品形如苍耳子,表面黄褐色,有刺痕。微有香气。

检查:水分不得过 10.0%,总灰分同苍耳子。

含量测定:同苍耳子。

【炮制作用】苍耳子性味辛、苦,温。有毒。归肺经。具有散风寒、通鼻窍、祛风湿的功效。

1. 苍耳子　生品有毒,消风止痒力强,多用于皮肤痒疹、疥癣等皮肤病。如治疔疮初起的七星剑(《外科正宗》);治白癜风和麻风,可用苍耳子煎汤内服(《医宗金鉴》)。

2. 炒苍耳子　苍耳子炒后毒性降低,偏于通鼻窍,祛风湿,止痛。常用于鼻渊头痛,风湿痹痛。如治鼻渊头痛的苍耳子散(《严氏济生方》);治风湿痹痛、关节不利、挛急麻木,苍耳子煎服(《食医心鉴》)。

【炮制研究】研究表明苍耳子的活性成分有绿原酸和1,5-二咖啡酰奎宁酸等酚酸类,毒性成分有羧基苍术苷、苍术苷及其衍生物等贝壳杉烯苷类,这些水溶性苷类的毒性机制是对线粒体膜外氧化磷酸化的抑制作用。将炮制时间设定为9分钟,羧基苍术苷随炒制温度升高而显著降低,苍术苷的含量在260℃之前,随温度升高而升高,260℃后随温度升高而降低。羧基苍术苷较苍术苷在C4位多1个羧基,苍耳子炒制后苍术苷含量增加,可能与羧基苍术苷C4位失去1个羧基向苍术苷转化有关,但温度超过260℃苍术苷可被破坏,当炒制温度达320℃时,羧基苍术苷及苍术苷均可被完全破坏。绿原酸和1,5-二咖啡酰奎宁酸随炒制温度升高而显著降低,当炒制温度达320℃时,这两种成分已损失殆尽。

以实验小鼠分别腹腔注射苍耳子生、炒品贝壳杉烯苷类成分提取物,考察苍耳子炒制前后贝壳杉烯苷类成分对小鼠肝脏指数、血清氨基转移酶及肝脏组织中丙二醛含量的影响,发现苍耳子生、炒品均可使所测肝脏指数及谷草转氨酶、谷丙转氨酶、丙二醛的含量升高并对肝脏有脂质过氧化损伤,但苍耳子炒品较生品对肝脏的损伤轻,说明炒制可降低其肝毒性。生、炒品脂肪油乳浊液和水煎液体外抑菌实验证明,抑菌作用炒制品优于生品。苍耳子的毒性,多数学者认为与其所含的毒性蛋白质有关,部分学者认为毒性物质为苍耳苷和生物碱。毒蛋白是一种细胞原浆毒,常损害肝、心、肾等内脏实质细胞,导致黄疸、心律失常和蛋白尿,尤以损害肝脏为甚。加热炮制,使其毒蛋白变性,有利于降低其毒性。

不同产地苍耳子和苍耳子刺中毒性成分羧基苍术苷和苍术苷的含量均低于去刺苍耳子中的含量,说明苍耳子去刺并不能达到降毒的作用,而是便于应用。苍耳子用调整后的粉碎机去刺后炒制,可使苍耳子外皮受热温度高而均匀,翻动容易,成品色泽均匀美观,省工省时。也可将净苍耳子用180~200℃热砂炒至深黄色,筛去砂,稍冷后,用碾米机去刺,筛净得炒苍耳子。该法可使药物受热快而均匀,冷却后刺脆易脱落,效率高。

【贮藏】贮干燥容器内,密闭,置通风干燥处。

白　果

【处方用名】白果、白果仁、炒白果、炒白果仁。

【来源】本品为银杏科植物银杏 *Ginkgo biloba* L. 的干燥成熟种子。

【采收加工】秋季种子成熟时采收,除去肉质外种皮,稍蒸或略煮后,烘干。

【历史沿革】明代有去壳切碎、炒制、同糯米蒸、火煨去壳用、炒法等;清代增加了煮制和油制法。2020年版《中国药典》收载有白果仁、炒白果仁。

【炮制方法】

1. 白果仁　取原药材,除去杂质,去壳取仁。用时捣碎。

2. 炒白果仁　取净白果仁,置预热温度适宜的预热炒制容器内,用文火加热,炒至深黄色,有香气,取出,晾凉,用时捣碎。

【饮片质量要求】

1. 白果仁　本品呈宽卵球形或椭圆形,一端淡棕色,另一端金黄色,断面外层黄色,胶质样,内层淡黄色或淡绿色,粉性,中间有空隙。气微,味甘,微苦。

检查:水分不得过 10.0%。

浸出物:醇溶性浸出物不得少于 13.0%。

2. 炒白果仁　本品形如白果仁,表面黄色,有火色斑点,气香。

检查、浸出物:同白果仁。

【炮制作用】白果性味甘、苦、涩、平;有毒。归肺、肾经。具有敛肺定喘,止带缩尿的功效。

1. 白果仁　生品有毒,内服用量宜小。能降浊痰,消毒杀虫。常用于疥癣,酒皶,阴虱。如治面鼻酒皶,用生白果,捣烂,夜涂旦洗(《医林改错》);用生白果切断,频搽,治头面癣疮(《秘传证治要诀及类方》)。

2. 炒白果仁　白果仁炒后可降低毒性,增强收敛作用,具有平喘、缩尿、止带等功效。常用于气逆喘咳或久嗽,带下,白浊,肾虚尿频,小儿腹泻。如治痰热内蕴所致哮喘咳嗽的定喘汤(《摄生众妙方》)。亦可用于治疗妇科带下证。

【炮制研究】白果仁含有白果二酚等有毒成分,能刺激胃肠黏膜,导致神经性中毒;严重者抑制心跳呼吸中枢,表现为中毒性脑炎,可引起死亡。儿童食用白果中毒,年龄越小死亡率越高。生白果的毒性大于熟白果。白果先炒或煨后再去壳,并以砂炒后去壳为宜,因砂炒时,温度高,种子受热均匀,外壳酥脆,易于去除,省时,浪费少,种仁外观色泽一致。

【贮藏】贮干燥容器内,密闭,置通风干燥处。

花　椒

【处方用名】花椒、蜀椒、南椒、川椒、炒花椒、炒川椒。

【来源】本品为芸香科植物青椒 *Zanthoxylum schinifolium* Sieb. et Zucc. 或花椒 *Zanthoxylum bungeanum* Maxim. 的干燥成熟果皮。

【采收加工】秋季采收成熟果实,晒干,除去种子和杂质。

【历史沿革】汉代有"除目及闭口者、炒去汗";晋代有"熬令黄末之";南北朝刘宋时期有去子后酒拌蒸法;唐代有"微熬令汗出,则有势力"的记载;宋代有醋浸后加热法;金代有炒黑色;明代有酒、醋、童便、米泔制,去油、酒焖等;清代有面炒制、酒蒸、盐炙等。2020 年版《中国药典》收载有花椒、炒花椒。

【炮制方法】

1. 花椒　取原药材,除去椒目(另作药用)、果梗,筛去灰屑杂质。

2. 炒花椒　取净花椒,置预热的炒制容器内,用文火加热,炒至色泽加深,显油亮光泽,并有香气逸出时,取出,晾凉。

【饮片质量要求】

1. 花椒　本品略呈球形,裂开为两瓣状,外表面紫红色或棕红色,散有多数疣状凸起的油点,对光观察半透明,内表面淡黄色。香气浓,味麻辣而持久。

2. 炒花椒　本品形如花椒,表面颜色较生品加深,具油亮光泽,香气浓郁。

【炮制作用】花椒性味辛,温。归脾、胃、肾经。具有温中止痛、杀虫止痒的功效。

1. 花椒　花椒生品有小毒,辛热之性较强,多外用杀虫止痒。常用于治疗疥疮、湿疹、阴痒或皮肤瘙痒等症。如治女阴溃疡、漆疮、过敏性皮炎、疥虫感染的一扫光(《串雅内外编》);治疗妇人阴痒不可忍的椒茱汤(《古今医统大全》)。

2. 炒花椒　花椒炒后毒性降低,辛散作用稍缓,长于温中散寒,驱虫止痛。用于脘腹寒痛,寒湿泄泻,虫积腹痛或吐蛔。如治胸中大寒痛、呕吐不能食的大建中汤(《金匮要略》);治胸中气满,心痛引背的蜀椒丸(《外台秘要》);治蛔厥证的乌梅丸(《伤寒杂病论》)等。

【炮制研究】花椒果皮含有挥发油,油的主要成分为柠檬烯、枯醇、牻牛儿醇。此外并含有植物甾醇及不饱和有机酸等多种化合物。有研究发现,随着炒制时间增加,花椒挥发油含量、挥发性组分亦发生显著变化,炒制 8 分钟时,挥发油含量显著降低,而挥发性成分组成无显著变化。

【贮藏】贮干燥容器内,密闭,置通风干燥处。

牵 牛 子

【处方用名】牵牛子、黑丑、白丑、二丑、炒牵牛子、炒二丑。

【来源】本品为旋花科植物裂叶牵牛 *Pharbitis nil* (L.) Choisy 或圆叶牵牛 *Pharbitis purpurea* (L.) Voigt 的干燥成熟种子。

【采收加工】秋末果实成熟、果壳未开裂时采割植株,晒干,打下种子,除去杂质。

【历史沿革】南北朝刘宋时期有酒蒸法;唐代有熬、炒熟、石灰炒;宋代有炒、生姜汁酒制、麸炒、童便制、盐制、米炒、蒸制、吴茱萸制等法;明清基本沿用前法,并有醋煮、水煮、牙皂汁浸等法。现行有炒黄、炒焦、砂烫等炮制方法。2020 年版《中国药典》收载有牵牛子、炒牵牛子。

【炮制方法】

1. 牵牛子　取原药材,去净杂质,用时捣碎。

2. 炒牵牛子　取净牵牛子,置预热的炒制容器内,用文火加热,炒至稍鼓起,有爆裂声,颜色加深,并有香气逸出时,取出,晾凉。用时捣碎。

【饮片质量要求】

1. 牵牛子　本品似橘瓣状,表面灰黑或淡黄白色。气微,味辛、苦,有麻感。

检查:水分不得过 10.0%,总灰分不得过 5.0%。

浸出物:醇溶性浸出物不得少于 15.0%。

2. 炒牵牛子　本品形如牵牛子,表面黑褐色或黄棕色,稍鼓起。微具香气。

检查:水分不得过 8.0%,总灰分同牵牛子。

浸出物:醇溶性浸出物不得少于 12.0%。

【炮制作用】牵牛子性味苦,寒;有毒。归肺、肾、大肠经。具有泻水通便,消痰涤饮,杀虫攻积的功效。

1. 牵牛子　牵牛子生用偏于逐水消肿,杀虫。用于水肿胀满,二便不通,虫积腹痛。如治水肿胀满的舟车丸(《景岳全书》);治虫积腹痛的牵牛散(《沈氏女科辑要》)。

2. 炒牵牛子　牵牛子炒后可降低毒性,缓和药性,免伤正气,易于粉碎和煎出,以消食导滞见长。多用于食积不化,气逆痰壅。如治小儿停乳停食,腹胀便秘,痰盛喘咳的一捻金(2020年版《中国药典》)。

【炮制研究】牵牛子主要成分为牵牛苷、脂肪油、有机酸等成分。有研究认为,炒制后牵牛子泻下作用缓和的主要原因是:牵牛子苷在肠内分解出牵牛子素,对肠道有强烈的刺激作用,促进肠蠕动,引起肠黏膜出血,分泌增加而致泻。炒后破坏了部分牵牛子苷,从而缓和了泻下作用,降低了毒性。还有研究发现,生牵牛子中绿原酸含量很高,而新绿原酸和隐绿原酸含量很低,炒制后,有部分绿原酸转化成新绿原酸和隐绿原酸,其炒后发生类似于体内的转化。且有研究发现,牵牛子经炒制后咖啡酸含量降低为原来的10%左右,且其他化学成分也发生了变化,含量有升有降,并有新成分产生。

【注意】孕妇禁用;不宜与巴豆、巴豆霜同用。

【贮藏】贮干燥容器内,密闭,置通风干燥处。

常　山

【处方用名】常山、黄常山、炒常山、酒常山。

【来源】本品为虎耳草科植物常山 *Dichroa febrifuga* Lour. 的干燥根。

【采收加工】秋季采挖,除去须根,洗净,晒干。

【历史沿革】晋代有酒渍、酒煮法;刘宋时期有酒熬;宋代有酒蒸法;明清增加了酒浸炒透、醋制炒、醋焙、水煮制、醋煮、清炒等法,并增加用甘草、瓜蒌汁等作炮制辅料。现行主要有酒炙、炒黄等炮制方法。2020年版《中国药典》收载有常山、炒常山。

【炮制方法】

1. 常山　取原药材,除去杂质及残茎,大小分档浸泡至三四成透时,取出润透,切薄片,干燥。

2. 炒常山　取净常山片,置预热的炒制容器内,用文火加热,炒至色变深,取出,晾凉。

3. 酒常山　取净常山片,加定量黄酒拌匀,稍闷润,待酒被吸尽后,置预热的炒制容器内,用文火加热,炒干,取出,晾凉。

每100kg常山片,用黄酒10kg。

【饮片质量要求】

1. 常山　本品呈不规则的薄片。外表皮淡黄色,无外皮。切面黄白色,有放射状纹理。质硬。气微,味苦。

检查:水分不得过10.0%,总灰分不得过4.0%。

2. 炒常山　本品形如常山片,表面黄色,微有焦斑。

检查:同常山。

3. 酒常山　本品形如常山片,表面深黄色,略有酒气。

【炮制作用】常山性味苦、辛,寒;有毒。归肺、肝、心经。具有涌吐痰涎,截疟的功效。

1. 常山　常山生用上行,有较强的涌吐痰饮作用,多用于胸膈痰饮积聚。如治胸中多痰,头痛不欲食,以本品配甘草煎汤和蜜服,可涌吐痰饮而起效(《肘后备急方》);治痰厥头痛,往来寒热,以本品配云母粉为散,盐汤送服得吐为效(《太平圣惠方》)。

2. 炒常山　常山炒黄可减轻恶心呕吐的副作用,毒性降低,既可单用浸酒或酒煎服以治疟疾;也可配伍以祛痰截疟。如治一切疟病,寒热往来,发作有时的胜金丸(《太平惠民和剂局方》)。

3. 酒常山　同炒常山。

【炮制研究】常山经过浸泡、炒制、酒炒等处理,常山生物碱含量有所降低,生品与炮制品之间相差1.4~1.9倍。测定全国部分省市常山饮片的常山碱含量,结果最高含量与最低含量相差5.5倍。贮藏4年,常山碱含量有较大幅度降低。

对不同炮制品进行抗疟试验研究,抗疟效价为生常山>浸常山>酒常山>炒常山。毒性试验结果为生常山>酒常山>浸常山>炒常山。常山炮制后毒性降低的同时,疗效和有效成分含量亦降低,LD_{50} 的1/2用量,对鼠疟的抑制率试验以生常山为好。常山生品的毒性较炮制品大5~7倍,但当使用生品为炮制品的1/7~1/5剂量时,疗效却显著高于炮制品,认为常山用于治疗疟疾时,以常山药材直接切片或打成粗末生用为宜。

常山在临床治疗心律失常等疾病时,用炒常山配伍他药,取得较好效果。

【注意】有催吐副作用,用量不宜过大,孕妇慎用。

【贮藏】贮干燥容器内,酒常山密闭,置阴凉干燥处。

九　香　虫

【处方用名】九香虫、炒九香虫。

【来源】本品为蝽科昆虫九香虫 *Aspongopus chinensis* Dallas 的干燥体。

【采收加工】11月至次年3月前捕捉,置适宜容器内,用酒少许将其闷死,取出阴干;或置沸水中烫死,取出,干燥。

【历史沿革】九香虫始载于《本草纲目》,其炮制方法很少见。现行主要用炒黄法炮制。2020年版《中国药典》收载有九香虫、炒九香虫。

【炮制方法】

1. 九香虫　取原药材,除去杂质,筛去灰屑。

2. 炒九香虫　取净九香虫,置预热的炒制容器内,用文火加热,炒至有香气逸出,颜色加深时,取出,晾凉。

【饮片质量要求】

1. 九香虫　本品呈六角状扁椭圆形。表面棕褐色或棕黑色,略有光泽;腹部棕红色或棕黑色。质脆,折断后腹内有浅棕色内含物。气特异,味微咸。

检查:水分不得过9.0%,总灰分不得过6.0%。

本品每1 000g含黄曲霉毒素 B_1 不得过 $5\mu g$,含黄曲霉毒素 G_2、黄曲霉毒素 G_1、黄曲霉毒素 B_2 和黄曲霉毒素 B_2 的总量不得过 $10\mu g$。

浸出物:稀乙醇浸出物不得少于10.0%。

2. 炒九香虫　本品形如九香虫,颜色加深,质脆,具香气。

检查:水分不得过7.0%,

【炮制作用】九香虫性味咸,温。归肝、脾、肾经。具有理气止痛、温中助阳的功效。

1. 九香虫　九香虫生品具有特异的臭气,不便服用。

2. 炒九香虫　临床上多炒后应用,以去其腥臭气味,并增强其行气温阳作用。

【贮藏】置木箱内衬以油纸,防潮,防蛀。

海螵蛸

【处方用名】海螵蛸、乌贼骨、炒海螵蛸、炒乌贼骨。

【来源】本品为乌贼科动物无针乌贼 *Sepiella maindroni* de Rochebrune 或金乌贼 *Sepia esculenta* Hoyle 的干燥内壳。

【采收加工】收集乌贼鱼的骨状内壳,洗净,干燥。

【历史沿革】南北朝刘宋时期有卤制,唐代有烧成屑、炙令黄等法;宋代有炒法;明代炮制方法增多,有蜜炙、纸裹煨、三黄汤制、槐花汁制等;清代增加了骨鱼卤制、童便制、醋炙等。现行主要用炒黄法炮制。2020 年版《中国药典》收载有海螵蛸。

【炮制方法】

1. 海螵蛸　取原药材,除去杂质,洗净,干燥,砸成小块。

2. 炒海螵蛸　取净海螵蛸,置预热的炒制容器内,用文火加热,炒至表面微黄色,取出,晾凉。

【饮片质量要求】

1. 海螵蛸　本品呈不规则或类方形小块,表面类白色或微黄色,体轻,易折断。气微腥,味微咸。

检查:含铅不得过 5mg/kg,镉不得过 5mg/kg,砷不得过 10mg/kg,汞不得过 0.2mg/kg,铜不得过 20mg/kg。

含量测定:含碳酸钙($CaCO_3$)不得少于 86.0%。

2. 炒海螵蛸　本品形如海螵蛸,表面微黄色或黄色,略有焦斑。

【炮制作用】海螵蛸性味咸、涩,温。归脾、肾经。具有收敛止血,涩精止带,制酸止痛,收湿敛疮的功效。

1. 海螵蛸　临床多用生品,常用于崩漏出血,梦遗滑精,赤白带下,胃痛吐酸。如治妇科血崩的固冲汤(《医学衷中参西录》);治赤白带下的清带汤(《医学衷中参西录》);治胃痛泛酸的乌贝散(《实用中药学》)。

2. 炒海螵蛸　海螵蛸炒后温涩之性略胜,敛湿作用增强。多用于疮疡湿疹,创伤出血。如治阴囊湿疹,可与蒲黄共研末外扑(《医宗金鉴》);治下肢溃疡,同制炉甘石、赤石脂、煅石膏共研细末外用;外伤出血,也可单用研末外敷(《仁斋直指方论》)。若生品所治之病证需温涩者,亦可用炒品。

【炮制研究】海螵蛸主要含碳酸钙为 87.3%~91.7%。分别测定海螵蛸的坚壳质、全海螵蛸、去坚壳海螵蛸的制酸力和总钙溶出度,结果三者无明显差异。认为海螵蛸入药可不去坚壳质,适度粉碎即可。

【贮藏】贮干燥容器内,密闭,置通风干燥处。

二、炒焦

炒焦是将净选或切制后的药物,置预热适度的炒制容器内,用中火或武火加热,炒至药物表面呈焦黄色或焦褐色,内部颜色加深,并具有焦香气味的方法。

（一）炮制目的

1. 增强药物消食健脾止泻的作用。如山楂、麦芽、六神曲。

2. 缓和药性,减少药物的刺激性。如栀子、槟榔、川楝子。

（二）操作方法

取净选或切制后的药物,大小分档,置预热的炒制容器内,用中火加热,炒至药物表面呈焦黄色或焦褐色,内部颜色加深,并具有焦香气味时,取出,摊开晾凉。

（三）注意事项

1. 炒制前药物应大小分档,避免炒制程度不一致。

2. 炒焦一般用中火,火力应均匀。炒焦时易燃者,可喷淋清水少许,再炒干。

<h3 style="text-align:center">山　楂</h3>

【处方用名】山楂、炒山楂、焦山楂、焦楂、山楂炭。

【来源】本品为蔷薇科植物山里红 *Crataegus pinnatifida* Bge. var. *Major* N. E. Br. 或山楂 *Crataegus pinnatifida* Bge. 的干燥成熟果实。

【采收加工】秋季果实成熟时采收,切片,干燥。

【历史沿革】元代有炒法、蒸法;明代沿用上述方法;清代有炒黑、姜汁拌炒黑、姜汁炒、童便浸等炮制方法。2020 年版《中国药典》收载净山楂、炒山楂、焦山楂。

【炮制方法】

1. 净山楂　取原药材,除去杂质及脱落的核。

2. 炒山楂　取净山楂,置预热的炒制容器内,用中火加热,炒至颜色加深,取出,晾凉。

山楂(图片)

3. 焦山楂　取净山楂,置预热的炒制容器内,用中火加热,炒至表面焦褐色,内部黄褐色,取出,晾凉。

4. 山楂炭　取净山楂,置预热的炒制容器内,用武火加热,炒至表面焦黑色,内部焦褐色,取出,晾凉。

炒山楂
(图片)

【饮片质量要求】

1. 净山楂　本品呈圆片状,皱缩不平。外皮红色,断面黄白色,气微清香,味酸微甜。

检查:水分不得过 12.0%,总灰分不得过 3.0%。重金属及有害元素:铅不得过 5mg/kg;镉不得过 1mg/kg;砷不得过 2mg/kg;汞不得过 0.2mg/kg;铜不得过 20mg/kg。

山楂炭
(图片)

含量测定:含有机酸以枸橼酸（$C_6H_8O_7$）计不得少于 5.0%。

2. 炒山楂　本品形如山楂片,果肉黄褐色,偶见焦斑。气清香,味酸微甜。

检查:同净山楂。

含量测定:含有机酸以枸橼酸($C_6H_8O_7$)计不得少于4.0%。

3. 焦山楂　本品形如山楂片,表面焦褐色,内部黄褐色,有焦香气。

检查:同净山楂。

含量测定:同炒山楂。

4. 山楂炭　本品表面焦黑色,内部焦褐色,味涩。

【炮制作用】山楂性味酸、甘,微温。归脾、胃、肝经。具有消食健胃,行气散瘀,化浊降脂的功效。

1. 净山楂　生山楂长于活血化瘀,常用于血瘀经闭,产后瘀阻,心腹刺痛,疝气疼痛,以及高脂血症、高血压、冠心病。如治妇女气滞血瘀的通瘀煎(《景岳全书》)。

2. 炒山楂　酸味减弱,可缓和对胃的刺激性,善于消食化积。用于脾虚食滞,食欲不振,神倦乏力。如治脾虚食滞的小儿健脾丸(《北京市中药成方选集》)。

3. 焦山楂　不仅酸味减弱,且增加苦味,长于消食止泻。消食导滞作用增强,用于肉食积滞,泻痢不爽。如治饮食积滞的保和丸(2020年版《中国药典》)。

4. 山楂炭　其性收涩,偏于止血、止泻。用于胃肠出血或脾虚腹泻兼食滞者。如用酸枣并山楂肉核烧灰,米饮调下,治肠风下血(《是斋百一选方》)。

【炮制研究】山楂中总黄酮和总有机酸基本集中在果肉中,核中含量甚微,且山楂核占整个药材重量的40%,故去核的要求是合理的。

山楂不同炮制品中,总黄酮和有机酸含量差异很大,加热时间越长,温度越高,两类成分被破坏的越多;炒山楂对黄酮类成分无明显影响,有机酸稍有减量;焦山楂和山楂炭中黄酮类成分分别保留41.9%、25.8%,有机酸仅保留了10.7%、2.8%;熊果酸和齐墩果酸含量,生山楂和焦山楂无显著性差异。

生山楂及炒山楂、焦山楂、山楂炭对离体胃肠平滑肌的舒缩活动均有明显促进作用,炮制品作用均优于生品。生山楂、炒山楂、焦山楂均能促进小鼠胃排空,其中尤以焦山楂效果为优,山楂炭效果降低;各组对大鼠胃酸分泌都有促进作用,以焦山楂效果为佳。

【贮藏】贮干燥容器内,密闭,置通风干燥处。防蛀。

栀　子

【处方用名】栀子、山栀、黄栀子、炒栀子、焦栀子、栀子炭、姜栀子。

【来源】本品为茜草科植物栀子 *Gardenia jasminoides* Ellis 的干燥成熟果实。

【采收加工】9—11月果实成熟呈红黄色时采收,除去果梗和杂质,蒸至上气或置沸水中略烫,取出,干燥。

【历史沿革】汉代有擘破法;晋代有炒炭、烧末的方法;南北朝有甘草水制;唐代有炙法;宋代增加了炙酥拌微炒、姜汁炒焦黄等法;明代有微炒、煮制、纸裹煨、酒浸、童便炒、蜜制、盐水炒黑、炒焦、酒洗等法;清代有酒炒、姜汁炒黑、乌药拌炒、蒲黄炒等法。2020年版《中国药典》收载栀子、炒栀子、焦栀子。

【炮制方法】

1. 栀子　取原药材,除去杂质,碾碎。

2. 炒栀子　取栀子碎块,置预热的炒制容器内,用文火加热,炒至黄褐色,取出,晾凉。

3. 焦栀子　取栀子碎块,置预热的炒制容器内,用中火加热,炒至焦黄色,取出,晾凉。

栀子(图片)

4. 栀子炭　取栀子碎块,置预热的炒制容器内,用武火加热,炒至黑褐色或焦黑色,喷淋少许清水熄灭火星,取出,晾干。

5. 姜栀子　取栀子碎块,加姜汁拌匀,润透,置炒制容器内,用文火加热炒干,取出,晾凉。

炒栀子
(图片)

每100kg净栀子,用生姜10kg,绞汁或煎汁。

【饮片质量要求】

1. 栀子　本品呈不规则碎块。果皮表面红黄色或棕红色,有的可见翅状纵横。种子多数,扁卵圆形,深红色或红黄色。气微,味微酸而苦。

焦栀子
(图片)

检查:水分不得过8.5%,总灰分不得过6.0%。重金属及有害元素:铅不得过5mg/kg;镉不得过1mg/kg;砷不得过2mg/kg;汞不得过0.2mg/kg;铜不得过20mg/kg。

含量测定:栀子苷($C_{17}H_{24}O_{10}$)含量不得少于1.8%。

2. 炒栀子　本品形如栀子,表面黄褐色。

检查:水分、总灰分同栀子。

含量测定:栀子苷($C_{17}H_{24}O_{10}$)含量不得少于1.5%。

3. 焦栀子　本品形如栀子,表面焦褐色或焦黑色。果皮内表面棕色,种子表面为黄棕色或棕褐色。气微,味微酸而苦。

检查:水分、总灰分同栀子。

含量测定:栀子苷($C_{17}H_{24}O_{10}$)含量不得少于1.0%。

4. 栀子炭　本品形如栀子或为不规则的碎块,表面黑褐色或焦黑色。

5. 姜栀子　本品形如栀子或为不规则的碎块,表面颜色加深,具姜辛辣味。

【炮制作用】栀子性味苦,寒。归心、肺、三焦经。具有泻火除烦,清热利尿,凉血解毒的功效。

1. 栀子　生栀子长于泻火利湿,凉血解毒。常用于温病高热,湿热黄疸,湿热淋症,疮疡肿毒;外治扭伤跌损。如治温病高热烦躁,神昏谵语的栀子仁汤(《不居集》)。

2. 炒栀子　炒后苦寒之性缓和,以免伤中,对胃的刺激性减弱,适于脾胃较虚弱者。炒栀子与焦栀子功用相似,炒栀子比焦栀子苦寒之性略强,一般热较甚者可用炒栀子,有清热除烦的功用。常用于热郁心烦,肝热目赤。

3. 焦栀子　炒栀子与焦栀子功用相似,炒栀子比焦栀子苦寒之性略强,脾胃较虚弱者可用焦栀子。有清热除烦的功用。常用于热郁心烦,肝热目赤。焦栀子凉血止血,亦用于血热吐血、衄血、尿血、崩漏。如治急怒肝旺,肺热火盛,吐血衄血,痰中带血的八宝治红丹(《北京市中药成方选集》)。

4. 栀子炭　善于凉血止血,多用于吐血、咯血、咳血、衄血、尿血、崩漏下血等。如十灰散(《增订十药神书》)。

5. 姜栀子　寒性缓和,止呕除烦的作用增强。用于烦热呕吐或胃热疼痛呕吐。如治胆咳,咳呕苦水如胆汁的西清汤(《校注医醇賸义》)。

【炮制研究】栀子中京尼平苷和京尼平龙胆二糖苷主要集中在栀子仁中,壳中含量相当低。炒栀子和焦栀子中京尼平苷含量均有所下降,焦栀子比炒栀子更明显。栀子不同炮制品中京尼平龙胆二糖苷随着炒制程度的加重,含量呈现下降趋势,炒炭品含量下降最为明显,约为60%。炒制温度和时间对栀子苷、绿原酸和鞣质含量影响较大,在180~240℃时,随着炒制温度升高,时间延长,栀子苷、绿原酸含量逐渐下降,鞣质含量呈先升后降趋势;姜制、酒制后栀子苷含量变化不大。熊果酸随着火候的增加,含量呈下降趋势。

栀子炒黄、炒半焦、炒全焦后,藏红花素的含量较生品明显降低,且随着炮制程度的加重递减;而半焦栀子和全焦栀子中藏红花酸的含量较生品略有增加。

栀子对家兔结扎总输胆管后血中胆色素出现量有轻度的抑制作用,生栀子与焦栀子之间差别不大。生栀子与焦栀子在家兔注射1.5g的剂量时均有显著缩短凝血时间的作用;而在0.75g剂量时,生栀子仍有作用,焦栀子则无此作用。

生栀子与焦栀子对金黄色葡萄球菌、链球菌、白喉棒状杆菌的抑菌作用相似;对溶血性链球菌、伤寒杆菌、副伤寒杆菌的抑制作用以生栀子为佳;焦栀子相对痢疾杆菌的作用则较生栀子略强,这一点和中医对大便溏薄者用焦山栀一致。

栀子生、炒、焦品均有较好的解热作用,但以生品解热作用最强,炒炭、姜炙品解热作用较弱。生品抗炎作用最强,经炮制后抗炎作用减弱,温度超过175℃后抗炎作用消失。此外,栀子生品能明显对抗CCl_4所致肝急性中毒作用,但不同方法炮制后栀子的护肝作用降低,且随着炮制温度的升高,作用逐渐降低,当炮制温度超过200℃时,护肝作用消失。

【贮藏】贮干燥容器内,密闭,置通风干燥处。

槟　榔

【处方用名】槟榔、炒槟榔、焦槟榔。

【来源】本品为棕榈科植物槟榔 *Areca catechu* L. 的干燥成熟种子。

【采收加工】春末至秋初采收成熟果实,用水煮后,干燥,除去果皮,取出种子,干燥。

【历史沿革】南北朝刘宋时期有细切法;唐代有捣末法及煮熟法;宋代有炒、火炮、烧灰存性、面裹煨、吴茱萸炒、火煅等法;元代有纸裹煨;明代增加了麸炒法;清代有醋制、童便洗晒、酒浸等法。2020年版《中国药典》收载槟榔、炒槟榔、焦槟榔。

槟榔(图片)

【炮制方法】

1. 槟榔　取原药材,除去杂质,浸泡,润透,切薄片,阴干。

2. 炒槟榔　取槟榔片,置预热的炒制容器内,用文火加热,炒至微黄色,取出,晾凉。

炒槟榔(图片)

3. 焦槟榔　取槟榔片,置预热的炒制容器内,用中火加热,炒至焦黄色,取出,晾凉。

焦槟榔(图片)

【饮片质量要求】

1. 槟榔　本品呈类圆形薄片。切面可见棕色种皮与白色胚乳相间的大理石样花纹。气微,味涩、微苦。

检查:水分不得过10.0%。

每 1 000g 含黄曲霉毒素 B_1 不得过 5μg,含黄曲霉毒素 G_2、黄曲霉毒素 G_1、黄曲霉毒素 B_2 和黄曲霉毒素 B_1 总量不得过 10μg。

含量测定:槟榔碱($C_8H_{13}NO_2$)不得少于 0.20%。

2. 炒槟榔　本品形如槟榔片,表面微黄色,可见大理石样花纹。

检查、含量测定:同槟榔片。

3. 焦槟榔　本品形如槟榔片,表面焦黄色,可见大理石样花纹。质脆,易碎。气微,味涩、微苦。

检查:水分不得过 9.0%,总灰分不得过 2.5%。

含量测定:槟榔碱($C_8H_{13}NO_2$)不得少于 0.10%。

【炮制作用】槟榔性味苦、辛,温。归胃、大肠经。具有杀虫,消积,降气,行水,截疟的功效。

1. 槟榔　槟榔生品力峻,杀虫破积、降气行水、截疟力胜。用于绦虫、姜片虫、蛔虫及水肿、脚气、疟疾。如治虫积腹痛,大便秘结的万应丸(《医学正传》)。

2. 炒槟榔　炒后可缓和药性,以免克伐太过而耗伤正气,并能减少服后恶心、腹泻、腹痛的副作用。炒槟榔和焦槟榔作用相似,长于消食导滞。用于食积不消,泻痢后重。但炒槟榔较焦槟榔作用稍强,而克伐正气的作用也略强于焦槟榔,一般身体素质稍强者可选用炒槟榔,身体素质较差者可选用焦槟榔。如治饮食停滞、腹中胀痛的开胸顺气丸(《中药制剂手册》)。

3. 焦槟榔　炒槟榔和焦槟榔作用相似,长于消食导滞。身体素质较差者可选用焦槟榔。

【炮制研究】槟榔用冷水浸泡 21 天后切片,槟榔碱损失 30.09%;浸泡后切片,醚溶性生物碱损失了 24.7%;采用减压冷浸、湿砂浸润、减压蒸汽闷润可有效减少槟榔碱的损失。切片后曝干,其生物碱损失量比阴干大,晒干也比阴干的含量低,而烘干则与阴干含量差不多,故切片后以阴干或烘干为宜。

随着加热时间的增加,槟榔碱有不同程度的减少,炒黄品低于生品,炒焦品含量很低,炒炭品含量甚微。但随着加热时间的增加,其油性则有所增加,槟榔炭油性最大。微量元素随炮制程度加重而逐渐增加。

生槟榔对正常小鼠胃排空有轻微抑制作用,炒槟榔、焦槟榔、槟榔炭能促进胃排空;焦槟榔有明显促肠推进作用;槟榔炭、炒槟榔、焦槟榔对肠推进迟缓均有改善作用;各槟榔组胃液量均增加,其中焦槟榔组最明显;除槟榔炭组外,各槟榔组胃液 pH 均降低,其中焦槟榔组胃液 pH 最低。此外,生槟榔对离体胃肠平滑肌可产生强直收缩作用,炮制后强直收缩作用减弱,促进胃底平滑肌收缩,以焦槟榔为佳;各炮制槟榔对肠道平滑肌可明显改善生槟榔的强直收缩作用。

【贮藏】贮干燥容器内,密闭,置通风干燥处。防蛀。

川 楝 子

【处方用名】川楝子、金铃子、炒川楝子、盐川楝子。

【来源】本品为楝科植物川楝 *Melia toosendan* Sieb. et Zucc. 的干燥成熟果实。

【采收加工】冬季果实成熟时采收,除去杂质,干燥。

【历史沿革】南北朝有酒拌润、蒸后去核的方法;唐代有炒去核;宋代有火炮、酒浸、童便浸煮、面裹煨、醋煮等法;元代除沿用炒法外,又有盐炒、酥制、酒煮等法;明代有酥炙、麸炒等法;清代有酒蒸、面裹煨、火煅、火烧存性、盐水泡等法。2020 年版《中国药典》收载川楝子、炒川楝子。

【炮制方法】

1. 川楝子　取原药材,除去杂质。用时捣碎。

2. 炒川楝子　取净川楝子,切片或砸成小块,置预热的炒制容器内,用中火加热,炒至表面焦黄色或焦褐色,取出,晾凉,筛出灰屑。

3. 盐川楝子　取川楝子片或碎块,用盐水拌匀,稍闷,待盐水被吸尽后,置预热的炒制容器内,用文火加热,炒至深黄色,取出,晾凉。

每100kg川楝子碎块,用食盐2kg。

【饮片质量要求】

1. 川楝子　本品呈类球形,表面金黄色至棕黄色,微有光泽,具深棕色小点。气特异,味酸、苦。

检查:水分不得过12.0%,总灰分不得过5.0%。

浸出物:水溶性浸出物不得少于32.0%。

含量测定:川楝素($C_{30}H_{38}O_{11}$)含量应为0.060%~0.20%。

2. 炒川楝子　本品呈半球状、厚片或不规则的碎块,表面焦黄色,偶见焦斑。气焦香,味酸、苦。

检查:水分不得过10.0%,总灰分不得过4.0%。

浸出物:同川楝子。

含量测定:川楝素($C_{30}H_{38}O_{11}$)含量应为0.040%~0.20%。

3. 盐川楝子　本品呈厚片或不规则碎块,表面深黄色,味微咸。

【炮制作用】川楝子性味苦,寒;有小毒。归肝、小肠、膀胱经。具有疏肝泄热,行气止痛,杀虫的功效。

1. 川楝子　生品有小毒,长于杀虫、疗癣,兼能止痛。用于虫积腹痛,头癣。如治小儿虫积的安虫散(《小儿药证直诀》)。

2. 炒川楝子　苦寒之性缓和,毒性降低,并减少滑肠之弊,以疏肝理气止痛力胜。用于胁肋疼痛及胃脘疼痛。如治肝经郁火,胁肋胀痛,脘腹疼痛等的金铃子散(《素问病机气宜保命集》)。

3. 盐川楝子　能引药下行,功偏下焦,长于疗疝止痛。用于疝气疼痛,睾丸坠痛。如治疝气疼痛的导气汤(《证治准绳》)。

【炮制研究】川楝子炒制品、醋制品、盐制品、酒制品中川楝素的含量均较生品有所降低。川楝子、焦川楝子、盐川楝子均有显著镇痛作用,各制品均具抗炎作用,其中以盐制品镇痛抗炎作用最强。

【贮藏】贮干燥容器内,盐川楝子密闭,置通风干燥处,防霉、防蛀。

三、炒炭

将净选或切制后的饮片,置预热适度的炒制容器内,用武火或中火加热,炒至饮片表面焦黑色,内部焦黄色或焦褐色的方法,称为炒炭。

（一）炮制目的

1. 增强或产生止血作用。如地榆生品偏于凉血泄热，炒炭后长于收敛止血，产生止血作用；茜草生品性寒偏于凉血止血，炒炭后寒性减弱，性变收涩以止血为主。

2. 增强涩肠止泻作用。如乌梅生品长于生津止渴，炒炭后长于涩肠止泻止血；石榴皮生品长于驱虫、涩精、止带，炒炭后收涩力增强，多用于治疗久泻、久痢。

（二）操作方法

取净选或切制后的饮片，大小分档，置预热的炒制容器内，用武火或中火加热，炒至饮片表面呈焦黑色，内部呈焦黄色或至规定程度时，喷淋清水少许，熄灭火星，取出，晾干。

（三）注意事项

1. 炒炭时宜大小分档，分别炒制。

2. 操作时要掌握好火候，要求"炒炭存性"。"炒炭存性"是指药物在炒炭时只能部分炭化，未炭化部分仍应保存药物的固有气味；花、叶、全草等类药物炒炭后仍可清晰辨别药物原形。

3. 炒炭一般用武火，但应视具体药物灵活掌握，对质地疏松的花、花粉、叶、全草类药物可用中火。

4. 在炒炭过程中，药物炒至一定程度时，因温度很高，易出现火星，特别是质地疏松的药物，须喷淋适量清水熄灭，以免引起燃烧。

5. 炒至火候应立即取出，摊开晾凉，经检查确定无余热后再收贮，避免复燃。

大　蓟

【处方用名】大蓟、大蓟炭。

【来源】本品为菊科植物蓟 *Cirsium japonicum* Fisch. ex DC. 的干燥地上部分。

【采收加工】夏、秋二季花开时采割地上部分，除去杂质，晒干。

【历史沿革】唐代有切制、捣汁、酒渍的制法；宋代有焙法；元代有烧灰存性；明代有剉、童便浸后曝干、烧灰存性；清代有酒洗后童便拌炒、捣汁入童便和酒饮等法。2020 年版《中国药典》收载大蓟、大蓟炭。

【炮制方法】

1. 大蓟　除去杂质，抢水洗或润软后，切段，干燥。

2. 大蓟炭　取大蓟段，置预热的炒制容器内，用武火加热，炒至表面焦黑色，喷淋少许清水，熄灭火星，文火炒干，取出，晾干。

【饮片质量要求】

1. 大蓟　本品呈不规则的段，茎短圆柱形，表面绿褐色，有数条纵棱，被丝状毛；切面灰白色，髓部疏松或中空；叶皱缩，多破碎，边缘具不等长的针刺；两面均具灰白色丝状毛；头状花序多破碎；气微，味淡。

检查：杂质不得过 2%，水分不得过 13.0%，酸不溶性灰分不得过 3.0%。

浸出物:稀乙醇浸出物不得少于15.0%。

含量测定:柳穿鱼叶苷($C_{28}H_{34}O_{15}$)含量不得少于0.20%。

2. 大蓟炭　本品形如大蓟,表面黑褐色,质地疏脆,断面棕黑色,气焦香。

浸出物:70%乙醇浸出物不得少于13.0%。

【炮制作用】大蓟性味甘、苦,凉。归肝、心经。具有凉血止血,散瘀解毒消痈的功效。

1. 大蓟　大蓟生品以凉血消肿力胜,常用于热淋、痈肿疮毒及热邪偏盛的出血证。如用鲜大蓟根洗净捣碎,酌冲开水炖1小时,饭前服(《福建民间草药》)。

2. 大蓟炭　凉性减弱,味苦、涩,收敛止血作用增强。用于吐血、呕血、咯血、嗽血等出血较急剧者。如十灰散(《增订十药神书》)。

【炮制研究】通过对大蓟炮制前后TLC及HPLC研究,大蓟炒炭前后化学成分发生了变化,其中大蓟炭HPLC与大蓟HPLC图谱比较,产生了多个新的色谱峰,其中新产生了利于发挥止血抗炎作用的柳穿鱼黄素;大蓟炒炭后,鞣质含量增加,显微特征也表现为疏松多孔,大蓟炒炭后的这些改变有利于发挥止血作用。通过动物实验发现大蓟炒炭后能缩短实验动物的出血和凝血时间,但其止血作用与鞣质含量变化无明显规律。

通过响应面分析法优选大蓟炮制工艺为:炒制时间13分钟,炒制温度310℃±10℃,投药量100g。

【贮藏】置通风干燥处。

小　蓟

【处方用名】小蓟、小蓟炭。

【来源】本品为菊科植物刺儿菜 *Cirsium setosum* (Willd.) MB. 的干燥地上部分。

【采收加工】夏、秋二季花开时采割,除去杂质,晒干。

【历史沿革】唐代有捣汁、酒渍、细切的方法;宋代有切研;元代有烧灰存性;清代有童便拌微焙和童便拌微炒、酒洗等法。2020年版《中国药典》收载小蓟、小蓟炭。

【炮制方法】

1. 小蓟　取原药材,除去杂质,洗净,稍润,切段,干燥。

2. 小蓟炭　取小蓟段,置预热的炒制容器内,用武火加热,炒至表面黑褐色,喷淋少许清水,熄灭火星,文火炒干,取出,晾干。

【饮片质量要求】

1. 小蓟　本品呈不规则的段,茎呈圆柱形,表面灰绿色或带紫色,具纵棱和白色柔毛;切面中空。叶片多皱缩或破碎,叶齿尖具针刺;两面均具白色柔毛,头状花序,总苞钟状,花紫红色。气微,味苦。

检查:水分不得过12.0%,酸不溶性灰分不得过5.0%。

浸出物:稀乙醇浸出物不得少于14.0%。

含量测定:蒙花苷($C_{28}H_{32}O_{14}$)含量不得少于0.70%。

2. 小蓟炭　本品形如小蓟段,表面黑褐色,内部焦褐色。

【炮制作用】小蓟性味甘、苦,凉。归心、肝经。具有凉血止血,散瘀解毒消痈的功效。

1. 小蓟　小蓟生品性凉,长于凉血止血、解毒消痈,多用于血热出血,痈肿疮毒,热淋等。

2. 小蓟炭　凉性减弱,收敛止血作用增强。如十灰散(《部颁标准》)。常与大蓟配伍使用。

【炮制研究】研究表明,小蓟炒炭后总黄酮含量较生品降低。蒙花苷为小蓟的主要黄酮类成分,炒炭后蒙花苷含量明显降低,仅为小蓟药材中蒙花苷含量的十分之一到几十分之一。炒炭后,小蓟炭样品中所含微量元素 Zn、Ca、Pb、Co、Mn、Cr、Cu、P、Fe、K 含量较生品明显增加。而小蓟中的鞣质的含量随着炮制温度的升高及加热时间的延长而降低。

通过药理实验发现,小蓟生品及 210℃炮制的小蓟炭样品均具有显著的缩短小鼠凝血时间的作用,但小蓟炭作用更强。

【贮藏】置通风干燥处。

白 茅 根

【处方用名】白茅根、茅根、茅根炭。

【来源】本品为禾本科植物白茅 *Imperata cylindrica* Beauv. var. *major* (Nees) C. E. Hubb. 的干燥根茎。

【采收加工】春、秋二季采挖,洗净,晒干,除去须根和膜质叶鞘,捆成小把。

【历史沿革】元代有蜜炒、烧灰存性的方法;明代有炒黄、枣制、蜜炙炒、捣汁等法;清代有炒黑、童便制等方法。现行有炒焦、炒炭等炮制方法。2020 年版《中国药典》收载白茅根、茅根炭。

【炮制方法】

1. 白茅根　取原药材,洗净,微润,切段,干燥,除去碎屑。

2. 茅根炭　取白茅根段,置预热的炒制容器内,用中火加热,炒至表面焦褐色,喷淋少许清水,熄灭火星,文火炒干,取出,晾干。

【饮片质量要求】

1. 白茅根　本品呈圆柱形的段,外表皮黄白色或淡黄色,微有光泽,具纵皱纹,有的可见稍隆起的节。切面皮部白色,多有裂隙,放射状排列,中柱淡黄色或中空,易与皮部剥离。气微,味微甜。

检查:水分不得过 12.0%,总灰分不得过 5.0%。

浸出物:水溶性浸出物不得少于 28.0%。

2. 茅根炭　本品形如白茅根,表面黑褐色至黑色,具纵皱纹,有的可见淡棕色稍隆起的节。略具焦香气,味苦。

浸出物:水溶性浸出物不得少于 7.0%。

【炮制作用】白茅根性味甘,寒。归肺、胃、膀胱经。具有凉血止血,清热利尿的功效。

1. 白茅根　生品长于凉血、清热利尿。常用于血热妄行的多种出血证,热淋,小便不利,水肿,湿热黄疸,热盛烦渴,胃热呕哕及肺热咳嗽。治血热偏盛的出血证可单用大剂量煎服,尤其对尿血可起到利尿与止血二者兼顾的作用。如治气虚血热、小便出血的茅根饮子(《外台秘要》)。

2. 茅根炭　寒性减弱,清热凉血作用轻微,止血作用增强,专用于出血证,并偏于收敛止血,常用于出血证较急者,如十灰散(《增订十药神书》)。

【炮制研究】研究表明,白茅根经炒炭后 5-羟甲基糠醛含量较生品显著提高,较生品提高约32 倍。药理实验显示,白茅根生品和炭品均能明显缩短小鼠出血时间、凝血时间和血浆复钙时间,并且炭品的作用显著强于生品。对大鼠血小板的聚集作用炭品水煎液明显优于生品水煎液,提示茅根炭主要通过影响大鼠凝血系统和血小板聚集而增强止血作用。

【贮藏】置干燥处。

地　榆

【处方用名】地榆、地榆炭。

【来源】本品为蔷薇科植物地榆 *Sanguisorba officinalis* L. 或长叶地榆 *Sanguisorba officinalis* L. var. *longifolia*(Bert.)Yü et Li 的干燥根。

【采收加工】春季将发芽时或秋季植株枯萎后采挖,除去须根,洗净,干燥,或趁鲜切片,干燥。

【历史沿革】唐代有炙法;宋代有醋炒和炒法;明代有煨制、酒洗;清代有炒黑、酒拌炒黑、酒炒等法。现行有炒炭、醋炒、酒炒、盐水炒等炮制方法。2020 年版《中国药典》收载地榆、地榆炭。

【炮制方法】

1. 地榆　取原药材,除去杂质;未切片者,洗净,除去残茎,润透,切厚片,干燥。

2. 地榆炭　取净地榆片,置预热的炒制容器内,用武火加热,炒至表面焦黑色,内部棕褐色,喷淋少许清水,熄灭火星,文火炒干,取出,晾干。

【饮片质量要求】

1. 地榆　本品呈不规则的类圆形片或斜切片,外表面灰褐色至深褐色。切面较平坦,粉红色、淡黄色或黄棕色,木部略呈放射状排列,或皮部有多数黄棕色绵状纤维。气微,味微苦涩。

检查:水分不得过 12.0%,总灰分不得过 10.0%,酸不溶性灰分不得过 2.0%。

浸出物:稀乙醇浸出物不得少于 23.0%。

含量测定:鞣质不得少于 8.0%,没食子酸($C_7H_6O_5$)不得少于 1.0%。

2. 地榆炭　本品形如地榆片,表面焦黑色,内部棕褐色;具焦香气,味微苦涩。

浸出物:稀乙醇浸出物不得少于 20.0%。

含量测定:鞣质不得少于 2.0%,没食子酸不得少于 0.60%。

【炮制作用】地榆性味苦、酸、涩,微寒。归肝、大肠经。具有凉血止血,解毒敛疮的功效。

1. 地榆　地榆生品以凉血解毒为主,用于血痢经久不愈,烫伤,皮肤溃烂,湿疹等。如治血痢经久不愈的地榆丸(《普济方》)。

2. 地榆炭　长于收敛止血,用于便血、崩漏下血等各种出血证。如治痔漏肿痛出血的槐角地榆丸(《外科大成》)。

【炮制研究】研究表明,地榆在制炭过程中产生地榆皂苷元 Z,在生品以及炒炭不到或炒炭太过的饮片中无法检出,只有在炒炭程度适当的饮片中能够检出,当地榆炒炭至外观达到最佳(炒制 11 分钟)时,地榆皂苷元 Z 的成分含量最高。通过药理实验发现,地榆生品和地榆炭均能显著缩短小鼠的出血时间和凝血时间,但地榆炭的作用显著强于地榆生品;地榆生品和地榆炭均能缩短凝血酶原时间、活化部分凝血酶时间,升高纤维蛋白原水平,并且地榆炭的作用显著强于地榆生品。说明地榆经炒炭后较地榆生品凝血作用增强。

地榆炭的最佳炮制工艺为:控制锅温为 250℃,炒制 7.5 分钟。

【贮藏】置通风干燥处,防蛀。

侧 柏 叶

【处方用名】侧柏叶、侧柏炭。

【来源】本品为柏科植物侧柏 *Platycladus orientalis*（L.）Franco 的干燥枝梢和叶。

【采收加工】多在夏、秋二季采收，阴干。

【历史沿革】宋代有炙法、九蒸九曝、米泔浸、炒黄、烧灰存性等法；金元时期有煮制、酒浸等法；明代有酒蒸、焙、炒、盐水炒等方法。清代有酒浸焙、炒黑等法。现行有炒黄、炒焦、炒炭、醋炙等法。2020 年版《中国药典》收载侧柏叶、侧柏炭。

【炮制方法】

1. 侧柏叶　取原药材，除去硬梗及杂质。

2. 侧柏炭　取净侧柏叶，置预热的炒制容器内，用中火加热，炒至表面黑褐色，内部焦黄色，喷淋少许清水，熄灭火星，文火炒干，取出，晾干。

【饮片质量要求】

1. 侧柏叶　本品多分枝，小枝扁平；叶细小鳞片状，交互对生，贴伏于枝上，深绿色或黄绿色；质脆，易折断；气清香，味苦涩、微辛。

检查：水分不得过 11.0%。

浸出物：醇溶性浸出物不得少于 15.0%。

含量测定：槲皮苷（$C_{21}H_{20}O_{11}$）含量不得少于 0.10%。

2. 侧柏炭　本品形如侧柏叶，表面黑褐色，质脆，易折断，断面焦黄色。气香，味微苦涩。

浸出物：同侧柏叶。

【炮制作用】侧柏叶性味苦、涩，寒。归肺、肝、脾经。具有凉血止血，化痰止咳，生发乌发的功效。

1. 侧柏叶　侧柏叶生品以清热凉血、止咳祛痰力胜。用于血热妄行的各种出血证，咳嗽气喘，湿热带下及脱发。如治血热妄行所致吐血、衄血、咯血的四生丸（《妇人大全良方》）。

2. 侧柏炭　寒凉之性趋于平和，偏于收敛止血，用于各种出血证。如十灰散（《增订十药神书》）。

【炮制研究】研究表明，侧柏叶炒炭后总黄酮含量降低。侧柏叶经炒炭后产生新的成分槲皮素。炮制可对侧柏叶中的主要成分槲皮苷和新成分槲皮素含量产生影响，随着加热时间延长和加热温度增加，槲皮苷和槲皮素含量逐渐降低，随着炮制品炭化程度的加重，直至损失殆尽。侧柏叶炮制品的鞣质含量为生品＞烘品＞炭品，钙的含量为炭品＞生品＞烘品；炒炭后侧柏叶中挥发油含量也呈下降趋势。药理研究表明，侧柏叶生品和炭品均有一定的止血作用，可不同程度地改善血热复合出血模型大鼠的血液流变学及血小板相关参数，改善肺出血等病理性损伤，且炒炭后作用优于生品。研究发现侧柏炭乙酸乙酯部位为侧柏炭止血有效部位。侧柏炭其乙酸乙酯提取物可显著拮抗脂多糖对人脐静脉内皮细胞的损伤，为侧柏炭保护血管内皮细胞的最有效提取物。

侧柏炭的炮制最佳工艺为：5kg 侧柏叶，于 450℃，炒制 20 分钟。

【贮藏】置干燥处。

藕　节

【处方用名】藕节、藕节炭。

【来源】本品为睡莲科植物莲 *Nelumbo nucifera* Gaertn. 的干燥根茎节部。

【采收加工】秋、冬二季采挖根茎(藕),切取节部,洗净,晒干,除去须根。

【历史沿革】宋代有烧灰存性;明清均沿用此法;现行有炒炭等法。2020 年版《中国药典》收载藕节、藕节炭。

【炮制方法】

1. 藕节　取原药材,除去杂质,洗净,干燥。

2. 藕节炭　取净藕节,置预热的炒制容器内,用武火加热,炒至表面黑褐色或焦黑色,内部黄褐色或棕褐色,喷淋少许清水,熄灭火星,文火炒干,取出,晾干。

【饮片质量要求】

1. 藕节　本品呈短圆柱形,中部稍膨大。表面灰黄色至灰棕色,有须根痕。质硬,断面有多数类圆形的孔。气微,味微甘、涩。

2. 藕节炭　本品形如藕节。表面黑褐色或焦黑色,内部黄褐色或棕褐色。断面可见多数类圆形的孔。气微,味微甘、涩。

检查:水分不得过 10.0%,酸不溶性灰分不得过 3.0%。

浸出物:水溶性浸出物不得少于 20.0%。

【炮制作用】藕节性味甘、涩,平。归肝、肺、胃经。具有收敛止血,化瘀的功效。

1. 藕节　藕节生品性平偏凉,长于凉血止血化瘀,具有止血而不留瘀的特点,用于吐血、咯血等出血证,尤适于卒暴出血。如治卒暴出血的双荷散(《太平圣惠方》)。

2. 藕节炭　涩性增强,收涩止血,多用于虚寒的慢性出血,反复不止。如治崩中下血的十灰丸(《济生方》)。

【炮制研究】研究表明,采用不同炮制方法制成的藕节炭(轻炭、中炭、重炭、焖煅炭)中鞣质及钙含量相对增加。当藕节炭炒至表面焦黑色,内部黄褐色时其鞣质含量最高。药理研究表明,藕节炭止血作用的主要活性部位为醋酸乙酯部位和水提取部位,3- 表白桦脂酸为藕节炭止血作用的有效成分之一。藕节炭凝血作用靶点涉及凝血、抗凝及其血栓形成的整个过程,并由此导致血流动力学的改变,起到凝血作用。

【贮藏】置干燥处,防潮,防蛀。

茜　草

【处方用名】茜草、茜草根、茜草炭、茜根炭。

【来源】本品为茜草科植物茜草 *Rubia cordifolia* L. 的干燥根和根茎。

【采收加工】春、秋二季采挖,除去泥沙,干燥。

【历史沿革】南北朝有挫;宋代有炒、焙等法;元代有烧灰存性;明代有酒洗;清代有酒炒、童便炒等法;现行有炒黄、炒炭、酒炙等法。2020 年版《中国药典》收载茜草、茜草炭。

【炮制方法】

1. 茜草　取原药材,除去杂质,洗净,润透,切厚片或段,干燥。

2. 茜草炭　取茜草片或段,置预热的炒制容器内,用武火加热,炒至表面焦黑色,内部棕褐色,喷淋少许清水,熄灭火星,文火炒干,取出,晾干。

【饮片质量要求】

1. 茜草　本品呈不规则的厚片或段,根呈圆柱形,外表皮红棕色或暗棕色,具细纵纹;皮部脱落处呈黄红色。切面皮部狭,紫红色,木部宽广,浅黄红色;味微苦。

检查:水分不得过 12.0%,总灰分不得过 15.0%,酸不溶性灰分不得过 5.0%。

浸出物:醇溶性浸出物不得少于 9.0%。

含量测定:大叶茜草素($C_{17}H_{15}O_4$)不得少于 0.20%;羟基茜草素($C_{14}H_8O_5$)不得少于 0.080%。

2. 茜草炭　本品形如茜草片或段,表面黑褐色,内部棕褐色,气微,味苦、涩。

检查:水分不得过 8.0%。

浸出物:醇溶性浸出物不得少于 10.0%。

【炮制作用】茜草性味苦,寒。归肝经。具有凉血,祛瘀,止血,通经的功效。

1. 茜草　茜草生品偏于活血化瘀、凉血,止血。用于气滞血瘀,月经闭塞,产后恶露不尽,跌扑损伤,红肿疮痛,风湿痹痛及血热所致的各种出血证。如治鼻衄不止,心神烦闷的茜根散(《景岳全书》)。

2. 茜草炭　茜草炒炭后寒性减弱,性变收涩,止血作用增强,用于各种出血证。如治多种出血的十灰散(《增订十药神书》)。

【炮制研究】研究发现,茜草炒炭后总蒽醌、大叶茜草素含量降低。但其中的 1,3-二羟基蒽醌含量明显增加,该成分与茜草炭止血作用密切相关,被认为是茜草炒炭后止血作用增强的有效成分。药理实验发现茜草制炭后止血作用增强,茜草炭主要通过影响内、外源性凝血酶以及纤维蛋白原来达到促凝效果。茜草炭能明显提高血瘀模型大鼠血小板聚集率。茜草生品既能化瘀,又能止血,而茜草炭具有显著止血作用,这与传统"生行熟止"的传统炮制理论相吻合。

【贮藏】置干燥处。

蒲　黄

【处方用名】蒲黄、生蒲黄、炒蒲黄、蒲黄炭。

【来源】本品为香蒲科植物水烛香蒲 *Typha angustifolia* L.、东方香蒲 *Typha orientalis* Presl 或同属植物的干燥花粉。

【采收加工】夏季采收蒲棒上部的黄色雄花序,晒干后碾轧,筛取花粉。

【历史沿革】南北朝有蒸、焙法;唐代有炒黄法;宋代有微炒、纸包炒等法;明代有炒黑的方法;现行有炒炭、酒炙、醋炙等法。2020 年版《中国药典》收载蒲黄、蒲黄炭。

【炮制方法】

1. 蒲黄　取原药材,揉碎结块,过筛。

2. 蒲黄炭　取净蒲黄,置预热的炒制容器内,用中火加热,炒至棕褐色,喷淋少许清水,熄灭火星,文火炒干,取出,晾干。

【饮片质量要求】

1. 蒲黄　本品呈黄色粉末。体轻,放水中则漂浮水面。手捻有滑腻感,易附着手指上。气微,味淡。

检查:杂质不得过 10.0%,水分不得过 13.0%,总灰分不得过 10.0%,酸不溶性灰分不得过 4.0%。

浸出物:醇溶性浸出物不得少于 15.0%。

含量测定:异鼠李素 -3-O- 新橙皮苷($C_{28}H_{32}O_{16}$)和香蒲新苷($C_{34}H_{42}O_{20}$)的总量不得少于 0.50%。

2. 蒲黄炭　本品呈棕褐色或黑褐色粉末。具焦香气,味微苦、涩。

浸出物:醇溶性浸出物不得少于 11.0%

【炮制作用】蒲黄性味甘,平。归肝、心包经。具有止血,化瘀,通淋的功效。

1. 蒲黄　蒲黄生品性滑,以行血化瘀、利尿通淋力胜,用于瘀血阻滞的心腹疼痛,痛经,产后瘀痛,跌打损伤,血淋涩痛。如治心腹疼痛、产后恶露不行或月经不调、少腹急痛的失笑散(《太平惠民和剂局方》)。

2. 蒲黄炭　蒲黄炒炭后性涩,以止血力胜,用于咯血、吐血、衄血、尿血、便血、崩漏及外伤出血。如治崩中漏下的蒲黄丸(《圣济总录》)。

【炮制研究】研究发现,无论是炒蒲黄还是蒲黄炭,其中总黄酮部位均可明显缩短小鼠凝血时间,由此初步认为总黄酮为炒蒲黄、蒲黄炭止血作用的主要活性部位。蒲黄及各炮制品中总黄酮含量依次为:生蒲黄>酒炒蒲黄>醋炒蒲黄>140℃烘蒲黄、炒蒲黄>180℃烘蒲黄>焦蒲黄>220℃烘蒲黄>蒲黄炭。研究发现除酒炒蒲黄外,各炮制品中总黄酮含量与生蒲黄比较均有显著差异。

药理研究发现,无论是蒲黄生品、炒黄品还是炒炭品均有较好的止血作用。蒲黄经炒黄或炒炭后鞣质含量下降明显,但止血作用未见明显减弱。蒲黄生品及蒲黄炭均能改善血瘀大鼠异常的血液流变学指标,缩短凝血时间,降低纤维蛋白原含量,表现出一定的化瘀止血功效,蒲黄炭还可改善舌象血瘀体征。蒲黄炭的凝血途径多于生品,生品在降低纤维蛋白原方面强于炭品。

蒲黄炒炭最佳炮制工艺为:平铺厚度为 6cm,置烘箱中,于 150℃,烘制 5 分钟。

【贮藏】置通风干燥处,防潮,防蛀。

干　姜

【处方用名】干姜、炮姜、姜炭。

【来源】本品为姜科植物姜 *Zingiber officinale* Rosc. 的干燥根茎。

【采收加工】冬季采挖,除去须根和泥沙,晒干或低温干燥。趁鲜切片晒干或低温干燥者称为"干姜片"。

【历史沿革】汉代有火炮法;宋代有烧存性、甘草水制、炒令黑、盐炒、煅存性、燀制、巴豆制、黄泥裹煨、土炒等法;明代有硇砂炒、童便炒黑、炒黄、炒焦、水浸火煨、慢火煨至极黑等法;清代有姜炭、炮姜炭、酒蒸炮姜等法;现行有砂烫、炒炭、煅炭等法。2020 年版《中国药典》收载干姜、姜炭和炮姜。

【炮制方法】

1. 干姜　取原药材,除去杂质,略泡,洗净,润透,切厚片或块,干燥。

2. 姜炭　取干姜片或块,置预热的炒制容器内,用武火加热,炒至表面黑色,内部棕褐色,喷淋少许清水,熄灭火星,文火炒干,取出,晾干。

3. 炮姜　先将净河砂置预热的炒制容器内,用武火炒热,投入干姜片或块,不断翻动,炒至鼓起,表面棕褐色,取出,筛去砂,晾凉。

干姜(图片)

【饮片质量要求】

1. 干姜　本品呈不规则片或块状,具指状分枝;外皮灰黄色或浅黄棕色,粗糙,具纵皱纹及明显的环节,切面灰黄色或灰白色,略显粉性,可见较多的纵向纤维,有的呈毛状。气香、特异,味辛辣。

炮姜(图片)

检查:水分不得过 19.0%,总灰分不得过 6.0%。

浸出物:水溶性浸出物不得少于 22.0%。

含量测定:含挥发油不得少于 0.8%(ml/g),含 6- 姜辣素($C_{17}H_{26}O_4$)不得少于 0.60%。

2. 姜炭　本品形如干姜片或块,表面焦黑色,内部棕褐色,体轻,质松脆;味微苦,微辣。

浸出物:水溶性浸出物不得少于 26.0%。

含量测定:含 6- 姜辣素($C_{17}H_{26}O_4$)不得少于 0.050%。

3. 炮姜　本品呈不规则膨胀的块状,表面棕黑色或棕褐色。质轻泡,断面边缘处显棕黑色,中心棕黄色。气香、特异,味微辛、辣。

检查:水分不得过 12.0%,总灰分不得过 7.0%。

浸出物:水溶性浸出物不得少于 26.0%。

含量测定:含 6- 姜辣素($C_{17}H_{26}O_4$)不得少于 0.30%。

【炮制作用】干姜性味辛,热。归脾、胃、肾、心、肺经。具有温中散寒,回阳通脉,温肺化饮的功效。

1. 干姜　干姜生品性热偏燥,能守能走,故对中焦寒邪偏盛而兼湿者,以及寒饮伏肺的喘咳尤为适宜。又因本品力速而作用较强,故用于回阳救逆,其效甚佳。常用于脘腹冷痛,呕吐,泄泻,肢冷脉微,痰饮喘咳。如治中焦虚寒,脾胃阳虚,呕吐泄泻,四肢不温的理中丸(《伤寒杂病论》)。

2. 姜炭　味苦、涩,温。归脾、肝经。其辛味消失,守而不走,长于止血温经。其温经作用弱于炮姜,固涩止血作用强于炮姜,可用于各种虚寒性出血,且出血较急,出血量较多者。如治经血不止的如圣散(《圣济总录》)。

3. 炮姜　温经止血,温中止痛,其辛燥之性较干姜弱,温里之力不如干姜迅猛,但作用缓和持久,且长于温中止痛、止泻和温经止血。用于阳虚失血,吐衄崩漏,脾胃虚寒,腹痛吐泻。可用于产后腹痛,如治产后恶露不尽,瘀血内阻,小腹疼痛的生化汤(《景岳全书》)。

【炮制研究】研究发现,干姜不同饮片中精油含量分别为:生姜 0.50%、干姜 0.89%、炮姜 0.83%、姜炭 0.38%。干姜、姜皮、炮姜中的姜酚含量依次降低;姜酮含量以炮姜最高,姜皮最低。干姜经炮制变为炮姜后,部分物质发生分解或转化成新成分,其中炮姜较干姜新增加了对伞花烃和榄香醇两种成分,这些成分的变化导致干姜和炮姜在临床疗效上存在差异。

药理研究发现,炮姜、姜炭水煎液及醚提取物均有较明显的止血作用,此外炮姜除吲哚美辛模型外,对应激性胃溃疡、醋酸诱发胃溃疡、幽门结扎型胃溃疡均呈明显的抑制倾向,干姜无此作用。

【贮藏】置阴凉干燥处,防蛀。

乌　梅

【处方用名】乌梅、乌梅肉、乌梅炭、醋乌梅。

【来源】本品为蔷薇科植物梅 *Prunus mume* (Sieb.) Sieb. et Zucc. 的干燥近成熟果实。

【采收加工】夏季果实近成熟时采收,低温烘干后闷至色变黑。

【历史沿革】汉代有醋浸后去核再蒸熟的方法;晋代有炙制、熬制法;唐代有蜜醋渍蒸、单蒸等法;宋代有制炭、炒焦、焙等法;元代有煮法;明代有醋煮、酒浸、蜜拌蒸等法;清代有麸炒、盐水浸的方法;现行有炒炭、醋蒸等法。2020 年版《中国药典》收载乌梅、乌梅肉、乌梅炭。

【炮制方法】

1. 乌梅　取原药材,除去杂质,洗净,干燥。

2. 乌梅肉　取净乌梅,用清水润软或蒸软后,剥取净肉,干燥。

3. 乌梅炭　取净乌梅或乌梅肉,置预热的炒制容器内,用武火加热,炒至皮肉鼓起,表面呈焦黑色,取出,晾凉。

4. 醋乌梅　取净乌梅或乌梅肉,用醋拌匀,闷润至醋被吸尽,置适宜容器内,炖 2~4 小时,取出,干燥。

每 100kg 净乌梅或乌梅肉,用醋 10kg。

【饮片质量要求】

1. 乌梅　本品呈类球形或扁球形,表面乌黑色或棕黑色,皱缩不平。气微,味极酸。

检查:水分不得过 16.0%,总灰分不得过 5.0%。

浸出物:水溶性浸出物不得少于 24.0%。

含量测定:含枸橼酸($C_6H_8O_7$)不得少于 12.0%。

2. 乌梅肉　本品为去核果肉,呈乌黑色或棕黑色,气特异,味极酸。

3. 乌梅炭　本品皮肉鼓起,表面呈焦黑色,味酸略有苦味。

浸出物:水溶性浸出物不得少于 18.0%。

含量测定:含枸橼酸($C_6H_8O_7$)不得少于 6.0%。

4. 醋乌梅　本品形如乌梅或乌梅肉,质较柔润,略有醋气。

【炮制作用】乌梅性味酸、涩,平。归肝、脾、肺、大肠经。具有敛肺,涩肠,生津,安蛔的功效。

1. 乌梅　乌梅生品长于生津止渴,敛肺止咳,安蛔。多用于虚热消渴,肺虚久咳,蛔厥腹痛。如治消渴证烦渴多饮的玉泉丸(《丹溪心法》)。

2. 乌梅肉　功效和适用范围与乌梅同,因去核用肉,故作用更强。

3. 乌梅炭　长于涩肠止泻,止血,用于久泻,久痢及便血,崩漏下血等。如治久泻、久痢的固肠丸(《证治准绳》)。

4. 醋乌梅　功用与生乌梅相似,但收敛固涩作用更强,尤其适用于肺气耗散之久咳不止和蛔厥腹痛。如治蛔厥腹痛的乌梅丸(《伤寒杂病论》)。

【炮制研究】研究发现,随着炒制时间的增加,乌梅炭中有机酸含量呈明显递减趋势,柠檬酸和苹果酸在炒制过程中含量急剧下降,熊果酸和齐墩果酸含量下降相对缓慢;乌梅炭中有机酸含量为生品的 34%~37%。随着制炭温度的升高,鞣质含量也逐渐降低,温度越高,降低率越大。乌梅生品与炭品特征图谱差别显著,乌梅制成炭品后较生品新增 2 个特征峰。

药理研究表明,乌梅炒炭品及烘炭品水煎液均能明显缩短小鼠出血时间、凝血时间及凝血酶原时间、活化部分凝血活酶时间、凝血酶时间及增加血小板数量,而乌梅生品水煎液则无此效果。

【贮藏】置阴凉干燥处,防潮。

牡 丹 皮

【处方用名】牡丹皮、牡丹皮炭。

【来源】本品为毛茛科植物牡丹 *Paeonia suffruticosa* Andr. 的干燥根皮。

【采收加工】秋季采挖根部,除去细根和泥沙,剥取根皮,晒干或刮去粗皮,除去木心,晒干。

【历史沿革】汉代有去心;南北朝有酒拌蒸;宋代有酒浸、焙、炒、煮等法;元代有烧灰存性;明代有醋制、酒洗、童便浸炒等法;清代有面裹煨、炒焦等法;现行有炒炭、炒黄、炒焦、酒炙等法。2020 年版《中国药典》收载牡丹皮。

【炮制方法】

1. 牡丹皮　取原药材,除去杂质,抢水洗净,润后切薄片,晒干。

2. 牡丹皮炭　取净牡丹皮片,置预热的炒制容器内,用中火加热,炒至表面黑褐色,内部黄褐色,喷淋少许清水,熄灭火星,文火炒干,取出,晾干。

【饮片质量要求】

1. 牡丹皮　本品呈圆形或卷曲形的薄片;外表面灰褐色或黄褐色,栓皮脱落处呈粉红色;内表面淡灰黄色或浅棕色,有时可见发亮的结晶;切面淡粉红色,粉性;气芳香,味微苦而涩。

检查:水分不得过 13.0%,总灰分不得过 5.0%。

浸出物:醇溶性浸出物不得少于 15.0%。

含量测定:丹皮酚($C_9H_{10}O_3$)不得少于 1.2%。

2. 牡丹皮炭　本品形如牡丹皮,表面黑褐色,气香,味微苦而涩。

【炮制作用】牡丹皮性味苦、辛,微寒。归心、肝、肾经。具有清热凉血,活血化瘀的功效。

1. 牡丹皮　牡丹皮生品长于清热凉血、活血散瘀,用于瘟毒发斑或发疹,阴虚发热,无汗骨蒸,肠痈,痈肿疮毒,肝火头痛,经闭,痛经,跌扑损伤。如治阴虚发热的青蒿鳖甲汤(《温病条辨》)。

2. 牡丹皮炭　清热凉血作用较弱,具有凉血止血作用,常用于血热出血。如治吐血、衄血等的十灰散(《增订十药神书》)。

【炮制研究】研究发现,牡丹皮经炮制后,丹皮酚含量降低,其含量顺序为生丹皮>炒牡丹皮>丹皮炭。各炮制品丹皮苷含量比生品高 4~12 倍,其顺序是酒炒品>炒牡丹皮>酒蒸品>炒焦品>炒炭品>生品。槲皮素、山奈素、异鼠李素含量则随炒制温度与炒制时间的增加而降低。经指纹图谱比较分析表明,牡丹皮中的没食子酰类成分在达到一定温度时酰键易断裂,具有收敛止血功效的没食子酸游离而出,5- 羟甲基糠醛是由生牡丹皮中的单糖在高温下脱水生成的醛类化合物,或是多糖先分解单糖再脱水为 5- 羟甲基糠醛,因此在牡丹皮生品中检测不到,而在炒制最高温的炭品中 5- 羟甲基糠醛质量分数最高。牡丹皮中的单萜类成分芍药苷、氧化芍药苷经炮制后可能由于加热过程发生结构变化而质量分数降低。牡丹皮中的挥发性成分丹皮酚,随着炮制温度增加质量分数降低。丹皮酚、芍药苷及氧化芍药苷均具有抗血栓形成作用。因此这也与生牡丹皮长于活血化瘀,丹皮炭长于凉血止血功效相吻合。

药理研究发现,牡丹皮炭及其活性部位可能是通过调节血栓素 B_2,6-酮-前列腺素 $F_{1\alpha}$ 含量来增强血小板的聚集功能,发挥止血、凝血作用。

【贮藏】置阴凉干燥处。

卷　柏

【处方用名】卷柏、卷柏炭。

【来源】本品为卷柏科植物卷柏 *Selaginella tamariscina*(Beauv.)Spring 或垫状卷柏 *Selaginella pulvinata*(Hook. et Grev.)Maxim. 的干燥全草。

【采收加工】全年均可采收,除去须根和泥沙,晒干。

【历史沿革】宋代有醋炙法;元代有盐水煮、酒炙等法;清代有烧存性、炒黑等法;现行有炒炭、炒黄等法。2020 年版《中国药典》收载卷柏、卷柏炭。

【炮制方法】

1. 卷柏　取原药材,除去残留须根及杂质,洗净,切段,干燥。

2. 卷柏炭　取净卷柏,置预热的炒制容器内,用武火加热,炒至表面焦黑色,喷淋少许清水,熄灭火星,文火炒干,取出,晾干。

【饮片质量要求】

1. 卷柏　本品呈卷缩的段状,枝扁而有分枝,绿色或棕黄色,向内卷曲,枝上密生鳞片状小叶。叶先端具长芒。中叶(腹叶)两行,卵状矩圆形或卵状披针形,斜向或直向上排列,叶缘膜质,有不整齐的细锯齿或全缘;背叶(侧叶)背面的膜质边缘常呈棕黑色。气微,味淡。

检查:水分不得过 10.0%。

含量测定:含穗花杉双黄酮($C_{30}H_{18}O_{10}$)不得少于 0.30%。

2. 卷柏炭　本品表面焦黑色,内部黑褐色,质脆,体轻,具焦香气,味微苦。

【炮制作用】卷柏性味辛,平。归肝、心经。具有活血通经的功效。

1. 卷柏　卷柏生品活血通经,用于经闭痛经,癥瘕痞块,跌扑损伤。如治肌衄,皮下散在紫癜、出血点等血热证的江南卷柏片(《中国药物大全:中药卷》)。

2. 卷柏炭　具有化瘀止血的功效,但以止血见长,用于吐血、崩漏、便血等。

【炮制研究】研究发现,卷柏生品、焦品、炭品的薄层色谱定性结果表明,生品有 5 个斑点,焦品有 4 个斑点,在 R_f 值相同位置,炭品没有显示斑点。总黄酮含量以焦卷柏最高,生卷柏次之,卷柏炭最少。鞣质含量测定结果为:生品>焦品>炭品。

药理研究发现,生卷柏无缩短凝血时间的作用,对凝血因子的影响不大;卷柏炭能够明显缩短小鼠凝血时间和出血时间,能使凝血酶原时间和活化部分凝血活酶时间减短,使纤维蛋白原含量减少,具有凝血作用。

【贮藏】置干燥处。

绵　马　贯　众

【处方用名】绵马贯众、绵马贯众炭。

【来源】本品为鳞毛蕨科植物粗茎鳞毛蕨 *Dryopteris crassirhizoma* Nakai 的干燥根茎和叶柄残基。

【采收加工】秋季采挖,削去叶柄,须根,除去泥沙,晒干。

【历史沿革】唐代有切熬法;宋代有烧灰、焙法;明代有酒制、醋制、炒等法;清代有烧存性、煅炭等法。2020 年版《中国药典》收载绵马贯众、绵马贯众炭。

【炮制方法】

1. 绵马贯众　取原药材,除去杂质,喷淋清水,洗净,润透,切厚片,干燥,筛去灰屑。

2. 绵马贯众炭　取净绵马贯众片,置预热的炒制容器内,用武火加热,炒至表面焦黑色,喷淋少许清水,熄灭火星,取出,晾干。

【饮片质量要求】

1. 绵马贯众　本品呈不规则的厚片或碎块,根茎外表面黄棕色至黑褐色,多被有叶柄残基,有的可见棕色鳞片,切面淡棕色至红棕色,有黄白色维管束小点,环状排列。气特异,味初淡而微涩,后渐苦、辛。

检查:水分不得过 12.0%,总灰分不得过 5.0%。

浸出物:稀乙醇浸出物不得少于 25.0%。

2. 绵马贯众炭　本品形如绵马贯众,表面焦黑色,内部焦褐色,味涩。

浸出物:稀乙醇浸出物不得少于 16.0%。

【炮制作用】绵马贯众性味苦,微寒;有小毒。归肝、胃经。具有清热解毒,驱虫的功效。

1. 绵马贯众　绵马贯众生品长于清热解毒,杀虫。用于虫积腹痛,时疫感冒,风热头痛,瘟毒发斑,疮疡肿毒,如治蛔虫攻心,痛不能止的贯众散(《太平圣惠方》);治肝胆热毒内蕴的乙肝解毒胶囊(《中国药物大全:中药卷》);单味水煎亦可预防流行性感冒。

2. 绵马贯众炭　寒性减弱,涩味增强,突出收涩止血的功能,用于崩漏下血。如治血痢、便血的经效散(《普济方》)。

【炮制研究】研究发现,通过对绵马贯众不同切制方法下生品和炭品的成分比较,发现生品出膏率切碎品最高,纵切品其次;炭品总酚类、水浸出物、醇浸出物含量均以切碎品最高,纵切品其次。且炭品总酚类含量横切、纵切、切碎均比生品要高。

【贮藏】置通风干燥处。

荆　芥

【处方用名】荆芥、荆芥炭。

【来源】本品为唇形科植物荆芥 *Schizonepeta tenuifolia* Briq. 的干燥地上部分。

【采收加工】夏、秋二季花开到顶、穗绿时采割,除去杂质,晒干。

【历史沿革】宋代有焙、烧灰法;明代有炒、炒黑等法;清代有童便制、醋炒黑等法;现行有炒炭、炒黄等法。2020 年版《中国药典》收载荆芥、荆芥炭。

【炮制方法】

1. 荆芥　取原药材,除去杂质,喷淋清水,洗净,润透,于 50℃烘 1 小时,切段,干燥。

2. 荆芥炭　取荆芥段,置预热的炒制容器内,用中火加热,炒至表面焦黑色,内部焦黄色时,喷淋清水少许,熄灭火星,取出,晾干。

【饮片质量要求】

1. 荆芥　本品为不规则的段。茎呈方柱形,表面淡黄绿色或淡紫红色,被短柔毛。切面类白色。叶多已脱落。穗状轮伞花序。气芳香,味微涩而辛凉。

含量测定:含挥发油不得少于 0.30%(ml/g),胡薄荷酮($C_{10}H_{16}O$)不得少于 0.020%。

2. 荆芥炭　本品表面黑褐色,内部焦褐色,略具焦香气,味苦而辛。

浸出物:70% 乙醇浸出物不得少于 8.0%。

【炮制作用】荆芥性味辛,微温。归肺、肝经。具有解表散风,透疹,消疮的功效。

1. 荆芥　荆芥生品性味辛,微温,长于疏散风热,用于感冒,头痛,麻疹,风疹,咽喉不利,疮疡初起等。如治风寒感冒或疮疡初起的荆防败毒散(《摄生众妙方》)。

2. 荆芥炭　辛散作用极弱,具有收敛止血的功效,用于便血,崩漏,产后血晕。如治经漏不止的荆芥四物汤(《医略六书》)。

【炮制研究】研究发现,荆芥炒炭后,挥发油含量显著降低,而且挥发油中所含的成分也产生了质变。荆芥炭中检出了 9 种新成分。荆芥炒炭后挥发油折光率增大,似与炒炭程度有关。荆芥中总黄酮含量炮制后明显增加。齐墩果酸和熊果酸含量以荆芥穗中最高,荆芥和荆芥穗炭次之,荆芥炭最低。鞣质含量从高到低顺序为荆芥穗炭>荆芥穗≈荆芥>荆芥炭。

药理研究发现,荆芥炭混悬液和荆芥炭挥发油乳剂均有明显的止血作用,并与剂量呈现一定相关性;生荆芥挥发油则无止血作用。吸附力的变化可能是荆芥及荆芥穗炭制品止血的比较重要的机制之一,各饮片吸附力的大小依次为:荆芥炭>荆芥;荆芥穗炭>荆芥穗。荆芥穗炭品及其鞣质部位通过影响实验动物的内、外源性凝血途径共同发挥止血作用,荆芥穗炭的乙酸乙酯提取物通过影响内源性凝血系统发挥止血作用。

【贮藏】置阴凉干燥处。

附:荆芥穗

【处方用名】荆芥穗、荆芥穗炭、芥穗、黑芥穗。

【来源】本品为唇形科植物荆芥 *Schizonepeta tenuifolia* Briq. 的干燥花穗。

【采收加工】夏、秋二季花开到顶、穗绿时采割,除去杂质,晒干。

【历史沿革】宋代有炒法;明代有烧灰存性;清代有炒黑等法;现行有炒炭等法。2020 年版《中国药典》收载荆芥穗、荆芥穗炭。

【炮制方法】

1. 荆芥穗　取原药材,除去杂质及残梗,喷淋清水,切段,干燥。

2. 荆芥穗炭　取荆芥穗段,置预热的炒制容器内,用中火加热,炒至表面黑褐色,内部焦黄色时,喷淋清水少许,熄灭火星,取出,晾干。

【饮片质量要求】

1. 荆芥穗　本品为穗状轮伞花序呈圆柱形,宿萼黄绿色,气芳香,味微涩而辛凉。

检查:水分不得过 12.0%,总灰分不得过 12.0%,酸不溶性灰分不得过 3.0%。

浸出物:醇溶性浸出物不得少于 8.0%。

含量测定:含胡薄荷酮(C_{10}H_{16}O)不得少于0.080%。

2. 荆芥穗炭　本品为不规则的段。表面黑褐色,内部焦黄色,具焦香气,味苦而辛。

浸出物:70%乙醇浸出物不得少于13.0%。

【炮制作用】荆芥穗性味辛,微温。归肺、肝经。具有解表散风,透疹,消疮的功效。

1. 荆芥穗　荆芥穗生品性味及功效与荆芥相同,发汗力更强,偏于散头部之风邪。如治风热上攻,头目眩晕,偏正头痛,鼻塞的清眩丸(《中药制剂手册》)。

2. 荆芥穗炭　具有收涩止血功效。用于便血,崩漏,产后血晕。治产后血晕较荆芥炭为佳。

【贮藏】置阴凉干燥处。

鸡冠花

【处方用名】鸡冠花、鸡冠花炭。

【来源】本品为苋科植物鸡冠花 Celosia cristata L. 的干燥花序。

【采收加工】秋季花盛开时采收,晒干。

【历史沿革】宋代有微炒、焙法;明代有炒法;清代有烧灰或烧灰存性等法。2020年版《中国药典》收载鸡冠花、鸡冠花炭。

【炮制方法】

1. 鸡冠花　取原药材,除去杂质和残茎,切段。

2. 鸡冠花炭　取净鸡冠花段,置预热的炒制容器内,用中火加热,炒至表面焦黑色,喷淋少许清水,熄灭火星,取出,晾干。

【饮片质量要求】

1. 鸡冠花　本品呈不规则的块段。扁平,有的呈鸡冠状。表面红色、紫红色或黄白色。可见黑色扁圆肾形的种子。气微,味淡。

检查:水分不得过13.0%,总灰分不得过13.0%,酸不溶性灰分不得过3.0%。

浸出物:水溶性浸出物不得少于17.0%。

2. 鸡冠花炭　本品形如鸡冠花。表面黑褐色,内部焦褐色。可见黑色种子。具焦香气,味苦。

浸出物:水溶性浸出物不得少于16.0%。

【炮制作用】鸡冠花性味甘、涩,凉。归肝、大肠经。具有收敛止血,止带,止痢的功效。

1. 鸡冠花　鸡冠花生品性凉,收涩之中兼有清热作用,多用于湿热带下,湿热痢疾,湿热便血和痔血等症。如治五痔肛边肿痛的淋泽鸡冠散(《卫生宝鉴》)。

2. 鸡冠花炭　凉性减弱,收涩作用增强。用于吐血、便血、崩漏反复不愈及带下,久痢不止。如炒白鸡冠花、棕榈炭、羌活为末服用,治下血脱肛(《永类钤方》)。

【炮制研究】研究发现,鸡冠花炭品中能够检出山柰酚及异鼠李素,而生品中并未检出。推测可能是因为山柰酚及异鼠李素在生品中以与糖结合成苷的形式存在,经炒炭后分解转变为苷元存在,从而对止血过程产生影响。鸡冠花炒炭前后无机元素的种类基本不变,炒炭后除 Ca 元素含量明显升高,Na 元素的含量明显降低之外,其余各无机元素含量变化不明显。

通过观察鸡冠花生品及炭品对大鼠凝血系统的影响,发现鸡冠花生品能够缩短活化部分凝血活酶时间,而鸡冠花炭品能够缩短凝血酶原时间、凝血酶时间、活化部分凝血活酶时间及纤维蛋白原。可见鸡冠花生品及其炭品各自通过影响动物凝血系统的不同环节而发挥止血作用。

【贮藏】置通风干燥处。

石 榴 皮

【处方用名】石榴皮、石榴皮炭。

【来源】本品为石榴科植物石榴 *Punica granatum* L. 的干燥果皮。

【采收加工】秋季果实成熟后收集果皮,晒干。

【历史沿革】南北朝有浆水浸制的方法;唐代有烧灰、炙黄等法;宋代有微炒、炒焦、蒸制、酒制、涂蜜炙焦、醋制等法;明代有醋炒、醋焙、醋浸炙黄和醋煮焙干等法;清代有煅末、烧灰存性、焙制等法;现行有炒炭、炒黄、炒焦等法。2020 年版《中国药典》收载石榴皮、石榴皮炭。

【炮制方法】

1. 石榴皮　取原药材,除去杂质,洗净,切块,干燥。

2. 石榴皮炭　取净石榴皮块,置预热的炒制容器内,用武火加热,炒至表面黑黄色,内部棕褐色,喷淋少许清水,熄灭火星,取出,晾干。

【饮片质量要求】

1. 石榴皮　本品呈不规则的长条状或块状。外表面红棕色、棕黄色或暗棕色,略有光泽。内表面黄色或红棕色。切面黄色或鲜黄色,略显颗粒状。气微,味苦涩。

检查:水分不得过 15.0%,总灰分不得过 7.0%。

2. 石榴皮炭　本品形如石榴皮丝或块,表面黑黄色,内部棕褐色。

【炮制作用】石榴皮性味酸、涩,温。归大肠经。具有涩肠止泻,止血,驱虫的功效。

1. 石榴皮　石榴皮生品长于驱虫,涩精,止带。多用于虫积腹痛,滑精,白带,脱肛,疥癣。如驱虫的石榴皮散(《太平圣惠方》)。

2. 石榴皮炭　收涩力增强,多用于久泻,久痢,崩漏。如治久漏不瘥的神授散(《普济方》)。

【炮制研究】研究发现,石榴皮生品和不同炮制时间石榴皮炭饮片没食子酸和鞣花酸在加热炮制的过程中,均呈现先增高后降低的含量变化趋势,在加热炮制 20 分钟时含量达到最高,而此时石榴皮炭的外观与传统要求相符。

【贮藏】置阴凉干燥处。

莲 房

【处方用名】莲房、莲房炭。

【来源】本品为睡莲科植物莲 *Nelumbo nucifera* Gaertn. 的干燥花托。

【采收加工】秋季果实成熟时采收,除去果实,晒干。

【历史沿革】宋代有煅灰法;明代有烧灰存性、炒法;清代沿用前代方法;现行有煅炭、炒炭等法。2020 年版《中国药典》收载莲房、莲房炭。

【炮制方法】

1. 莲房　取原药材,除去杂质,切成小方块。

2. 莲房炭

(1)炒炭:取净莲房碎块,置预热的炒制容器内,用武火加热,炒至外表焦黑色,内部棕褐色,喷淋少许清水,熄灭火星,取出,晾干。

(2)煅炭:取净莲房碎块,置煅锅内,上面扣一较小口径的锅,两锅结合处用盐泥封固,盖锅上贴一白纸条或放数粒大米,并压重物,煅至白纸或大米呈焦黄色为度,停火,待凉后取出。

【饮片质量要求】

1. 莲房　本品呈不规则的方块;表面灰棕色至紫棕色,具细纵纹及皱纹,有的可见圆形孔穴;质疏松;味微涩。

检查:水分不得过 14.0%,总灰分不得过 7.0%。

2. 莲房炭　本品表面焦黑色,内部棕褐色。

【炮制作用】莲房性味苦、涩,温。归肝经。具有化瘀止血的功效。

1. 莲房　莲房生品化瘀力偏胜,止血力较弱。多用于胎衣不下,痔疮及产后恶露不绝。如治痔疮的莲房枳壳汤(《疡科选粹》)。

2. 莲房炭　收涩止血力增强,化瘀力较弱。用于崩漏、尿血、痔血等出血证。如治血崩的莲壳散(《儒门事亲》)。

【炮制研究】研究发现,加热炮制对莲房中金丝桃苷和槲皮素含量有显著影响,煅炭和炒炭后,金丝桃苷含量分别降低了 91.54% 和 87.69%,槲皮素含量则分别增加 97.96% 和 108.16%。槲皮素具有止血作用,因此推测莲房制炭后止血作用增强与槲皮素增加有关。

【贮藏】置干燥处,防潮。

第二节　加辅料炒法

将净制或切制后的药物与固体辅料共同加热,并翻炒至一定程度的方法,称为加辅料炒法。

常用的加辅料炒法根据所加辅料的不同又分为麸炒、米炒、土炒、砂炒、蛤粉炒、滑石粉炒等。

加辅料炒制的目的主要是降低毒性,缓和药性,增强疗效和矫臭矫味等。加辅料炒法的辅料为固体,加热炒制时多具有中间传热介质的作用,使炒制的药物受热均匀,炒制后色泽均一,外观质量较好。

一、麸炒

将净制或切制过的药物,与均匀撒布在预热的炒制容器中已起烟的麦麸共同加热翻炒至一定程度的方法,称为麸炒。

麸炒多直接使用干燥的净麦麸,此种麸炒称为"清麸炒"。麦麸经蜂蜜或红糖制过者称为蜜麸或糖麸,用其炒制药物则分别称为"蜜麸炒"或"糖麸炒"。麦麸,味甘性平,具有和中补脾功效。"麦麸皮制抑酷性勿伤上膈",麸炒法常用于炮制补脾胃或作用燥烈及有腥味的药物。

（一）炮制目的

1. 增强疗效　如山药、白术等。

2. 缓和药性　如枳实、苍术等。

3. 矫臭矫味　如僵蚕。

4. 增味赋色　如山药、僵蚕等。

（二）操作方法

先用中火或武火将炒制容器加热至撒入麦麸即刻烟起时，均匀撒入定量麦麸，随之投入净制或切制后的药物，迅速均匀翻动，炒至饮片表面呈亮黄色或深黄色，麦麸呈焦黑色时，立即取出，筛去麦麸，晾凉。

每 100kg 药物，用麦麸 10~15kg。

（三）注意事项

1. 辅料用量适当　麦麸量少则烟气不足，达不到熏黄赋色效果；麦麸量多，炒制时饮片受热时间延长，也会影响炒制质量且造成浪费。

2. 注意炒制火力适当　麸炒一般用中火或武火，并要求火力均匀。炒制容器需事先预热；可取少量麦麸投入预试，以"麸下烟起"为度。如火力太小或炒制容器未能达到预热的温度，则达不到熏炒要求，成品色泽不够鲜亮。如火力过大则易使饮片焦煳。

3. 注意操作方法　麦麸撒布要均匀，翻炒要快速，达到炒制要求时要迅速出锅，以免造成炮制品发黑。

4. 及时处理麦麸和药物　麸炒的药物要求筛去麸并及时干燥，以免麦麸过多黏附在炮制的药物表面。

枳　　壳

【处方用名】枳壳、麸炒枳壳。

【来源】本品为芸香科植物酸橙 *Citrus aurantium* L. 及其栽培变种的干燥未成熟果实。

【采收加工】7 月果皮尚绿时采收，自中部横切为两半，晒干或低温干燥。

【历史沿革】南北朝刘宋时期有麸炒法；唐代有炒焦炙和麸炒等炮制方法；宋代有麸炒醋熬、米泔浸后麸炒、制炭和面炒等法；金元时期有炒制、麸炒、火炮、煨等法；明代增加了米炒、萝卜制、米泔水浸等，提出麸炒炮制的意图，消食去积滞用麸炒，不尔气刚，恐伤元气；生品苦凉微酸，炒熟性平；清代有麸炒、酒炒、醋炒、蜜水炒等法。2020 年版《中国药典》收载枳壳、麸炒枳壳。

【炮制方法】

1. 枳壳　取原药材，除去杂质，洗净，捞出润透，去瓤，切薄片，干燥，筛去碎落的瓤核。

2. 麸炒枳壳　先将炒制容器用中火加热至撒入麦麸即刻烟起时，均匀撒入麦麸，投入净枳壳片，炒至枳壳表面淡黄色时，取出，筛去麦麸，晾凉。

枳壳（图片）

每100kg枳壳片,用麦麸10kg。

麸炒枳壳
(图片)

【饮片质量要求】

1. 枳壳　本品呈不规则弧状条形薄片。切面外果皮棕褐色至褐色,中果皮黄白色至黄棕色,近外缘有1~2列点状油室,内侧有的有少量紫褐色瓤囊。气清香,味苦微酸。

检查:水分不得过12.0%;总灰分不得过7.0%。

含量测定:含柚皮苷($C_{27}H_{32}O_{14}$)不得少于4.0%,新橙皮苷($C_{28}H_{34}O_{15}$)不得少于3.0%。

2. 麸炒枳壳　本品形如枳壳片,表面色较深,偶有焦斑,质脆,气香,味较弱。

检查:水分、总灰分同枳壳。

含量测定:同枳壳。

【炮制作用】枳壳性味苦、辛、酸,微寒。归脾、胃经。具有理气宽中、行滞消胀的功效。

1. 枳壳　生用辛燥作用较强,偏于行气宽中除胀。用于气实壅满所致脘腹胀痛,或胁肋胀痛,瘀滞疼痛;子宫下垂,脱肛,胃下垂。如治胁肋胀痛的枳壳散(《吴普本草》)。

2. 麸炒枳壳　枳壳麸炒可缓和峻烈之性,偏于理气健胃消食。用于宿食停滞,呕逆嗳气,风疹瘙痒。如治积滞内停,胃脘痞满的木香槟榔丸(《太平惠民和剂局方》)。麸炒枳壳因其作用缓和,适宜于年老体弱而气滞者。

【炮制研究】枳壳及其果瓤和中心柱部位均含挥发油、柚皮苷及具有升压作用的辛弗林和 *N*-甲基酪胺。但果瓤和中心柱中前两种成分含量甚少。枳壳瓤约占整个药材重量的20%,并极易发霉变质和虫蛀,水煎液味极苦酸涩,不堪入口,传统炮制中将枳壳瓤作为质次部分和非药用部位除去具有科学依据。

枳壳经麸炒后,挥发油含量有所降低,比重、折光率、颜色及成分组成也发生了变化。麸炒前后的枳壳薄层色谱行为基本一致,但麸炒枳壳中新橙皮苷和柚皮苷含量减少,说明麸炒对枳壳中黄酮苷含量有一定影响。

枳壳和麸炒枳壳水煎液对兔离体肠管、兔离体子宫及小白鼠胃肠运动均有影响,但麸炒品水煎液作用较生品缓和,从而减缓了枳壳对肠道平滑肌的刺激,符合古人"麸皮制其燥性而和胃"及有关文献中"枳壳生用峻烈,麸炒略缓"的记载。枳壳生品的燥性主要表现为对机体津液的损伤,且强度与剂量有关,对健康大鼠胃黏膜未见明显直接刺激。炮制后可在一定程度上缓和伤津之弊,且以蜜麸枳壳缓和作用最佳;枳壳生品和炮制品均可促进功能性消化不良大鼠胃肠功能的恢复,麸炒枳壳治疗作用优于生品与蜜麸制品。

以水合橙皮内酯、马尔敏、川陈皮素、红橘素和葡萄内酯的总含量、醇溶性浸出物含量、挥发油含量、饮片性状和药效为指标,采用正交设计法,选择炒制温度、辅料量、炒制时间三因素进行枳壳麸炒工艺优化研究,最佳工艺为:在190℃下,加麸量10%,炒制9分钟。

【贮藏】贮干燥容器内,密闭,置阴凉干燥处。防蛀。

注:栽培变种主要有黄皮酸橙 *Citrus aurantium* 'Huangpi'、代代花 *Citrus aurantium* 'Daidai'、朱栾 *Citrus aurantium* 'Chuluan'、塘橙 *Citrus aurantium* 'Tangcheng'。

枳　实

【处方用名】枳实、麸炒枳实。

【来源】本品为芸香科植物酸橙 *Citrus aurantium* L. 及其栽培变种或甜橙 *Citrus sinensis* Osbeck 的干燥幼果。

【采收加工】5—6 月收集自落的果实,除去杂质,自中部横切为两半,晒干或低温干燥,较小者直接晒干或低温干燥。

【历史沿革】汉代有去瓤炒、制炭、炙等法;唐代有熬制、炒黄、炒令黑等法;宋代有麸炒、面炒、醋炒等法;元代有炙用等法;明代增加了米泔浸后麸炒、蜜炙、面炒、姜汁炒、饭上蒸等法;清代有酒炒、麸炒、土炒等法。2020 年版《中国药典》收载枳实、麸炒枳实。

【炮制方法】

1. 枳实　取原药材,除去杂质,洗净,润透,切薄片,干燥。

2. 麸炒枳实　先将炒制容器用中火加热至撒入麦麸即刻烟起时,均匀撒入麦麸,投入净枳实片,翻炒至枳实表面淡黄色时,取出,筛去麦麸,晾凉。

每 100kg 枳实片,用麦麸 10kg。

【饮片质量要求】

1. 枳实　本品呈不规则弧状条形或圆形薄片。切面外果皮黑绿色至暗棕色,中果皮部分黄白色至黄棕色,近外缘有 1~2 列点状油室,条片内侧或圆片中央具棕褐色瓤囊。气清香,味苦,微酸。

枳实(图片)

检查:水分不得过 15.0%,总灰分不得过 7.0%。

浸出物:70% 乙醇浸出物不得少于 12.0%。

麸炒枳实
(图片)

含量测定:含辛弗林($C_9H_{13}NO_2$)不得少于 0.30%。

2. 麸炒枳实　本品形如枳实,颜色较深,有的有焦斑。气焦香,味微苦,微酸。

检查:水分不得过 10.0%,总灰分同枳实。

含量测定:同枳实。

【炮制作用】枳实性味苦、辛、酸,微寒。归脾、胃经。具有破气消积、化痰散痞的功效。

1. 枳实　生用性较峻烈,以破气化痰为主,因破气作用强烈,有损伤正气之虑,适宜气壮邪实者。用于胸痹、痰饮;近年亦用于胃下垂。如治痰浊内阻,胸阳不振,胸痹疼痛的枳实薤白桂枝汤(《金匮要略》)。

2. 麸炒枳实　枳实经麦麸炒制后缓和峻烈之性,免伤正气,能更好地发挥散积消痞作用。用于食积胃脘痞满,积滞便秘,湿热泻痢。如治食积不化而致脘腹痞满的枳术丸(《医学启源》);治下痢泄泻的枳实导滞丸(《内外伤辨》)。

【炮制研究】药理研究结果表明,从麸炒枳实中分离得到的单体化合物对肠平滑肌条收缩幅度有明显的抑制作用,能够在钙离子依赖性磷酸化条件下抑制肌球蛋白轻链磷酸化程度和肌球蛋白 Mg^{2+}-ATPase 活性,并且能够直接抑制肌球蛋白轻链激酶的表达,从而起到抑制平滑肌收缩的作用。

枳实生品和麸炒品对利血平致脾虚证大鼠胃肠激素含量的影响:枳实生品和麸炒品均能显著

升高大鼠胃动素和胃泌素水平,而降低血管活性肠肽和生长抑素水平,并且麸炒品作用显著强于生品。

枳实生品挥发油含量为1.87%,麸炒后挥发油含量降低为0.46%;挥发油种类发生变化;主要组分含量有改变,其中柠檬烯的含量较生品增加。

麸炒枳实4年贮藏期与0年贮藏期样品比较,辛弗林、挥发油含量明显降低,水溶性浸出物、醇溶性浸出物也均有降低。相同贮藏期的麸炒枳实,辛弗林含量亦有差异。说明贮藏期和炮制过程对麸炒枳实质量有影响。

以出膏率、辛弗林的含量及柚皮苷和橙皮苷的总含量为指标,采用正交设计优选枳实麸炒工艺为:取直径为1.5~2.5 cm的枳实,加麸量10%,于180℃,炒制1分钟。

【贮藏】贮干燥容器内,密闭,置阴凉干燥处。防蛀。

注:栽培变种同枳壳。

椿　皮

【处方用名】椿皮、麸椿皮、麸炒椿皮。

【来源】本品为苦木科植物臭椿 *Ailanthus altissima* (Mill.) Swingle 的干燥根皮或干皮。

【采收加工】全年均可剥取,晒干,或刮去粗皮晒干。

【历史沿革】唐代有剥去白皮的记载;宋代有细切、炙微黄、蜜炙等法;明代增加了炒、焙、醋炙、酒炒等法;清代又增加了炒黑等法。2020年版《中国药典》收载椿皮、麸炒椿皮。

【炮制方法】

1. 椿皮　除去杂质,洗净,润透,切丝或段,干燥。

2. 麸炒椿皮　先将炒制容器用中火加热至撒入麦麸即刻烟起,均匀撒入麦麸,投入净椿皮,炒至椿皮表面微黄色,取出,筛去麦麸,晾凉。

椿皮(图片)

每100kg净椿皮,用麦麸10kg。

【饮片质量要求】

麸炒椿皮
(图片)

1. 椿皮　本品呈不规则的丝条状或段状。外表面灰黄色或黄褐色,粗糙,有多数纵向皮孔样凸起和不规则纵、横裂纹,除去粗皮者显黄白色。内表面淡黄色,较平坦,密布梭形小孔或小点。气微,味苦。

检查:水分不得过10.0%,总灰分不得过11.0%,酸不溶性灰分不得过2.0%。

浸出物:稀乙醇浸出物不得少于6.0%。

2. 麸炒椿皮　本品形如椿皮,表面黄色或褐色,微有香气。

检查:水分、总灰分、酸不溶性灰分同椿皮。

浸出物:同椿皮。

【炮制作用】椿皮性味苦、涩,寒。归大肠、胃、肝经。具有清热燥湿,收涩止带,止泻,止血的功效。

1. 椿皮　性味苦寒,有难闻之气。生、炒品作用一致,临床多用炒品。

2. 麸炒椿皮　椿皮麸炒可缓和苦寒之性,并能矫臭。用于赤白带下,湿热泻痢,久泻久痢,痔漏下血,崩漏等。如清湿热,止带下的白带丸(2020年版《中国药典》);治血热崩漏的固经丸(《丹溪心法》);治湿热泻痢的椿根散(《鲁府禁方》)。

【贮藏】置通风干燥处。防蛀。

苍　术

【处方用名】苍术、茅苍术、炒苍术、焦苍术、米泔水制苍术。

【来源】本品为菊科植物茅苍术 *Atractylodes lancea*(Thunb.)DC. 或北苍术 *Atractylodes chinensis*(DC.)Koidz. 的干燥根茎。

【采收加工】春、秋二季采挖,除去泥沙,晒干,撞去须根。

【历史沿革】唐代有米汁浸炒、醋煮的方法;宋代有炒黄、米泔浸后麸炒、米泔浸后醋炒、皂角煮后盐水炒、米泔水浸后葱白罨再炒黄、米泔浸后盐炒、土炒等炮制方法;金、元时期增加了用多种辅料制法;明代有"经泔浸火炒,故能发汗;苍术性燥,故以糯米泔浸,去其油"的记述;清代增加了九蒸九晒法、炒焦法、土炒炭法和烘制等方法。2020 年版《中国药典》收载苍术、麸炒苍术。

【炮制方法】

1. 苍术　取原药材,除去杂质,洗净,润透,切厚片,干燥。

2. 麸炒苍术　先将炒制容器用中火加热至撒入麦麸即刻烟起,均匀撒入麦麸,投入净苍术片,炒至苍术表面深黄色时,取出,筛去麦麸,晾凉。

每 100kg 苍术片,用麦麸 10kg。

3. 焦苍术　取苍术片置炒制容器内,用中火加热,炒至表面焦褐色时,喷淋少许清水,再用文火炒干,取出,晾凉。

4. 米泔水制苍术　取苍术片用米泔水喷洒湿润,置炒制容器内用文火炒至微黄色,取出,晾凉。

苍术(图片)

麸炒苍术
(图片)

每 100kg 苍术片,用米泔水 20kg。

米泔水制备:每 100kg 大米,用水淘取米泔水 500kg。

【饮片质量要求】

1. 苍术　本品呈不规则类圆形或条形厚片。外表皮灰棕色至黄棕色,有皱纹,有时可见根痕。切面黄白色或灰白色,散有多数橙黄色或棕红色油室,有的可析出白色细针状结晶。气香特异,味微甘、辛、苦。

检查:水分不得过 11.0%,总灰分不得过 5.0%。

含量测定:含苍术素($C_{13}H_{10}O$)不得少于 0.30%。

2. 麸炒苍术　本品形如苍术片,表面深黄色,散有多数棕褐色油室。有焦香气。

检查:水分不得过 10.0%,总灰分同苍术。

含量测定:含苍术素($C_{13}H_{10}O$)不得少于 0.20%。

3. 焦苍术　本品形如苍术片,表面焦褐色,有焦香气。

4. 米泔水制苍术　本品形如苍术片,表面黄色或土黄色。

【炮制作用】苍术性味辛、苦,温。归脾、胃、肝经。具有燥湿健脾,祛风散寒,明目的功效。

1. 生苍术　苍术生品温燥而辛烈,燥湿,祛风,散寒力强。用于风湿痹痛,肌肤麻木不仁,脚膝疼痛,风寒感冒,肢体疼痛,湿温发热,肢节酸痛。如治风湿痹痛的薏苡仁汤(《类证治裁》);治湿温发热的白虎加苍术汤（《类证活人书》）；治风寒挟湿之感冒的九味羌活汤（《此事难知》）。

2. 麸炒苍术　苍术麸炒后辛味减弱，燥性缓和，气变芳香，增强了健脾和胃的作用。用于脾胃不和，痰饮停滞，脘腹痞满，青盲，雀目。如治脾胃不和的平胃散和治痰饮内停的不换金正气散（《太平惠民和剂局方》）；治青盲、雀盲眼目昏涩的二术散（《证治准绳》）。

3. 米泔水制苍术　同麸炒苍术。

4. 焦苍术　苍术炒焦后辛燥之性大减，以固肠止泻为主。用于脾虚泄泻，久痢，或妇女的淋带白浊。如治脾虚泄泻的椒术丸（《素问病机气宜保命集》）。

【炮制研究】苍术经炮制后，其挥发油的含量均有所下降，而挥发油中苍术素含量较生品均有不同程度的增加，其苍术素含量由高到低顺序依次为焦苍术＞麸苍术＞米泔水制苍术＞生苍术；麸炒后苍术中邻苯二甲酸二异丁酯的含量降低，苍术苷A、白术内酯Ⅰ、白术内酯Ⅱ等成分量显著升高，与此同时α-姜黄烯、苍术醇、白术内酯Ⅲ、苍术素量显著下降。麸炒使白术内酯Ⅲ脱水、脱氢转化而使白术内酯Ⅰ、白术内酯Ⅱ量增加，可能是麸炒北苍术健脾作用的物质基础。

以等比浓度法灌胃，采用改良寇氏法计算生苍术及麸炒苍术挥发油对小鼠的 LD_{50}，生苍术挥发油为低毒，而麸炒苍术挥发油无毒。

苍术麸炒及米泔水制品能明显增加脾虚小鼠体重，延长游泳时间，改善小鼠脾虚症状，抑制脾虚小鼠的小肠推进运动，减轻泄泻程度，而生品作用不明显。麸炒苍术挥发油组能显著降低小鼠血清谷草转氨酶和谷丙转氨酶水平，其挥发油部位的保肝作用强于生苍术。生苍术乙酸乙酯提取物具有很好的抗氧化活性，麸炒之后，其抗氧化活性显著下降，故苍术抗氧化宜生用。

苍术麸炒前后在健脾方面存在一定药效学差异，部分指标苍术制品的药理作用优于生品。苍术麸炒前后对脾虚证模型大鼠免疫系统及胃肠激素影响，血清舒血管肠肽（VIP）含量明显下降，而血清中胃泌素（GAS）、胃动素（MTL）、白细胞介素（IL-1、IL-2、IL-6）和肿瘤坏死因子-α（TNF-α）的含量以及胸腺、脾脏指数及脾淋巴细胞（T、B）增殖率不同程度升高。麸炒能增强茅苍术对乙酸致胃溃疡大鼠胃黏膜的保护作用。

苍术炒焦前后正丁醇部位对脾虚泄泻证大鼠有不同程度的改善，焦品显著降低大鼠胃残留率、腹泻指数和血清 TNF-α 水平，小肠推进率、结肠黏膜水通道蛋白3（AQP_3）及血清 MTL、GAS、白细胞介素-10（IL-10）水平显著升高；而与相同剂量生品组比较具有显著性差异。炒焦对湿阻中焦模型大鼠水通道蛋白2（AQP_2）和 AQP_3 含量具有升高作用，并且作用趋势高于生品，焦苍术止泻作用强于生品。

以苍术素含量、水溶性浸出物得率、醇溶性浸出物得率和外观评分的综合评分为评价指标，采用 Box-Behnken 效应面法优选麸炒苍术炮制工艺为：加辅料量为药材量的10%、加热温度为140℃、翻炒时间为3分钟。

采用正交试验法，以苍术中鞣质质量分数和小鼠腹泻指数为考察指标，通过多指标综合加权评分法，优选苍术炒焦最佳工艺为：220~230℃，翻炒频率为50次/min，炒制6分钟。

【贮藏】置阴凉干燥处。

僵　蚕

【处方用名】僵蚕、白僵蚕、炒僵蚕。

【来源】本品为蚕蛾科昆虫家蚕 *Bombyx mori* Linnaeus 4—5 龄的幼虫感染(或人工接种)白僵菌 *Beauveria bassiana* (Bals.) Vuillant 而致死的干燥体。

【采收加工】多于春、秋季生产,将感染白僵菌病死的蚕干燥。

【历史沿革】南北朝刘宋时期有米泔制;唐代有炒制、熬制等法;宋代增加了姜汁制、面炒制、酒炒、灰炮、麸炒、蜜制、盐制、油制等法;明代有醋制的记载;清代增加了糯米炒、制炭、红枣制等法。2020 年版《中国药典》收载僵蚕、麸炒僵蚕。

【炮制方法】

1. 僵蚕　取原药材,除去杂质及残丝,洗净,晒干。

2. 麸炒僵蚕　先将炒制容器用中火加热至撒入麦麸即刻烟起,均匀撒入麦麸,投入净僵蚕,炒至僵蚕表面黄色时,取出,筛去麦麸,晾凉。

每 100kg 净僵蚕,用麦麸 10kg。

【饮片质量要求】

1. 僵蚕　本品略呈圆柱形,多弯曲皱缩,表面灰黄色。被有白色粉霜,质硬而脆,易折断。气微腥,味微咸。

僵蚕(图片)

检查:杂质不得过 3%;水分不得过 13.0%;总灰分不得过 7.0%;酸不溶性灰分不得过 2.0%;本品每 1 000g 含黄曲霉毒素 B_1 不得过 5μg,含黄曲霉毒素 G_2、黄曲霉毒素 G_1、黄曲霉毒素 B_2、黄曲霉毒素 B_1 的总量不得过 10μg。

浸出物:稀乙醇浸出物不得少于 20.0%。

2. 麸炒僵蚕　本品形如僵蚕,表面黄色,偶有焦黄斑,腥气减弱。

麸炒僵蚕
(图片)

【炮制作用】僵蚕性味咸、辛,平。归肝、肺、胃经。具有息风止痉,祛风止痛,化痰散结的功效。

1. 僵蚕　僵蚕生用辛散之力较强,药力较猛。用于惊痫抽搐,风疹瘙痒,肝风头痛。如治惊痫抽搐,口眼㖞斜的牵正散(《杨氏家藏方》)。

2. 麸炒僵蚕　麸炒僵蚕长于化痰散结。用于瘰疬痰核,中风失音。如治中风失音或喉中痰声作响的通关散(《证治准绳》)。同时有助于除去生僵蚕虫体上的菌丝和分泌物,赋色矫味,便于粉碎和服用。

【炮制研究】僵蚕生品、清炒品和麸炒品三种炮制品的水溶性浸出物含量有显著差异,以清炒品含量最高,麸炒品次之,生品最低。采用聚丙烯酰胺凝胶电泳测定僵蚕饮片的蛋白质区带图谱,结果:生僵蚕有 3 条谱带,麸炒品有 1 条谱带,说明僵蚕麸炒对其蛋白质有明显影响。

僵蚕麸炒过程中发生了 Maillard 反应,且反应机制可能是僵蚕中还原糖(葡萄糖和果糖)与游离氨基酸(脯氨酸和赖氨酸)发生反应。

僵蚕经过麸炒,蛋白质、游离氨基酸和草酸铵的含量下降。僵蚕在麸炒过程中,通过炮制辅料的作用,毒性成分黄曲霉毒素完全被吸附,未检出毒性成分,增加了安全性。

采用正交设计对炒制温度(150℃、180℃、200℃)、炒制时间(8 分钟、5 分钟、3 分钟)、饮片与辅料比例(100∶5、100∶10、100∶15)三因素三水平进行考察;采用 HPLC 测定麸炒僵蚕中白僵菌素的含量。结果:在本实验条件下,通过研究不同炒制温度、时间和麦麸用量对僵蚕中白僵菌素的含量的影响,得出僵蚕在 180℃炒制 5 分钟,饮片与辅料比例为 100∶10 的麦麸用量时最符合僵蚕的炮制标准。

【贮藏】贮干燥容器内,置通风干燥处。防蛀。

芡　实

【处方用名】芡实、炒芡实、麸炒芡实。

【来源】本品为睡莲科植物芡 *Euryale ferox* Salisb. 的干燥成熟种仁。

【采收加工】秋末冬初采收成熟果实,除去果皮,取出种子,洗净,再除去硬壳(外种皮),晒干。

【历史沿革】唐代有蒸后晒干,去皮取仁的记载;明代增加炒黄、防风汤浸等法;清代有去壳炒等法;现行有炒黄、麸炒等法。2020 年版《中国药典》收载芡实、麸炒芡实。

【炮制方法】

1. 芡实　取原药材,除去硬壳及杂质。用时捣碎。

2. 麸炒芡实　先将炒制容器用中火加热至撒入麦麸即刻烟起,均匀撒入定量麦麸,投入净芡实,炒至芡实表面亮黄色时,取出,筛去麦麸,晾凉。

每 100kg 净芡实,用麦麸 10kg。

芡实(图片)

3. 炒芡实　取净芡实,置预热的炒制容器内,用文火加热,炒至表面微黄色,取出,晾凉。用时捣碎。

麸炒芡实
(图片)

【饮片质量要求】

1. 芡实　本品为类球形,多为破粒。表面有棕红色或红褐色内种皮,一端黄白色。质较硬,断面白色,粉性。气微,味淡。

检查:水分不得过 14.0%,总灰分不得过 1.0%。

浸出物:水溶性浸出物不得少于 8.0%。

2. 麸炒芡实　本品形如芡实,表面黄色或微黄色,味淡,微酸。

检查:水分不得过 10.0%,总灰分同芡实。

浸出物:同芡实。

3. 炒芡实　本品形如芡实,表面淡黄色至黄色,偶有焦斑。

【炮制作用】芡实性味甘、涩,平。归脾、肾经。具有益肾固精,补脾止泻,除湿止带的功效。

1. 芡实　生芡实涩而不滞,补脾肾兼能祛湿。用于遗精,带下,白浊,小便不禁,兼有湿浊者尤宜。如治遗精,带下的水陆二仙丹(《洪氏集验方》)。

2. 麸炒芡实　炒制后性偏温,涩性增强,产生香气,芳香健脾、固涩止泻的作用增强。适用于脾虚证和虚多实少者。如治崩漏带下的乌鸡白凤丸、治肾虚精关不固的锁阳固精丸(2020 年版《中国药典》)。

3. 炒芡实　同麸炒芡实。

【贮藏】贮干燥容器内,密闭,置通风干燥处。防蛀。

薏　苡　仁

【处方用名】薏苡仁、炒薏苡仁、麸炒薏苡仁。

【来源】本品为禾本科植物薏苡 *Coix lacryma-jobi* L. var. *ma-yuen*(Roman.)Stapf 的干燥成熟

种仁。

【采收加工】秋季果实成熟时采割植株,晒干,打下果实,再晒干,除去外壳、黄褐色种皮和杂质,收集种仁。

【历史沿革】南北朝有糯米炒盐汤煮的方法;宋代有微炒黄等法;明代有盐炒等法;清代有土炒、姜汁拌炒、拌水蒸透等法;现行有炒黄、麸炒等法。2020 年版《中国药典》收载薏苡仁、麸炒薏苡仁。

【炮制方法】

1. 薏苡仁　除去杂质,筛去灰屑。

2. 麸炒薏苡仁　先将炒制容器用中火加热至撒入麦麸即刻烟起,均匀撒入麦麸,投入净薏苡仁,炒至薏苡仁表面淡黄色,略鼓起时,取出,筛去麦麸,晾凉。

每 100kg 净薏苡仁,用麦麸 10kg。

3. 炒薏苡仁　取净薏苡仁,置预热的炒制容器内,炒至表面黄色,略鼓起,有凸起时,取出,晾凉。

【饮片质量要求】

1. 薏苡仁　本品呈宽卵圆形或长椭圆形,表面乳白色。质坚实,断面白色,粉性。气微,味微甜。

薏苡仁
(图片)

检查:杂质不得过 1%,水分不得过 15.0%,总灰分不得过 2.0%,每 1 000g 含黄曲霉毒素 B_1 不得过 5μg,含黄曲霉毒素 G_2、黄曲霉毒素 G_1、黄曲霉毒素 B_2 和黄曲霉毒素 B_1 的总量不得过 10μg。本品每 1 000g 含玉米赤霉烯酮不得过 500μg。

浸出物:无水乙醇浸出物不得少于 5.5%。

含量测定:甘油三油酸酯($C_{57}H_{104}O_6$)不得少于 0.50%

2. 麸炒薏苡仁　本品形如薏苡仁,微鼓起,表面微黄色。

麸炒薏苡仁
(图片)

检查:水分不得过 12.0%,总灰分同薏苡仁。

浸出物:同薏苡仁。

含量测定:甘油三油酸酯($C_{57}H_{104}O_6$)不得少于 0.40%。

3. 炒薏苡仁　本品形如薏苡仁,表面黄色,微鼓起,有凸起。

【炮制作用】薏苡仁性味甘、淡、凉。归脾、胃、肺经。具有利水渗湿,健脾止泻,除痹,排脓,解毒散结的功效。

1. 生薏苡仁　长于清热利水除湿。用于小便不利,肠痈,肺痈。如治湿热痹证的湿热痹颗粒(《部颁标准》)。

2. 麸炒薏苡仁　炒制后产生香气,利于成分煎出,增强健脾止泻作用,用于脾虚泄泻。如治脾胃虚弱,食少便溏的参苓白术散(2020 年版《中国药典》);治脾虚厌食症的健儿散和健脾止泻,和胃止呕的小儿香橘丸(《部颁标准》)。

3. 炒薏苡仁　同麸炒薏苡仁。

【炮制研究】有研究认为薏苡仁洗润后清炒比较好,成品洁净美观,膨胀鼓起,易于煎出有效成分。有研究比较了不同炮制方法对薏苡仁煎液的影响,结果表明,沉淀物厚度、比重及蒸发剩余物数值大小顺序为:麸薏苡仁<炒薏苡仁<生薏苡仁<爆薏苡仁,且爆薏苡仁数值远高于其他炮

制品。

薏苡仁经过不同炒制后,其所含成分甘油三油酸酯的含量较生品均有提高,含量高低顺序为:土炒品>清炒品>麸炒品>生品。

以胃排空、小肠推进率、腹泻指数、脾虚指数和胃肠激素 MTL、GAS(生长抑素)、SS、VIP 为考察指标,薏苡仁麸炒前后对脾虚泄泻小鼠模型胃排空功能方面均有明显作用,且从总体上来看麸炒品的作用强于生品。

以薏苡仁中甘油三油酸酯、多糖为指标,采用正交试验法对薏苡仁麸炒工艺中炒制温度、时间和加麸量三因素进行优选,确定麸炒薏苡仁最佳工艺为:温度 210~220℃,时间 60 秒,加麸量 20%。

【注意】孕妇慎用。

【贮藏】贮干燥容器内,密闭,置通风干燥处。防蛀。

二、米炒

将净制或切制过的药物与定量的米共同加热,并不断翻动至一定程度的方法,称为米炒。

米炒法一般以用糯米为佳,有些地区用"陈仓米",现通常多用稻米,即大米。米,性味甘平,具有健脾和中、除烦止渴的功效。"米制润燥而泽",米炒后本身产生的焦香味可焦香健脾,同时米在炒制过程中可吸附某些有毒中药的毒性成分,具有降低毒性的作用。因此米炒法常用于炮制某些补中益气的药物及某些具有毒性的昆虫类药物。

(一) 炮制目的

1. 增强健脾止泻作用　如党参。
2. 降低毒性和刺激性　如斑蝥、红娘子。
3. 矫臭矫味　如斑蝥、红娘子。

(二) 操作方法

1. 米拌炒法　先将定量的米,置预热的炒制容器内,用中火炒至冒烟时,投入净制或切制后的药物,拌炒至药物表面呈黄色或颜色加深,米呈焦黄或焦褐色时,取出,筛去焦米,晾凉。每100kg 药物,用米 20kg。

2. 米上炒法　取米用清水浸湿,将湿米置炒制容器内,使其均匀地平铺一层,用中火加热至米粘住锅底时,投入净制或切制过的药物,在米上轻轻翻动,炒至药物颜色加深、表面的米呈焦黄色时,取出,筛去焦米,晾凉。

(三) 注意事项

1. 炮制昆虫类药物时,一般以米的色泽观察火候,炒至米变焦黄或焦褐色为度;炮制植物类药物时,观察药物色泽的变化,炒至黄色为度。

2. 采用米上炒法时,米的用量可根据情况适当增加,以保证药物在米上炒制。

党　参

【处方用名】党参、炒党参、炙党参。

【来源】本品为桔梗科植物党参 *Codonopsis pilosula*（Franch.）Nannf.、素花党参 *Codonopsis pilosula* Nannf. var. *modesta*（Nannf.）L. T. Shen 或川党参 *Codonopsis tangshen* Oliv. 的干燥根。

【采收加工】秋季采挖,洗净,晒干。

【历史沿革】清代始见补肺拌蜜蒸熟、蜜炙及米炒等法,沿用至今。2020 年版《中国药典》收载党参、米炒党参。

【炮制方法】

1. 党参　取原药材,除去杂质,洗净,润透,切厚片,干燥。

党参(图片)

2. 米炒党参　将米置预热的炒制容器内,用中火加热炒至冒烟时,投入净党参片拌炒,至药物表面呈深黄色,米呈焦黄或焦褐色时,取出,筛去米,晾凉。

每 100kg 党参片,用米 20kg。

3. 蜜炙党参　取炼蜜用适量开水稀释后,与党参片拌匀,闷透,置预热的炒制容器内,用文火加热,炒至表面黄棕色,不粘手时取出,晾凉。

每 100kg 党参片,用炼蜜 20kg。

米炒党参
(图片)

【饮片质量要求】

1. 党参　本品呈类圆形的厚片。外表皮灰黄色、黄棕色至灰棕色,有时可见根头部有多数疣状凸起的茎痕和芽。切面皮部淡棕黄色至黄棕色,木部淡黄色至黄色,有裂隙或放射状纹理。有特殊香气,味微甜。

检查:水分不得过 16.0%,总灰分不得过 5.0%,二氧化硫残留量不得过 400mg/kg。

浸出物:45% 乙醇浸出物不得少于 55.0%。

2. 米炒党参　本品形如党参片,表面深黄色,偶有焦斑。

检查:水分不得过 10.0%,总灰分、二氧化硫残留量同党参。

浸出物:同党参。

3. 蜜党参　本品形如党参片,表面黄棕色,显光泽,略有黏性,味甜。

【炮制作用】党参性味甘,平。归脾、肺经。具有健脾益肺,养血生津的功效。

1. 党参　生用擅长益气生津。常用于气津两伤或气血两亏。如治气阴两亏的上党参膏(《得配本草》);治气血两亏的两仪膏(《中药成方集》)。

2. 米炒党参　党参米炒后气变清香,能增强和胃、健脾止泻作用。多用于脾胃虚弱,食少,便溏。如治脾虚泄泻的补脾益肠丸(2020 年版《中国药典》)。

3. 蜜党参　党参蜜炙后增强了补中益气、润燥养阴的作用。用于气血两虚之证。如治中气下陷,内脏下垂的参芪白术汤(《不知医必要》)。

【炮制研究】党参饮片水溶性成分的煎出效果与其饮片规格有关。片型规格以厚度 0.8~1.0mm 为宜,利于药效成分煎出。党参经酒炙、蜜炙后多糖含量均高于生品。在提高小白鼠巨噬细胞吞噬能力和抗疲劳能力方面,蜜炙党参>生党参>米炒党参。

党参米炒后多糖含量显著降低,5- 羟甲基糠醛(5-HMF)的含量显著升高。相对于党参片,米炒党参显著兴奋家兔离体胃肠平滑肌。

采用正交试验法,以党参炔苷含量、多糖含量及饮片性状为评价指标;以炼蜜用量、稀释炼蜜水量、闷润时间和炒制时间为考察因素;优选蜜党参的最佳炮制工艺为每 100g 党参用炼蜜 25g,炼蜜加水量为 1:1,闷润时间为 8 小时,将闷润好的党参置锅内,用文火炒制 10 分钟。

以析因设计 - 效应面法优化麸炒党参炮制工艺。以炒制温度与炒制时间两因素为自变量,以各自的水分和浸出物的综合"归一值"(OD 值)为因变量,结果:麸炒党参为炒制温度 250℃,炒制时间 1 分钟。

【注意】不宜与藜芦同用。

【贮藏】贮干燥容器内,置通风干燥处,防蛀。蜜炙品应密闭,防尘。

斑　蝥

【处方用名】斑蝥、炒斑蝥、米炒斑蝥。

【来源】本品为芫青科昆虫南方大斑蝥 *Mylabris phalerata* Pallas 或黄黑小斑蝥 *Mylabris cichorii* Linnaeus 的干燥体。

【采收加工】夏、秋二季捕捉,闷死或烫死,晒干。

【历史沿革】晋代有炙、炒、烧令烟尽等法;南北朝刘宋时期有糯米、小麻子同炒法,并要求待米黄黑出,去两翅足并头;宋代记有麸慢火炒令黄色、酒浸炒、醋煮、米炒焦等法;明代增加了醋煮焙干、牡蛎炒、麸炒醋煮等法;清代又有蒸制、米泔制、土炒等法。2020 年版《中国药典》收载生斑蝥、米炒斑蝥。

【炮制方法】

斑蝥(图片)

1. 生斑蝥　取原药材,除去杂质,或取原药材,除去头、足、翅及杂质。

2. 米炒斑蝥　将米置预热的炒制容器内,用中火加热至冒烟,投入斑蝥拌炒,至米呈黄棕色,取出,筛去米,除去头、足、翅,摊开晾凉。或者投入去头、足、翅的斑蝥拌炒,至米呈黄棕色,取出,筛去米,摊开晾凉。

每 100kg 净斑蝥,用米 20kg。

米炒斑蝥
(图片)

注意事项:斑蝥在炮制和研粉加工时,操作人员宜带眼罩或防毒面具进行操作,以保护眼、鼻黏膜免受其损伤,炒制后的米要妥善处理,以免伤害人畜,发生意外事故。

【饮片质量要求】

1. 生斑蝥　本品为干燥虫体(或为去除头、足、翅的干燥躯体),略呈长圆形,背部具革质鞘翅 1 对,黑色,有三条黄色或棕黄色的横纹;鞘翅下面有棕褐色薄膜状透明的内翅 2 片。胸腹部乌黑色,胸部有足 3 对。有特殊的臭气。南方大斑蝥体型较大,黄黑小斑蝥体型较小。

含量测定:斑蝥素($C_{10}H_{12}O_4$)不得少于 0.35%。

2. 米炒斑蝥　本品形如斑蝥,表面微挂火色,显光泽,臭味轻微,有焦香气。

含量测定:斑蝥素($C_{10}H_{12}O_4$)应为 0.25%~0.65%。

【炮制作用】斑蝥性味辛,热;有大毒。归肝、胃、肾经。具有破血逐瘀,散结消癥,攻毒蚀疮的功效。

1. 生斑蝥　生斑蝥毒性较大,多外用,以攻毒蚀疮为主。用于瘰疬瘘疮,痈疽肿毒,顽癣瘙痒。如治瘰疬结核,疮瘘流脓,久不敛口的生肌干脓散(《验方新编》);治顽癣瘙痒的顽癣必效方(《外科正宗》)。

2. 米炒斑蝥　斑蝥米炒后,其毒性降低,气味矫正,可内服。以通经、破癥散结为主。用于经闭癥瘕,狂犬咬伤,瘰疬,肝癌,胃癌。如治瘀血阻滞,月经闭塞的斑蝥通经丸(《济阴纲目》)。民间有"斑蝥煮鸡蛋"弃斑蝥食鸡蛋,用以治疗肝癌、胃癌的验方。

【炮制研究】斑蝥中主要含有斑蝥素,既是有毒成分又有较强的生理活性。

斑蝥对皮肤、黏膜有强烈的刺激性。外用能引起红肿、发疱、充血;口服毒性很大,口服的中毒量为0.6~1.0g,致死量为1.5~3.0g。斑蝥口服有口咽部烧灼感、恶心、呕吐、腹部绞痛、血尿及中毒性肾炎等症状,中毒者往往死于肾衰竭或循环衰竭。因其安全性差,极易引起中毒,故斑蝥生品不内服,只能作外用,口服必须经过炮制。

斑蝥素在84℃开始升华,其升华点为110℃,米炒时锅温在120~140℃,正适合斑蝥素的升华,又不至于温度太高致使斑蝥焦化。米还具有吸附作用,当斑蝥与米同炒时,由于斑蝥均匀受热,使斑蝥素部分升华,部分被米吸附,从而减少斑蝥素的含量,降低毒性。因斑蝥色泽较暗,炒制时不易观察炮制程度,米炒火候以米色变深黄为准,故米炒还可以指示炮制终点。米炒产生的香气还可矫正斑蝥的恶臭气味。

通过米炒和其他加热处理,可使斑蝥的 LD_{50} 升高,表明毒性降低,包括对大鼠的肾脏毒性降低,但对体重与肝脏毒性无明显影响。斑蝥不同部位中微量元素 Mg、Zn、Cu 等含量,去头翅者与未去者及头、翅部位比较依次升高,而有害元素 Pb 却依次降低。

斑蝥的炮制主要是为了控制斑蝥素的含量,降低其毒性,从而保证临床用药的安全性。目前其炮制方法有两种:一种是米炒法,主要利用加热可使斑蝥素升华的性质,采用米炒法来减少其在制品中的含量;另一种是碱制法,主要利用斑蝥素结构中的酸酐基团在碱性条件下可以生成二羧酸盐的性质,采用低浓度碱液处理来促使斑蝥素向抗癌疗效更优、毒性更小的斑蝥酸钠转化。对斑蝥酸钠的药理活性研究表明,其具有与斑蝥素相似的药效作用,但毒性却大大降低,因此采用低浓度的氢氧化钠来炮制斑蝥,既可降低斑蝥的毒性,还可保留其良好的疗效。

采用正交设计实验对碱处理斑蝥的工艺进行优化,确定碱处理斑蝥的最佳炮制工艺为:1.0%NaOH,在70~80℃的条件下,浸泡12小时。采用该方法处理后的斑蝥饮片中斑蝥素的转化率可达76.04%。

斑蝥素与氢氧化钠共热时,生成斑蝥素的二羧酸盐——斑蝥酸钠,变化如下。

【注意】本品有大毒,内服慎用,孕妇禁用。须按毒剧药品管理。

【贮藏】贮干燥容器内,置通风干燥处。防蛀。

红 娘 子

【处方用名】红娘子、红娘、红娘虫、炒红娘、米炒红娘。

【来源】本品为蝉科昆虫黑翅红娘 *Huechys sanguinea* De Geer 的干燥虫体。

【采收加工】夏季捕捉,烫死,捞出,干燥。

【历史沿革】宋代有糯米炒;元代有去头、足、翅制法;明代有粳米炒、面炒、去头足,水略润,同糯米微火炒透熟,去米另研等法;现行有米炒等法。2020 年版《中国药典》未收载。

【炮制方法】

1. 生红娘子　取原药材,除去头、足、翅等杂质。

2. 米炒红娘子　将米置预热的炒制容器内,用中火加热炒至冒烟时,投入净红娘子拌炒,至米呈焦黄色时,取出,筛去米,晾凉。

每 100kg 净红娘子,用米 20kg。

注意事项:红娘子能分泌毒液,刺激皮肤发疱,故在捕捉或炮制时宜戴防护用具;同时炮制后的米宜妥善处理,避免人畜中毒。

【饮片质量要求】

1. 生红娘子　本品形似蝉而较小,为去除头、足、翅的干燥躯体。前胸背板前狭后宽,黑色;中胸背板黑色,左右两侧有 2 个大形斑块,呈朱红色;可见鞘翅残痕。体轻,质脆,有特殊臭气。味辛。

2. 米炒红娘子　本品形如红娘子,表面老黄色,臭气轻微。

【炮制作用】红娘子性味苦、辛,平;有毒。归肝经。具有攻毒、通瘀破积的功效。

1. 生红娘子　红娘子生品毒性较大,有腥臭味。多作外用,可解毒蚀疮。用于瘰疬结核,疥癣恶疮。

2. 米炒红娘子　米炒后毒性降低,除去了腥臭气味,可供内服,以破瘀通经为主。用于月经闭塞,狂犬咬伤。

【注意】本品有毒,内服慎用,孕妇禁用。须按毒剧药品管理。

【贮藏】贮干燥容器内,置通风干燥处。防蛀。

三、土炒

将净制或切制过的药物与定量的灶心土(伏龙肝)粉共同加热,并不断翻埋至一定程度的方法,称为土炒。亦有用黄土、赤石脂炒者。

土炒用土原为陈壁土,"陈壁土制,窃真气骤补中焦",后演变为灶心土(伏龙肝),即农村烧柴火土灶中锅底的土,性味辛温,能温中燥湿,止呕止泻。因此土炒法多用于炮制具有补益脾胃,燥湿和中功效的中药。

(一)炮制目的

增强补脾止泻作用。如白术、山药等。

（二）操作方法

取灶心土细粉,置炒制容器内,用中火加热翻炒至土呈灵活状态时,投入净制或切制的饮片,继续翻炒至饮片表面呈黄色,并均匀挂上一层土粉,逸出香气时,取出,筛去土粉,晾凉。

每 100kg 药物,用灶心土粉 25~30kg。

（三）注意事项

1. 灶心土呈灵活状态时投入药物,后要适当调小火力,维持土温,防止烫焦。

2. 用土炒制同种药物时,土可连续使用,若土色变深,应及时更换新土。

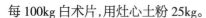

白　术

【处方用名】白术、土炒白术、麸炒白术。

【来源】本品为菊科植物白术 *Atractylodes macrocephala* Koidz. 的干燥根茎。

【采收加工】冬季下部叶枯黄、上部叶变脆时采挖,除去泥沙,烘干或晒干,再除去须根。

【历史沿革】唐代有熬黄、土炒等法;宋代增加了炮黄色、炒黄、米泔浸、米泔水浸后麸炒、醋浸炒、煨制、焙制等法;明代增加了蜜炒、水煮、绿豆炒、酒制、乳汁制、米泔浸后黄土拌九蒸九晒、盐水炒、面炒、炒焦、姜汁炒等法;清代又增加了枳实煎水渍炒、香附煎水渍炒、酒浸九蒸九晒、蜜水拌蒸等法。2020 年版《中国药典》收载白术和麸炒白术。

【炮制方法】

1. 白术　取原药材,除去杂质,洗净,润透,切厚片,干燥。

2. 土炒白术　取灶心土粉,置炒制容器内,用中火加热炒至土呈灵活状态时,投入净白术片拌炒,至白术表面均匀挂土粉时,取出,筛去土粉,晾凉。

每 100kg 白术片,用灶心土粉 25kg。

白术（图片）

3. 麸炒白术　将蜜炙麸皮撒入热锅内,待冒烟时投入白术片,炒至黄棕色、逸出焦香气,取出,筛去蜜炙麸皮。

每 100kg 白术片,用蜜炙麸皮 10kg。

土炒白术
（图片）

4. 焦白术　取净白术,置预热的炒制容器内用武火炒至表面焦黄色,取出,晾凉。

【饮片质量要求】

1. 白术　本品呈不规则厚片。外表皮灰黄色或灰棕色,切面黄白色至淡棕色,散生棕黄色的点状油室,木部具放射状纹理;烘干者切面角质样,色较深或有裂隙。气清香,味甘、微辛,嚼之略带黏性。

检查:水分不得过 15.0%,总灰分不得过 5.0%,二氧化硫残留量不得过 400mg/kg,色度与黄色 9 号标准比色液比较,不得更深。

浸出物:60% 乙醇浸出物不得少于 35.0%。

2. 土炒白术　本品形如白术片,表面杏黄土色,附有细土末,有土香气。

3. 麸炒白术　本品形如白术片,表面焦黄色或黄棕色,偶见焦斑,略有焦香气。

检查:水分、总灰分、二氧化硫残留量同白术,色度与黄色 10 号标准比色液比较,不得更深。

浸出物:同白术。

4. 焦白术　本品形如白术片,表面焦黄色,微有香气。

【炮制作用】白术性味苦、甘,温。归脾、胃经。具有健脾益气,燥湿利水,止汗,安胎的功效。

1. 白术　以健脾燥湿、利水消肿为主。多用于痰饮,水肿以及风湿痹痛。如治痰饮内停,脾失健运,心悸的苓桂术甘汤(《金匮要略》);治四肢水肿、小便不利的五苓散(《伤寒杂病论》);治风湿痹痛的白术附子汤(《金匮要略》)。

2. 土炒白术　借土气资助脾土,增强补脾止泻作用。用于脾虚食少,泄泻便溏,胎动不安。如治小儿脾胃受寒,水泻不止的小儿健脾止泻丸(《部颁标准》);治心脾不足,气血两亏,形瘦神疲,食少便溏的人参养荣丸(2020年版《中国药典》)。

3. 麸炒白术　能缓和燥性,借麸入中,增强健脾消食、和胃作用。用于脾胃不和,运化失常,食少胀满,倦怠乏力,表虚自汗。如治脾胃虚弱所致的饮食不化,脘闷嘈杂,恶心呕吐的人参健脾丸(2020年版《中国药典》);治脾气不足,中气下陷的补中益气汤(《脾胃论》)。

4. 焦白术　在部分地区使用,能避免滞气的副作用,可用于脾虚腹胀和泄泻等症。

【炮制研究】对白术生品、麸炒、土炒、米泔浸、水浸炒等炮制品进行挥发油的含量测定、薄层色谱及气-质联用对比分析,结果表明,白术炮制后不仅挥发油含量降低,其组分也有所减少,如 β-马里烯、菖蒲二烯等5个成分在炮制品中未检出。对生白术、炒白术和3种麸炒白术(炒轻、炒黄、炒焦)进行比较,发现麸炒轻、麸炒黄品中白术内酯Ⅲ含量升高,且以麸炒黄品含量最高;炒白术和麸炒焦白术中的白术内酯Ⅲ有所下降。进一步研究证实,白术炮制过程中苍术酮可转变成白术内酯类成分,不同的炮制程度影响各成分的含量。白术炒黄、麸炒后苍术酮含量降低,白术内酯Ⅰ、Ⅲ含量均明显升高;但温度过高时白术内酯Ⅲ的含量有所下降。苍术酮氧化后,生成白术内酯Ⅰ、Ⅲ和双白术内酯;将白术内酯Ⅲ在盐酸-乙醇中加热,得到了白术内酯Ⅱ,证明在加热的情况下,白术内酯Ⅲ可脱水生成白术内酯Ⅱ,如下。

药理研究表明,白术内酯具有与白术健脾运脾相一致的功效;白术炮制后,其健脾作用增强,与在加热炒制的过程中苍术酮氧化生成白术内酯有关。

对其余炮制品白术生品及不同炮制品中还原糖和水溶性糖含量进行测定,结果表明除清炒品外,其余炮制品还原糖含量增加,并随着炮制程度的升高而增加。水溶性糖的含量,除清炒品较生品稍高外,其余炮制品含量均较生品降低。

采用正交实验法,以白术饮片外观性状和白术内酯Ⅰ、Ⅱ、Ⅲ总量为指标,得到白术麸炒优化炮制工艺为:辅料用量10%,投料温度300℃,加热时间2.5分钟。

【贮藏】贮干燥容器内,置阴凉干燥处。防蛀。

山 药

【处方用名】山药、土炒山药、麸炒山药。

【来源】本品为薯蓣科植物薯蓣 *Dioscorea opposita* Thunb. 的干燥根茎。

【采收加工】冬季茎叶枯萎后采挖,切去根头,洗净,除去外皮和须根,干燥,习称"毛山药";或除去外皮,趁鲜切厚片,干燥,称为"山药片";也有选择肥大顺直的干燥山药,置清水中,浸至无干心,闷透,切齐两端,用木板搓成圆柱状,晒干,打光,习称"光山药"。

【历史沿革】南北朝刘宋时期有蒸法;唐代载有熟者和蜜;宋代增加了姜炙、炒黄、酒浸、酒蒸等法;金元时期有白矾水浸焙、酒浸、火炮等法;明清又增加了姜汁浸炒、乳汁浸、葱盐炒黄姜汁拌蒸、酒炒、乳汁拌微焙、醋煮、乳汁蒸、炒焦、土炒、盐水炒等法。2020年版《中国药典》收载山药和麸炒山药。

【炮制方法】

1. 山药 取毛山药或光山药除去杂质,大小分开,泡润至透,切厚片,干燥,称为"毛山药片"或"光山药片"。

山药(图片)

2. 山药片 产地除去外皮,趁鲜切厚片,干燥,称为"山药片"。

3. 麸炒山药 先将炒制容器用中火加热至撒入麦麸即刻烟起,均匀撒入麦麸,投入净毛山药片或光山药片,炒至表面黄色时,取出,筛去麦麸,晾凉。

每100kg山药片,用麦麸10kg。

土炒山药
(图片)

4. 土炒山药 取灶心土粉,置预热的炒制容器内,用中火加热至灵活状态,投入净毛山药片或光山药片拌炒,至表面黄色,并均匀挂土粉时,取出,筛去土粉,晾凉。

每100kg山药片,用灶心土30kg。

【饮片质量要求】

1. 山药 本品为类圆形的厚片。表面类白色或淡黄白色,质脆,易折断,切面类白色,富粉性。气微,味淡、微酸。

检查:水分不得过16.0%,总灰分不得过4.0%,二氧化硫残留量不得过400mg/kg。

浸出物:水溶性浸出物不得少于7.0%。

2. 山药片 本品为不规则的厚片,皱缩不平,切面白色或黄白色,质坚脆,粉性。气微,味淡、微酸。

检查:水分不得过12.0%,总灰分不得过5.0%,二氧化硫残留量不得过10mg/kg。

浸出物:水溶性浸出物不得少于10.0%。

3. 麸炒山药 本品切面黄白色或微黄色,偶见焦斑,略具焦香气。

检查:水分不得过12.0%,总灰分不得过4%,二氧化硫残留量不得过400mg/kg。

浸出物:水溶性浸出物不得少于4%。

4. 土炒山药 本品表面土黄色,粘有土粉,偶见焦斑,略具焦香气。

【炮制作用】山药性味甘、平。归脾、肺、肾经。具有补脾养胃,生津益肺,补肾涩精的功效。

1. 山药　生品以补肾生精、益肺阴为主。用于肾虚遗精,尿频,肺虚喘咳,阴虚消渴。如治肾阴虚的六味地黄丸(2020年版《中国药典》)。

2. 山药片　生品以补肾生精、益肺阴为主。用于肾虚遗精,尿频,肺虚喘咳,阴虚消渴。

3. 麸炒山药　麸炒后增强了健脾和胃作用。用于脾虚食少,泄泻便溏,白带过多等症。如治小儿脾胃虚弱,消化不良,面黄肌瘦的小儿参术健脾丸(《部颁标准》);治脾虚带下的完带汤(《傅青主女科》)。

4. 土炒山药　土炒增强补脾止泻作用,多用于脾虚久泻,纳呆食少。如治脾虚久泄的扶中汤《医学衷中参西录》)。

【炮制研究】山药经麸炒、清炒后化学成分发生明显变化。薄层图谱显示,生山药的醋酸乙酯和正丁醇提取液在365nm处可见3个明显斑点,而清炒和麸炒山药无此斑点。紫外图谱显示,生山药在269nm和220nm处有吸收,而麸炒山药在258nm和222nm处有吸收。生山药和麸炒山药的高效液相图谱也有明显差异。

山药经土炒、清炒和麸炒法炮制后,其主要活性成分薯蓣皂苷元的溶出量显著增加,土炒和清炒品比生品增加约3倍,麸炒品比生品增加2倍多。

对不同产地山药及其麸炒品中尿囊素的含量进行测定,结果麸炒品中尿囊素含量较生山药均有所上升。

山药经不同方法炮制后,水溶性和醇溶性浸出物含量均有所增加。其中,土炒山药含量最高,麸炒山药和炒山药含量相近。不同炮制方法对怀山药中多糖含量有不同程度影响,麸炒能提高怀山药多糖含量。

山药生品、清炒品、土炒品和麸炒品煎剂对家兔离体肠管节律性活动均有明显作用,但作用强度差别不大。采用碳粒廓清实验,比较山药不同炮制品对小鼠非特异性免疫功能的影响,结果表明,山药生品、土炒品和麸炒品均能提高小鼠巨噬细胞的吞噬能力,且生品强于麸炒品和土炒品,而麸炒品和土炒品作用无显著性差异。

【贮藏】贮干燥容器内,置通风干燥处。防蛀。

四、砂炒

将净制或切制过的药物与热河砂共同加热,并不断翻动至一定程度的方法,称为砂炒,亦称砂烫。

砂炒法常用于炮制质地坚硬的动、植物类中药。

河砂是一种良好的传热介质。砂炒时,由于砂质地坚硬,颗粒均匀圆滚碰撞,升温迅速,传热较快,与药物一起翻炒,药物受热面积大,受热均匀,温度较高,因此砂炒一般适宜于炒制质地坚硬的中药。

(一) 炮制目的

1. 增强疗效,便于调剂和制剂　如龟甲、鳖甲、穿山甲等。

2. 降低毒性　如马钱子等。

3. 便于去毛　如骨碎补、狗脊等。

4. 矫臭矫味　如鸡内金、脐带等。

（二）操作方法

1. 制砂的方法　炮制用砂可分为一般普通河砂和油砂。

制普通砂：一般选用颗粒均匀的中粗洁净河砂,筛去粗粒、细粒、杂质,置锅内用武火加热翻炒,除去其中的有机物杂质和水分,取出晾干,备用。

制油砂：取已经制备好的河砂,置炒制容器内加热至滑利状态,加入 1%~2% 食用油,继续翻炒至油尽烟散,河砂呈褐色油亮时取出,晾凉备用。

2. 砂炒的操作　取已经制备好的河砂或油砂,置预热的炒制容器内,用武火加热至滑利状态时,投入待炮制品,不断用砂掩埋,翻动,至表面鼓起、质地酥脆或至规定的程度时,取出,筛去河砂,晾凉。或趁热投入醋中淬酥,取出,干燥。

砂的用量以能掩埋药物为度。

（三）注意事项

1. 河砂用量要适宜,量过大易产生积热使砂温过高,反之砂量过少,药物受热不均匀,易生熟不均,也会影响炮制品质量。

2. 砂炒温度要适中,砂温过低使药物僵硬不酥,可适当调高火力;砂温过高药物易焦化,可添加适量冷砂或降低火力进行调节。

3. 河砂可反复使用,需将残留在其中的杂质除去。炒过毒性药物的砂不可再炒其他药物。

4. 砂炒一般使用武火,温度较高,操作时翻动要勤,成品出锅要快,并立即将砂筛去。

5. 需醋浸淬的药物,砂炒后应趁热浸淬,干燥。

马 钱 子

【处方用名】马钱子、制马钱子。

【来源】本品为马钱科植物马钱 *Strychnos nux-vomica* L. 的干燥成熟种子。

【采收加工】冬季采收成熟果实,取出种子,晒干。

【历史沿革】明代有豆腐制、牛油炸、炒黑等法;清代有炒焦、香油炸、炮去毛、水浸油炸后土粉反复制、油煮、炙炭存性、土炒、甘草水煮后麻油炸、切片炒研等法;现行有油炸、砂烫等法。2020年版《中国药典》收载马钱子、制马钱子、马钱子粉。

【炮制方法】

1. 生马钱子　取原药材,除去杂质,筛去灰屑。

2. 制马钱子　取净砂置炒制容器内,用武火加热至滑利状态时,投入净马钱子,翻埋拌炒至表面棕褐色或深棕色,并膨胀鼓起有裂隙时,取出,筛去砂,晾凉。

生马钱子
（图片）

3. 马钱子粉　取制马钱子,粉碎成细粉,测定士的宁和马钱子碱的含量后,通过计算,加入适量淀粉,使其士的宁和马钱子碱的含量符合质量要求的规定,混匀,即得。

【饮片质量要求】

制马钱子
（图片）

1. 生马钱子　本品呈纽扣状圆板形,常一面隆起,一面稍凹下。表面密被灰棕色或灰绿色绢状茸毛,自中间向四周呈辐射状排列,有丝样光泽。边缘稍隆起,较厚,有凸起的珠孔,底面中心有凸起的圆点状种脐。质坚硬,平行剖面可见淡黄白色胚乳,气微,味极苦。

检查:水分不得过 13.0%,总灰分不得过 2.0%。

含量测定:含士的宁($C_{21}H_{22}N_2O_2$)应为 1.20%~2.20%;马钱子碱($C_{23}H_{26}N_2O_4$)不得少于 0.80%。

2. 制马钱子　本品形如马钱子,两面均膨胀鼓起,边缘较厚。表面棕褐色或深棕色,质坚脆,平行剖面可见棕褐色或深棕色的胚乳。微有香气,味极苦。

检查:水分不得过 12.0%,总灰分同马钱子。

含量测定:同马钱子。

3. 马钱子粉　本品为黄褐色粉末。气微香,味极苦。

检查:水分不得过 14.0%。

含量测定:含士的宁($C_{21}H_{22}N_2O_2$)应为 0.78%~0.82%;马钱子碱($C_{23}H_{26}N_2O_4$)不得少于 0.50%。

【炮制作用】马钱子性味苦,温;有大毒。归肝、脾经。具有通络止痛,散结消肿的功效。

1. 生马钱子　毒性剧烈,且质地坚硬,仅供外用。常用于局部肿痛或痈疽初起。如伤湿止痛膏。

2. 制马钱子　马钱子炮制后毒性降低,质地酥脆,易于粉碎,可供内服,常制成丸散剂应用。多用于风湿痹痛,跌打损伤,骨折瘀痛,痈疽疮毒,瘰疬,痰核,麻木瘫痪。如治风湿疼痛的疏风定痛丸(2020 年版《中国药典》);治跌打损伤疗疮肿痛的马钱散(《救生苦海》);治瘰疬痰核痈疽发背肿毒的五虎散(《串雅补》);治麻木瘫痪的振颓丸(《医学衷中参西录》)。

3. 马钱子粉　将制马钱子粉碎后兑入适量淀粉,能够控制士的宁和马钱子碱的含量,适用于丸散等剂型的中成药配料,以保证临床用药的安全和有效。

【炮制研究】马钱子碱和士的宁既是马钱子的有效成分又是有毒成分,占马钱子总生物碱的80% 左右,其中士的宁的毒性最强,且中毒量与治疗量非常接近。一般成人口服 5~10mg 士的宁就会产生中毒现象,口服 30mg 可致死亡;口服生品马钱子 7 粒也会致死。马钱子经炮制后,士的宁和马钱子碱在加热过程中醚键断裂开环,转变成相应的异型结构和氮氧化合物。士的宁及马钱子碱的毒性分别比其氮氧化物大 10 倍和15.3 倍,其药理作用与氮氧化物相似。马钱子碱氮氧化物的镇痛、化痰和止咳作用优于马钱子碱,且具药效发挥迟而药力持久的特点。异马钱子碱和异马钱子碱氮氧化物对心肌细胞有保护作用,而马钱子碱则无此作用。马钱子类生物碱能抑制肿瘤细胞,以异士的宁氮氧化物和异马钱子碱氮氧化物作用最强。

马钱子碱和士的宁的加热炮制时的变化分别如下。

砂烫和油炸炮制马钱子增加了异马钱子碱、2-羟基-3-甲氧基士的宁、异马钱子氮氧化物、异士的宁氮氧化物4种生物碱的含量,而士的宁和马钱子碱的含量下降,毒性降低。马钱子砂烫后水煎液中锌、锰、钙、铁、磷等24种微量元素含量明显增高,而汞等9种有害元素含量大大降低,也为马钱子炮制降低毒性,提供了一定依据。

传统认为马钱子的毒在皮毛,净制须去除皮毛。研究表明,马钱子皮毛中未检出与种仁不同的生物碱成分,两者成分仅在含量上有所不同。毒性实验结果显示,去毛与不去毛的马钱子两者无显著差异。因此,现已不作去毛的法定要求。

砂烫和油炸能降低毒性,并且内在成分损失少,炮制时间短,其中尤以砂烫法更佳。温度在230~240℃、时间为3~4分钟时,士的宁转化了10%~15%,马钱子碱转化了30%~35%,而士的宁和马钱子碱的异型和氮氧化合物含量最高。如果低于该炮制温度和炮制时间,士的宁则不易转化成异型和氮氧化物,士的宁减少甚微;高于该炮制温度和延长该炮制时间,士的宁、马钱子碱,连同生物碱的异型和氮氧化合物等马钱子中大部分成分将一同被破坏成无定形产物。为防止成分被过度分解破坏,炮制温度和时间应严格掌握。对于既是有效成分,又是毒性成分的士的宁和马钱子碱来说,炮制是要尽可能地改变其内在成分的结构,而不只是通过降低其含量来达到降低毒性的目的,大幅度地降低士的宁和马钱子碱含量,必然会影响临床效果。

有研究表明,以马钱子碱、士的宁含量为指标,选择油砂粒度、砂料比、炒制温度、炒制时间四因素优选马钱子砂烫的最佳炮制工艺为:用中粗粒度河砂,砂料比7∶1,温度(190±5)℃,炒制4分钟。另有报道,用烘法炮制马钱子,温度为200~240℃,炮制时间为5~12分钟,马钱子中士的宁含量可达到传统砂烫的炮制结果。

【注意】孕妇禁用;不宜多服久服及生用;运动员慎用;有毒成分能经皮肤吸收,外用不宜大面积涂敷。

【贮藏】密闭保存,置干燥处。

骨碎补

【处方用名】骨碎补、申姜、制骨碎补、烫骨碎补、盐骨碎补。

【来源】本品为水龙骨科植物槲蕨 *Drynaria fortunei*(Kunze)J. Sm. 的干燥根茎。

【采收加工】全年均可采挖,除去泥沙,干燥,或再燎去茸毛(鳞片)。

【历史沿革】南北朝刘宋时期有蜜拌润后蒸的方法;唐代有姜制、去毛炒等法;宋代又有火炮、盐炒、去毛、酒拌蒸、酒浸炒、焙制等法;明清还有炒黑、炙制、蜜拌蒸、蒸焙、制炭、酒炒等法。2020年版《中国药典》收载骨碎补、烫骨碎补。

【炮制方法】

1. 骨碎补　取原药材,除去非药用部位及杂质,洗净,润透,切厚片,干燥。

2. 烫骨碎补　取净砂置炒制容器内,用武火加热至滑利状态时,投入净骨碎补片,翻埋至鼓起,毛微焦时,取出,筛去砂,晾凉,撞去毛,筛净。

3. 盐骨碎补　取净骨碎补,加盐水拌匀,稍闷,待盐水被吸尽后,置炒制容器内,用文火炒干,取出,晾凉。

每 100kg 净骨碎补,用盐 2kg。

【饮片质量要求】

1. 骨碎补　本品为不规则的厚片。表面深棕色至棕褐色,常残留细小棕色的鳞片,有的可见圆形的叶痕。切面红棕色,黄色维管束点状排列成环。气微,味淡、微涩。

检查:水分不得过 14.0%,总灰分不得过 7.0%。

浸出物:稀乙醇浸出物不得少于 16.0%。

含量测定:含柚皮苷($C_{27}H_{32}O_{14}$)不得少于 0.50%。

2. 烫骨碎补　本品体膨大鼓起,质轻、酥松。表面棕褐色或焦黄色,无鳞叶,断面淡棕褐色或淡棕色。味微涩。

检查:水分不得过 13.0%,总灰分不得过 10.0%。

浸出物:同骨碎补。

含量测定:含柚皮苷($C_{27}H_{32}O_{14}$)不得少于 0.40%。

3. 盐骨碎补　本品形如骨碎补,色泽加深,略具咸味。

【炮制作用】骨碎补性味苦,温。归肝、肾经。具有疗伤止痛,补肾强骨的功效。

1. 骨碎补　本品密被鳞片,不易除净,且质地坚硬而韧,不利于粉碎和煎出有效成分,故临床多用其炮制品。

2. 烫骨碎补　砂烫后质地松脆,易于除去鳞片,便于调剂和制剂,有利于煎出有效成分,以补肾强骨、续伤止痛为主。如治跌打损伤、腰脚疼痛的骨碎补散(《妇人大全良方》);治肾虚耳鸣、泄泻的加味地黄汤(《本草汇言》)。

3. 盐骨碎补　盐炙能增强其引药入肾作用。

【炮制研究】骨碎补经净制去毛后,可提高总黄酮、柚皮苷及浸出物的含量;经砂烫、砂烫后酒炙、砂烫后盐炙,其总黄酮及柚皮苷含量无明显变化,但总黄酮的溶出率明显提高。对骨碎补微波炮制品、砂烫品、恒温烘烤品和生品中总黄酮及水溶性浸出物含量进行测定比较,结果表明微波炮制品含量最高,生品最低。采用微波技术炮制骨碎补便于去毛,温度和时间可控,外观性状较其他方法好,且有利于成分的溶出。

以醇浸出物、总黄酮和柚皮苷含量为指标,选择砂料比、炒制温度、炒制时间三因素优选砂烫骨碎补的炮制工艺为:每 100kg 骨碎补用砂 500kg,砂温 180℃,烫制 1 分钟。以柚皮苷、总黄酮、煎出物量、去毛、膨胀率为评价指标,采用正交设计法选择用盐量、炒制温度、炒制时间三因素,优选盐烫骨碎补的最佳工艺为用 10 倍量的食盐,210℃加热烫制 3 分钟。

将净骨碎补段,置烘箱中 180℃烘烤 10 分钟,即全部鼓起。迅速取出,晾凉,茸毛易撞除。另有将骨碎补大小分档后,置转鼓式炒药锅内按砂烫法将其烫至充分鼓起,停火,加入适量冷砂,炒药锅继续转动 30 分钟,取出,筛去砂,即可去毛。此两法较传统去毛提高工效 10 多倍,且去毛完全,劳动强度大大减轻,适于批量生产。

【贮藏】置干燥处。

狗　脊

【处方用名】狗脊、金毛狗脊、炒狗脊、烫狗脊、制狗脊、炙狗脊。

【来源】本品为蚌壳蕨科植物金毛狗脊 *Cibotium barometz* (L.) J. Sm. 的干燥根茎。

【采收加工】秋、冬二季采挖,除去泥沙,干燥;或去硬根、叶柄及金黄色绒毛,切厚片,干燥,为"生狗脊片";蒸后晒至六七成干,切厚片,干燥,为"熟狗脊片"。

【历史沿革】南北朝刘宋时期有酒拌蒸的方法;宋代有火燎去毛、去毛醋炙、酥炙去毛、炙去毛后焙制、火燎去毛酒浸蒸焙干、火炮等法;明清又有去毛净后醋煮、炒去毛净、火煅后去毛用净肉、炙制、酒浸、酒浸炒去毛等法。2020 年版《中国药典》收载狗脊和烫狗脊。

【炮制方法】

1. 狗脊　取原药材,除去杂质,洗净,润透,切厚片,干燥。

2. 烫狗脊　取净砂置炒制容器内,用武火加热至滑利状态时,投入净狗脊片,翻埋至鼓起,茸毛微焦时,迅速取出,筛去砂,晾凉后除去残存茸毛。

【饮片质量要求】

1. 狗脊　本品呈不规则的长条形或圆形厚片,切面浅棕色,较平滑,近边缘 1~4mm 处有一条棕黄色隆起的木质部环纹或条纹,边缘不整齐,偶有金黄色茸毛残留;质脆,易折断,有粉性。味微涩。

检查:水分不得过 13.0%,总灰分不得过 3.0%。

浸出物:稀乙醇浸出物不得少于 20.0%。

2. 烫狗脊　本品形如狗脊片,表面略鼓起。棕褐色。气微,味淡、微涩。

检查、浸出物:同狗脊。

含量测定:含原儿茶酸($C_7H_6O_4$)不得少于 0.020%。

【炮制作用】狗脊性味苦、甘,温。归肝、肾经。具有祛风湿,补肝肾,强腰膝的功效。

1. 狗脊　生品质地坚硬,并在边缘覆有金黄色茸毛,不易除去。以祛风湿,利关节为主,用于风寒湿痹,关节疼痛,屈伸不利。如治风湿痹痛的狗脊散(《太平圣惠方》);治肾虚腰痛的肾气丸(《古今录验方》)。

2. 烫狗脊　狗脊经砂炒后质变酥脆,便于粉碎和煎出有效成分,也便于除去残存茸毛。烫狗脊以补肝肾,强筋骨为主。用于肝肾不足或冲任虚寒的腰痛脚软,遗精,遗尿,妇女带下等。如治腰痛脚软的狗脊饮;治遗精、遗尿及女子带下的白蔹丸(《太平圣惠方》)。

【炮制研究】考察狗脊不同炮制品(砂烫、单蒸、酒制、盐制)炮制前后鞣质含量变化,发现炮制后鞣质含量均有降低,提示若以鞣质为有效成分时,宜选用生品。

经气相色谱 - 质谱联用仪(GC-MS)分析,狗脊挥发油的主要成分是高级脂肪酸,含量最高的是十六碳酸和亚油酸。前者具抗炎作用,后者具抗凝血作用。单蒸和酒蒸后两种成分含量明显增加。

狗脊经砂烫、酒蒸、单蒸、盐制后,总糖含量、氨基酸总量均降低。生品中的游离氨基酸高于炮制品,而水解氨基酸则是炮制品高于生品。另有报道,狗脊砂烫后水溶性浸出物比生品高出 70%。

狗脊中甾体类化合物在炮制前后几乎没有变化。

狗脊及其炮制品和狗脊毛的镇痛、止血、活血作用实验表明,狗脊毛的镇痛作用不明显且无止血作用,狗脊及其炮制品均有镇痛止血作用,且砂烫品高于生品。狗脊及其不同炮制品均能对抗凝血酶诱导的兔血小板聚集作用,以砂烫品作用最强,除低剂量生狗脊外,各样品液均显著延长实验小鼠的出血时间或凝血时间,说明狗脊、砂烫狗脊和狗脊毛内服具有不同程度的活血作用,其中砂烫狗脊的活血作用最强;狗脊能够改善佐剂性关节炎大鼠及肾阳虚佐剂性关节炎大鼠血液流变性,通过活血化瘀起到一定的治疗作用,且砂烫后作用增强。

砂烫去毛法不能将茸毛烫净,改用砂烫后再喷乙醇以火燎之,脱毛率提高到95%。另有研究报道采用膨化技术炮制狗脊,利于去毛,炮制后质地疏松,利于煎出有效成分,提高药效,且操作简便。

【贮藏】置通风干燥处,防潮。

鸡 内 金

【处方用名】鸡内金、内金、鸡肫皮、炒鸡内金、焦鸡内金、醋鸡内金。

【来源】本品为雉科动物家鸡 *Gallus gallus domesticus* Brisson 的干燥沙囊内壁。

【采收加工】杀鸡后,取出鸡肫,立即剥下内壁,洗净,干燥。

【历史沿革】宋代有焙、炙制、蜜炙、麸炒、煅制等法;明代有酒制、炒制等法;清代又有猪胆汁制等法。2020年版《中国药典》收载鸡内金、炒鸡内金、醋鸡内金。

鸡内金(图片)

【炮制方法】

1. 鸡内金　取原药材,除去杂质,洗净,干燥。

2. 炒鸡内金　将净鸡内金置预热的炒制容器内,用中火加热,炒至表面焦黄色,鼓起,取出,晾凉。

3. 砂炒鸡内金　取净砂置炒制容器内,用中火加热至滑利状态时,投入大小分档的净鸡内金,翻埋至鼓起、卷曲、酥脆、表面深黄色时,取出,筛去砂,晾凉。

砂炒鸡内金
(图片)

4. 醋鸡内金　将净鸡内金置预热的炒制容器内,用文火加热,炒至鼓起,喷醋,取出,干燥。

每100kg净鸡内金,用醋15kg。

注意事项:砂炒鸡内金宜用中火,选用中粗粒度大小均匀的河砂进行炒制,河砂太细成品会出现黏砂现象。

【饮片质量要求】

1. 鸡内金　本品呈不规则的卷状片,厚约2mm。表面黄色、黄褐色或黄绿色,薄而半透明,具明显的条状皱纹。质脆,易碎,断面角质样,有光泽。气微腥,味微苦。

2. 炒鸡内金　本品表面暗黄褐色至焦黄色,鼓起,质松脆,用放大镜观察,显颗粒状或微细泡状。轻折即断,断面有光泽。

3. 砂炒鸡内金　本品形如炒鸡内金,鼓起均匀,质松脆易碎。

4. 醋鸡内金　本品褐黄色,鼓起,略有醋气。

【炮制作用】鸡内金性味甘、平。归脾、胃、小肠、膀胱经。具有健胃消食,涩精止遗,通淋化石的功效。

1. 鸡内金　生品长于攻积,通淋化石。用于泌尿系结石和胆道结石。如治砂石淋证的砂淋丸(《医学衷中参西录》)。

2. 炒鸡内金　炮制后质地酥脆,便于粉碎,矫正不良气味,并能增强健脾消积、固精缩尿止遗的作用。用于消化不良,食积不化,脾虚泄泻及小儿疳积。如治饮食停滞,食积不化的反胃吐食方(《备急千金要方》);治脾虚泄泻的益脾饼(《医学衷中参西录》)。

3. 砂炒鸡内金　同炒鸡内金。

4. 醋鸡内金　采用先炒药后加醋的方法炮制后不仅质酥易碎,还矫正了不良气味。有疏肝助脾的作用,用于脾胃虚弱,脘腹胀满。如治肝脾失调,消化失常,腹满臌胀的鸡胵汤(《医学衷中参西录》)。

【炮制研究】以水浸出物、醇浸出物、三氯甲烷浸出物及亚硝酸盐等为指标,对鸡内金生品、清炒品、醋炒品、烘制品、砂烫品进行比较,结果表明,除砂烫品和醋炒品的三氯甲烷浸出物外,其余各炮制品的三种浸出物与生品比较均有显著性增加,尤以250℃烘制6分钟的样品增加最多。亚硝酸盐的含量除醋炒品外,其余三种炮制品均较生品明显降低,其原因可能是加热使有毒的亚硝酸盐转化为硝酸盐之故。鸡内金清炒与醋制后无机元素含量略有升高,有害元素Pb降低,清炒鸡内金水解氨基酸含量降低,醋制鸡内金水解氨基酸含量升高。

鸡内金经醋制和砂烫后,淀粉酶的活性有所下降,蛋白酶的含量和活力都有所增加,醋鸡内金中氨基酸总量提高。其原因是淀粉酶活力对温度敏感,而蛋白酶对温度不敏感;蛋白酶在酸性环境中活力最强,故醋鸡内金蛋白酶活力较高,且醋含有一定量的氨基酸,鸡内金醋制后氨基酸总量有所提高。

药理实验证明,大鼠灌胃炒鸡内金后胃液的分泌量、酸度和消化力均见增加,胃运动功能明显增强,胃排空速率大大加快,实验结果与鸡内金具有消食化积的传统功效相一致。

以可溶性蛋白质含量为评价指标,选择砂量、炒制时间、炒制温度为考察因素优选鸡内金机械化炮制工艺为:每12.5g鸡内金加砂量为500g,翻炒速度为50r/min,于215℃炒制120秒。砂炒品色泽均一、发泡鼓起均匀,可溶性蛋白质量分数较传统砂炒法明显提高;另有报道,鸡内金土炒味焦香,更能增强其健脾消食功效。滑石粉炒可增强化石通淋功效。

【贮藏】置阴凉干燥处,防蛀。

鳖　甲

【处方用名】鳖甲、炙鳖甲、制鳖甲、酥鳖甲、烫鳖甲。

【来源】本品为鳖科动物鳖 *Trionyx sinensis* Wiegmann 的背甲。

【采收加工】全年均可捕捉,以秋、冬二季为多,捕捉后杀死,置沸水中烫至背甲上的硬皮能剥落时,取出,剥取背甲,除去残肉,晒干。

【历史沿革】汉代有炙法;南北朝刘宋时期有醋制、童便制等法;唐代有制炭,烧灰捣筛为散等法;宋代有蛤粉炒、童便浸炙、醋硇砂炙、醋浸反复炙等法;明代有童便酒醋炙、酒洗醋炒、桃仁酒醋反复制等法;清代有酥炙法,并载有"消积醋炙,治骨蒸痨热童便炙,治热邪酒炙"。2020年版《中国药典》收载鳖甲和醋鳖甲。

【炮制方法】

1. 鳖甲　取原药材,置蒸锅内,沸水蒸45分钟,取出,放入热水中,立即用硬刷除去皮肉,洗净,干燥。或取原药材用清水浸泡,不换水,至皮肉筋膜与甲骨容易分离时取出背甲,洗净,日晒夜露至无臭味,干燥。

2. 醋鳖甲　取净砂置炒制容器内,用武火加热至滑利状态时,投入净鳖甲碎块,翻埋拌炒至质酥、表面呈深黄色时,取出,筛去砂,趁热投入醋中浸淬,捞出,干燥。用时捣碎。

每100kg净鳖甲,用醋20kg。

【饮片质量要求】

1. 鳖甲　本品为不规则的碎片,外表面黑褐色或墨绿色,略有光泽,内表面类白色,质坚硬。气微腥,味淡。

2. 醋鳖甲　本品形如鳖甲,表面深黄色,质酥脆,略具醋气。

【炮制作用】鳖甲性味咸,微寒。归肝、肾经。具有滋阴潜阳,退热除蒸,软坚散结的功效。

1. 鳖甲　生品质地坚硬,有腥臭气。养阴清热、潜阳息风之力较强。多用于热病伤阴或内伤虚热,虚风内动。如治外邪传里伤阴、骨蒸潮热的秦艽鳖甲散(《卫生宝鉴》);治虚风内动的三甲复脉汤(《温病条辨》)。

2. 醋鳖甲　鳖甲砂炒醋淬后,质变酥脆,易于粉碎及煎出有效成分,并能矫臭矫味。醋制还能增强药物入肝消积、软坚散结的作用。常用于癥瘕积聚,月经停闭。如治癥瘕、疟疾的鳖甲饮(《济生方》);治妇人月水不通而成癥块的鳖甲丸(《太平圣惠方》)。

【炮制研究】鳖甲净制时采用食用菌法操作,制品中游离氨基酸、醇溶性浸出物含量,以及微量元素 Cr、Cu、Fe、Ca 含量均高于传统炮制品,而有毒的 As、Pb 含量低于传统炮制品。鳖甲炮制前后蛋白质含量基本相近,但炮制后煎出率显著增高,煎煮3小时后,蛋白质煎出量、钙的煎出率均大大高于生品。

采用远红外烤箱炮制鳖甲,药物受热均匀,温度容易掌握,且不污染环境。

【贮藏】置干燥处,防蛀。

龟　甲

【处方用名】龟甲、龟板、炙龟甲、制龟甲、酥龟甲、烫龟甲。

【来源】本品为龟科动物乌龟 *Chinemys reevesii* (Gray) 的背甲及腹甲。

【采收加工】全年均可捕捉,以秋、冬二季为多,捕捉后杀死,或用沸水烫死,剥取背甲和腹甲,除去残肉,晒干。

【历史沿革】唐代有炙法;宋代又有酥炙、醋炙、酒制、酒醋炙、煅制、童便制等法;元明时期有酒浸、猪脂炙及灰火炮后酥炙、酒炙等法;清代有猪脂炙后烧灰、油制、熬制等法。2020年版《中国药典》载有龟甲、醋龟甲。

【炮制方法】

1. 龟甲　取原药材,置蒸锅内,沸水蒸45分钟,取出,放入热水中,立即用硬刷除净皮肉,洗净,晒干。或取原药材用清水浸泡,不换水,使皮肉筋膜腐烂,与甲骨容易分离时取出,用清水洗净,日晒夜露至无臭味,晒干。

2. 醋龟甲　取净砂置炒制容器内,用武火加热至滑利状态时,投入净龟甲碎块,翻埋至质酥、表面呈深黄色时,取出,筛去砂,趁热投入醋中浸淬,取出,干燥。用时捣碎。

每100kg净龟甲,用醋20kg。

【饮片质量要求】

1. 龟甲　本品为不规则的块状,表面淡黄色或黄白色,有放射状纹理。内面黄白色,边缘呈锯齿状,质坚硬,可自骨板缝处断裂。气微腥,味微咸。

浸出物:水溶性浸出物不得少于4.5%。

2. 醋龟甲　本品为不规则的块状。背甲盾片略呈拱状隆起,腹甲盾片呈平板状,大小不一。表面黄色或棕褐色,有的可见深棕褐色斑点,有不规则纹理。内表面棕黄色或棕褐色,边缘有的呈锯齿状。断面不平整,有的有蜂窝状小孔。质松脆。气微腥,味微咸,微有醋香气。

浸出物:水溶性浸出物不得少于8.0%。

【炮制作用】龟甲性味咸、甘,微寒。归肝、肾、心经。具有滋阴潜阳,益肾强骨,养血补心,固经止崩的功效。

1. 龟甲　生品质地坚硬,有腥气,善于滋阴潜阳,用于肝风内动,肝阳上亢。如治肝肾阴虚,肝阳上亢的镇肝熄风汤(《医学衷中参西录》);治虚风内动的大定风珠(《温病条辨》)。

2. 醋龟甲　龟甲砂炒醋淬后,质变酥脆,易于粉碎,利于煎出有效成分,并能矫臭矫味。醋龟甲以补肾健骨,滋阴止血力胜。常用于劳热咯血,脚膝痿弱,潮热盗汗,痔疮肿痛。如治阴虚发热,骨蒸盗汗的大补阴丸、筋骨痿弱的虎潜丸(《丹溪心法》);治经行不止或崩中漏下的固经丸(《医学入门》)。

【炮制研究】龟甲砂炒、砂炒醋淬后总氨基酸含量、总含氮量的煎出量均高于生品,其顺序是砂炒醋淬品>砂炒品>生品,说明砂炒醋淬龟甲有助于成分溶出。

龟上下甲砂烫醋淬品均能使甲亢阴虚模型大鼠整体耗氧量降低,心率减慢,痛阈延长,体重增加,肾上腺、甲状腺及胸腺的重量基本恢复正常,具有滋阴作用。二者作用无显著性差异。

龟甲传统的净制方法是水浸泡腐烂法,其生产周期长,一般浸泡需20~30天以上,由于药物在浸泡过程中,大量细菌生长繁殖,导致药物腐烂发臭,污染环境,影响药物疗效。改进的工艺主要分为热解法和酶解法两类。热解法主要是用蒸法、高压蒸法、水煮法、水煮闷法、砂烫法和砂烫醋淬法。酶解法主要有蛋白酶法、酵母菌法、猪胰脏法和食用菌法。新老工艺各有特色,新工艺能缩短加工时间,且不受季节、气候、场地所限,不污染环境,但对药效有一定影响。

【贮藏】置干燥处,防蛀。

穿　山　甲

【处方用名】穿山甲、山甲、炮山甲、炮甲珠、山甲珠、醋山甲、醋甲片。

【来源】本品为鲮鲤科动物穿山甲 *Manis pentadactyla* Linnaeus 的鳞甲。

【采收加工】收集鳞甲,洗净,晒干。

【历史沿革】唐代有烧灰法、炒黄法;宋代有炙黄、童便浸炙、炙焦、醋浸炒、蚌粉炒、蛤粉炒、酒制、土炒等法;元代有石灰炒制、酥制、火炮等法;明代有桑灰制、热灰炮焦、谷芒灰炒、醋炙、麸炒、皂角灰制、油煎、砂土炒等法;清代有乳制、红花牙皂紫草节苏木制等法。2020年版《中国药典》未收载。

【炮制方法】

1. 穿山甲　取原药材,除去杂质,洗净,干燥。

2. 炮山甲　取净砂置炒制容器内,用武火加热至滑利状态时,投入大小分档的净穿山甲,翻埋至鼓起,卷曲,呈金黄色时,取出,筛去砂,晾凉。

穿山甲(图片)

3. 醋山甲　将炮山甲趁热投入醋中浸淬,取出,干燥。用时捣碎。

每100kg净穿山甲,用醋30kg。

炮山甲(图片)

【饮片质量要求】

1. 穿山甲　本品呈扇面形、三角形、菱形或盾形的扁平片状或半折合状,中央较厚,边缘较薄,大小不一。外表黑褐色或黄褐色,有光泽,宽端有数十条排列整齐的纵纹及数条横纹线;窄端光滑。内表面色浅,较润滑,中部有一条明显凸起的弓形横向棱线,其下方有数条与棱线相平行的细纹。角质,半透明,坚韧有弹性,不易折断。气微腥,味淡。

2. 炮山甲　本品全体鼓起,呈卷曲状,表面金黄色,质酥脆,易碎。

3. 醋山甲　本品形同炮山甲,表面金黄色。有醋香气。

【炮制作用】穿山甲性味咸,微寒。归肝、胃经。具有活血消癥,通经下乳,消肿排脓,搜风通络的功效。

1. 穿山甲　生品质地坚硬,不易粉碎和煎煮,并有腥臭气,一般不直接入药。

2. 炮山甲　砂炒后质变酥脆,易于粉碎及煎出有效成分,矫正其腥臭之气。炮山甲善于消肿排脓,搜风通络,用于痈疽肿毒,风湿痹痛。如治痈毒初起,赤肿癥痛的仙方活命饮(《立斋外科发挥》);治风湿痹痛,筋脉拘挛的透痉解挛汤(《类证治裁》)。

3. 醋山甲　砂炒醋淬后质脆易碎,利于成分煎出,矫正腥臭之气效果优于砂炒。通经下乳力强,用于经闭不通,乳汁不下。如治经闭不通的穿山甲散(《妇人大全良方》)及治产妇乳汁不下的涌泉散(《卫生宝鉴》);还有治跌打损伤,瘀血肿痛的复元活血汤(《医学发明》)。

【炮制研究】穿山甲主要化学成分为蛋白质和氨基酸及钙、钠、镁等微量元素,炮制前后的化学成分基本相同,但炮制后各炮制品煎煮液中的蛋白质含量均明显高于生品,L-丝-L-酪环二肽和D-丝-L-酪环二肽两种成分的含量也显著增高,表明穿山甲炮制后不仅易于粉碎,且成分的煎出量提高,说明炮制对药物疗效的增强具有一定意义。

对穿山甲生品与不同炮制品的煎液进行分析,总浸出物、总蛋白质和钙的含量顺序为:醋淬品>砂炒品>生品。醋穿山甲的水溶性浸出物比烫山甲的水溶性浸出物增加,因此入煎剂醋山甲较烫山甲为优。穿山甲炮制后水煎液中无机元素和氨基酸含量均较生品水煎液明显增加,溶出率增大,特别是锌,醋淬品水煎液中的含量及溶出率都高于生品及砂炒品。由于锌的含量与活血化瘀作用密切相关,因此可作为醋制增强穿山甲活血功效的依据之一。

穿山甲炮制时的砂温以230~250℃为好,此温度范围内炮制的穿山甲外观性状较好,水溶性浸出物及蛋白质含量较高。另有报道用微波法和爆花机炮制穿山甲,可达到"鼓起、卷曲、呈金黄色或棕黄色,质酥脆"的标准,且浸出物含量明显高于砂烫法,而重金属含量却不比砂烫法高。采用卧式炒药机炮制穿山甲,利用中速转动搅拌,锅内温度120℃左右,只需8~12分钟,同样能达到炮制品的质量要求。

【贮藏】置干燥处。

五、蛤粉炒

将净制或切制后的药物与热蛤粉共同加热,并不断翻动至一定程度的方法,称为蛤粉炒,亦称蛤粉烫。

蛤粉是海洋贝类软体动物文蛤或青蛤的贝壳经洗净、晒干研粉或煅后研粉所得;其味咸性寒,有清热利湿、软坚化痰的功能。蛤粉炒常用于炮制动物胶类药物。

蛤粉颗粒细小,传热作用较砂缓慢,故能使药物缓慢受热,适用于炒制难以粉碎的胶类中药,并能增强清热化痰的功效。

(一) 炮制目的

1. 使药物质地酥脆,便于制剂和调剂。如阿胶、鹿角胶。

2. 降低药物的滋腻之性,矫正不良气味。如阿胶。

3. 增强药物的疗效。如阿胶。

(二) 操作方法

将研细过筛后的净蛤粉,置炒制容器内,用中火加热至灵活状态时,投入经大小分档的净制或切制过的药物,适当降低火力,翻炒至药物鼓起或成珠、内部疏松、外表呈黄色时,迅速取出,筛去蛤粉,晾凉。

除另有规定外,每 100kg 药物,用蛤粉 30~50kg。

(三) 注意事项

1. 胶块切成立方丁,再大小分档,分别炒制。

2. 炒制时火力不宜过大,以防药物黏结、焦煳或"烫僵"。如温度过高可酌加冷蛤粉调节温度。

3. 胶丁下锅翻炒要速度快且均匀,否则会引起互相粘连,造成不圆整而影响外观。

4. 蛤粉烫炒同种药物可连续使用,但颜色加深后需及时更换。

5. 贵重、细料药物,如阿胶之类,在炒制前最好先采取投药试温的方法,以便掌握火力,保证炮制品质量。

阿 胶

【处方用名】阿胶、阿胶珠、胶珠、炒阿胶。

【来源】本品为马科动物驴 *Equus asinus* L. 的干燥皮或鲜皮经煎煮、浓缩制成的固体胶。

阿胶(图片)

【采收加工】将驴皮漂泡,去毛,切成小块,再漂泡洗净,分次洗煎,滤过,合并滤液,用文火浓缩(可分别加入黄酒、冰糖和豆油)至稠膏状,冷凝,切块,阴干。

【历史沿革】汉代有炙令尽沸;南北朝刘宋时期有猪脂浸炙;唐代有炒制、熬制、炙珠;宋代又有了蛤粉炒、炒黄、米炒、麸炒、水浸蒸等法;明清又有了草灰炒、面炒、蒲黄炒、牡蛎粉炒、酒蒸等法。2020年版《中国药典》收载阿胶和阿胶珠(即蛤粉炒阿胶)。

【炮制方法】

1. 阿胶丁　取阿胶块,文火烘软,趁热切成0.5cm左右的小丁块。

2. 阿胶珠　取净蛤粉置炒制容器内,用中火加热至灵活状态时,投入阿胶丁,不断翻动,翻埋拌炒至鼓起呈圆球形,表面黄白色,内无溏心时,迅速取出,筛去蛤粉,晾凉。

阿胶珠(图片)

每100kg阿胶丁,用蛤粉30~50kg。

3. 蒲黄炒阿胶　取净蒲黄置炒制容器内,用中火加热至稍微变色时,投入净阿胶丁,翻埋拌炒至鼓起呈圆球形,表面黄棕色,内无溏心时,迅速取出,筛去蒲黄,晾凉。

蒲黄炒阿胶
(图片)

蒲黄的用量以炒时能将阿胶丁全部掩埋为宜。

【饮片质量要求】

1. 阿胶　本品呈长方形、方形块或丁状。棕色至黑褐色,有光泽。质硬而脆,断面光亮,碎片对光照视呈棕色半透明状。气微腥,味微甘。

检查:水分不得过15.0%;重金属及有害元素,铅不得过5mg/kg,镉不得过0.3mg/kg,砷不得过2mg/kg,汞不得过0.2mg/kg,铜不得过20mg/kg;水不溶物不得过2.0%。

含量测定:含L-羟脯氨酸不得少于8.0%,甘氨酸不得少于18.0%,丙氨酸不得少于7.0%,L-脯氨酸不得少于10.0%。含特征多肽以驴源多肽A_1($C_{41}H_{68}N_{12}O_{13}$)和驴源多肽A_2($C_{51}H_{82}N_{18}O_{18}$)的总量计应不得少于0.15%。

2. 阿胶珠　本品呈类球形,表面棕黄色或灰白色,附有白色粉末。体轻,质酥,易碎。断面中空或多孔状,淡黄色至棕色。气微,味微甜。

检查:水分不得过10.0%,总灰分不得过4.0%。

含量测定:(氨基酸)同阿胶。

3. 蒲黄炒阿胶　本品呈类球形,表面棕褐色,其余性状同蛤粉炒阿胶。

【炮制作用】阿胶性味甘,平。归肺、肝、肾经。具有补血滋阴,润燥,止血的功效。

1. 阿胶　阿胶生品味甘,补血止血润燥。用于血虚萎黄,眩晕心悸,肌痿无力,心烦不眠,虚风内动,肺燥咳嗽,劳嗽咯血,吐血尿血,便血崩漏,妊娠胎漏。如治阴虚火旺,心烦失眠的黄连阿胶汤(《伤寒杂病论》);治疗温燥伤肺,干咳无痰,咽喉干燥,心烦口渴,舌干无苔的清燥救肺汤(《医门法律》)。

2. 阿胶珠　蛤粉炒后降低了滋腻之性,质变酥脆,利于粉碎,同时也矫正了不良气味,善于益肺润燥。用于阴虚咳嗽,久咳少痰或痰中带血。如治肺虚火盛,咳喘咽干痰少,或痰中带血的补肺阿胶汤(《小儿药证直诀》)。

3. 蒲黄炒阿胶　蒲黄炒后以止血安络力强,多用于阴虚咳血,崩漏,便血。如治脾阳不足所致的大便下血,或吐血,血色黯淡,四肢不温的黄土汤(《金匮要略》);治冲任不固,崩中漏下,妊娠下血的胶艾汤(《金匮要略》)。

【炮制研究】阿胶多由骨胶原及其部分水解产物组成,总氮量为16%,含17种氨基酸、糖胺聚糖类 - 硫酸皮肤素及 K、Mg、Ca 等18种微量元素等。

阿胶珠与阿胶丁均含相同种类的氨基酸,但阿胶珠氨基酸总量较阿胶丁高,是因经烫珠后水分大大降低,同时烫珠温度可达140℃,肽键易断裂,亦使氨基酸含量提高。而烫炒受热时间短,氨基酸种类并无变化。对阿胶丁、烤阿胶珠、烫阿胶珠进行了总氨基酸测定,并进行烊化速率、溶出度的比较实验,结果表明,含氨基酸量三者无明显差异,但阿胶丁溶出慢,烫阿胶珠因表面部分蛋白质焦化、变质,含量略低,而烤阿胶珠质量较好。

实验证明,阿胶的烫制条件与蛤粉温度和烫制时间呈函数关系。蛤粉温度为145~160℃,时间在3~5分钟时,炮制品质量较好。有采用恒温干燥箱、远红外线烘箱和微波加热制备阿胶珠的报道,认为条件易控,产品质量稳定。

【贮藏】密闭,置阴凉干燥处。防热,防潮。

鹿 角 胶

【处方用名】鹿角胶、鹿角胶珠。

【来源】本品为鹿科动物马鹿 *Cervus elaphus* Linnaeus 或梅花鹿 *Cervus nippon* Temminck 已骨化的角或锯茸后翌年春季脱落的角基(即鹿角盘)经水煎煮,浓缩制成的固体胶块。

【采收加工】将鹿角锯成长 6~10cm 的段,漂泡至水清,分次水煎,滤过,合并滤液(或加入明矾细粉少量),静置,滤取胶液,用文火浓缩(可分别加入黄酒、冰糖和豆油)至稠膏状,冷凝,切块,阴干。

【历史沿革】梁代有作白胶法;南北朝有以无灰酒煮成胶;唐代有炙、熬令色黄的方法;宋代有蛤粉炒、螺粉炒等法;明代又有了炒如珠子、鹿角霜拌炒成珠等法;现行有捣碎、切块、蛤粉炒等法。2020 年版《中国药典》收载鹿角胶。

【炮制方法】

1. 鹿角胶　取鹿角胶块,擦去灰尘,捣成碎块,或文火烘软后切成小立方块(丁)。

2. 鹿角胶珠　取净蛤粉置炒制容器内,用中火加热至灵活状态时,投入净鹿角胶丁,翻埋至鼓起呈圆球形,表面黄白色,内无溏心时,迅速取出,筛去蛤粉,晾凉。

每 100kg 鹿角胶块,用蛤粉 30~50kg。

【饮片质量要求】

1. 鹿角胶　本品呈扁方形块或丁状。黄棕色或红棕色,半透明,有的上部有黄白色泡沫层。质脆,易碎,断面光亮。气微,味微甜。

检查:水分不得过 15.0%,总灰分不得过 3.0%,重金属不得过 30mg/kg,砷盐不得过 2mg/kg,水不溶物不得过 2.0%。

含量测定:含 L- 羟脯氨酸不得少于 6.6%,甘氨酸不得少于 13.3%,丙氨酸不得少于 5.2%,L- 脯氨酸不得少于 7.5%。

2. 鹿角胶珠　本品呈类圆形,表面黄白色或淡黄色,光滑,附有蛤粉。质松泡而易碎。气微,味微甜。

【炮制作用】鹿角胶性味甘、咸,温。归肾、肝经。具有温补肝肾,益精养血的功效。

1. **鹿角胶**　鹿角胶生品甘温,温补肝肾,益精养血。用于肝肾不足所致的腰膝酸冷,阳痿遗精,虚劳羸瘦,崩漏下血,便血尿血,阴疽肿痛。如治妊娠胎动,漏血不止的鹿角胶汤(《圣济总录》);治五劳七伤,腰脊疼痛的鹿角胶煎方(《太平圣惠方》)。

2. **鹿角胶珠**　蛤粉炒后可降低其黏腻之性,矫正不良气味便于服用,并使之质地酥脆,利于粉碎,可入丸、散剂。

【贮藏】贮干燥容器内,置阴凉干燥处,防潮。

六、滑石粉炒

将净制或切制过的药物与热滑石粉共同加热,并不断翻炒至一定程度的方法,称为滑石粉炒,亦称滑石粉烫。

滑石粉性味甘寒,清热利尿,并质地细腻滑利,传热较慢。滑石粉炒制药物可使得药物缓慢受热,不至于过热焦化,因此主要适用于炮制质地坚韧的动物类药物。

(一) 炮制目的

1. 使药物质地酥脆,便于粉碎和煎煮。如鱼鳔、黄狗肾等。
2. 降低毒性及矫正不良气味。如刺猬皮、水蛭等。

(二) 操作方法

取滑石粉置炒制容器内,用中火加热至灵活状态时,投入净制或切制分档后的药物,翻炒至鼓起、酥脆、表面黄色或至规定程度时,迅速取出,筛去滑石粉,晾凉。

除另有规定外,每100kg 药物,用滑石粉 40~50kg。

(三) 注意事项

1. 滑石粉炒一般用中火,操作时适当调节火力,防止药物生熟不均或焦化。如温度过高时,可酌加冷滑石粉调节。
2. 滑石粉可反复使用,色泽变灰暗时应及时更换,以免影响成品外观色泽。

水 蛭

【处方用名】水蛭、制水蛭、烫水蛭。

【来源】本品为水蛭科动物蚂蟥 *Whitmania pigra* Whitman、水蛭 *Hirudo nipponica* Whitman 或柳叶蚂蟥 *Whitmania acranulata* Whitman 的干燥全体。

【采收加工】夏、秋二季捕捉,用沸水烫死,晒干或低温干燥。

【历史沿革】汉代载有熬、暖水洗去腥;宋代有炒令微黄、煨令微黄、炒焦、水浸去血子后米炒、石灰炒过再熬及米泔浸一宿后曝干,以冬猪脂煎令焦黄、焙干等法;元代有盐炒法;明代有炙法;清代有香油炒焦等法。2020 年版《中国药典》收载水蛭和烫水蛭(即滑石粉炒水蛭)。

【炮制方法】

1. 水蛭　取原药材,洗净,闷软,切段,晒干。

2. 烫水蛭　取滑石粉置炒制容器内,用中火加热至灵活状态时,投入净水蛭段,翻埋炒至鼓起,腥臭味逸出,断面显黄棕色时,取出,筛去滑石粉,晾凉。

每100kg净水蛭段,用滑石粉40kg。

【饮片质量要求】

1. 水蛭　本品呈不规则小段,长10~15mm,扁平,有环纹,背部呈褐色,腹部黄棕色,质韧,有腥气。

水蛭(图片)

2. 烫水蛭　本品呈不规则扁块状或扁圆柱形,略鼓起,表面棕黄色至黑褐色,附有少量白色滑石粉。断面松泡,灰白色至焦黄色,气微腥。

检查:水分不得过14.0%;总灰分不得过10.0%;酸不溶性灰分不得过3.0%;酸碱度应为5.0~7.5;重金属及有害元素,铅不得过10mg/kg,镉不得过1mg/kg,砷不得过5mg/kg,汞不得过1mg/kg;每1 000g含黄曲霉毒素 B_1 不得过5μg,黄曲霉毒素 G_2、黄曲霉毒素 G_1、黄曲霉毒素 B_2 和黄曲霉毒素 B_1 的总量不得过10μg。

烫水蛭(图片)

【炮制作用】水蛭性味咸、苦,平;有小毒。归肝经。具有破血通经、逐瘀消癥的功效。

1. 水蛭　水蛭生品有小毒,多入煎剂,以破血逐瘀为主。如治瘀滞癥瘕、经闭及跌打损伤、瘀滞疼痛的化回生丹(《温病条辨》)。

2. 烫水蛭　滑石粉烫后能降低毒性,质地酥脆,利于粉碎,多入丸散。如治跌打损伤,内损瘀血,心腹疼痛,大便不通的夺命散(《济生方》);治热入下焦与血瘀结滞引起的癥瘕痞块、胁腹胀满的抵当汤(《金匮要略》)。

【炮制研究】现代医学研究表明水蛭的活性成分可分为两大类:第一类是直接作用于凝血系统的凝血酶抑制剂,以及其他抑制血液凝固的物质;第二类是蛋白抑制剂及其他活性成分,小分子肽类及蛋白酶等。水蛭加热炮制后,其抑制血液凝固物质如水蛭素等含量降低,故抗凝血活性降低,但同时也降低了毒性。

生水蛭煎液小鼠灌胃具有显著延长凝血时间、出血时间和体内抗血栓作用;制水蛭煎液能使出血时间延长,但对凝血时间和体内血栓形成无明显影响;烫水蛭对凝血时间、出血时间和体内血栓形成均无明显作用。

水蛭生品、烫品或制品(酒润麸制)均可纠正高脂血症大鼠血浆脂蛋白紊乱,生品并能降低实验性高脂血症小鼠的血清胆固醇含量。

水蛭生品、烫品或制品(酒润麸制)对巴豆油诱发的小鼠耳郭肿胀均有显著抑制作用,均能明显减轻小鼠腹腔毛细血管的通透性,其作用强度烫品>制品>生品。

【注意】孕妇禁用。

【贮藏】贮干燥容器内,密闭,置通风干燥处。防潮,防蛀。

鱼　鳔

【处方用名】鱼鳔、鱼胶、炒鱼鳔胶、鱼鳔珠。

【来源】本品为石首鱼科动物大黄鱼 *Pseudosciaena crocea*（Richardson）、小黄鱼 *Pseudosciaena polyactis* Bleeker 或鲟科动物中华鲟 *Acipenser sinensis* Gray、鳇鱼 *Huso dauricus*（Georgi）等的干燥鱼鳔。

【采收加工】取得鱼鳔后，剖开，压扁或制成一定形状，干燥。

【历史沿革】宋代有炙令焦黄、制炭、炒制等法；明代有炮、焙、蛤粉炒等法；清代有螺粉炒、香油炸、麸炒、牡蛎粉炒等法。2020 年版《中国药典》未收载。

【炮制方法】

1. 鱼鳔　取原药材，除去杂质，刷去灰屑，微火烘软，切小方块或丝。

2. 炒鱼鳔　取滑石粉或蛤粉置炒制容器内，用中火加热至灵活状态时，投入净鱼鳔块或丝，翻炒至鼓起松泡，呈黄色时，取出，筛去滑石粉或蛤粉，晾凉。

每 100kg 净鱼鳔段，用滑石粉或蛤粉 40kg。

鱼鳔（图片）

炒鱼鳔（图片）

【饮片质量要求】

1. 鱼鳔　本品呈小方块状或不规则条状，黄白色或淡黄色，半透明角质样，质坚韧，气微腥，味淡。

2. 炒鱼鳔　本品表面鼓胀发泡，黄色，质地酥脆，气微香。

【炮制作用】鱼鳔性味甘、咸，平。归肾经。具有补肾益精，滋养筋脉，止血，散瘀的功效。

1. 鱼鳔　生品滋腻之性较强，有腥臭气。

2. 炒鱼鳔　滑石粉炒制后降低滋腻之性，矫正腥臭味；还能使其质地酥脆，利于粉碎。临床多用其制品，用于肾虚滑精，吐血，血崩。如治肾虚气弱，阳痿不举，命门火衰，腰腿酸痛，精神疲倦，食欲不佳的三肾丸（《全国中药成药处方集》）；治肾水不足、阴虚血虚的鱼鳔丸（《验集拔萃良方》）。

【炮制研究】主含生胶质。有研究以 185℃恒温箱内烘烤至鱼鳔形体鼓起，松泡，呈黄色时，取出晾凉。此法可使制品受热均匀，色泽一致，且无糊化现象。

【贮藏】贮干燥容器内，密闭，置通风干燥处。防霉、防蛀。

黄 狗 肾

【处方用名】狗肾、黄狗肾、狗鞭、制黄狗肾。

【来源】本品为犬科动物黄狗 *Canis familiaris* Linnaeus 的干燥阴茎和睾丸。

【采收加工】捕获后，割取生殖器（阴茎及睾丸），置阴凉处风干。

【历史沿革】宋代有炙黄、酒煮焙干等法；明代有酒煮烂、酥拌炒等法；清代有酥炙的记载；现行主要为滑石粉炒法。2020 年版《中国药典》未收载。

【炮制方法】

1. 黄狗肾　取原药材，用清水漂净，取出，干燥，置烘箱内烘软或置笼屉内蒸软，切薄片，干燥。

2. 滑石粉炒黄狗肾　取滑石粉置炒制容器内，用中火加热至灵活状态时，投入净狗肾片，翻埋至鼓起松脆，呈焦黄色时，取出，筛去滑石粉，晾凉。

每 100kg 净黄狗肾，用滑石粉 40kg。

【饮片质量要求】

1. 黄狗肾　本品呈圆柱状小段或圆形片状,黄棕色,有少许毛黏附,质地坚韧,有腥臭味。

2. 滑石粉炒黄狗肾　本品呈黄褐色,质地松泡,腥臭味减弱。

【炮制作用】黄狗肾性味咸,温。归肾经。具有暖肾、壮阳、益精的功效。

1. 黄狗肾　黄狗肾因气腥、质坚韧,一般不生用。

2. 滑石粉炒黄狗肾　炒后质地松泡酥脆,便于粉碎和煎煮,同时矫正其腥臭味,便于服用。临床多用其制品。主要用于肾虚阳衰所致的阳痿、阴冷,以及畏寒肢冷,腰酸尿频。

【贮藏】贮干燥容器内,密闭,置通风干燥处。防霉、防蛀。

刺 猬 皮

【处方用名】刺猬皮、猬皮、炒刺猬皮。

【来源】本品为刺猬科动物刺猬 *Erinaceus europaeus* Linnaeus 或短刺猬 *Hemiechinus dauricus* Sundevall 的干燥外皮。

【采收加工】捕获后,将皮剥下,除去肉脂,撒上一层石灰,于通风处阴干。

【历史沿革】汉代有酒煮的方法;晋代出现烧末的记载;唐代有炙、炙令焦、炒令黑等法;宋代有炙令焦黄、酒浸炙、煅黑存性、炒黄等法;明代有麸炒、酥炙、蛤粉炒等法;清代有土炒、酒醋童便浸炙等法;现行有滑石粉炒、砂炒或砂炒醋浸等法。2020 年版《中国药典》未收载。

【炮制方法】

1. 刺猬皮　取原药材,用碱水浸泡,将污垢洗刷干净,再用清水洗净,润透,剁成小方块,干燥。

2. 滑石粉炒刺猬皮　取滑石粉置炒制容器内,用中火加热至灵活状态时,投入净刺猬皮块,拌炒至焦黄色、鼓起、皮卷曲、刺尖秃时,取出,筛去滑石粉,晾凉。

每 100kg 净刺猬皮,用滑石粉 40kg。

【饮片质量要求】

1. 刺猬皮　本品呈密生硬刺的不规则小块,外表面灰白色,黄色或灰褐色,皮内面灰白色,边缘有毛,质坚韧,有特殊腥臭气。

2. 滑石粉炒刺猬皮　本品质地发泡,刺尖秃,易折断,边缘皮毛脱落,呈焦黄色,皮部边缘向内卷曲,微有腥臭气味。

【炮制作用】刺猬皮性味苦,平。归胃、大肠经。具有止血行瘀、固精缩尿、止痛的功效。

1. 刺猬皮　刺猬皮因腥臭气味较浓,很少生用。

2. 滑石粉炒刺猬皮　滑石粉烫后质地松泡酥脆,便于粉碎和煎煮,利于制剂,并能矫臭矫味。临床多用其炮制品。用于胃痛吐食,痔瘘下血,遗精,遗尿等。如治痔漏的猬皮丸(《圣济总录》);治肠风下血的猬皮散(《杨氏家藏方》)。

【炮制研究】刺猬皮含蛋白质、钙盐等。刺猬皮上层刺主要含角蛋白,下层真皮层主要含胶原、弹性硬蛋白和脂肪等。短刺猬中含有 17 种氨基酸,其中谷氨酸含量最高。

刺猬皮经炒后,由于高温的作用,使钙盐生成氧化钙,收涩之性大增。内服后在胃酸作用下形成可溶性钙盐,易于吸收,从而增加人体内钙的含量,促进血凝,增强收敛止血的作用。

【贮藏】贮干燥容器内,密闭,置通风干燥处。防霉,防蛀。

玳　瑁

【处方用名】玳瑁、制玳瑁。

【来源】本品为海龟科动物玳瑁 *Eretmochelys imbricata* (Linnaeus) 的干燥背甲。

【采收加工】全年均产,捕捉后,用沸醋浇泼,剥下甲片,除净残肉,洗净、干燥。

【历史沿革】宋代有细锉,捣罗为末及水磨浓汁的方法;明代有锉碎、研等法;现行主要有滑石粉炒法。2020 年版《中国药典》未收载。

玳瑁(图片)

【炮制方法】

1. 玳瑁　取原药材,刷净,用温水浸软或蒸软,切成细丝,干燥或研成细粉。

2. 滑石粉炒玳瑁　取滑石粉置炒制容器内,用文火加热至灵活状态时,加入净玳瑁丝,拌炒至表面微黄色,鼓起,取出,筛去滑石粉,晾凉。

每 100kg 玳瑁丝,用滑石粉 30~50kg。

滑石粉炒玳瑁
(图片)

【饮片质量要求】

1. 玳瑁　本品呈不规则的细丝状,外表面淡黄棕色,光滑,内表面有白色沟纹,切面角质样,对光照视可见紧密透明小点。质坚韧,不易折断。气微腥,味淡。

2. 滑石粉炒玳瑁　本品形如玳瑁丝,呈深黄色,表面鼓起,质脆,微具香气。

【炮制作用】玳瑁性味甘,寒。归心、肝经。具有清热解毒、镇心平肝的功效。

1. 玳瑁　玳瑁多生用,用于热病神昏,谵语惊狂,斑疹吐衄,惊风抽搐,痈肿疮毒。如治急风中恶、神志不清、四肢厥冷的玳瑁丸(《太平圣惠方》)。

2. 滑石粉炒玳瑁　经滑石粉炒后,质地酥脆,便于粉碎,并可除去腥气。

【贮藏】贮干燥容器内,密闭,置通风干燥处。防霉,防蛀。

本章小结

1. 主要内容解读　炒法是中药炮制的基本方法之一,属于火制法。炒法历史悠久,唐代后广泛应用于药物的炮制,现代也是中药炮制最常用的方法之一。古代关于炒法的描述多样,有微炒、炒出汗、炒香、炒黄、炒焦、炒黑等。宋代以后,加辅料炒法得到广泛应用。现在炒法的分类及表达变得统一规范,按照是否使用固体辅料,分为清炒法和加辅料炒法,清炒法又按照加热程度的不同,分为炒黄、炒焦和炒炭。不同的炒制方法,产生的炮制作用及所适用的药物均有所差别。药物加固体辅料或者不加固体辅料,经不同的温度加热不同的时间,会发生物理及化学变化,其外观性状、内在质量均会由于受热发生一定的变化,随之其药效也会发生改变,经炒法炮制后的药物与生品"生熟有别"。

2. 主要知识点　将净选或切制后的药物,置预热炒制容器内,加辅料或不加辅料,用不同火力连续加热,并不断翻动搅拌使之达到规定程度的方法,称为炒法。根据加辅料与否分为清炒法和加辅料炒法。清炒法分为炒黄、炒焦、炒炭;加辅料炒法按所加辅料的不同分为麸炒、米炒、土炒、砂炒、蛤粉炒和滑石粉炒等。炒法的基本操作程序为:预热、投药、翻炒、出锅。"火力"和"火候"

是炒法炮制中的两个重要概念。火力：是指火的大小(强弱)或温度的高低。火候：是指药物加热炒制时火力大小的运用、加热时间的长短及药物在受热过程中内外出现的变化特征的综合概括。不同的药物应选用适当的火力炒至规定火候，太过或不及均影响饮片的临床应用。各方法项下的重点药物需掌握炮制方法、炮制作用，个别药物需掌握炮制原理；一般药物需掌握常用饮片规格及炮制方法。

重点药物：槐花、王不留行、决明子、芥子、牛蒡子、苍耳子、酸枣仁、牵牛子、莱菔子、山楂、栀子、槟榔、大蓟、侧柏叶、蒲黄、荆芥(附：荆芥穗)、干姜、乌梅、地榆、牡丹皮、苍术、枳壳、薏苡仁、僵蚕、党参、斑蝥、山药、白术、骨碎补、马钱子、狗脊、鸡内金、鳖甲、阿胶、水蛭。

一般药物：葶苈子、蔓荆子、紫苏子、茺蔚子、瓜蒌子、冬瓜子、黑芝麻、火麻仁、使君子、蒺藜、白果、花椒、青葙子、蓖麻子、常山、桑枝、九香虫、海螵蛸、水红花子、川楝子、小蓟、鸡冠花、白茅根、藕节、茜草、绵马贯众、石榴皮、卷柏、莲房、枳实、芡实、椿皮、红娘子、龟甲、穿山甲、脐带、鹿角胶、鱼鳔、黄狗肾、刺猬皮、玳瑁。

3. 拓展学习指导　通过文献查阅，熟悉炒法研究的常用方法和手段，了解现代关于炒法炮制的研究结果，关注火力的量化控制及饮片外观性状量化检测的研究方法及进展，加深理解炒法炮制作用的科学内涵以及火力和火候对炒法炮制药物的质量及药效的影响。

第十章　同步练习

思考题

1. 中药炒黄的操作要点和炮制目的是什么？

2. 中药炒焦的主要目的及注意事项是什么？

3. "炒炭存性"如何理解？炒炭时的注意事项有哪些？

4. 麸炒法的操作要点与注意事项是什么？

5. 斑蝥为什么适合采用米炒法炮制？

6. 加辅料炒法中常用哪些辅料？各适用于什么药物种类？

7. 山药和土炒山药各具有什么作用？

8. 马钱子砂烫后为什么能够降低毒性？

第十一章 炙法

掌握:酒炙、醋炙、盐炙、蜜炙、姜炙、油炙的炮制目的、炮制方法及注意事项;重点药物的炮制规格、炮制方法、炮制作用。

熟悉:一般药物的炮制方法及炮制作用;重点中药炮制品的质量要求及研究概况。

了解:各种炙法的含义;各种炙法所用的辅料及其用量;加固体辅料炒和炙法的异同点。

将净选或切制后的药物,加入一定量的液体辅料拌炒,使辅料逐渐渗入药物组织内部的炮制方法称为炙法。

液体辅料都有其本身的功效,古人在认识到辅料的性质之后,逐渐引用到炮制药材,特别是明清时期得到了广泛的应用,其原始意图在于与药材起协同或制约等作用。因此,药物吸入液体辅料经炒制后在性味、功效、作用趋向、归经和理化性质方面均能发生某些变化,起到降低毒性,抑制偏性,增强疗效,矫臭矫味,使有效成分易于溶出等作用,从而达到最大限度地发挥疗效。

炙法与加辅料炒法在操作方法上基本相似,但二者又有区别。加辅料炒法使用固体辅料,辅料与药物一起翻炒或掩埋,辅料具有传热介质的作用,有些可烟熏赋色,炒制完成后需要筛去辅料;而炙法则使用液体辅料,与药物一起拌匀焖润,辅料渗入药物内部;加辅料炒的温度较高,一般用中火或武火,在炒制容器内翻炒时间较短,药物表面颜色变黄或加深;炙法所用温度较低,一般用文火,在炒制容器内翻炒时间稍长,以药物炒干为宜。

炙法根据所用辅料不同,可分为酒炙、醋炙、盐炙、姜炙、蜜炙、油炙等方法。

目前饮片企业生产中使用炙药机,炙药机与炒药机相似,多用炙药锅和鼓式炙药机,适用于大多数中药的炙制。炙药机具有定时、恒温、控温、温度数显等功能,易于清洗,便于操作。

第一节 酒炙法

将净选或切制后的药物,加入定量的黄酒拌炒至规定程度的方法,称为酒炙法。

酒,性大热,味甘辛,气味芳香,能升能散,具活血通络,祛风散寒,行药势,矫臭矫味的功效。

酒炙法多用于炮制活血散瘀类、祛风通络类、动物类药物和性味苦寒的药物。

（一）炮制目的

1. 改变药性,引药上行　如大黄、黄连、黄柏等。

2. 增强活血通络作用　当归、川芎等。

3. 矫臭矫味　如乌梢蛇、蕲蛇、紫河车等。

（二）操作方法

1. 先拌酒后炒药　将净制或切制后的药物与定量酒拌匀,稍闷润,待酒被吸尽后,置炒制容器内,用文火炒干,取出,晾凉。适用于质地坚实的根及根茎类药物,如黄连、川芎等。

2. 先炒药后加酒　将净选或切制后的药物,置炒制容器内,文火炒至一定程度,再边炒边喷洒定量的酒,炒干,取出,晾凉。适用于质地疏松和易碎的药物,如五灵脂。

大多数药物采用第一种方法,因第二种方法不易使酒渗入药物内部,加热翻炒时,酒易迅速挥发,所以一般少用。

酒炙法所用的酒以黄酒为主。用量一般为每 100kg 药物,用黄酒 10~20kg。

（三）注意事项

1. 用酒拌润药物的过程中,容器上面应加盖,以免酒迅速挥发。

2. 若酒的用量较小,不宜与药物拌匀时,可先将酒加适量水稀释后,再与药物拌润。

3. 药物酒炙时,火力多用文火,勤加翻动,将药物炒干,颜色加深,即可。

黄　连

【处方用名】黄连、川连、酒黄连、姜黄连、吴萸连、萸黄连。

【来源】本品为毛茛科植物黄连 *Coptis chinensis* Franch.、三角叶黄连 *Coptis deltoidea* C. Y. Cheng et Hsiao 或云连 *Coptis teeta* Wall. 的干燥根茎。

【采收加工】秋季采挖,除去须根和泥沙,干燥,撞去残留须根。

【历史沿革】唐代有炒法;宋代有酒炒、姜炒、蜜制、米泔制、麸炒、制炭、吴茱萸制、巴豆制等法;元代增加了土炒,童便制等法;明清以后又增加了醋制、盐制、乳制、黄土姜酒蜜制、胆汁制、酒萸制等法。2020 年版《中国药典》收载黄连片、酒黄连、姜黄连、萸黄连。

【炮制方法】

1. 黄连片　取原药材,除去杂质,抢水洗净,润透,切薄片,干燥,筛去碎屑;或用时捣碎。

2. 酒黄连　取黄连片,加入定量黄酒拌匀,稍闷润,待酒被吸尽后,置炒制容器内,用文火加热,炒干,取出,晾凉,筛去碎屑。

每 100kg 黄连片,用黄酒 12.5kg。

3. 姜黄连　取黄连片,用姜汁拌匀,稍闷润,待姜汁被吸尽后,置炒制容器内,用文火加热,炒干,取出,晾凉,筛去碎屑。

每 100kg 黄连片,用生姜 12.5kg,绞汁或煎汁。

4. 萸黄连　取吴茱萸加适量水煎煮,取汁去渣,煎液与黄连片拌匀,稍闷润,待药液被吸尽后,置炒制容器内,用文火加热,炒干,取出,晾凉,筛去碎屑。

每100kg黄连片,用吴茱萸10kg。

【饮片质量要求】

1. 黄连片　本品为不规则的薄片。外表皮灰黄色或黄褐色,粗糙,有细小的须根。切面或碎断面鲜黄色或红黄色,具放射状纹理,气微,味极苦。

检查:水分不得过12.0%,总灰分不得过3.5%。

浸出物:稀乙醇浸出物不得少于15.0%。

含量测定:以盐酸小檗碱计,含小檗碱($C_{20}H_{17}NO_4$)不得少于5.0%,含表小檗碱($C_{20}H_{17}NO_4$)、黄连碱($C_{19}H_{13}NO_4$)和巴马汀($C_{21}H_{21}NO_4$)的总量不得少于3.3%。

2. 酒黄连　本品形如黄连片,色泽较黄连片加深,略有酒香气。

检查、浸出物、含量测定:同黄连片。

3. 姜黄连　本品形如黄连片,表面棕黄色,有姜的辛辣味。

检查、浸出物、含量测定:同黄连片。

4. 萸黄连　本品形如黄连片,表面棕黄色,有吴茱萸的辛辣香气。

检查、浸出物、含量测定:同黄连片。

【炮制作用】黄连性味苦,寒。归心、脾、胃、肝、胆、大肠经。具有清热燥湿,泻火解毒的功效。

1. 黄连片　生用苦寒性较强,长于泻火解毒,清热燥湿。适用于肠胃湿热所致的腹泻、痢疾、呕吐、热病,热盛火炽,壮热烦躁,神昏谵语,吐血、衄血,疔疮肿毒,口舌生疮,耳道流脓等症。如治三焦火毒热盛证的黄连解毒汤(《外科正宗》)。

2. 酒黄连　酒炙黄连能引药上行,缓其寒性,善清头目之火。如治目赤肿痛、口舌生疮的黄连天花粉丸(《证治准绳》)。

3. 姜黄连　姜炙黄连缓和其过于苦寒之性,并增强其止呕作用,以治胃热呕吐为主。如治胃热,烦渴呕吐的黄连竹茹汤(《万病回春》)。

4. 萸黄连　吴茱萸制黄连抑制其苦寒之性,使黄连寒而不滞,以清气分湿热,散肝胆郁火为主。用于治湿热瘀滞肝胆,嘈杂吞酸;积滞内阻,生湿蕴热,胸脘痞满,泄泻或下痢等,如治积滞内阻,胁肋胀痛,下痢脓血的大香连丸(《太平惠民和剂局方》)。

【炮制研究】黄连中的主要有效成分小檗碱等易溶于水,在热水中溶解度更高。实验证明,黄连切制时,宜在水温较低时进行,并尽量减少在水中的浸润时间,否则易损失药效。目前黄连生用时多在用前捣碎,以避免在切制过程中成分的流失。黄连经酒炮制后,主要化学成分小檗碱、巴马汀、药根碱的溶出率增加,煎液中的实际含量比生品高。

黄连经酒、姜汁、吴茱萸汁炮制后,仍有不同程度的抗菌活性,且均出现了炮制前未有的对铜绿假单胞菌的抑制作用。此外,黄连经姜汁制后对变形杆菌的抑制作用增强,并优于其他炮制品。

【贮藏】置通风干燥处。

大　黄

【处方用名】大黄、生大黄、川军、酒军、酒大黄、醋大黄、熟军、熟大黄、大黄炭。

【来源】本品为蓼科植物掌叶大黄 *Rheum palmatum* L.、唐古特大黄 *Rheum tanguticum*

Maxim. ex Balf. 或药用大黄 *Rheum officinale* Baill. 的干燥根和根茎。

【采收加工】秋末茎叶枯萎或次春发芽前采挖,除去细根,刮去外皮,切瓣或段,绳穿成串干燥或直接干燥。

【历史沿革】汉代有炮熟、酒洗、酒浸、蒸制等法;唐代有炒、制炭、醋煎制、湿纸裹煨等法;宋代增加了九蒸九晒、酒浸炒、蜜焙、醋炒、姜制、湿纸裹蒸、酒蒸、醋蒸、麸煨蒸、童便制、米泔浸等法;明清又增加了酒煮、醋煨、黄连吴茱萸制等法。2020 年版《中国药典》收载大黄、酒大黄、熟大黄、大黄炭。

【炮制方法】

1. 大黄 取原药材,除去杂质,大小分开,洗净,捞出,淋润至软后,切厚片或小方块,晾干或低温干燥。

2. 酒大黄 取大黄片或块,用黄酒拌匀,闷润,待酒被吸尽后,置炒制容器内,用文火炒干,色泽加深,取出,晾凉,筛去碎屑。

每 100kg 大黄片或块,用黄酒 10kg。

3. 熟大黄 取大黄片或块,用黄酒拌匀,闷润至酒被吸尽,装入蒸制容器内,炖 24~32 小时;或不加酒清蒸,至大黄内外均呈黑色时,取出,干燥。

每 100kg 大黄片或块,用黄酒 30kg。

4. 大黄炭 取大黄片或块,置炒制容器内,用武火加热,炒至外表呈焦黑色,取出,晾凉,筛去碎屑。

5. 醋大黄 取大黄片或块,用醋拌匀,闷润,待醋被吸尽后,置炒制容器内,用文火加热,炒干,取出,晾凉,筛去碎屑。

每 100kg 大黄片或块,用醋 15kg。

6. 清宁片 取大黄片或块加水煮烂后,加入黄酒(100∶30)搅拌,再煮成泥状,取出晒干后粉碎,过 100 目筛后再与黄酒、炼蜜混合成团块状,置蒸制容器内蒸透,取出揉搓成直径为 14mm 的圆条,50~55℃低温烘至七成干时,闷约 10 天至内外湿度一致,手摸有挺劲,切厚片,晾干。

每 100kg 大黄片或块,用黄酒 75kg,炼蜜 40kg。

【饮片质量要求】

1. 大黄 本品为不规则圆形厚片或块,大小不等。外表皮黄棕色或棕褐色,有纵皱纹及疙瘩状隆起。切面黄棕色至淡红棕色,较平坦,有明显散在或排列成环的星点,有空隙。

大黄(图片)

检查:水分不得过 13.0%,总灰分不得过 10.0%。

浸出物:水溶性浸出物不得少于 25.0%。

含量测定:含总蒽醌以芦荟大黄素($C_{15}H_{10}O_5$)、大黄酸($C_{15}H_8O_6$)、大黄素($C_{15}H_{10}O_5$)、大黄酚($C_{15}H_{10}O_4$)和大黄素甲醚($C_{16}H_{12}O_5$)的总量计,不得少于 1.5%;含游离蒽醌以芦荟大黄素($C_{15}H_{10}O_5$)、大黄酸($C_{15}H_8O_6$)、大黄素($C_{15}H_{10}O_5$)、大黄酚($C_{15}H_{10}O_4$)和大黄素甲醚($C_{16}H_{12}O_5$)的总量计,不得少于 0.35%。

酒大黄(图片)

2. 酒大黄 本品形如大黄,表面深棕黄色,有的可见焦斑。微有酒香气。

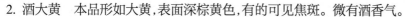

检查、浸出物：同大黄。

含量测定：总蒽醌同大黄，游离蒽醌不得少于 0.50%。

3. 熟大黄　本品形如大黄，表面黑色，断面中间隐约可见放射状纹理，质坚硬，气微香。

检查、浸出物、含量测定：同酒大黄。

4. 大黄炭　本品形如大黄，表面焦黑色，内部深棕色或焦褐色，具焦香气。

检查、浸出物：同大黄。

含量测定：总蒽醌不得少于 0.90%，游离蒽醌同酒大黄。

5. 醋大黄　本品形如大黄，深棕色或棕褐色，内部浅棕色，略具醋气。

6. 清宁片　本品呈圆形厚片，表面乌黑色，有香气，味微苦甘。

【炮制作用】大黄性味苦，寒。归脾、胃、大肠、肝、心包经。具有泻下攻积、清热泻火，凉血解毒，逐瘀通经，利胆退黄的功效。

1. 大黄　生大黄苦寒沉降，气味重浊，走而不守，直达下焦，泻下作用峻烈，长于攻积导滞，泻火解毒。用于实热积滞便秘，血热吐衄，目赤咽肿，痈肿疔疮，肠痈腹痛，瘀血经闭，产后瘀阻，跌扑损伤，湿热痢疾，黄疸尿赤，淋证，水肿；外治烧烫伤。如治热结便秘，潮热谵语的大承气汤（《伤寒杂病论》）；治疮痈肿毒或烧、烫伤的金黄散（《外科精义》）。

2. 酒大黄　大黄酒炙苦寒泻下作用稍缓，并借酒升提之性，引药上行，善清上焦血分热毒。用于目赤咽肿，齿龈肿痛。如治眼暴热痛，头肿起的大黄汤（《圣济总录》）。

3. 熟大黄　泻下力缓，减轻了腹痛的副作用，并增强活血祛瘀的功效。用于治疗瘀血内停、腹部肿块、月经停闭。如治瘀血内停、腹部肿块、月经停闭的大黄䗪虫丸（《金匮要略》）。

4. 大黄炭　泻下作用极微，长于凉血化瘀止血。用于血热有瘀的出血证。如治大肠有积滞的大便出血的十灰散（《增订十药神书》）。

5. 醋大黄　泻下作用减弱，以消积化瘀为主。用于食积痞满，产后瘀停，癥瘕癖积。如治小儿食积痞闷疼痛或妇人气滞经闭不通的三棱煎丸（《卫生宝鉴》）。

6. 清宁片　泻下作用缓和，具缓泻而不伤气，逐瘀而不败正之功。用于饮食停滞，口燥舌干，大便秘结之年老、体弱、久病患者，可单用。

【炮制研究】大黄炮制后泻下作用缓和与具有泻下作用的番泻苷和结合型蒽醌成分含量降低有关。研究表明，大黄经酒炒其含量略有降低；大黄经蒸、炖后其含量减少，其中结合型大黄酸显著减少，番泻苷仅余微量；大黄炒炭后，其结合型大黄酸被大量破坏，但仍保留少量的各型蒽醌类衍生物，番泻苷已不存在。芦荟大黄素 -3-CH$_2$-O-β-D- 葡萄糖苷、大黄素 -8-β-D- 葡萄糖苷的含量，生大黄和醋大黄没有显著性差异，酒大黄较生品增加但不显著，熟大黄和大黄炭较生大黄下降明显。大黄中的游离蒽醌在炮制后含量增加，炒大黄中芦荟大黄素和大黄素的含量分别为生大黄的 2.7 倍和 3.4 倍；大黄炭则分别为生大黄的 1.9 倍和 2.8 倍左右。

大黄炭中止血有效成分大黄酚和大黄素 -6- 甲醚含量分别约为生大黄的 2.7 倍和 4.1 倍，大黄炒炭后止血作用增强与这两种成分的含量增加有关。

大黄鞣质类成分含量为 10%~30%，酒炒大黄下降约 18%，熟大黄降低 50%，大黄炭减少近80%。一制到九制大黄多糖含量随炮制次数的增加而升高，鞣质含量呈下降趋势，但六制和九制大黄的多糖和鞣质含量相近。大黄制成熟大黄后微量元素含量增加的有 29 种，减少的有 3 种。

酒炒大黄泻下效力比生品降低30%,熟大黄(酒炖)、清宁片降低95%,大黄炭无泻下作用。通过胃肠激素和肠神经递质调控作用对比,也发现生大黄对正常小鼠和热结便秘模型小鼠均有明显的泻下效应,而熟大黄无泻下作用,两者存在明显差异,这可能是大黄"生泻熟缓"的作用机制之一。

炮制对大黄解热作用无明显影响。大黄生品和制品煎剂对金黄色葡萄球菌、铜绿假单胞菌、痢疾杆菌、伤寒杆菌、大肠埃希菌等菌种均有一定抑制作用,酒炒与酒炖大黄对金黄色葡萄球菌、痢疾杆菌、伤寒杆菌等均有较好的抑制作用,为治疗肠伤寒、痢疾等细菌感染疾病提供了科学依据;醋炒大黄、石灰炒大黄和大黄炭对铜绿假单胞菌、金黄色葡萄球菌有较好的抑制作用,为治疗烧伤、烫伤提供了科学依据。酒炒大黄消炎作用与生大黄近似,熟大黄、大黄炭消炎作用减弱,但熟大黄在治疗成人和儿童化脓性扁桃体炎时,有较好的解热和消炎作用,且可消除生大黄引起的腹痛、恶心、呕吐等胃肠道反应,炮制可减弱生大黄抑制胃酸分泌和消化酶活性的作用,因此熟大黄、大黄炭、清宁片"苦寒败胃"的副作用消失或缓和。

近年来有大黄成分对机体肝肾功能有不良影响的报道,认为长期应用可能引起肝肾损伤。研究表明,大黄中所含人类成分与肝肾毒性的相关性顺序为总结合蒽醌>总鞣质>总游离蒽醌;炮制可降低大黄肝肾毒性,其机制与结合蒽醌和鞣质类成分的含量下降有关,其中游离的和结合态的芦荟大黄素及大黄素甲醚与毒性相关性最强。

【贮藏】置通风干燥处,防蛀。

龙　胆

【处方用名】龙胆、酒龙胆。

【来源】本品为龙胆科植物条叶龙胆 *Gentiana manshurica* Kitag.、龙胆 *Gentiana scabra* Bge.、三花龙胆 *Gentiana triflora* Pall. 或坚龙胆 *Gentiana rigescens* Franch. 的干燥根和根茎。前三种习称"龙胆",后一种习称"坚龙胆"。

【采收加工】春、秋二季采挖,洗净,干燥。

【历史沿革】晋代有酒煮法;宋代有酒炒、炒制、制炭、煅制等法,并用甘草、姜作辅料;明清增加了酒洗、焙制、防己制、酒制、柴胡制、蜜炒、胆汁制等法。2020年版《中国药典》收载龙胆。

【炮制方法】

1. 龙胆　取原药材,除去杂质,洗净,润透,切段,干燥。

2. 酒龙胆　取净龙胆段,用黄酒拌匀,闷润,待酒被吸尽后,置炒制容器内,用文火加热,炒干,取出,晾凉,筛去碎屑。

每100kg龙胆段,用黄酒10kg。

【饮片质量要求】

1. 龙胆　本品为不规则的段。龙胆根茎表面暗灰棕色或深棕色。根圆柱形,表面淡黄色至黄棕色,有的有横皱纹,具纵皱纹。切面皮部黄白色至棕黄色,木部色较浅。气微,味甚苦。坚龙胆表面无横皱纹,膜质外皮已脱落,表面黄棕色至深棕色。切面皮部黄棕色,木部色较浅。

检查:水分不得过9.0%,总灰分不得过7.0%,酸不溶性灰分不得过3.0%。

浸出物:水溶性浸出物不得少于36.0%。

含量测定:龙胆含龙胆苦苷($C_{16}H_{20}O_9$)不得少于2.0%,坚龙胆含龙胆苦苷($C_{16}H_{20}O_9$)不得少于1.0%。

2. 酒龙胆　本品形如龙胆,表面较龙胆加深,略具酒气。

【炮制作用】龙胆性味苦,寒。归肝、胆经。具有清热燥湿,泻肝胆火的功效。

1. 龙胆　生用苦寒性较强,长于清热燥湿,泻肝胆火。用于湿热黄疸,阴肿阴痒,带下,湿疹瘙痒,目赤,耳鸣耳聋,胁痛口苦,强中,惊风抽搐。如治阴黄龙胆汤(《圣济总录》);治肝胆湿热,胁痛口苦,尿赤涩痛,湿热带下的龙胆泻肝丸(2020年版《中国药典》)。

2. 酒龙胆　龙胆酒炙可引药上行,并缓其苦寒之性。用于肝胆实火所致的头胀头痛,耳鸣耳聋,风热目赤肿痛等。如治肝胆火旺,心烦不宁,头晕目眩,耳鸣的当归龙荟丸(2020年版《中国药典》)。

【贮藏】置干燥处。

当　归

【处方用名】当归、归头、归身、归尾、全当归、酒当归、土炒当归、当归炭。

【来源】本品为伞形科植物当归 Angelica sinensis (Oliv.) Diels 的干燥根。

【采收加工】秋末采挖,除去须根及泥沙,待水分稍蒸发后,捆成小把,上棚,用烟火慢慢熏干。

【历史沿革】南齐有炒法;唐代有酒浸等法;宋代有酒洗、酒润、米拌炒、酒拌、酒炒、醋炒等法;明清增加了酒蒸、酒煮、童便制、盐水炒、姜汁浸、姜汁炒、米泔浸炒、土炒、制炭、黑豆汁制、吴茱萸制、芍药汁制等法。2020年版《中国药典》收载当归、酒当归。

【炮制方法】

1. 当归(全当归)　取原药材,除去杂质,洗净,稍润,切薄片,晒干或低温干燥。

2. 酒当归　取净当归片,用黄酒拌匀,闷润,待酒被吸尽后,置炒制容器内,用文火加热,炒至深黄色,取出,晾凉,筛去碎屑。

每100kg当归片,用黄酒10kg。

当归(图片)

3. 土炒当归　将灶心土粉置炒制容器内,用中火加热至土呈灵活状态时,投入净当归片,炒至当归片上粘满细土时,取出,筛去土,晾凉。

每100kg当归片,用灶心土粉30kg。

酒当归(图片)

4. 当归炭　取净当归片,置炒制容器内,用中火加热,炒至微黑色,取出,晾凉,筛去碎屑。

【饮片质量要求】

1. 当归　本品为类圆形、椭圆形或不规则薄片,外表皮浅棕色至棕褐色。切面浅棕黄色或黄白色,平坦,有裂隙,中间有浅棕色的形成层环,并有多数棕色的油点,香气浓郁,味甘、辛、微苦。

检查:水分不得过15.0%,总灰分不得过7.0%,酸不溶性灰分不得过2.0%。

浸出物:70%乙醇浸出物不得少于45.0%。

2. 酒当归　本品形如当归片,表面深黄色或浅棕黄色,略有焦斑。香气浓郁,并略有酒香气。

检查:水分不得过10.0%,总灰分和酸不溶性灰分同当归。

浸出物:70% 乙醇浸出物不得少于 50.0%。

3. 土炒当归　本品形如当归片,表面土黄色,具土香气。

4. 当归炭　本品形如当归片,表面黑褐色,内部灰棕色,质枯脆,气味减弱,并带涩味。

【炮制作用】当归性味甘、辛,温。归肝、心、脾经。具有补血活血,调经止痛,润肠通便的功效。

1. 当归　生品质润,长于补血活血,调经止痛,润肠通便。用于血虚萎黄,眩晕心悸,月经不调,经闭痛经,虚寒腹痛,风湿痹痛,跌扑损伤,痈疽疮疡,肠燥便秘。如治血虚烦躁的当归补血汤(《兰室秘藏》);治痔漏及脱肛便血的连归丸(《医学入门》)。

2. 酒当归　酒炙当归增强活血通经的作用。用于经闭痛经,风湿痹痛,跌打损伤。如治血虚血滞,崩中漏下的桃红四物汤(《太平惠民和剂局方》)。

3. 土炒当归　土炒增强入脾补血作用,又不致滑肠。多用于血虚便溏,腹中时痛的患者。如治产后虚羸不足,腹中隐痛的当归建中汤(《千金翼方》)。

4. 当归炭　当归炒炭后,以止血和血为主。用于崩中漏下,月经过多。如治妇女胎动不安,月经过多或崩中漏下的当归散(《儒门事亲》)。

【炮制研究】研究表明,当归头、身、尾挥发油含量,比重,折光率,含糖量,旋光度,水分及灰分均无明显差别;但微量元素的含量有差别,归头中钙、铜、锌含量高,归身中铜含量高,归尾中钾、铁含量高;挥发油含量,归尾比归头高,但挥发油中藁本内酯含量,以归尾中最低;具有抗血栓作用的阿魏酸含量以归尾最高,归身次之,归头最低,这与传统经验认为归尾破血的观点相吻合。

当归随炮制温度升高,阿魏酸含量降低。酒炙后水溶物含量增加,阿魏酸几乎无降低,与其他炮制品比较其鞣质最少,铜、镍含量增加,铅降至原生药含量的 1/5。土炒后鞣质为生品的 1.4 倍,水、醇浸出物及阿魏酸稍有降低,铁、镍、铜、锰、锌含量显著升高,铅含量降低至原含量的 1/6。制炭后鞣质升高为生品的 2 倍,其他成分显著降低,钙、镍含量增加,铅含量降低至原含量的 1/4,其他元素含量也显著降低。

当归及炮制品中的还原糖和水溶性糖的含量依次为:酒炒当归>生当归>清炒当归>土炒当归>当归炭。水溶性粗多糖含量依次为:酒炒当归>生当归>土炒当归>清炒当归>当归炭。

当归具有一定的清除氧自由基能力,当归不同炮制品加抗坏血酸后对清除氧自由基有协同作用,炒当归、酒当归的协同作用高于生当归、当归炭、焦当归。与甘露醇合用时,仅有生当归、炒当归与酒当归对羟自由基表现协同作用,焦当归与当归炭协同作用不明显,说明当归炮制品本身对不同氧自由基的清除敏感性不同。

【备注】当归的头、身、尾可分别入药,古人认为"头"止血而上行,"梢"破血而下行,"身"养血而中守,"全"活血而不走。

【贮藏】置阴凉干燥处,防潮,防蛀。

川　芎

【处方用名】川芎、酒川芎。

【来源】本品为伞形科植物川芎 *Ligusticum chuanxiong* Hort. 的干燥根茎。

【采收加工】夏季当茎上的节盘显著突出,并略带紫色时采挖,除去泥沙,晒后烘干,再去须根。

【历史沿革】唐代有熬制法;宋代有微炒、醋炒、米泔水浸、焙制、煅制、酒炒等法;元代增加了米水炒、茶水炒、童便浸等法;明清又增加了清蒸、盐水煮、盐酒炙、煅炭、蜜炙、药汁制等法。2020年版《中国药典》收载川芎。

【炮制方法】

1. 川芎　取原药材,除去杂质,大小分开,略泡,洗净,润透,切厚片,干燥。

2. 酒川芎　取净川芎片,用黄酒拌匀,闷润,待酒被吸尽后,置炒制容器内,用文火加热,炒至棕黄色,取出,晾凉,筛去碎屑。

每100kg川芎片,用黄酒10kg。

【饮片质量要求】

1. 川芎　本品为不规则厚片,外表皮灰褐色或褐色,有皱缩纹。切面黄白色或灰黄色,具有明显波状环纹或多角形纹理,散生黄棕色油点。质坚实。气浓香,味苦、辛,微甜。

检查:含水分不得过12.0%,总灰分不得过6.0%。

浸出物:醇溶性浸出物不得少于12.0%。

含量测定:含阿魏酸($C_{10}H_{10}O_4$)不得少于0.10%。

2. 酒川芎　本品形如川芎,表面棕黄色,偶见焦斑,质坚脆,略具酒气。

【炮制作用】川芎性味辛,温。归肝、胆、心包经。具有活血行气,祛风止痛的功效。

1. 川芎　生品长于活血行气、祛风止痛。临床多生用,用于胸痹心痛,胸胁刺痛,跌扑肿痛,月经不调,经闭痛经,癥瘕腹痛,头痛,风湿痹痛。如治冲任虚寒,月经不调的温经汤(《金匮要略》);治风邪头痛的川芎茶调散(《太平惠民和剂局方》)。

2. 酒川芎　酒炙川芎能引药上行,增强活血行气止痛作用。用于血瘀头痛,偏头痛,风寒湿痛,产后瘀阻腹痛等。如治血瘀头痛的通窍活血汤(《医林改错》)。

【炮制研究】川芎炮制品中总生物碱含量依次为,醋炙＞酒炙＞生品;川芎嗪含量依次为,醋炙＞生品＞酒炙;挥发油含量依次为,生品＞酒炙品＞醋炙品＞炒黄品＞酒煮品;水煎液中阿魏酸含量依次为,酒炙品＞酒煮品＞炒黄品＞醋炙品＞生品。酒川芎水煎液中铁、锰、锂、镍、钴等含量增加,铜、铬含量减少;炒品水煎液中铁、锰、锂、钴、钒含量增加,锌、铜、铬、镍含量减少。

黄酒炙、白酒炙川芎水煎液和生川芎醇提液有明显降低全血黏度、血浆黏度、血细胞比容、血沉红细胞聚集指数等作用。

【贮藏】置阴凉干燥处,防蛀。

白　芍

【处方用名】白芍、炒白芍、酒白芍、醋白芍、土炒白芍。

【来源】本品为毛茛科植物芍药 *Paeonia lactiflora* Pall. 的干燥根。

【采收加工】夏、秋二季采挖,洗净,除去头尾和细根,置沸水中煮后除去外皮或去皮后再煮,晒干。

【历史沿革】汉代列有切制;南北朝时期有蜜水拌蒸;唐代有熬令黄等法;宋代增加了微炒、炒焦、焙制、煮制、酒炒等法;元代增加了酒浸、酒制、炒炭、米水浸炒等法;明清又增加了酒蒸、米炒、土炒、煨制、煅炭、醋炒等法。2020年版《中国药典》收载白芍、炒白芍、酒白芍。

【炮制方法】

1. 白芍　取原药材,除去杂质,大小条分开,洗净,润透,切薄片,干燥。

2. 炒白芍　取净白芍片,置炒制容器内,用文火加热,炒至微黄色,取出,晾凉,筛去碎屑。

白芍(图片)

3. 酒白芍　取净白芍片,用黄酒拌匀,闷润,待酒被吸尽后,置炒制容器内,用文火加热,炒干,取出,晾凉,筛去碎屑。

每100kg白芍片,用黄酒10kg。

酒白芍(图片)

【饮片质量要求】

1. 白芍　本品呈类圆形的薄片。表面淡棕红色或类白色,平滑。切面类白色或微带棕红色,形成层环明显,可见稍隆起的筋脉纹呈放射状排列。气微,味微苦、酸。

检查:水分不得过14.0%,总灰分不得过4.0%,二氧化硫残留量不得过400mg/kg。

浸出物:水溶性浸出物不得少于22.0%。

含量测定:含芍药苷($C_{23}H_{28}O_{11}$)不得少于1.20%。

2. 炒白芍　本品形如白芍片,表面微黄色或淡棕黄色,有的可见焦斑。气微香。

检查:水分不得过10.0%,总灰分、二氧化硫残留量同白芍。

浸出物、含量测定:同白芍。

3. 酒白芍　本品形如白芍片,表面微黄色或淡棕黄色,有的可见焦斑。微有酒香气。

检查:同白芍。

浸出物:水溶性浸出物不得少于20.50%。

含量测定:同白芍。

【炮制作用】白芍性味苦、酸,微寒。归肝、脾经。具有养血调经,敛阴止汗,柔肝止痛,平抑肝阳的功效。

1. 白芍　生品用于头痛眩晕,胁痛,腹痛,四肢挛痛,血虚萎黄,月经不调,自汗,盗汗。如治积热不散,目赤肿痛的泻肝汤(《圣济总录》)。

2. 炒白芍　炒制使白芍寒性缓和,以养血和营,敛阴止汗为主。用于血虚萎黄,腹痛泄泻,自汗盗汗。如治肝旺脾虚致肠鸣腹痛、泄泻的痛泻要方(《景岳全书》)。

3. 酒白芍　白芍酒炙可降低酸寒伐肝之性,入血分,善于调经止血,柔肝止痛。用于肝郁血虚,胁痛腹痛,月经不调,四肢挛痛。产后腹痛尤须酒炙。如治妇女体弱血虚,月经不调的妇科白凤片(《部颁标准》)。

【炮制研究】白芍炮制后,芍药苷、丹皮酚、总氨基酸、苯甲酸含量均有不同程度降低。芍药苷含量依次为,生白芍>焦白芍>醋炒白芍>酒炒白芍>土炒白芍;苯甲酸含量以酒炒白芍最低,其他炮制品差异不大,且炮制后均较生品低;以醋炒白芍重金属铅、镉含量最低。

白芍炒至浅黄、黄、棕色时的芍药苷含量分别为0.94%、0.82%、0.55%,随颜色变深芍药苷含量显著降低,表明白芍炒制程度与芍药苷含量存在相关性。

白芍五种炮制品的水煎液均能使离体兔肠自发性收缩活动的振幅加大,以醋炙品作用最强;生品对氯化钡引起的兔肠收缩加强有明显的拮抗作用,其他炮制品作用不明显;清炒品、酒炒品、醋炒品对肾上腺素引起的肠管活动抑制均有不同程度的拮抗作用,以醋炙品拮抗作用最为明显,生品和麸炒品作用不明显;白芍炮制品镇痛作用较生品明显。在芍药甘草汤中,醋炒白芍较其他炮制品有最为显著的镇痛作用。

【贮藏】置干燥处,防蛀。

附:赤芍

【处方用名】赤芍、酒赤芍。

【来源】本品为毛茛科植物芍药 *Paeonia lactiflora* Pall. 或川赤芍 *Paeonia veitchii* Lynch 的干燥根。

【采收加工】春、秋二季采挖,除去根茎、须根及泥沙,晒干。

【历史沿革】汉代有刮去皮法;唐代有酒浸法;宋代增加了烧为灰、焙制、炒制、煮法;元代增加了泔浸去油,用川椒、葱白煮令黑色,焙用,煨法;明代增加了川椒炒,酒炒法;清代又增加了蜜水拌蒸、醋炒、酒洗等法。2020 年版《中国药典》收载赤芍。

【炮制方法】

1. 赤芍 取原药材,除去杂质,分开大小,洗净,润透,切厚片,干燥。

2. 酒赤芍 取净赤芍片,用黄酒拌匀,闷润,待酒被吸尽后,置炒制容器内,用文火加热,炒干,取出,晾凉,筛去碎屑。

每 100kg 赤芍片,用黄酒 12kg。

【饮片质量要求】

1. 赤芍 本品为类圆形切片,外表皮棕褐色。切面粉白色或粉红色,皮部窄,木部放射状纹理明显,有的有裂隙。

含量测定:含芍药苷($C_{23}H_{28}O_{11}$)不得少于 1.5%。

2. 酒赤芍 本品形如赤芍,表面微黄色,微有酒气。

【炮制作用】赤芍性味苦,微寒。归肝经。具有清热凉血,散瘀止痛的功效。

1. 赤芍 生品以清热凉血力胜,用于血热发斑、吐血、衄血不止、血崩带下,肝热目赤肿痛,痈肿疮疡。如治热入血分的犀角地黄汤(《备急千金要方》)。

2. 酒赤芍 酒炙后缓和寒性,增强活血散瘀之效。用于经闭腹痛,跌打损伤,胸胁痹痛,癥瘕腹痛等。如治胸胁疼痛的赤芍药丸(《太平圣惠方》)。

【贮藏】置通风干燥处。

丹 参

【处方用名】丹参、酒丹参。

【来源】本品为唇形科植物丹参 *Salvia miltiorrhiza* Bge. 的干燥根和根茎。

【采收加工】春、秋二季采挖,除去泥沙,干燥。

【历史沿革】唐代有熬令紫色;宋代有炒制、炙制、焙制等法;明清增加了酒洗、酒浸、酒炒、酒蒸、猪心拌炒等法。2020 年版《中国药典》收载丹参、酒丹参。

【炮制方法】

1. 丹参　取原药材,除去杂质及残茎,洗净,润透,切厚片,干燥。

2. 酒丹参　取净丹参片,用黄酒拌匀,稍润,待酒被吸尽后,置炒制容器内,用文火加热,炒干,取出,晾凉,筛去碎屑。

每100kg丹参片,用黄酒10kg。

【饮片质量要求】

1. 丹参　本品呈类圆形或椭圆形的厚片。外表皮棕红色或暗棕红色,粗糙,具纵皱纹。切面有裂隙或略平整而致密,有的呈角质样,皮部棕红色,木部灰黄色或紫褐色,有黄白色放射状纹理。气微,味微苦涩。

检查:含水分不得过13.0%,总灰分不得过10.0%,酸不溶性灰分不得过2.0%。

浸出物:水溶性浸出物不得少于35.0%,醇溶性浸出物不得少于11.0%。

2. 酒丹参　本品形如丹参,表面红褐色,略具酒香气。

检查:水分不得过10.0%,总灰分同丹参。

浸出物:水溶性浸出物、醇溶性浸出物同丹参。

【炮制作用】丹参性味苦,微寒。归心、肝经。具有活血祛瘀,痛经止痛,清心除烦,凉血消痈的功效。

1. 丹参　生品长于祛瘀止痛,活血通经,清心除烦。临床多生用。用于月经不调,经闭痛经,癥瘕积聚,胸腹刺痛,热痹疼痛,疮疡肿痛,心烦不眠,肝脾肿大,心绞痛。如治半虚半实型心腹诸痛的丹参饮(《金针秘传》)。

2. 酒丹参　酒炙后可缓和寒凉之性,增强活血祛瘀、调经止痛之功。多用于月经不调,血滞经闭,恶露不下,心胸疼痛,癥瘕积聚,风湿痹痛。如治气血凝滞,心胸疼痛的活络效灵丹(《医学衷中参西录》)。

【炮制研究】丹参炮制后,内含成分种类未发生变化。水浸泡和闷润过程都易造成丹参中总酚类和原儿茶醛损失。经酒、醋等辅料炮制后,均能提高丹参水溶性总酚浸出量,但原儿茶醛含量均有不同程度下降。

丹参生品、酒炙品对谷丙转氨酶升高有显著的降低作用,且以生品为优,醋炒丹参作用不显著。黄酒与白酒炙丹参及丹参均可显著降低血小板黏附与聚集,延长凝血酶原时间、凝血酶时间、凝血活酶时间,白酒制较黄酒制好。丹参不同炮制品水提物对小鼠耳郭微循环作用的强弱顺序是:白酒炙丹参>黄酒炙丹参>生丹参。炒丹参和酒丹参的抗菌活性明显增强,而丹参炭的抗菌活性明显减弱,但仍具有一定的抗菌活性。

【贮藏】置干燥处。

益　母　草

【处方用名】益母草、酒益母草。

【来源】本品为唇形科植物益母草 *Leonurus japonicus* Houtt. 的新鲜或干燥地上部分。

【采收加工】鲜品春季幼苗期至初夏花前期采割;干品夏季茎叶茂盛、花未开或初开时采割,晒干,或切段晒干。

【历史沿革】宋代有烧灰存性法;明清增加了醋制、炒制、炒炭、蜜炙、酒蒸等法。2020 年版《中国药典》收载鲜益母草和干益母草。

【炮制方法】

1. 鲜益母草　除去杂质,迅速洗净。

2. 干益母草　取原药材,除去杂质,切去残根,迅速洗净,润透,切段,干燥。

3. 酒益母草　取净干益母草段,用黄酒拌匀,闷润,待酒被吸尽后,置炒制容器内,用文火加热,炒干,取出,晾凉,筛去碎屑。

每 100kg 益母草段,用黄酒 15kg。

【饮片质量要求】

1. 干益母草　本品呈不规则的段。茎方形,四面凹下成纵沟,灰绿色或黄绿色。切面中部有白髓。叶片灰绿色,多皱缩、破碎。轮伞花序腋生,花黄棕色,花萼筒状,花冠二唇形。气微,味微苦。

检查:水分不得过 13.0%,总灰分不得过 11.0%。

浸出物:水溶性浸出物不得少于 12.0%。

含量测定:含盐酸水苏碱($C_7H_{13}NO_2 \cdot HCl$)不得少于 0.40%,含盐酸益母草碱($C_{14}H_{21}O_5N_3 \cdot HCl$)不得少于 0.040%。

2. 酒益母草　本品形如干益母草,颜色较生品加深,偶见焦斑,略具酒气。

【炮制作用】益母草性味苦、辛,微寒。归肝、心包、膀胱经。具有活血调经,利尿消肿,清热解毒的功效。

1. 益母草　临床多生用。用于月经不调,痛经,经闭,恶露不尽,水肿尿少;急性肾炎水肿。如治月经不调的益母草丸(《奇方类编》)。

2. 酒益母草　酒炙后缓和其寒性,增强活血祛瘀、调经止痛的作用。多用于月经不调,恶露瘕痕,瘀滞作痛及跌打伤痛等。如治月经不调,腹有癥瘕积聚的益母丸(《医学入门》)。

【炮制研究】研究表明,益母草中具有收缩子宫作用的益母草总碱主要存在于叶部,根部较少,茎部全无。因此益母草采收加工时应尽量保存其叶。不同炮制方法(炒黄、酒炙、醋炙)和炮制温度(60℃、80℃、120℃、140℃、160℃)对益母草中生物碱含量影响较大,但生物碱的组分无明显改变。益母草炒炭后总生物碱有明显损失。

【贮藏】鲜益母草置阴凉潮湿处;干益母草置干燥处。

续　　断

【处方用名】续断、川断、酒续断、盐续断。

【来源】本品为川续断科植物川续断 *Dipsacus asper* Wall. ex Henry 的干燥根。

【采收加工】秋季采挖,除去根头及须根,用微火烘至半干,堆置"发汗"至内部变绿色时,再烘干。

【历史沿革】刘宋时期有酒浸法;唐代有米泔制等法;宋代有酒浸、酒浸炒、焙制等法;元代增加了面制等法;明清又增加了酒洗、酒拌、酒蒸、酒煎、炒制等法。2020 年版《中国药典》收载续断片、酒续断、盐续断。

【炮制方法】

1. 续断片　取原药材,除去杂质,洗净,润透,切厚片,干燥。

2. 酒续断　取净续断片,用黄酒拌匀,闷润,待酒被吸尽后,置炒制容器内,用文火加热,炒至微带黑色,取出,晾凉,筛去碎屑。

每 100kg 续断片,用黄酒 10kg。

3. 盐续断　取净续断片,用盐水拌匀,闷润,待盐水被吸尽后,置炒制容器内,用文火加热,炒干,取出,晾凉,筛去碎屑。

每 100kg 续断片,用食盐 2kg。

【饮片质量要求】

1. 续断片　本品呈类圆形或椭圆形的厚片。外表皮灰褐色至黄褐色,有纵皱。切面皮部墨绿色或棕褐色,木部灰黄色或黄褐色,可见放射状排列的导管束纹,形成层部位多有深色环。气微,味苦、微甜而涩。

检查:水分不得过 10.0%,总灰分不得过 12.0%,酸不溶性灰分不得过 3.0%。

浸出物:水溶性浸出物不得少于 45.0%。

含量测定:含川续断皂苷Ⅵ($C_{47}H_{76}O_{18}$)不得少于 1.5%。

2. 酒续断　本品形如续断,表面微黑色,略具酒气。

检查、浸出物、含量测定同续断片。

3. 盐续断　本品形如续断,表面黑褐色,味微咸。

检查、浸出物、含量测定同续断片。

【炮制作用】续断性味苦、辛,微温。归肝、肾经。具有补肝肾,强筋骨,续折伤,止崩漏的功效。

1. 续断片　生品用于腰膝酸软,风湿痹痛,崩漏,胎漏,跌打损伤。如治风寒湿痹,肢体麻木的续断丸(《太平惠民和剂局方》)。

2. 酒续断　酒炙可增强通血脉、续筋骨、止崩漏作用。多用于风湿痹痛,跌打损伤。如治跌打损伤,疼痛剧烈的接骨散(《临床常用中药手册》)。

3. 盐续断　盐炙可引药下行,增强补肝肾、强筋骨作用。用于腰膝酸软。如治肾虚腰痛,腰酸的补肾壮筋汤(《临床常用中药手册》)。

【炮制研究】续断产地加工"发汗"可使其水溶性浸出物、醇溶性浸出物、总皂苷有不同程度降低,但川续断皂苷Ⅵ的含量升高,表明"发汗"操作具有一定合理性。续断经酒炙和盐炙其川续断皂苷Ⅵ含量较生品增加,但川续断皂苷Ⅹ的含量呈减少的趋势,川续断皂苷Ⅵ和Ⅹ的结构差异在于糖部分,一定条件下川续断皂苷Ⅹ可水解为川续断皂苷Ⅵ。续断酒炙后 Fe、Mn 和 Zn 含量增加,尤以 Mn 特别显著,这可能是酒炙品补肝肾的原因之一。

【贮藏】置干燥处,防蛀。

牛　膝

【处方用名】牛膝、怀牛膝、酒牛膝、盐牛膝。

【来源】本品为苋科植物牛膝 *Achyranthes bidentata* Bl. 的干燥根。

【采收加工】冬季茎叶枯萎时采挖,除去须根和泥沙,捆成小把,晒至干皱后,将顶端切齐,晒干。

【历史沿革】晋代有酒渍法;刘宋时期有黄精汁制;唐代有酒浸等法;宋代增加了酒煮、酒熬膏、酒炒、酒洗、盐水炒、制炭、炙制、炒制、生地黄作辅料制等法;明清又增加了酒拌、酒蒸、炒炭、盐酒制等法。2020年版《中国药典》收载牛膝和酒牛膝。

【炮制方法】

1. 牛膝　取原药材,除去杂质,洗净,润透,除去芦头,切段,晒干或低温干燥。

2. 酒牛膝　取净牛膝段,用黄酒拌匀,闷润,待酒被吸尽后,置炒制容器内,用文火加热,炒干,取出,晾凉,筛去碎屑。

每100kg牛膝段,用黄酒10kg。

3. 盐牛膝　取净牛膝段,用食盐水拌匀,闷润,待盐水被吸尽后,置炒制容器内,用文火加热,炒干,取出,晾凉,筛去碎屑。

每100kg牛膝段,用食盐2kg。

【饮片质量要求】

1. 牛膝　本品呈圆柱形的段。外表皮灰黄色或淡棕色,有微细的纵皱纹及横长皮孔。质硬脆,易折断,受潮变软。切面平坦,淡棕色或棕色,略呈角质样而油润,中心维管束木部较大,黄白色,其外围散有多数黄白色点状维管束,断续排列成2~4轮。气微,味微甜而稍苦涩。

检查:水分不得过15.0%,总灰分不得过9.0%,二氧化硫残留量不得过400mg/kg。

浸出物:水饱和正丁醇浸出物不得少于5.0%。

含量测定:含β-蜕皮甾酮($C_{27}H_{44}O_7$)不得少于0.030%。

2. 酒牛膝　本品形如牛膝段,表面色略深,偶见焦斑,略有酒香气。

检查:同牛膝。

浸出物:水饱和正丁醇浸出物不得少于4.0%。

含量测定:同牛膝。

3. 盐牛膝　本品形如牛膝段,多有焦斑,微有咸味。

【炮制作用】牛膝性味苦、甘、酸,平。归肝、肾经。具有逐瘀通经,补肝肾,强筋骨,利尿通淋,引血下行的功效。

1. 牛膝　生品具有补肝肾,强筋骨,逐瘀通经,引血下行的功效。适用于胞衣不下,肝阳眩晕,火热上逆。如治阴虚阳亢,头目眩晕的镇肝熄风汤(《医学衷中参西录》)。

2. 酒牛膝　酒炙后增强补肝肾、强筋骨、祛瘀止痛作用。用于腰膝酸痛,筋骨无力,经闭癥瘕。如治肝肾不足致腰腿疼痛,软弱无力的酒浸牛膝丸(《张氏医通》)。

3. 盐牛膝　盐炙后引药下行走肾经,增强通淋行瘀的作用。用于小便淋沥涩痛,尿血,小便不利。如治淋浊涩痛的石韦散(《吴普本草》)。

【炮制研究】牛膝炮制后齐墩果酸含量依次为:生牛膝>酒牛膝>清炒牛膝>牛膝炭>盐牛膝。炮制后牛膝水溶性甜菜碱未受损失。牛膝酒蒸、酒炙后,锌含量增加,酒炙、盐炙后,铜含量增加,酒蒸、酒炙、盐炙炮制品中锰均较生品有所降低或大体持平。

酒牛膝急性毒性剂量与生品接近,盐牛膝毒性明显增加,各炮制品对小鼠骨髓微核率及早孕率无明显影响;牛膝不同炮制品有一定程度的镇痛作用,以酒牛膝镇痛作用强而持久,并且抗炎作用最显著。另有研究表明牛膝、酒牛膝镇痛作用无明显区别,但两者均有明显滋补作用,并都有轻微泻下作用。

【贮藏】置阴凉干燥处,防潮。

仙　茅

【处方用名】仙茅、酒仙茅。

【来源】本品为石蒜科植物仙茅 *Curculigo orchioides* Gaertn. 的干燥根茎。

【采收加工】秋、冬二季采挖,除去根头和须根,洗净,干燥。

【历史沿革】刘宋时期有乌豆水浸后加酒拌蒸法;宋代增加了酒浸、米泔水浸等法;明清又增加了米泔水浸后用酒拌蒸、蒸制、酒浸焙干等法。2020 年版《中国药典》收载仙茅。

【炮制方法】

1. 仙茅　取原药材,除去杂质,洗净,稍润,切段,干燥。

2. 酒仙茅　取净仙茅段,用黄酒拌匀,闷润,待酒被吸尽后,置炒制容器内,用文火加热,炒干,取出,晾凉,筛去碎屑。

每 100kg 仙茅段,用黄酒 10kg。

【饮片质量要求】

1. 仙茅　本品呈类圆形或不规则形的厚片或段,外表皮棕色至褐色,粗糙,有的可见纵横皱纹和细孔状的须根痕。切面灰白色至棕褐色,有多数棕色小点,中间有深色环纹。气微香,味微苦、辛。

检查:水分不得过 13.0%,总灰分不得过 10.0%,酸不溶性灰分不得过 2.0%。

浸出物:醇溶性浸出物不得少于 7.0%。

含量测定:含仙茅苷($C_{22}H_{26}O_{11}$)不得少于 0.080%。

2. 酒仙茅　本品形如仙茅,颜色加深,略具酒气。

【炮制作用】仙茅性味辛,热;有毒。归肾、肝、脾经。具有补肾阳,强筋骨,祛寒湿的功效。

1. 仙茅　生品有毒,用于阳痿精冷,筋骨痿软,腰膝冷痹,阳虚冷泻,痈疽肿痛,毒蛇咬伤。可单味煎服或鲜品捣烂外敷。

2. 酒仙茅　酒炙后可降低毒性,增强补肾阳、强筋骨、祛寒湿作用。用于阳痿精冷,筋骨痿软,腰膝冷痹,阳虚冷泻。如治阳痿不举的仙茅酒(《万氏家抄方》)。

【炮制研究】实验表明,仙茅酒炙后热性增强,在缓解肾阳虚寒大鼠的虚寒状态方面,酒炙仙茅比仙茅效果更好,其温肾助阳的作用强于生品。其热性增强的机制与增强机体物质能量代谢、提高中枢神经递质和交感 - 肾上腺轴、环核苷酸水平及垂体 - 靶腺轴功能有关,从一定程度上验证了"热者益热"传统炮制理论。

【贮藏】置干燥处,防霉,防蛀。

威　灵　仙

【处方用名】威灵仙、灵仙、酒威灵仙。

【来源】本品为毛茛科植物威灵仙 *Clematis chinensis* Osbeck、棉团铁线莲 *Clematis hexapetala* Pall. 或东北铁线莲 *Clematis manshurica* Rupr. 的干燥根和根茎。

【采收加工】秋季采挖,除去泥沙,晒干。

【历史沿革】宋代有酒洗、焙、九蒸九晒、麸炒、米泔浸等法;金元时期增加了酒炒、炒制等法;明清又增加了醋制、童便制法。2020 年版《中国药典》收载威灵仙。

【炮制方法】

1. 威灵仙　取原药材,拣净杂质,洗净,润透,切段,干燥。

2. 酒威灵仙　取净威灵仙段,用黄酒拌匀,闷润,待酒被吸尽后,置炒制容器内,用文火加热,炒干,取出,晾凉,筛去碎屑。

每 100kg 威灵仙段,用黄酒 10kg。

【饮片质量要求】

1. 威灵仙　本品呈不规则的段。表面黑褐色、棕褐色或棕黑色,有纵纹,有的皮部脱落,露出黄白色木部。切面皮部较广,木部淡黄色,略呈方形或近圆形,皮部与木部间常有裂隙。

检查:水分不得过 15.0%,总灰分不得过 10.0%,酸不溶性灰分不得过 4.0%。

浸出物:醇溶性浸出物不得少于 15.0%。

含量测定:含齐墩果酸($C_{30}H_{48}O_3$)不得少于 0.30%。

2. 酒威灵仙　本品形如威灵仙段,黄色或微黄色,略具酒气。

【炮制作用】威灵仙性味辛、咸,温。归膀胱经。具有祛风湿,通经络的功效。

1. 威灵仙　生品具有祛风除湿,通络止痛的功效。适用于风湿痹痛,肢体麻木,筋脉拘挛,屈伸不利,骨鲠咽喉。以消诸骨鲠咽为主。

2. 酒威灵仙　酒炙后可增强祛风除痹、通络止痛的作用。用于风湿痹痛,肢体麻木,筋脉拘挛,屈伸不利。如治腰脚疼痛久不愈的威灵仙散(《太平圣惠方》)。

【炮制研究】采用小鼠扭体法、热板法进行镇痛实验,采用小鼠耳肿法及毛细血管通透性实验法进行抗炎实验,结果表明,威灵仙生品和酒炙品均有镇痛和抗炎作用,以酒炙威灵仙作用较强。

【贮藏】置干燥处。

地　龙

【处方用名】地龙、酒地龙。

【来源】本品为钜蚓科动物参环毛蚓 *Pheretima aspergillum*(E. Perrier)、通俗环毛蚓 *Pheretima vulgaris* Chen、威廉环毛蚓 *Pheretima guillelmi*(Michaelsen)或栉盲环毛蚓 *Pheretima pectinifera* Michaelsen 的干燥体。前一种习称"广地龙",后三种习称"沪地龙"。

【采收加工】广地龙春季至秋季捕捉,沪地龙夏季捕捉,及时剖开腹部,除去内脏及泥沙,洗净,晒干或低温干燥。

【历史沿革】宋代有炙干为末、熬制、煅炭、微炒、醋炙、焙制等法;元代增加了酒浸、油炙、酒炒法;明清又增加了蛤粉炒、盐制、炒炭等法。2020 年版《中国药典》收载地龙。

【炮制方法】

1. 地龙　取原药材,除去杂质,洗净,切段,干燥。沪地龙,碾碎,筛去土。

2. 酒地龙　取净地龙段,用黄酒拌匀,闷润,待酒被吸尽后,置炒制容器内,用文火加热,炒至棕色,取出,晾凉,筛去碎屑。

每 100kg 地龙段,用黄酒 12.5kg。

3. 焙地龙　取净地龙,置炒制容器内,用文火焙至色变深,质地酥脆时,取出,晾凉,筛去碎屑。

【饮片质量要求】

1. 地龙　广地龙为薄片状小段,边缘略卷,具环节,背部棕褐色至紫灰色,腹部浅黄棕色,生殖环较光亮。体轻,略呈革质,质韧不易折断。气腥,味微咸;沪地龙为不规则碎段,棕褐色或黄褐色,多皱缩不平。体轻,质脆易折断,肉薄。

检查:每1 000g含黄曲霉毒素 B_1 不得过 5μg,黄曲霉毒素 G_2、黄曲霉毒素 G_1、黄曲霉毒素 B_2、黄曲霉毒素 B_1 的总量不得过 10μg。

2. 酒地龙　本品形如地龙段,棕色,偶见焦斑,略具酒气。

3. 焙地龙　本品形如地龙段,色泽加深,微带焦斑。

【炮制作用】地龙性味咸,寒。归肝、脾、膀胱经。具有清热定惊,通络,平喘,利尿的功效。

1. 地龙　生品长于清热定惊,通络,平喘,利尿,但有腥气,多入煎剂。用于高热神昏,惊痫抽搐,关节痹痛,肢体麻木,半身不遂,肺热喘咳,尿少水肿,高血压。如治半身不遂的补阳还五汤(《医林改错》)。

2. 酒地龙　酒炙可缓和咸寒之性,利于粉碎和解腥矫味,便于临床应用,又可增强通经活络作用,用于偏正头痛,寒湿痹痛,骨折肿痛。如治疼痛难忍的地龙散(《太平圣惠方》)。

3. 焙地龙　焙黄后利于粉碎和矫臭矫味,便于临床应用。

【炮制研究】地龙炮制后琥珀酸含量依次为:生品>炒品>酒炙品>醋炙品。酒地龙能降低大鼠血液黏度,降低大鼠血细胞比容。体外血栓的溶解作用依次为:酒地龙>广地龙>沪地龙>土地龙。

【贮藏】置通风干燥处,防霉,防蛀。

蛇　蜕

【处方用名】蛇蜕、蛇退、蛇皮、龙衣、酒蛇蜕。

【来源】本品为游蛇科动物黑眉锦蛇 *Elaphe taeniura* Cope、锦蛇 *Elaphe carinata*(Guenther)或乌梢蛇 *Zaocys dhumnades*(Cantor)等蜕下的干燥表皮膜。

【采收加工】春末夏初或冬初采集,除去泥沙,干燥。

【历史沿革】汉代有火熬;晋代有烧炭;刘宋时期增加了醋炙法;唐宋有烧炭、炙制、炒制、马勃和皂角子制、甘草制等法;明代增加了焙制、酒浸、酒炒、酒炙、蜜炙、油制、盐制等法。2020年版《中国药典》收载蛇蜕、酒蛇蜕。

【炮制方法】

1. 蛇蜕　取原药材,除去杂质,洗净,切段,干燥。

2. 酒蛇蜕　取蛇蜕段,用黄酒拌匀,闷润,待酒被吸尽后,置炒制容器内,用文火加热,炒至微显黄色,取出,晾凉,筛去碎屑。

每100kg蛇蜕段,用黄酒15kg。

【饮片质量要求】

1. 蛇蜕　本品呈圆筒形小段,多压扁而皱缩,背部银灰色或淡灰棕色,有光泽,具菱形或椭圆形鳞迹,鳞迹衔接处呈白色,略抽皱或凹下,腹部乳白色或略显黄色,鳞迹长方形,呈覆瓦状排列。体轻,质微韧,手捏有润滑感,略具弹性,轻轻搓揉,沙沙作响。气微腥,味淡或微咸。

检查:酸不溶性灰分不得超过 3.0%。

2. 酒蛇蜕　本品微显黄色,略具酒气。

【炮制作用】蛇蜕性味咸、甘,平。归肝经。具有祛风,定惊,退翳,解毒的功效。

1. 蛇蜕　生品有腥气,不利于服用和粉碎,多入膏剂。具有祛风,定惊,解毒,退翳的功效。如治痈疽疔毒,疮肿冻疮的柳条膏(《部颁标准》)。

2. 酒蛇蜕　酒炙后增强祛风作用,并能减少腥气,利于服用和粉碎。如治经络不和,血热血燥而致的风疹、湿疹、皮肤刺痒、疮疡肿痛、脚气疥癣的血毒丸(《部颁标准》);治痘疹目翳的蛇蜕散(《小儿痘疹方论》);治小儿惊风的蛇蜕汤(《圣济总录》)。

【贮藏】置干燥处,防蛀。

蕲　蛇

【处方用名】蕲蛇、大白花蛇、蕲蛇肉、酒蕲蛇。

【来源】本品为蝰科动物五步蛇 *Agkistrodon acutus* (Güenther) 的干燥体。

【采收加工】于夏、秋二季捕捉,剖开蛇腹,除去内脏,洗净,用竹片撑开腹部,盘成圆盘状,干燥后拆除竹片。

【历史沿革】刘宋时期有苦酒浸后酒煮法;宋代增加了酒浸炙、酥制、酒浸焙等法;明清又增加了砂炒、炙制、焙制等法。2020 年版《中国药典》收载蕲蛇、蕲蛇肉、酒蕲蛇。

【炮制方法】

1. 蕲蛇　取原药材,除去头、鳞,切成寸段。

2. 蕲蛇肉　取原药材,除去头,用黄酒润透后,除去鳞、骨,切段,干燥。

每 100kg 蕲蛇,用黄酒 20kg。

3. 酒蕲蛇　取净蕲蛇段,用黄酒拌匀,稍闷润,待酒被吸尽后,置炒制容器内,用文火加热,炒至黄色,取出,晾凉,筛去碎屑。

每 100kg 蕲蛇,用黄酒 20kg。

【饮片质量要求】

1. 蕲蛇　本品呈小段状,黑褐色或浅棕色,有鳞片痕,近腹部呈灰白色,腹内壁黄白色,可见脊柱骨或肋骨。气腥,味微咸。

检查:水分不得过 14.0%。

浸出物:醇溶性浸出物不得少于 12.0%。

2. 蕲蛇肉　本品呈小段状,黄白色,质较柔软,略具酒气。

检查:水分不得过 14.0%,总灰分不得过 4.0%。

浸出物:同蕲蛇。

3. 酒蕲蛇　本品呈小段状,棕褐色或黑色,略有酒气。

检查、浸出物:同蕲蛇。

【炮制作用】蕲蛇性味甘、咸,温;有毒。归肝经。具有祛风,通络,止痉的功效。

1. 蕲蛇　毒腺在头部,除去头、鳞,以除去毒性。生品气腥,不利于服用和粉碎,临床较少应用。

2. 蕲蛇肉及酒蕲蛇　酒炙后增强祛风、通络、止痉的作用,并可去腥矫味,便于粉碎和制剂,临床多用酒炙品。用于风湿顽痹,麻木拘挛,中风,口眼㖞斜,半身不遂,抽搐痉挛,破伤风,麻风疥癣。如治破伤风颈项坚硬、身体强直的定命散(《圣济总录》)。

【炮制研究】蕲蛇毒腺在头部,除去头、鳞,以除去毒性。蕲蛇含3种毒蛋白,并含透明质酸酶、出血毒素,还含出血因子。人被蕲蛇咬伤后出现局部肿痛、瘀斑、溃烂,全身可出现大量溶血,出血,咯血,水与电解质紊乱,严重者血压骤降,导致心跳呼吸停止而死亡。酒炙后,蕲蛇中肌苷含量升高,尿嘧啶、黄嘌呤、核苷总量含量均降低,同时赖氨酸、甲硫氨酸、苯丙氨酸、丝氨酸和苏氨酸均呈现不同程度降低,从而使蕲蛇腥臭气味得到改善,起到矫正蕲蛇腥臭气味,防止蕲蛇腐败变质,增强祛风活络的作用。

【贮藏】置干燥处,防霉,防蛀。

乌 梢 蛇

【处方用名】乌梢蛇、乌蛇、乌梢蛇肉、制乌梢蛇。

【来源】本品为游蛇科动物乌梢蛇 *Zaocys dhumnades*(Cantor)的干燥体。

【采收加工】多于夏、秋二季捕捉,剖开腹部或先剥皮留头尾,除去内脏,盘成圆盘状,干燥。

【历史沿革】唐代有炙去头尾,取肉炙过的方法;宋代增加了酒炙、醋制、焙、酒焙、酒煨、酥制、药汁制、酒煮、烧制等法;清代又增加了酒蒸、清蒸等法。2020年版《中国药典》收载乌梢蛇、乌梢蛇肉、酒乌梢蛇。

【炮制方法】

1. 乌梢蛇　取原药材,除去头、鳞片及灰屑,切寸段。

2. 乌梢蛇肉　取原药材,去头、鳞片,用黄酒闷透,除去皮骨,切段,干燥。

每100kg乌梢蛇,用黄酒20kg。

3. 酒乌梢蛇　取净乌梢蛇段,用黄酒拌匀,闷润,待酒被吸尽后,置炒制容器内,用文火加热,炒至微黄色,取出,晾凉,筛去碎屑。

每100kg乌梢蛇,用黄酒20kg。

【饮片质量要求】

1. 乌梢蛇　本品呈半圆筒状或圆槽状的段,长2~4cm,背部黑褐色或灰黑色,腹部黄白色或浅棕色,脊部隆起呈屋脊状,脊部两侧各有2~3条黑线,肋骨排列整齐,肉淡黄色或浅棕色。有的可见尾部。质坚硬,气腥,味淡。

检查:水分不得过13.0%。

浸出物:稀乙醇浸出物不得少于12.0%。

2. 乌梢蛇肉　本品呈段状,无皮骨,肉厚柔软,黄白色或灰黑色。质韧。气腥,略具酒气。

检查:水分不得过11.0%。

浸出物:稀乙醇浸出物不得少于14.0%。

3. 酒乌梢蛇　本品呈段状,棕褐色或黑色,略有酒气。

检查、浸出物:同乌梢蛇。

【炮制作用】乌梢蛇性味甘,平。归肝经。具有祛风,通络,止痉的功效。

1. 乌梢蛇　生品长于祛风止痒,如治风瘙瘾疹的乌蛇膏(《太平圣惠方》)。但生品气腥,不利于服用和粉碎。

2. 乌梢蛇肉及酒乌梢蛇　酒炙后增强祛风、通络、止痉作用,并能矫臭、防腐,利于服用和贮藏。多用于风湿痹痛,麻木拘挛,中风口眼㖞斜,半身不遂,痉挛抽搐,破伤风,麻风疥癣,瘰疬恶疮。如治风湿痹痛,手足缓弱不能伸举的乌蛇丸(《太平圣惠方》)。

【炮制研究】乌梢蛇全体含赖氨酸、亮氨酸、天门冬氨酸等 17 种氨基酸成分,还含有蛋白质和脂肪等。乌梢蛇头和皮是鉴别的主要依据,产地加工时应保留。酒炙后可使不溶于水的脂类成分容易煎出,提高其抗惊厥作用,并可防止乌梢蛇霉烂、变质和虫蛀。

【贮藏】置干燥处,防霉,防蛀。

附:蟾酥

【处方用名】蟾酥、酒蟾酥、制蟾酥、蟾酥粉。

【来源】本品为蟾蜍科动物中华大蟾蜍 *Bufo bufo gargarizans* Cantor 或黑眶蟾蜍 *Bufo melanostictus* Schneider 的干燥分泌物。

【采收加工】多于夏、秋二季捕捉蟾蜍,洗净,挤取耳后腺和皮肤腺的白色浆液,加工,干燥。

【历史沿革】宋代有铁上焙焦、酒浸、酒炖、汤浸等法;明清以后有乳汁制法。2020 年版《中国药典》收载有蟾酥粉。

【炮制方法】

1. 蟾酥粉　取蟾酥,捣碎,加入定量白酒浸渍,时常搅动至呈稠膏状,干燥,粉碎。

每 10kg 蟾酥,用白酒 20kg。

2. 乳蟾酥　取蟾酥,捣碎,用鲜牛奶浸渍,不断搅动至稠膏状,干燥,粉碎。乳制法夏天易酸败,应选春、秋季节进行。

每 10kg 蟾酥,用鲜牛奶 20kg。

注意:蟾酥有毒,在研制蟾蜍细粉时,应采取适当的防护措施,因其粉末对人体裸露部分和黏膜有很强的刺激性,应防止吸入而中毒。

【饮片质量要求】

1. 蟾酥　本品棕褐色或红棕色。气微腥,味初甜而后有持久的麻辣感,断面沾水即呈乳白色隆起。

2. 蟾酥粉　本品呈棕褐色粉末状。气微腥,味初甜而后有持久的麻辣感,粉末嗅之作嚏。

检查:水分不得过 8.0%。

含量测定:含蟾毒灵($C_{24}H_{34}O_4$)、华蟾酥毒基($C_{26}H_{34}O_6$)和脂蟾毒配基($C_{24}H_{32}O_4$)的总量不得少于 7.0%。

3. 乳蟾酥　本品呈灰棕色粉末,气味及刺激性比蟾酥粉弱。

【炮制作用】蟾酥性味辛,温;有毒。归心经。具有解毒,止痛,开窍醒神的功效。

1. 蟾酥　作用峻烈,临床用量极小,多制成丸散剂内服或外用。蟾酥药材质硬难碎,直接粉碎对操作者刺激性较强。

2. 蟾酥粉　用白酒浸渍,搅拌,便于制粉,降低毒性,并能减少对操作者的刺激性。临床多用于发背,疗疮,痈毒,咽喉肿痛。如治痈疽疔疮、咽喉肿痛的六神丸(《全国中药成药处方集》);治热毒内蕴致患疔疮,发背,脑疽,乳痈,附骨疽,臀腿等疽及一切恶疮的蟾酥丸(《外科正宗》)。

3. 乳蟾酥　乳汁制后可降低毒性,便于粉碎。

【炮制研究】蟾酥主要化学成分有蟾蜍毒素类、蟾毒配基类、蟾毒色胺类及其他类化合物如吗啡、肾上腺素等。其中蟾毒配基类是蟾蜍毒素在加工炮制过程中的分解产物。

以蟾酥中的活性成分之一脂蟾毒配基为评价指标,对生品、酒制品、乳制品进行比较,结果生蟾酥高于酒制品,酒制品又高于乳制品,生品与酒制品的色谱图谱基本一致。亦有研究羟基华蟾酥毒基、蟾毒灵、华蟾酥毒基和脂蟾毒配基成分总量为指标,发现乳制、滑石粉制、酒制后四种成分总量变化不大,但增加辅料量会使这些成分的含量进一步降低,以辅料量为 2 倍,成分变化则较小。

以华蟾酥毒基和脂蟾毒配基总保留率为指标,选择炮制时间、炮制温度、药辅质量比,正交优选蟾酥酒制的最佳工艺为:乙醇浓度为 55%,药辅比为 1:2,在 60℃下加热搅拌 12 小时。蟾酥经酒制后有效成分含量均呈现下降趋势。

【注意】孕妇慎用。须按毒剧药品管理。

【贮藏】置干燥处,防潮。

附:蜂胶

【处方用名】蜂胶。

【来源】本品为蜜蜂科昆虫意大利蜂 *Apis mellifera* L. 工蜂采集的植物树脂与其上颚腺、蜡腺等分泌物混合形成的具有黏性的固体胶状物。

【采收加工】多为夏、秋季自蜂箱中收集,除去杂质。

【历史沿革】蜂胶为现代制品,原产于西方,后我国引进产蜂胶的蜜蜂蜂种,我国始有生产,现行地方炮制规范收载有蜂胶、酒制蜂胶。2020 年版《中国药典》收载有酒制蜂胶。

【炮制方法】

1. 蜂胶　取原药材,除去杂质。

2. 酒制蜂胶　取蜂胶粉碎,用乙醇浸泡溶解,滤过,滤液回收乙醇,晾干。

【饮片质量要求】

1. 蜂胶　本品为团块状或不规则碎块,多数呈棕黄色、棕褐色或灰褐色,具光泽。气芳香,味苦,有辛辣感。

检查:水分不得过 3.5%,总灰分不得过 8.0%,酸不溶性灰分不得过 6.0%;铅不得过 8mg/kg;氧化时间不得过 22 秒。

浸出物:醇溶性浸出物不得少于 50.0%。

含量测定:含白杨素($C_{15}H_{10}O_4$)不得少于 2.0%;高良姜素($C_{15}H_{10}O_5$)不得少于 1.0%;咖啡酸苯乙酯($C_{17}H_{16}O_4$)不得少于 0.50%。乔松素($C_{15}H_{12}O_4$)不得少于 1.0%。

2. 酒制蜂胶　同蜂胶。

【炮制作用】蜂胶性味苦、辛、寒。归脾、胃经。具有补虚弱,化浊脂,止消渴的功效。

1. 蜂胶 外用解毒消肿,收敛生肌。用于体虚早衰,高脂血症,消渴;外治皮肤皲裂,烧烫伤。

2. 酒制蜂胶 从蜂箱、梁上及沙盖上刮下来的蜂胶含有木屑、蜂蜡和其他杂质,蜂胶酒制后可以去除蜂胶中的杂质,使其品质纯洁,便于调剂。

【炮制研究】蜂胶含有的黄酮类、酚酸及其酯类等成分被认为是蜂胶的活性成分。蜂胶具有抗细菌、抗真菌、抗病毒的作用,同时具有增强免疫、保护心血管、抗氧化、保肝的功效。蜂胶经过酒制,可除去杂质,而黄酮类等活性成分保留,同时便于制剂和调配。

【注意】过敏体质者慎用。

【贮藏】置 –4℃贮藏。

第二节 醋炙法

将净制或切制后的药物,加入定量米醋拌炒的方法称为醋炙法。

醋性温,味酸苦,入肝经血分,具有引药入肝、理气、止血、行水、消肿、解毒、散瘀止痛、矫臭矫味的功效。

醋炙法多用于炮制疏肝解郁、散瘀止痛、攻下逐水的药物。

(一) 炮制目的

1. 引药入肝,增强疗效。如乳香、没药、三棱、莪术等,经醋炙后可增强活血散瘀的作用;又如柴胡、香附、青皮、延胡索等,经醋炙后能增强疏肝止痛的作用。

2. 降低毒性,缓和药性。如京大戟、甘遂、芫花、商陆等,经醋炙后,可消减毒性,缓和峻下作用。

3. 矫臭矫味。某些具特殊气味的药物如乳香、没药经醋炙后,不但增强活血散瘀作用,而且还减少了不良气味,便于服用。

(二) 操作方法

1. 先拌醋后炒药 将净选或切制后的药物,加入定量醋汁拌匀,闷润,待醋汁被吸尽后,置预热的炒制容器内,用文火炒干,取出摊开晾凉或晾干。此法适用于大多数植物类药材。

2. 先炒药后加醋 将净选或切制后的药物,置预热的炒制容器内,文火炒至表面熔化发亮,或炒至表面颜色改变,有腥气逸出时,喷洒一定量的醋,炒至微干,取出摊开,不时翻动,晾干。此法适用于树脂类和动物粪便类药物,如乳香、没药、五灵脂。

醋的用量为每100kg药物,用醋20~30kg,最多不超过50kg。

(三) 注意事项

1. 若用醋量较少,不能与药物拌匀时,可加适量水稀释后再与药物拌匀。

2. 醋炙药物多用文火,并应勤加翻动,一般炒至微干挂火色时,即可取出摊晾。

3. 树脂类药物如乳香、没药,先加醋易粘连,动物粪便类药物如五灵脂,先加醋易松散,呈碎块状,故都应采用先炒药后加醋的方法炮制。

4. 先炒药后加醋时,宜边喷醋边翻动药物,使之均匀,且出锅要快,防止熔化粘锅,摊晾时宜勤翻动,以免相互黏结成团块。

甘 遂

【处方用名】甘遂、炙甘遂、醋甘遂。

【来源】本品为大戟科植物甘遂 *Euphorbia kansui* T. N. Liou ex T. P. Wang 的干燥块根。

【采收加工】春季开花前或秋末茎叶枯萎后采挖,撞去外皮,晒干。

【历史沿革】南北朝刘宋时期有用甘草、荠苨制;唐代有熬制;宋代有火炮、炒制、麸炒、醋制、酥制、脂麻制、煨制等法;金元时期有水煮制、面煮制等法;明清有面炒制、焙制、炙制、甘草制等法。2020 年版《中国药典》收载生甘遂和醋甘遂。

【炮制方法】

1. 生甘遂 取原药材,除去杂质,洗净,干燥,大小分档。

2. 醋甘遂 取净甘遂,加入定量醋拌匀,闷润至醋被吸尽后,置预热的炒制容器内,用文火加热,炒至微干,表面棕黄色时,取出,晾凉。用时捣碎。

每 100kg 净甘遂,用醋 30kg。

【饮片质量要求】

1. 生甘遂 本品表面类白色或黄白色,断面粉性,白色。气微,味微甘而辣。

检查:水分不得过 12.0%,总灰分不得过 3.0%。

浸出物:稀乙醇浸出物不得少于 15.0%。

含量测定:含大戟二烯醇($C_{30}H_{50}O$)不得少于 0.12%。

2. 醋甘遂 本品表面黄色至棕黄色,偶有焦斑,微有醋香气,味微酸而辣。

检查、浸出物、含量测定:同生甘遂。

【炮制作用】甘遂性味苦,寒;有毒。归肺、肾、大肠经。具有泻水逐饮,消肿散结的功效。

1. 生甘遂 生甘遂药力峻烈,有毒,多用于水肿胀满,胸腹积水,痰饮积聚,气逆咳喘,二便不利,风痰癫痫,痈肿疮毒。如治胸腹积水的十枣汤(《伤寒杂病论》);治水饮结胸、痰迷心窍的遂心丹(《济生方》)。

2. 醋甘遂 醋炙可降低毒性,缓和峻泻作用。用于腹水胀满,痰饮积聚,气逆喘咳,风痰癫痫,二便不利。如治腹水胀满,小便短少,大便秘结的舟车丸(《景岳全书》);治癥瘕的甘遂破结散(《太平圣惠方》)。

【炮制研究】甘遂经醋炒和醋煮后,二萜类成分的含量发生变化,大部分成分含量下降,个别成分含量升高,而成分的种类没有变化。甘遂醋炙后石油醚部位发生了明显的变化,有量变,也有质变。这些研究结果表明,甘遂炮制后减毒、增效的物质基础可能与有毒成分的消失、转化或含量减少有关。

比较甘遂不同炮制品(生甘遂、醋甘遂、甘草制甘遂)的急性毒性,结果显示炮制后甘遂毒性明显降低,炮制品的 LD_{50} 与生品比较,具有显著性差异,其中甘草制甘遂的毒性最小。甘遂对皮肤、黏膜有较强的刺激性,经醋制或甘草制后,刺激性较生甘遂下降 83% 左右;生甘遂水煎液的刺激性为炮制品水煎液的 2~3 倍;各炮制品间刺激性差别不大。甘遂醋制后肝毒性、肾毒性降低,利尿作用有所缓和;30% 加醋量的醋制品毒性最小、祛痰效果最好。生甘遂泻下作用较强,毒性亦较大,醋炙后其泻下作用和毒性均降低,说明甘遂经醋炙后确能降低毒性,缓和峻泻作用。

以甘遂主要毒性成分之一的 3-O-(2,4-癸二烯酰基)-20-O-乙酰基巨大戟二萜醇为指标,优选的最佳醋炙工艺为加入甘遂质量 30% 的醋,260℃炒制 9 分钟。

【贮藏】贮干燥容器内,密闭,置阴凉干燥处。防蛀。

商　陆

【处方用名】生商陆、醋商陆。

【来源】本品为商陆科植物商陆 *Phytolacca acinose* Roxb. 或垂序商陆 *Phytolacca americana* L. 的干燥根。

【采收加工】秋季至次春采挖,除去须根和泥沙,切成块或片,晒干或阴干。

【历史沿革】汉代有炒制法;刘宋时期有豆叶蒸法;唐代有清蒸法;明清有绿豆制、豆汤制、黑豆拌蒸、酒制、醋制等法;现行有醋炙、醋煮等法。2020 年版《中国药典》收载生商陆和醋商陆。

【炮制方法】

1. 生商陆　取原药材,除去杂质,洗净,润透,切厚片或块,干燥。

2. 醋商陆　取商陆片(块),加入定量醋拌匀,闷润至醋被吸尽后,置预热的炒制容器内,用文火加热,炒至微干,表面黄棕色时,取出,晾干。

每 100kg 商陆片,用醋 30kg。

【饮片质量要求】

1. 生商陆　本品为横切或者纵切的不规则块片,厚薄不等,外皮灰黄色或灰棕色,皱缩,切面浅黄棕色或黄白色,有凹凸不平的同心环,质硬,气微,味稍甜,久嚼麻舌。

2. 醋商陆　本品形如商陆,表面黄棕色,微有醋香气,味稍甜,久嚼麻舌。

检查:酸不溶性灰分不得过 2.0%。

浸出物:水溶性浸出物不得少于 15.0%。

含量测定:含商陆皂苷甲($C_{42}H_{66}O_{16}$)不得少于 0.20%。

【炮制作用】商陆性味苦,寒;有毒。归肺、脾、肾、大肠经,具有逐水消肿,通利二便的功效,外用可解毒散结。

1. 生商陆　生品有毒,峻泻逐水力猛,用于水肿胀满,二便不通;外治痈肿疮毒,如商陆膏(《疡医大全》)。

2. 醋商陆　醋炙后毒性降低,峻泻作用缓和,以逐水消肿为主,多用于水肿胀满,如治腹水胀满的商陆丸(《圣济总录》);治水气通身皆重,耳边不利的疏凿饮子(《济生方》)。

【炮制研究】商陆含有皂苷、多糖、蛋白质及脂肪酸类等成分。研究表明,商陆皂苷类成分中商陆皂苷 B、C 及 F 的毒性显著高于商陆皂苷 A(商陆皂苷甲),其中商陆皂苷 C 的毒性最强,商陆皂苷 A 无明显刺激性和毒性。醋炙对商陆中不同皂苷类成分产生不同的影响。研究发现商陆醋炙后商陆皂苷 A 含量升高,而商陆皂苷 C 的含量显著下降,提示商陆醋炙过程中,皂苷类成分存在相互转化,有毒的皂苷类成分被破坏。商陆醋炙毒性下降与其含有的毒性成分含量降低有关。亦有研究发现醋煮、醋蒸、水煮及清蒸炮制品中,毒性成分商陆毒素(商陆皂苷类成分)和组胺的含量均不同程度地低于生品,尤其是水煮和清蒸的商陆毒素含量仅分别为原药材的 16.29% 和 19.24%。

商陆醋炙品、醋煮品、醋蒸品、水煮品、清蒸品等饮片与商陆原生药比较,毒性皆降低,其中局部刺激性降低 16.7%~83.3%,LD_{50} 提高 1.66~10.74 倍;祛痰作用提高 1.10~1.57 倍,但利尿作用降低 16.0%~45.0%。这与商陆传统炮制目的,即降低毒性,提高祛痰作用,以及缓和利尿逐水功能是一致的。另有研究发现商陆醋炙后,小鼠腹腔渗出液中前列腺素 E_2(PGE_2)含量降低、巨噬细胞释放 NO 含量降低,且其引起的家兔眼结膜水肿和胃黏膜损伤显著降低,表明醋制可以降低炎症毒性和黏膜刺激性。苏木精-伊红染色(HE)和过碘酸雪夫染色(PAS)研究发现,生商陆小鼠肠黏膜见多量淋巴细胞弥漫性浸润,并有淋巴滤泡形成,提示有炎症病变;而醋商陆无此现象。

以商陆皂苷甲含量及小鼠胃肠道刺激性毒性为指标,优选商陆醋炙工艺为:加入30%醋拌匀,闷润至醋被吸尽,于 120℃炒 30 分钟。以商陆毒素、组胺、γ-氨基丁酸(GABA)等 18 种氨基酸及钾、钠等 8 种无机元素含量和刺激性降低指数、LD_{50} 提高指数、祛痰指数及利尿指数等为指标综合评价商陆各炮制品,评价高低依次为:清蒸法>醋蒸法>水煮法>醋煮法>醋炙法>生饮片>原药材。清蒸法与醋煮法两种新工艺经过中试产品验证,其 LD_{50} 均显著高于原工艺醋炙品,商陆毒素含量低于原工艺醋炙品。

【贮藏】贮干燥容器内,醋商陆密闭,置阴凉干燥处。防霉,防蛀。

芫　花

【处方用名】生芫花、炙芫花、醋芫花。

【来源】本品为瑞香科植物芫花 *Daphne genkwa* Sieb. et Zucc. 的干燥花蕾。

【采收加工】春季花未开放时采收,除去杂质,干燥。

【历史沿革】汉、唐有炒制法;宋代有醋炒、酒炒、醋煮、制炭等方法;明清有醋煨、醋泡焙等炮制方法。并有"芫花留数年陈久者良""好醋煮过,晒干则毒减"的记载。现行有醋炒、醋煮等炮制方法。2020 年版《中国药典》收载芫花、醋芫花。

【炮制方法】

1. 芫花　取原药材,除去杂质及梗、叶,筛去灰屑。

2. 醋芫花　取净芫花,加入定量醋拌匀,闷润至醋被吸尽,置预热的炒制容器内,用文火加热,炒至微干,取出,晾干。

每 100kg 芫花,用醋 30kg。

【饮片质量要求】

1. 芫花　本品单朵呈棒槌状,多弯曲,花被筒表面淡紫色或灰绿色,密被短柔毛,先端 4 裂,裂片淡紫色或黄棕色。质软。气微,味甘、微辛,久尝有麻辣感。

浸出物:稀乙醇浸出物不得少于 20.0%。

含量测定:含芫花素($C_{16}H_{12}O_5$)不得少于 0.20%。

2. 醋芫花　本品形如芫花,表面微黄色,微有醋香气。

【炮制作用】芫花性味苦、辛,温;有毒。归肺、脾、肾经。具有泻水逐饮的功效;外用杀虫疗疮。

1. 芫花　生品有毒,峻泻逐水力较猛,内服较少,多外用于疥癣秃疮,痈肿,冻疮。

2. 醋芫花　醋炙后可降低毒性,缓和泻下作用和腹痛症状。多用于胸腹积水,水肿胀满,痰饮积聚,气逆喘咳,二便不利等。如治胸腹胀满、二便不利、水湿内停的舟车丸(《古今医统大全》);治水饮积滞,腹水肿胀的十枣丸(《部颁标准》)。

【炮制研究】芫花中主要含有芫花酯甲、乙、丙、丁等二萜原酸酯类成分和芫花素、木犀草素等黄酮类成分,其中芫花酯甲为芫花的泻下逐水作用和毒副作用的主要成分。研究表明,水煮芫花中芫花酯甲的含量比生芫花高约11%,而其他几种炮制品中芫花酯甲含量均降低,降低率依次为:醋炙芫花(45%)>醋煮芫花(18%)>清蒸芫花、高压蒸芫花(10%)。芫花醋炙后,黄酮类成分木犀草素、羟基芫花素以及芫花素含量升高,二萜原酸酯类代表成分芫花酯甲含量降低,黄酮类成分芹菜素含量下降。芫花醋炙后挥发油含量降低,颜色加深,化学组分及组分间的相对含量均发生了改变。其中棕榈酸、油酸和亚油酸含量相对增加。不同炮制品挥发油的组分变化较大,尤以醋炙芫花和醋煮芫花产生的未知成分较多。

研究表明,与生芫花相比,醋芫花的LD_{50}提高1倍,急性毒性芫花醇浸剂较大,水浸剂和水煎剂较小,且3种制剂中生芫花的毒性均较醋芫花大。在水浸剂和水煎剂中,生芫花的毒性较醋芫花大1倍;而在醇浸剂中,生芫花的毒性较醋芫花大7倍。刺激性实验表明,芫花挥发油对眼结膜有一定刺激作用,醋炙后可降低其刺激性。生芫花与醋芫花对兔离体回肠的作用相似,小剂量兴奋大剂量抑制;对小白鼠肠蠕动作用,生芫花呈抑制作用而醋芫花似有轻度兴奋作用,生芫花与醋芫花的醇浸剂对小白鼠与大白鼠均无导泻作用,对兔有轻度导泻作用,对犬则产生呕吐和轻度导泻作用,生芫花与醋芫花对兔与犬的作用无明显不同。

【贮藏】贮干燥容器内,醋芫花密闭,置阴凉干燥处。防霉,防蛀。

京 大 戟

【处方用名】京大戟、生大戟、醋大戟、炙大戟、醋京大戟。

【来源】本品为大戟科植物大戟 *Euphorbia pekinensis* Rupr. 的干燥根。

【采收加工】秋、冬二季采挖,洗净,晒干。

【历史沿革】唐代有炒制法;宋代有煨制、麸炒制、煮制、浆水制、米泔水浸制、酒制等法;金代有醋煮法;明清有蒸制、盐水炒等法;现行有醋炒、醋煮等法。2020年版《中国药典》收载京大戟、醋京大戟。

【炮制方法】

1. 京大戟　取原药材,除去杂质,洗净,润透,切厚片,干燥。

2. 醋京大戟

(1)醋炙:取净京大戟片,加入定量醋拌匀,闷润至醋被吸尽后,置预热的炒制容器内,用文火加热,炒至微干,取出,晾干。

每100kg生京大戟,用醋30kg。

(2)醋煮:取净京大戟药材,置于煮制容器内,加入定量醋与适量水,浸润1~2小时,用文火加热,煮至醋液被吸尽,内无白心时,取出,晾至六七成干时,切厚片,干燥。

每100kg生京大戟,用醋30kg。

【饮片质量要求】

1. 京大戟　本品为圆形厚片,表皮灰棕色或棕褐色,切面棕黄色或类白色,纤维性,质坚硬,气微,味微苦涩。

2. 醋京大戟　本品形如大戟,色泽加深,微有醋香气。

【炮制作用】京大戟性味苦,寒;有毒。归肺、脾、肾经。具有泻水逐饮,消肿散结的功效。

1. 京大戟　生京大戟有毒,泻下力猛,多外用。如治蛇虫咬伤,热毒痈肿疮毒,内服外敷均可的紫金锭(《万氏秘传片玉心书》);治各种恶疮疔毒、阴疽的大戟膏(《临床常用中药手册》)。

2. 醋京大戟　醋炙后毒性降低,峻泻作用缓和。用于水饮泛滥所致的水肿喘满,胸腹积水及痰饮积聚等症。如治悬饮,胁下有水气,或肝硬化腹水等症的十枣汤(《伤寒杂病论》)。

【炮制研究】研究表明,京大戟醋制后三萜类成分大戟二烯醇、甘遂甾醇含量下降。

通过比较京大戟醋制前后对小鼠肠推进运动及对整体动物模型的肝组织形态和氧化损伤的影响,发现醋制可明显减弱京大戟致炎及肠推进作用,使生京大戟的泻下作用得到缓和;醋制后肝功能损伤指标明显降低,氧化损伤指标减轻,表明醋制可明显降低京大戟肝毒性。京大戟醋制前后对大鼠小肠隐窝上皮细胞 IEC-6 的毒性存在差异性,显示醋制后可显著降低京大戟生品对肠细胞的增殖抑制作用,增加细胞核 Hoechst 荧光强度、线粒体膜电位荧光强度,降低 Annexin V-FITC 和 PI 荧光强度、细胞膜通透性荧光强度,且呈一定的剂量相关性,表明醋制可降低京大戟对肠细胞的毒性。

以大戟二烯醇含量、醇浸出物、水浸出物、饮片外观、断面性状等指标综合加权评分,优选了京大戟醋煮工艺:每 100g 京大戟药材,加入醋水混合液(醋 30g 和水 270g),拌匀,闷润,文火煮至醋水被吸尽,取出,晾至六七成干,切厚片。

【贮藏】贮干燥容器内,醋大戟密闭,置阴凉干燥处。防蛀。

狼　　毒

【处方用名】生狼毒、炙狼毒、醋狼毒。

【来源】本品为大戟科植物月腺大戟 *Euphorbia ebracteolate* Hayata 或狼毒大戟 *Euphorbia fischeriana* Steud. 的干燥根。

【采收加工】春、秋二季采挖,洗净,切片,晒干。

【历史沿革】唐代有炙制、姜制等法;宋代有醋炒、醋煮、醋浸、醋蒸、火炮、猪血制、炒制等法;明清有酒制等法;现行有醋炒、醋煮等法。2020 年版《中国药典》收载生狼毒、醋狼毒。

【炮制方法】

1. 生狼毒　取原药材,除去杂质,洗净,润透,切片,晒干。

2. 醋狼毒　取狼毒片,加入定量醋拌匀,闷润至醋被吸尽后,置预热的炒制容器内,用文火加热,炒至微干,取出,晾干。

每 100kg 狼毒片,用醋 30~50kg。

【饮片质量要求】

1. 生狼毒　本品呈不规则片状,周边外表黄棕色或灰棕色,片面黄白色,有菊花心,质脆,气微,味微辛。

2. 醋狼毒　本品形如狼毒,表面黄色,闻之略有醋香气。

检查:水分不得过 13.0%,总灰分不得过 7.0%,酸不溶性灰分不得过 1.0%。

浸出物:稀乙醇浸出物不得少于 20.0%。

【炮制作用】狼毒性味辛,平,有毒。归肝、脾经。具有散结,杀虫的功效。

1. 生狼毒　生品毒性剧烈,少有内服,多外用杀虫。可用于久年干疥干癣及一切癞疮。如治干癣积年生痂,搔之黄水出,单用狼毒醋磨涂之(《太平圣惠方》)。

2. 醋狼毒　醋炙后毒性降低,可供内服。用于水肿、胀满、脚气、喉痹、痈肿。如治积聚,心腹胀如鼓的狼毒丸(《太平圣惠方》)。

【炮制研究】研究表明,炮制过程中,有效成分狼毒乙素、狼毒丙素的含量随着温度的升高基本呈现先上升后下降的趋势,而毒效成分岩大戟内酯 A 的含量则随着温度的升高呈现不断降低的趋势。毒性由小到大的排列顺序为,醋制品<奶制品<酒制品<诃子汤制品<生品,亦有试验结果表明狼毒经炮制后毒性由小到大的排列顺序为,姜矾制品<醋制品<生品。狼毒炮制后,二氢黄酮含量依次为,诃子汤制品>生品>奶制品>醋制品>酒制品;水溶性多糖含量依次为,奶制品>酒制品>生品>诃子汤制品;水不溶性多糖含量依次为,生品>奶制品>诃子汤制品>酒制品;总糖含量依次为,生品>奶制品>诃子汤制品>酒制品;总氨基酸含量依次为,奶制品>生品>诃子汤制品>酒制品。

狼毒经炮制后毒性降低。奶制品对二甲苯致小鼠耳郭肿胀有明显抑制作用,酒制品和诃子汤制品对角叉菜胶致大鼠足肿胀有明显抑制作用,奶制品明显升高大鼠血清超氧化物歧化酶(SOD)活性,酒制品能明显降低大鼠血清丙二醛(MDA)水平,醋制品对动物黏膜的刺激性作用显著减弱。使用斑马鱼胚胎评价酒精炮制、奶炮制、酸奶炮制、醋炮制和诃子炮制的狼毒浸出液的毒性和治疗效果,研究结果表明醋炮制品具有最高的死亡率,而牛奶炮制品等没有明显的致死作用;斑马鱼胚胎尾鳍部位对各种炮制品浸出液都表现出不同程度反应,TUNEL 染色表明狼毒浸出液引起尾鳍细胞大量凋亡,细胞凋亡的数目依次是奶炮制品>酒精炮制品>酸奶炮制品 = 诃子炮制品>醋炮制品>空白对照组。

【贮藏】贮干燥容器内,醋狼毒密闭,置阴凉干燥处。防蛀。

乳　香

【处方用名】乳香、醋乳香、炒乳香、炙乳香。

【来源】本品为橄榄科植物乳香树 *Boswellia carterii* Birdw. 及同属植物 *Boswellia bhaw-dajiana* Birdw. 树皮渗出的树脂。

【历史沿革】唐代有研法;宋代有碾法、炒制、米制、姜制、醋制、酒制、竹叶制、去油等法;元代有熨制;明清有水研、煮制、煅制、焙制、炙制、乳制、黄连制、灯心制、童便酒制等法;现行有醋炒、炒黄等法。2020 年版《中国药典》收载有醋乳香。

【炮制方法】

1. 乳香　取原药材,除去杂质,将大块者砸碎。

2. 醋乳香　取净乳香,置预热的炒制容器内,用文火加热,炒至冒烟,表面微熔时,喷淋定量醋,边喷边炒至表面呈油亮光泽时,迅速取出,摊开晾凉。

每 100kg 净乳香,用醋 5kg。

3. 炒乳香 取净乳香,置预热的炒制容器内,用文火加热,炒至冒烟,表面熔化显油亮光泽时,迅速取出,摊开晾凉。

乳香(图片)

【饮片质量要求】

1. 乳香 本品呈长卵形滴乳状、类圆形颗粒或粘合成大小不等的不规则块状物。表面黄白色,半透明,被有黄白色粉末,久存则颜色加深。质脆,遇热软化。破碎面有玻璃样或蜡样光泽。具特异香气,味微苦。

醋乳香(图片)

2. 醋乳香 本品形如乳香颗粒或块,表面深黄色,油亮,略有醋气。

3. 炒乳香 本品形如乳香颗粒或块,表面油黄色,微透明,质坚脆,具特异香气。

【炮制作用】乳香性味辛、苦,温。归心、肝、脾经。具有活血定痛,消肿生肌的功效。

1. 乳香 生用气味辛烈,对胃的刺激性较强,易引起呕吐,但活血消肿、止痛力强,多用于瘀血肿痛或外用。如治瘀血肿痛的乳香定痛散(《外科发挥》)。

2. 醋乳香 醋炙可缓和刺激性,利于服用,便于粉碎,增强活血止痛、收敛生肌的功效,并可矫臭矫味。可治各种痛症。如治心腹诸痛,以及一切痛症的乳香定痛丸(《沈氏尊生书》)。

3. 炒乳香 可缓和对胃的刺激性,利于服用,作用与醋乳香基本相同。用于治疗产后瘀滞不净,攻刺心腹作痛,以乳香、没药配五灵脂、延胡索等同用(《李念先手集》)。

【炮制研究】乳香挥发油既是其活血止痛的有效成分,同时又对胃有刺激性,乳香炮制后挥发油含量降低,减少率顺序为:灯心草制>麦麸制>醋炒>清炒>生品。利用 HPLC 考察不同炮制温度和时间对乳香酸类成分的影响发现,随着炮制时间的延长,乳香酸类成分含量均有不同程度的变化。

乳香挥发油、清炒品、生品及灯心草制品有较强的镇痛作用,且时间较长。以小鼠耳郭肿胀抑制率和大鼠足跖肿胀度为指标对乳香各炮制品进行抗炎作用的比较,结果作用大小依次为清炒品>生品>醋炙品,且清炒品和生品、醋炙品有显著性差异;亦有研究表明乳香炮制前后抗炎作用顺序为清炒品>醋炙品>生品;以镇痛实验小鼠扭体镇痛率和热板痛阈值为指标时,各乳香炮制品作用强弱依次为醋炙品>清炒品>生品,且醋炙品和清炒品、生品有显著性差异。

有实验表明,乳香树脂具有镇痛作用,且高温使其树脂类成分发生变化,故乳香炮制温度不宜过高。以 120℃烘乳香代替炒乳香,既可达到除去大部分挥发油的炮制目的,符合用药要求,又减少了乳香树脂的损失。

【贮藏】贮干燥容器内,密闭,置阴凉干燥通风处。防潮。

没 药

【处方用名】没药、醋没药、炒没药、炙没药。

【来源】本品为橄榄科植物地丁树 Commiphora myrrha Engl. 或哈地丁树 Commiphora molmol Engl. 的干燥树脂。

【历史沿革】唐代有研法;宋代有童便制、蒸制、酒制、净制、碾法去油制等法;明清有炒制、灯心炒、童便酒制、水飞研、药汁制、制霜等法;现行主要有醋炙、炒黄、炒去油等法。2020 年版《中国药典》收载有醋没药。

【炮制方法】

1. 没药　取原药材,砸成小块,除去杂质。

2. 醋没药　取净没药块,置预热的炒制容器内,用文火加热,炒至冒烟,表面微熔时,喷淋定量的醋,边喷边炒至表面呈油亮光泽时,迅速取出,摊开晾凉。

每 100kg 没药,用醋 5kg。

3. 炒没药　取净没药块,置预热的炒制容器内,用文火加热,炒至冒烟,表面显油亮光泽时,迅速取出,摊开晾凉。

【饮片质量要求】

1. 没药　天然没药呈不规则颗粒团块,大小不等,表面黄棕色或红棕色,近半透明,部分呈棕黑色,被有黄色粉尘。质坚脆,破碎面不整齐,无光泽,有特异的香味,味苦而微辛。胶质没药呈不规则块状和颗粒,多黏结成大小不等的团块,表面棕黄色或棕褐色,不透明,质坚实或疏松,有特异的香味,味苦而有黏性。

2. 醋没药　本品呈不规则小块状或类圆形颗粒状,表面棕褐色或黑褐色,有光泽。具特异香气,略有醋香气,味苦而微辛。

检查:酸不溶性灰分不得过 8.0%。

含量测定:含挥发油不得少于 2.0%(ml/g)。

3. 炒没药　本品形如醋没药,表面黑褐色或棕黑色,有光泽,气微香。

【炮制作用】没药性味苦、辛,平。归心、肝、脾经。具有散瘀定痛,消肿生肌的功效。

1. 没药　生品气味浓烈,对胃有一定的刺激性,容易引起恶心、呕吐,故生品多外用,用于治跌打损伤,骨折筋伤。如治跌扑损伤,血瘀疼痛,外伤出血的七厘散(《良方集腋》)。

2. 醋没药　醋炙后能增强活血止痛、收敛生肌的作用,缓和刺激性,便于服用,易于粉碎,并可矫臭矫味。如治妇女月经不通的没药丸(《太平圣惠方》)。

3. 炒没药　炒后缓和没药的刺激性,便于服用,易于粉碎。如治疗、疮、无肿毒的舌化丹(《疡医大全》);治痈疽疮毒的海乳散(《疡医大全》)。

【炮制研究】没药中主要以挥发油、树脂类成分为主,此外还含有萜类、甾体、黄酮、木脂素等。没药中的倍半萜成分具有麻醉、抗菌、抗高血糖等活性;同乳香类似,没药中的挥发油及树脂类皆为有效成分,且挥发油同时具有刺激性,炮制后能够降低挥发油成分含量,缓和刺激性。

研究表明,生没药和醋没药都具有止痛作用,醋没药作用较生品显著增强。生没药几乎无降低血小板黏附性的作用,而醋没药能够显著降低血小板黏附性。给小鼠分别灌胃生没药、清炒没药、醋制没药的水煎液、散剂(粉末)混悬液和醇提物混悬液,结果显示,各样品均对外伤引起的足肿胀有显著消除血肿作用,生没药的化瘀消肿作用更强。

【贮藏】贮干燥容器内,密闭,置阴凉干燥通风处。防潮。

红　大　戟

【处方用名】红大戟、红芽大戟、炙大戟、醋大戟。

【来源】本品为茜草科植物红大戟 *Knoxia valerianoides* Thorel et Pitard 的干燥块根。

【采收加工】秋、冬二季采挖,除去须根,洗净,置沸水中略烫,干燥。

【历史沿革】唐代有切制、炒制、盐制;金代有醋制;宋代有净制、海芋叶制、煨制、麸炒制、煮制、泔制、酒制、浆水制;明清有枣制、蒸制;现行有醋蒸、醋炒等法。2020年版《中国药典》收载有红大戟。

【炮制方法】

1. 红大戟　取原药材,洗净,润透,切厚片,干燥。

2. 醋红大戟

(1)醋煮:取净红大戟,加醋浸拌,置煮制容器内,用文火煮至醋被吸尽,取出切片,干燥。

每100kg红大戟,用醋30~50kg。

(2)醋炙:取净红大戟,用醋拌匀,闷润至透,置预热的炒制容器内,用文火加热,炒干,取出,晾凉。

每100kg红大戟,用醋20kg。

【饮片质量要求】

1. 红大戟　本品呈不规则长圆形或圆形厚片。外皮红褐色或棕色,粗糙。切面皮部红褐色,木部棕黄色。气微、味甘、微辛。

检查:水分不得过11.0%,总灰分不得过15.0%,酸不溶性灰分不得过4.0%。

浸出物:醇溶性浸出物不得少于7.0%。

含量测定:3-羟基巴戟醌($C_{15}H_9O_6$)不得少于0.030%,含芦西定($C_{15}H_{10}O_5$)应为0.040%~0.15%。

2. 醋红大戟　本品形如红大戟,表面色泽加深,微有醋香气。

【炮制作用】红大戟性味苦,寒;有小毒。归肺、脾、肾经。具有泻水逐饮,消肿散结的功效。

1. 红大戟　生品有小毒,生用消肿散结力强。适用于水肿胀满,胸腹积水,痰饮积聚,气逆咳喘,二便不利,痈肿疮毒,瘰疬痰核等。

2. 醋红大戟　红大戟醋制后能降低毒性,缓和峻泻作用。

【贮藏】置阴凉干燥处。防蛀。

三　棱

【处方用名】三棱、炙三棱、醋三棱。

【来源】本品为黑三棱科植物黑三棱 *Sparganium stoloniferum* Buch.-Ham. 的干燥块茎。

【采收加工】冬季至次年春采挖,洗净,削去外皮,晒干。

【历史沿革】唐代有炮法;宋代有煨制、醋炙制、纸煨制、制炭、醋煮、醋浸、米煮制、煮制等法;元代有酒炒制、酒浸制、巴豆制等法;明清增加了蒸制、面煨制、乌头制、干漆制等法;现行有醋炒、醋蒸、醋煮等法。2020年版《中国药典》收载三棱、醋三棱。

【炮制方法】

1. 三棱　取原药材,除去杂质,浸泡,润透,切薄片,干燥。

2. 醋三棱　取净三棱片,加入定量的醋拌匀,闷润至醋被吸尽,置预热的炒制容器内,用文火加热,炒干,取出,晾凉。

每100kg三棱片,用醋15kg。

三棱(图片)

【饮片质量要求】

1. 三棱　本品呈类圆形的薄片。外表皮灰棕色。切面灰白色或黄白色,粗糙,有多数明显的细筋脉点。气微,味淡,嚼之微有麻辣感。

检查:水分不得过 15.0%,总灰分不得过 6.0%。

浸出物:稀乙醇浸出物不得少于 7.5%。

2. 醋三棱　本品形如三棱片,表面灰黄色或淡棕黄色,偶见焦斑,微有醋气。

检查:水分不得过 13.0%,总灰分不得过 5.0%。

浸出物:同三棱。

醋三棱(图片)

【炮制作用】三棱性味辛、苦,平。归肝、脾经。具有破血行气、消积止痛的功效。

1. 三棱　生品为血中气药,破血行气之力较强,体质虚弱者不宜使用。多用于血瘀气滞所致的积聚不散。如治妇人血症、食积、瘀滞的三棱煎丸(《普济方》);治乳汁不下,可单味使用,如乳汁不下方(《外台秘要》)。

2. 醋三棱　醋炙后主入血分,破瘀散结、止痛的作用增强。用于瘀滞经闭腹痛,心腹疼痛,胁下胀痛等症。如治瘀滞经闭的活血通经汤(《卫生宝鉴》);治癥瘕积聚的三棱丸(《医学切问》)。

【炮制研究】三棱醋炙后总黄酮较生品增加 50%,麸炒后含量最低。醋煮、醋蒸、清蒸三棱中总黄酮含量较生品有不同程度增加。

采用小鼠扭体法、热板法进行镇痛作用研究,结果表明,三棱醋炙品镇痛作用较生品有明显增强,其中醋三棱镇痛作用强而持久。这与传统中医理论认为醋炙后增强三棱散瘀止血作用相吻合。三棱不同炮制品(生品、清蒸品、醋炒品、醋煮品、麸炒品)均能显著抑制血小板聚集,其中醋炒三棱对兔血小板聚集抑制率最高,对小鼠出血时间的影响同生品的抗凝血作用基本一致,与对照组比较有显著差异,而其他炮制品作用不明显。

以挥发油、热浸出物含量及黄酮类成分为指标,对传统浸泡法、加压温浸法、减压温浸法所制的三棱饮片进行比较,结果显示减压冷浸法所制三棱饮片中浸出物含量比传统浸泡法高40%~49%,且该法浸泡时间缩短一半,可以防止霉变。对三棱的醋制工艺优选结果表明,每 100kg三棱用醋 25kg,温度 130℃,炒 10 分钟为最佳工艺。

【贮藏】贮干燥容器内,醋三棱密闭,置阴凉干燥处。防蛀。

莪　术

【处方用名】莪术、醋莪术。

【来源】本品为姜科植物蓬莪术 *Curcuma phaeocaulis* Val.、广西莪术 *Curcuma kwangsiensis* S. G. Lee et C. F. Liang 或温郁金 *Curcuma wenyujin* Y. H. Chen et C. Ling 的干燥根茎。后者习称"温莪术"。

【采收加工】冬季茎叶枯萎后采挖,洗净,蒸或煮至透心,晒干或低温干燥后除去须根和杂质。

【历史沿革】南北朝刘宋时期有醋磨;宋代有煨制、酒制、酒醋制、火炮、醋炒、酒炒、醋煮、油制、巴豆制等法;明清增加了醋煨、虻虫制、羊血或鸡血炙、蒸制等法。2020 年版《中国药典》收载莪术、醋莪术。

【炮制方法】

1. 莪术　取原药材,除去杂质,略泡,洗净,蒸软,切厚片,干燥。

2. 醋莪术

(1)醋炙:取莪术片,加入定量的醋拌匀,闷润至醋被吸尽后,置预热的炒制容器内,用文火加热,炒至表面微黄色,略带焦斑时,取出,晾凉。

每 100kg 莪术片,用醋 20kg。

(2)醋煮:取莪术片,置煮制容器内,加入定量醋与适量水浸没药面,煮至醋液被吸尽,内无白心时,取出,稍凉,切厚片,干燥。

每 100kg 莪术片,用醋 20kg。

【饮片质量要求】

1. 莪术 本品呈类圆形或椭圆形的厚片。外表皮灰黄色或灰棕色,有时可见环节或须根痕。切面黄绿色、黄棕色或棕褐色,内皮层环纹明显,散在"筋脉"小点。气微香,味微苦而辛。

检查:水分不得过 14.0%,总灰分不得过 7.0%,酸不溶性灰分不得过 2.0%。

浸出物:稀乙醇浸出物不得少于 7.0%。

含量测定:挥发油不得少于 1.0%(ml/g)。

2. 醋莪术 本品形如莪术,色泽加深,偶见焦斑,角质样,略有醋香气。

检查、浸出物、含量测定:同莪术。

【炮制作用】莪术性味辛、苦,温。归肝、脾经。具有行气破血,消积止痛的功效。

1. 莪术 生用行气止痛、破血祛瘀力强,为气中血药。用于癥瘕痞块,血瘀经闭,胸痹心痛,食积胀痛。如治饮食积滞,胸腹痞满胀痛,呕吐酸水的蓬术丸(《临床常用中药手册》);治瘀滞经闭,小腹胀痛的莪术散(《证治准绳》)。

2. 醋莪术 醋炙主入肝经血分,散瘀止痛作用增强。用于瘀血腹痛、肝脾肿大、血瘀经闭等。如治胁下癥块的莪棱逐瘀汤(《中药临床应用》);治心腹疼痛、胁下胀痛的金铃泻肝汤(《临床常用中药手册》)。

【炮制研究】对《中国药典》收载的 3 种不同来源的莪术及其炮制品进行挥发油含量检测,结果依次为:生品>炒制品>醋制品>酒制品,以蓬莪术挥发油含量最高。莪术挥发油在醋制过程中部分组分消失,同时产生两个新的组分。4 种莪术炮制品挥发油主要成分和含量大体相同,但也有所差异。其中含量较高的成分主要有桉油精、左旋樟脑、异龙脑、莪术烯醇、吉马酮、呋喃二烯酮、莪术双环烯酮和表莪术酮等。

醋炙和醋煮莪术对二甲苯所致的耳郭肿胀及醋酸所致的毛细血管通透性增加都有明显的抑制作用,其中以醋煮莪术作用较强;莪术不同炮制品都有一定程度的镇痛作用,其中以醋炙莪术镇痛作用强而持久。采用血小板聚集功能测定法、血液流变性测定法及小鼠抗凝法进行试验,结果显示生莪术和不同炮制品均有一定抗血小板聚集、抗凝血及调节血液流变性作用,且醋炙品作用较明显。另外,广西莪术鲜品、醋煮品、水煮品、蒸品、醋炙品 5 种不同炮制品对移植性肿瘤的抑制实验表明,各炮制品对体内移植性肿瘤(肉瘤、荷瘤)小鼠均有一定抑制作用。比较生、醋莪术对猪血清所致大鼠免疫性肝纤维化及对活化的肝星形细胞(HSC-T6)增殖和 α- 平滑肌肌动蛋白(α-SMA),前胶原 I(procollagen I)表达的影响,研究结果表明,生、醋莪术均能不同程度减轻肝纤维化,且醋莪术作用优于生莪术,莪术抗肝纤维化机制可能与抑制 HSC-T6 增殖,减少细胞外基质的生成并促进其降解有关。

【贮藏】贮干燥容器内，醋莪术密闭，置干燥处。防蛀。

柴　胡

【处方用名】柴胡、醋柴胡、炙柴胡、鳖血柴胡。

【来源】本品为伞形科植物柴胡 *Bupleurum chinense* DC. 或狭叶柴胡 *Bupleurum scorzonerifolium* Willd. 的干燥根，按性状不同，分别习称"北柴胡"和"南柴胡"。

【采收加工】春秋二季采挖，除去茎叶及泥沙，干燥。

【历史沿革】唐代有熬法；宋代有焙制法；元代有酒拌、酒炒制等法；明清增加了醋炒制、炒制、炙制、蜜制、鳖血制等法；现行有醋炒、鳖血炒、鳖血黄酒炒等法。2020 年版《中国药典》收载北柴胡、醋北柴胡、南柴胡、醋南柴胡。

【炮制方法】

1. 柴胡　取原药材，除去杂质及残茎，洗净，润透，切厚片，干燥。

2. 醋柴胡　取柴胡片，加入定量醋拌匀，闷润，待醋被吸尽后，置预热的炒制容器内，文火炒干，取出，晾凉。

每 100kg 柴胡片，用醋 20kg。

3. 鳖血制柴胡

(1)取柴胡片，加入定量洁净的新鲜鳖血及适量冷开水拌匀，闷润至鳖血被吸尽，置预热的炒制容器内，用文火加热，炒干，取出，晾凉。

(2)取柴胡片，加入定量洁净的新鲜鳖血及定量黄酒拌匀，闷润至鳖血和酒液被吸尽，置预热的炒制容器内，用文火加热，炒干，取出，晾凉。

每 100kg 柴胡片，用鳖血 13kg，黄酒 25kg。

【饮片质量要求】

1. 柴胡　北柴胡呈不规则厚片，外表黑褐色或浅棕色，有纵皱纹及支根痕，片面粗糙，显纤维性，黄白色，质坚硬，气微香，味微苦。

检查：水分不得过 10.0%，总灰分不得过 8.0%，酸不溶性灰分不得过 3.0%。

浸出物：醇溶性浸出物不得少于 11.0%。

含量测定：柴胡皂苷 a($C_{42}H_{68}O_{13}$) 和柴胡皂苷 d($C_{42}H_{68}O_{13}$) 的总量不得少于 0.30%。

南柴胡呈类圆形或不规则片，外表皮红棕色或黑褐色，有时可见根头处具细密环纹或有细毛状枯叶纤维。切面黄白色，平坦。具败油味。

2. 醋柴胡　醋北柴胡形如北柴胡片，表面淡棕黄色，微有醋香气，味微苦。

检查、含量测定：同北柴胡。

浸出物：醇溶性浸出物不得少于 12.0%。

醋南柴胡形如南柴胡片，微有醋香气。

3. 鳖血制柴胡　本品形如柴胡片，色泽加深，有血腥气。

【炮制作用】柴胡性味辛、苦，微寒。归肝、胆、肺经。具有疏散退热，疏肝解郁，升举阳气的功效。

1. 柴胡　生用升散作用较强，多用于解表退热，如治寒热往来的小柴胡汤（《伤寒杂病论》）。

2. 醋柴胡　醋炙后能缓和升散之性,增强疏肝止痛作用。适用于肝郁气滞的胁肋胀痛,腹痛及月经不调等症,如治肝气郁结的柴胡疏肝散(《景岳全书》);治肝郁血虚,月经不调的逍遥散(《全国中药成药处方集》)。

3. 鳖血柴胡　鳖血炙柴胡能抑制其浮阳之性,增强清肝退热的功效,并能填阴滋血。用于热入血室,骨蒸痨热。

【炮制研究】柴胡主要含有挥发油、柴胡皂苷、多糖等。对柴胡生品及酒、醋、蜜炙品的皂苷及挥发油进行定性定量比较,结果表明,总皂苷含量为蜜柴胡>酒柴胡>醋柴胡>生柴胡;挥发油的含量顺序为蜜柴胡>醋柴胡>酒柴胡>生柴胡;对柴胡不同炮制品(生品、醋柴胡、酒柴胡)中的多糖以苯酚-硫酸法测定,结果生柴胡中多糖含量最多。北柴胡生品中柴胡皂苷a的含量最高,清炒品含量最低。

柴胡酒炙品的抗炎作用优于生品和醋炙品。醋炙柴胡能明显增强胆汁的分泌量。醋炙柴胡和醋拌柴胡能显著降低中毒小鼠的血清谷丙转氨酶,各给药组均有轻度保护作用,能够降低肝损伤。柴胡生品、醋炙品、醋拌品均能降低胆碱酯酶活力,其中醋炙品呈显著性降低,故认为柴胡用来疏肝解郁时以醋炙品为佳。

以柴胡皂苷b_2的含量为指标,优选柴胡醋炙的最佳工艺为每100kg柴胡加60kg米醋,闷润4小时,于140~150℃,炒6分钟。以柴胡皂苷a、c、d及醇溶性浸出物含量的综合评分为指标,优选鳖血制柴胡的最佳炮制工艺为150℃炮制10分钟,每1kg柴胡片,加50ml鳖血。

【贮藏】贮干燥容器内,醋柴胡密闭,置阴凉干燥处。

延　胡　索

【处方用名】延胡索、醋延胡索、酒延胡索。

【来源】本品为罂粟科植物延胡索 *Corydalis yanhusuo* W. T. Wang 的干燥块茎。

【采收加工】夏初茎叶枯萎时采挖,除去须根,洗净,置沸水中煮至恰无白心时,取出,晒干。

【历史沿革】宋代有炒制、醋炒制、米炒制、熬制、醋煮制、盐炒制等法;明清增加了煨炒制、醋纸包煨制、醋润蒸制、酒煮制等法;现行有醋炙、醋蒸、醋煮、酒炙等法。2020年版《中国药典》收载延胡索、醋延胡索。

【炮制方法】

1. 延胡索　取原药材,除去杂质,洗净,干燥,切厚片或用时捣碎。

2. 醋延胡索

(1)醋炙:取净延胡索片或延胡索碎粒,加入定量的醋拌匀,闷润至醋被吸尽后,置预热的炒制容器内,用文火加热,炒干,取出,晾凉。

每100kg延胡索片或碎粒,用醋20kg。

(2)醋煮:取净延胡索,加入定量的醋与适量清水(以平药面为宜),置煮制容器内,用文火加热,煮至透心。醋液被吸尽时,取出,晾至六成干,切厚片,晒干;或晒干后捣碎。

每100kg净延胡索,用醋20kg。

3. 酒延胡索　取延胡索片,加入定量的黄酒拌匀,闷润至酒被吸尽后,置预热的炒制容器内,用文火加热,炒干,取出,晾凉。

每 100kg 延胡索片,用黄酒 15kg。

【饮片质量要求】

1. 延胡索　本品呈不规则的圆形厚片。外表皮黄色或黄褐色,有不规则细皱纹。切面黄色,角质样,具蜡样光泽。气微,味苦。

检查:水分不得过 15.0%,总灰分不得过 4.0%。

浸出物:稀乙醇浸出物不得少于 13.0%。

含量测定:延胡索乙素($C_{21}H_{25}NO_4$)不得少于 0.040%。

2. 醋延胡索　本品形如延胡索片,表面和切面呈深黄色或黄褐色,质较硬,光泽不明显,略具醋香气。

检查、浸出物、含量测定:同延胡索。

3. 酒延胡索　本品形如延胡索片,表面深黄色或黄褐色,质较硬,光泽不明显,味苦,略具酒香气。

【炮制作用】延胡索性味辛、苦,温。归肝、脾经。具有活血,利气,止痛的功效。

1. 延胡索　用于胸胁脘腹疼痛,胸痹心痛,经闭痛经,产后瘀阻,跌打肿痛等症。延胡索生用止痛有效成分不易溶出,效果欠佳,故多制用。

2. 醋延胡索　醋制可增强行气止痛作用,广泛用于身体各部位的多种疼痛症候。如治瘀血阻滞,经闭腹痛的延胡索散(《圣济总录》);治胃气阻滞疼痛,心腹冷痛的金铃子散(《太平圣惠方》)。

3. 酒延胡索　酒延胡索以活血、祛瘀、止痛为主。如治心血瘀滞所致的胸痛、胸闷、心悸的瓜蒌薤白汤(《伤寒杂病论》)。

【炮制研究】延胡索中的生物碱类是其止痛的活性成分,其中延胡索甲素、延胡索乙素、延胡索丑素具有明显的止痛作用,尤以延胡索乙素作用最强。实验证明:延胡索经醋炙后其水煎液中总生物碱含量显著增加。其原因是难溶于水的延胡索乙素等游离生物碱与醋酸结合生成易溶于水的生物碱盐,利于生物碱的溶出,增强疗效。药理研究表明,延胡索中生物碱含量与止痛效力成正比。故醋炙能够增强延胡索的止痛作用。

延胡索与阿片类镇痛药物相比,其副作用较少、成瘾发生率较低。延胡索中的季铵碱具有降压、增加冠脉流量的作用,炮制后含量降低,故应用于冠心病,提倡用生品。

延胡索醋煮和醋炙品中延胡索乙素和去氢紫堇碱等药效成分的含量较高,而鲜品水煮后再炮制可使延胡索乙素含量提高,两种方式对原阿片碱含量影响不大。比较延胡索生品、醋炙品、酒炙品、醋烘品、醋煮品中延胡索乙素的含量,结果表明,各炮制品中延胡索乙素含量均高于生品,其中醋炙品、酒炙品和醋烘品明显高于醋煮品。

醋延胡索及净制延胡索均能显著抑制二甲苯所致小鼠耳郭肿胀,抑制小鼠腹腔毛细血管的通透性,提高热板法疼痛模型小鼠的痛阈值,抑制醋酸所致小鼠扭体痛反应,具有良好的抗炎镇痛药理效应;但在镇痛作用方面醋延胡索要显著优于净制延胡索,在抗炎作用方面,两者无显著性差异。以延胡索乙素、原阿片碱和去氢紫堇碱为指标,考察了延胡索酒炙和醋炙后对其吸收和代谢的影响,结果表明,与延胡索生品比较,醋炙能加快延胡索乙素和去氢紫堇碱在体内的吸收,同时延缓对两者的消除,对原阿片碱的影响不大;酒炙对延胡索乙素的作用与醋炙相似,但作用较醋炙弱,同时,酒炙对原阿片碱和去氢紫堇碱均有延缓消除的作用。

与传统的炮制工艺相比,采用鲜延胡索初加工与炮制结合的一体化加工炮制技术,能够有效减少延胡索乙素的流失,最佳工艺为鲜延胡索在米醋中减压抽真空,即以 4mm 鲜延胡索切片、在含 4.6% 醋酸的米醋中减压抽真空放气 2 次;其次是鲜延胡索干燥醋浸工艺,即以 4mm 鲜延胡索切片、干燥至含水量 30% 左右、加入 15% 鲜延胡索质量的米醋充分浸润(约需 2.0 小时)。动物实验进一步表明,在醋中减压抽真空和切片干燥后用醋浸润炮制的延胡索饮片,其镇痛作用优于传统加工炮制的延胡索饮片。

【贮藏】贮干燥容器内,醋延胡索密闭,置阴凉干燥处。

香　附

【处方用名】香附、炙香附、醋香附、四制香附、酒香附、香附炭。

【来源】本品为莎草科植物莎草 *Cyperus rotundus* L. 的干燥根茎。

【采收加工】秋季采挖,燎去毛须,置沸水中略煮或蒸透后晒干,或燎后直接晒干。

【历史沿革】唐代有炒制法;宋代有蒸制、煮制、酒制、米泔浸后蒜仁制、石灰制、胆汁制、童便醋盐水制、制炭等法;元代有醋煮制、童便制、麸炒等法;明清除沿用元代以前的炮制方法外,增加了多种辅料混合使用的制法,如有酒、醋、姜、童便的四制香附、五制香附、六制香附、七制香附等法;现行有醋炙、醋煮、醋蒸及酒、醋、盐、姜合制和酒炙、炒炭等法。2020 年版《中国药典》收载香附和醋香附。

【炮制方法】

1. 香附　取原药材,除去毛须及杂质,切厚片或碾碎,干燥。筛去碎屑。

2. 醋香附

(1)醋炙:取净香附颗粒或片,加定量醋拌匀,闷润至醋被吸尽后,置预热的炒制容器内,用文火加热,炒干,取出,晾凉。筛去碎屑。

每 100kg 香附颗粒或片,用醋 20kg。

(2)醋煮:取净香附,加入定量醋,再加与醋等量的水,共煮至醋液基本吸尽,再蒸 5 小时,闷片刻,取出微晾,切薄片,干燥,筛去碎屑;或取出干燥后,碾成绿豆大的颗粒。

每 100kg 净香附,用醋 20kg。

3. 四制香附　取净香附颗粒或片,加入定量的生姜汁、醋、黄酒、食盐水拌匀,闷润至汁液被吸尽后,置预热的炒制容器内,用文火加热,炒干,取出,晾凉。筛去碎屑。

每 100kg 香附颗粒或片,用生姜 5kg(取汁),醋、黄酒各 10kg,食盐 2kg(清水溶化)。

4. 酒香附　取净香附颗粒或片,加入定量的黄酒拌匀,闷润至黄酒被吸尽,置预热的炒制容器内,用文火加热,炒干,取出,晾凉。筛去碎屑。

每 100kg 香附颗粒或片,用黄酒 20kg。

5. 香附炭　取净香附,大小分档,置预热的炒制容器内,用中火加热,炒至表面焦黑色,内部焦褐色,喷淋清水少许,灭尽火星,取出,晾干,凉透。筛去碎屑。

【饮片质量要求】

1. 香附　本品为不规则厚片或颗粒状。外表皮棕褐色或黑褐色,有时可见环节。切面色白或黄棕色,质硬,内皮层环纹明显。气香,味微苦。

检查:水分不得过 13.0%,总灰分不得过 4.0%。

浸出物:稀乙醇浸出物不得少于 11.5%。

含量测定:挥发油不得少于 1.0%(ml/g)。

2. 醋香附　本品形如香附,表面黑褐色。微有醋香气,味微苦。

检查:同香附。

浸出物:稀乙醇浸出物不得少于 13.0%。

含量测定:挥发油不得少于 0.8%(ml/g)。

3. 四制香附　本品形如香附,表面深棕褐色,内部黄褐色,具有清香气。

4. 酒香附　本品形如香附,表面红紫色,略具酒气。

5. 香附炭　本品形如香附,表面焦黑色,内部焦褐色,质脆,易碎。气焦香,味苦涩。

【炮制作用】香附性味辛、微苦、微甘、平。归肝、脾、三焦经。具有疏肝解郁,理气宽中,调经止痛的功效。

1. 香附　生香附上行胸膈,外达肌肤,故多入解表剂中,以理气解郁为主。用于肝郁气滞,胸胁胀痛,疝气疼痛,乳房胀痛,脾胃气滞,脘腹痞闷,胀满疼痛,月经不调,经闭痛经。如治胸膈痞闷,胁肋疼痛的越鞠丸(《丹溪心法》)。

2. 醋香附　专入肝经,增强疏肝止痛作用,并能消积化滞。如治伤食腹痛的香砂平胃散(《医宗金鉴》);治血中气滞的香附芎归汤(《沈氏尊生方》);治寒凝气滞,胃脘疼痛的良附丸(《良方集腋》)。

3. 四制香附　以行气解郁、调经散结为主,多用于治疗胁痛、痛经、月经不调等症。如治妊娠伤寒,恶寒发热的香苏葱豉汤(《重订通俗伤寒论》);治中虚气滞胃痛的香砂六君丸(《重订通俗伤寒论》)。

4. 酒香附　能通筋脉,散结滞,多用于治疗寒疝腹痛。如治气胀痛及小肠气,以香附末二钱,海藻一钱,煎酒空心调下(《李时珍濒湖集简方》);治瘰疬流注肿块的香附饼(《外科发挥》)。

5. 香附炭　味苦、涩,性温,多用于治疗妇女崩漏不止等症。

【炮制研究】香附主要含有挥发油,油中主要成分为 α- 香附酮、β- 香附酮、芹子烯、广藿香酮。此外,还有黄酮类和萜类化合物等。香附经醋制后,挥发油含量较生品降低约 35%。醋炙香附乙醇提取液中 α- 香附酮的含量较生品提高了近 20%,香附醋炙品的水溶性浸出物含量亦明显高于生品,说明醋制香附有利于有效成分的溶出而增强疗效。香附醋炙和酒炙后总皂苷含量比生品分别提高 28.21% 和 22.48%。

醋制香附的解痉、镇痛、消食导滞作用优于生品。生香附、醋香附均有降低大鼠离体子宫张力,缓解子宫痉挛,提高小鼠痛阈的作用,但以醋香附作用较强,且醋蒸法优于醋炙法。用二甲苯致小鼠耳郭肿胀观察抗炎作用,结果显示香附及其不同炮制品均有明显抑制小鼠耳郭肿胀作用,其作用强弱依次为醋香附>四制香附>生香附>酒香附。香附及其炮制品都能增加燥结便秘动物的排便频率,与生香附比较,醋炒香附的开始排便时间更短,醋蒸香附的排便次数更多;香附及其炮制品对小鼠肠内容物推进速度都有所增加,而炮制品比生品作用更好,但醋炒香附与醋蒸香附之间差异不显著,说明香附炮制后的消食化滞作用更好。香附生品及其醋制品含药血清均可增加肝细胞膜通透性,且醋制品作用更加明显,表明"醋制入肝"的作用机制可能与影响肝细胞膜通透性有关。

以 α-香附酮和稀醇浸出物为考察指标,采用综合加权评分法进行分析,优选得最佳工艺为:按20%比例加总酸≥3.95g/100ml的米醋,拌匀,入锅温度140~150℃,醋炙样品表面温度100~110℃,醋炙时间为10分钟。亦有研究表明,醋制香附最佳炮制工艺为:香附100g,醋25ml,用15ml水稀释后与药材拌匀,闷润6小时,150℃炒制8分钟。

【贮藏】置阴凉干燥处,防蛀。

青 皮

【处方用名】青皮、醋青皮。

【来源】本品为芸香科植物橘 *Citrus reticulata* Blanco 及其栽培变种的干燥幼果或未成熟果实的果皮。

【采收加工】5—6月收集自落的幼果,晒干,习称"个青皮";7—8月采收未成熟的果实,在果皮上纵剖成四瓣至基部,除尽瓤瓣,晒干,习称"四花青皮"。

【历史沿革】唐代有去白炒法;宋代增加了面炒制、麸炒制、焙制、巴豆制、醋熬制;元代有水蛭炒制;明清时期增加有火炮、制炭、斑蝥炒制、醋洗、醋炒、盐制、酒制、蜜制、蒸制、炙制等法。并有"疏肝积滞用醋炒燥""用醋炒者缓之敛之,制其悍之性,引以入肝也"的记载。现行主要有醋炙等法。2020年版《中国药典》收载青皮和醋青皮。

【炮制方法】

1. 青皮 取原药材,除去杂质,洗净,闷润,切厚片或丝,晒干。筛去碎屑。

2. 醋青皮 取净青皮片或丝,加入定量醋拌匀,闷润至醋被吸尽后,置预热的炒制容器内,用文火加热,炒干,取出,晾凉。筛去碎屑。

每100kg青皮片或丝,用醋15kg。

【饮片质量要求】

1. 青皮 本品呈类圆形厚片或不规则丝状,表面灰绿色或墨绿色,切面果皮黄白色或淡黄棕色,有时可见瓤囊8~10瓣,淡棕色。气香,味苦、辛。

检查:水分不得过11.0%,总灰分不得过6.0%。

含量测定:含橙皮苷($C_{28}H_{34}O_{15}$)不得少于4.0%。

2. 醋青皮 本品形如青皮,色泽加深,略有醋香气,味苦、辛。

检查:水分、总灰分同青皮。

含量测定:含橙皮苷($C_{28}H_{34}O_{15}$)不得少于3.0%。

【炮制作用】青皮性味苦、辛,温。归肝、胆、胃经。具有疏肝破气、消积化滞的功效。

1. 青皮 生品性烈,辛散破气力强,疏肝之中兼有发汗作用,以破气消积为主。用于胸胁胀痛,疝气疼痛,乳癖,乳痈,食积气滞,脘腹胀痛。如治食积不化,胃脘痞闷胀痛的青皮丸(《沈氏尊生书》);治脘腹痞满胀痛,内有癥积的青皮汤(《医学入门》);治乳痈初起的青皮散(《疡科选粹》)。

2. 醋青皮 能引药入肝,缓和辛烈之性,消除发汗作用,以免伤伐正气,且增强了疏肝止痛、消积化滞的作用。如治肝气郁滞的七味调气汤(《中药临床应用》);治肝经有寒,气机郁结,痛引小腹的清阳汤(《医醇賸义》);治寒疝疼痛的疝气内消丸(《北京市中药成方选集》)。

【炮制研究】青皮中主要含有挥发油和黄酮类成分。青皮经醋炙、麸炒及炒炭炮制后,挥发油成分构成比例发生变化,含量降低,特别是青皮炭变化较大;通过对青皮不同炮制品中黄酮类成分的薄层层析比较,总黄酮及橙皮苷的含量以生品最高,分别为 24.60% 和 8.13%;醋炙品的总黄酮及橙皮苷含量分别是 21.52% 和 7.56%。

采用小鼠扭体法、热板法对青皮不同炮制品进行镇痛作用研究,结果表明,青皮经醋制后,镇痛作用较强而持久。青皮及醋制青皮对离体大鼠十二指肠自发活动呈明显抑制作用,其中醋制四花青皮水煎剂有明显抑制作用,表现为振幅减弱,紧张性下降。

采用正交实验,以橙皮苷含量为考察指标,考察加醋量、闷润时间、炒制温度、炒制时间对指标成分含量的影响,结果最佳炮制工艺为加 10% 醋,闷润 3 小时,炒制温度 200℃,炒制 8 分钟。

【贮藏】密闭,置阴凉干燥处。

郁　金

【处方用名】郁金、醋郁金。

【来源】本品为姜科植物温郁金 *Curcuma wenyujin* Y. H. Chen et C. Ling、姜黄 *Curcuma longa* L.、广西莪术 *Curcuma kwangsiensis* S. G. Lee et C. F. Liang 或蓬莪术 *Curcuma phaeocaulis* Val. 的干燥块根。前两者分别习称"温郁金"和"黄丝郁金",其余按性状不同习称"桂郁金"或"绿丝郁金"。

【采收加工】冬季茎叶枯萎后采挖,除去泥沙和细根,蒸或煮至透心,干燥。

【历史沿革】宋代有火炮制、煮制、浆水生姜皂荚麸制、皂荚制法;明清有炒、焙、制炭、煨、醋炒、醋煮、酒浸、酒炒、防风皂荚巴豆制、甘草制等法;现行有醋炙等法。2020 年版《中国药典》收载郁金。

【炮制方法】

1. 郁金　取原药材,除去杂质,洗净,润透,切薄片,干燥。筛去碎屑。

2. 醋郁金　取净郁金片,加入定量醋拌匀,闷润,待醋被吸尽后,置预热的炒制容器内,用文火加热,炒干,取出,晾凉。筛去碎屑。

每 100kg 郁金片,用醋 10kg。

【饮片质量要求】

1. 郁金　本品呈椭圆形或长条形薄片。外表皮灰黄色、灰褐色至灰棕色,具不规则的纵皱纹。切面灰棕色、橙黄色至灰黑色。角质样,内皮层环明显。

检查:水分不得过 15.0%,总灰分不得过 9.0%。

2. 醋郁金　本品形如郁金,表面暗黄色,略有醋气。

【炮制作用】郁金性味辛、苦,寒。归肝、心、肺经。具有活血止痛,行气解郁,清心凉血,利胆退黄的功效。

1. 郁金　生用长于疏肝行气以解郁,活血祛瘀以止痛。如治胸腹胁肋胀痛,常与丹参、柴胡、香附等同用;治心悬懊痛的郁金饮子(《太平圣惠方》);治癫痫或癫狂的白金丸(《医方考》)。

2. 醋郁金　醋炙后能引药入血,增强疏肝止痛作用。如治一切厥心痛,小肠膀胱痛不可忍的辰砂一粒金丹(《奇效简便良方》);治妇女经前腹痛的宣郁通经汤(《傅青主女科》);治气滞血瘀,胸肋疼痛的颠倒木金散(《医宗金鉴》)。

【炮制研究】郁金中主要含挥发油、姜黄素、多糖、微量元素等成分,其中挥发油为郁金抗肿瘤的有效成分,姜黄素为郁金降血脂、抗氧化、抗炎的主要有效成分。研究4种不同药材来源郁金生品及醋炙品水煎液的共有特征成分峰,并比较其水煎出物含量。结果表明,4种不同药材来源的郁金含有7种共有成分,醋炙对其共有成分无质的影响,但会增加其色谱峰峰面积和水煎出物含量。

研究表明,在抑制混合致炎液引起的小鼠耳肿胀作用和抑制腹腔炎性渗出及对热板法刺激作用的抑制方面,醋郁金的作用明显优于生郁金,对凝血时间的影响方面,生郁金的作用明显优于醋郁金。

采用正交实验,以吉马酮含量为指标研究郁金醋炙工艺,最佳醋炙工艺为:加10%的醋,闷润15分钟,炒制5分钟。

【贮藏】置干燥处,防蛀。

五 灵 脂

【处方用名】五灵脂、醋五灵脂、酒五灵脂。

【来源】本品为鼯鼠科动物橙足鼯鼠 *Trogopterus Xanthipes* Milne-Edwards 或飞鼠科动物小飞鼠 *Pteromys volans* L. 的干燥粪便。

【采收加工】全年可收采。将砂石、泥土等杂质除净。

【历史沿革】唐代有灯心研法;宋代有酒研、微炒、醋炒等法;元代有醋炙、炒炭等法;明清有醋煮、醋炒等法;现行有酒炒、醋炒等法。2020年版《中国药典》未收载。

【炮制方法】

1. 五灵脂　取原药材,除去杂质,切制块状或砸成小块。

2. 醋五灵脂　取净五灵脂,置预热的炒制容器内,用文火加热,炒至腥气溢出时,喷淋醋,再炒至微干,有光泽时,取出,晾凉。

每100kg净五灵脂,用醋10kg。

3. 酒五灵脂　取净五灵脂,置预热的炒制容器内,用文火加热,炒至有腥气溢出时,喷淋酒,再炒至微干,有光泽时,取出,晾凉。

每100kg净五灵脂,用黄酒15kg。

【饮片质量要求】

1. 五灵脂　本品呈长椭圆形颗粒状,黑棕色或灰棕色,质松或有黏性,气腥臭。

2. 醋五灵脂　本品形如五灵脂,黑褐色,表面有光泽,质轻松,略有醋气。

3. 酒五灵脂　本品形如五灵脂,黄黑色,微有酒气。

【炮制作用】五灵脂性味咸、甘,温。归肝经。具有散瘀止痛的功效。

1. 五灵脂　生品具腥臭味,不宜内服,多做外用。取其止痛止血的作用,用于虫蛇咬伤,以五灵脂末涂之(《金匮钩玄》);治损伤、骨折的接骨丹(《儒门事亲》)。

2. 醋五灵脂　醋炙能引药入肝,增强散瘀止痛作用,并能矫臭矫味,利于内服。如治气血凝滞,经期腹痛,与醋延胡索等同用;治气滞心腹作痛的手拈散(《奇效简便良方》)。

3. 酒五灵脂　酒炙后,能增强活血止痛作用,亦可矫臭矫味。如治瘀血停滞,心腹疼痛的失笑散(《太平惠民和剂局方》)。

【炮制研究】五灵脂及炮制品中钙、镁、铁含量丰富,钙和镁的含量以五灵脂生品为最高,铁的含量以炮制品为高。五灵脂经炮制后铝含量降低。

【贮藏】置通风干燥处。防潮。

第三节 盐炙法

将净制或切制后的饮片,加入一定量盐水拌炒的方法,称为盐炙法。

食盐,性寒味咸,具清热凉血、软坚散结、强筋骨、润燥等功效。

盐炙法多用于补肾固精、疗疝、利尿、泻相火的药物。

(一) 炮制目的

1. 引药下行,增强疗效。治疗肾经疾病的药物盐炙后可增强疗效。如杜仲、巴戟天等可增强补肝肾作用;小茴香、橘核、荔枝核等可增强疗疝止痛作用;车前子等可增强泻热利尿作用;益智、韭菜子等可增强固精缩尿作用。

2. 增强滋阴降火作用。如知母、黄柏等盐炙后可增强滋阴降火、清热凉血作用。

3. 缓和药物辛燥之性。如补骨脂、益智等辛温而燥,久服易伤阴耗津,盐炙后可缓和辛燥之性。

(二) 操作方法

1. 先拌盐水后炒药 将食盐加适量水溶解,滤过,与待炮炙品拌匀,闷透,置已预热的炒制容器内,以文火加热,炒至规定的程度,取出,晾凉。

2. 先炒药后加盐水 先将待炮炙品置已预热的炒制容器内,以文火加热,炒至一定程度,再喷淋盐水,炒干,取出,晾凉。

一般每 100kg 药物,用食盐 2kg。

(三) 注意事项

1. 溶解食盐时,加水量视药物吸水情况而定,一般为食盐用量的 4~5 倍。

2. 含黏液质多的药物,如车前子、知母等遇水容易发黏,不宜先拌盐水。宜先将药物加热除去部分水分,使质地变疏松,再喷洒盐水,以利于盐水渗入。

3. 盐炙火力宜小,采用先炒药后加盐水的方法操作时更应该控制火力。若火力过大,则水分迅速蒸发,食盐析出黏附在已预热的炒制容器上,达不到盐炙的目的。

黄 柏

【处方用名】黄柏、川黄柏、盐黄柏、酒黄柏、黄柏炭。

【来源】本品为芸香科植物黄皮树 *Phellodendron chinense* Schneid. 的干燥树皮。习称"川黄柏"。

【采收加工】剥取树皮后,除去粗皮,晒干。

【历史沿革】南北朝刘宋时期有蜜炙法;唐代始载有醋制;宋代增加了炒、酒浸、酒拌炒、炒炭、盐水浸炒、葱汁拌炒、胆汁制等法;元明有乳汁制、童便浸蒸的方法;清代新增了煅炭、附子汁制、姜汁炒、米泔制等法。2020 年版《中国药典》收载黄柏、盐黄柏和黄柏炭。

【炮制方法】

1. 黄柏　取原药材,除去杂质,喷淋清水,润透,切丝,干燥。

2. 盐黄柏　取黄柏丝,用盐水拌匀,稍闷,待盐水被吸尽后,置已预热的炒制容器内,用文火加热,炒干,取出,晾凉。

每 100kg 黄柏丝,用食盐 2kg。

3. 酒黄柏　取黄柏丝,用黄酒拌匀,稍闷,待酒被吸尽后,置已预热的炒制容器内,用文火加热,炒干,取出,晾凉。

每 100kg 黄柏丝,用黄酒 10kg。

4. 黄柏炭　取黄柏丝,置热锅内,用武火炒至表面焦黑色、内部深褐色,喷淋清水少许,熄灭火星,取出,晾干。

【饮片质量要求】

1. 黄柏　本品呈丝条状,外表面黄褐色或黄棕色,内表面暗黄色或淡棕色,具纵棱纹。切面纤维性,呈裂片状分层,深黄色。味极苦。

检查:水分不得过 12.0%,总灰分不得过 8.0%。

含量测定:含小檗碱以盐酸小檗碱($C_{20}H_{17}NO_4 \cdot HCl$)计,不得少于 3.0%;含黄柏碱以盐酸黄柏碱($C_{20}H_{23}NO_4 \cdot HCl$)计,不得少于 0.34%。

2. 盐黄柏　本品形如黄柏丝,表面深黄色,偶有焦斑。味极苦,微咸。

检查、含量测定:同黄柏。

3. 酒黄柏　本品形如黄柏丝,表面深黄色,偶有焦斑。略具酒气,味极苦。

4. 黄柏炭　本品形如黄柏丝,表面焦黑色,内部深褐色或棕黑色。体轻,质脆,易折断。味苦涩。

【炮制作用】黄柏性味苦,寒。归肾、膀胱经。具有清热燥湿,泻火除蒸,解毒疗疮的功效。

1. 黄柏　生品苦燥,性寒而沉,泻火解毒和燥湿作用较强。多用于湿热痢疾,黄疸,热淋,足膝肿痛,疮疡肿毒,湿疹等。如治湿热痢疾的白头翁汤(《伤寒杂病论》)。

2. 盐黄柏　盐炙可引药入肾,缓和苦燥之性,增强滋肾阴、泻相火、退虚热的作用。多用于阴虚发热,骨蒸劳热,盗汗,遗精,足膝痿软,咳嗽咯血等。如治阴虚火旺,潮热盗汗,耳鸣遗精的大补阴丸(2020 年版《中国药典》)。

3. 酒黄柏　酒炙可降低苦寒之性,免伤脾阳,并借酒升腾之力,引药上行,清上焦及血分湿热。用于热壅上焦诸证及热在血分。如治目赤、口舌生疮、咽喉肿痛的黄连上清丸(2020 年版《中国药典》)。

4. 黄柏炭　清湿热之中兼具涩性,多用于便血、崩漏下血而兼有热象者,常配伍其他药共用。

【炮制研究】酒黄柏、盐黄柏中盐酸小檗碱含量与生品比较差异不大,而焦黄柏中含量下降较大,黄柏炭与煅黄柏中盐酸小檗碱成分已消失。但炮制后能提高浸出物含量,其顺序为:盐黄柏>酒黄柏>生黄柏>黄柏炭。

通过对黄柏及其6种不同温度、辅料炒制品的水煎液进行抑菌、抗炎、解热作用比较研究,结果显示炒制温度最高的抑菌作用最差;急性抗炎作用以生品最强,且温度越高,抗炎作用越差;黄柏的生品及其炮制品的解热作用较弱且缓慢。

研究表明,黄柏盐炙闷润时间、加盐量、炒制温度与时间对盐酸小檗碱的含量皆有影响。黄柏经炮制后,其小檗碱含量均有所下降,与生黄柏比较,盐黄柏降低4%。另有研究表明黄柏各炮制品均能不同程度改善甲亢型肾阴虚大鼠的体质量、胸腺指数、脾脏指数、24小时尿量以及血清中AVP、cAMP含量和cAMP/cGMP比值,降低血清中FT3、FT4、cGMP含量以及尿中17-OHCS的水平,从而达到滋阴降火的目的。改善程度大小依次为盐黄柏组>生黄柏组>酒黄柏组。

以盐酸小檗碱的含量作为评价指标,采用正交试验优选盐黄柏炮制工艺为:取净黄柏丝,加入食盐水浸润1.5小时,100℃下烘烤30分钟,盐水与药材比例1:1,用盐量2%。

【贮藏】置通风干燥处,防潮。

知　母

【处方用名】知母、知母肉、炒知母、盐炙知母、盐炒知母。

【来源】本品为百合科植物知母 *Anemarrhena asphodeloides* Bge. 的干燥根茎。

【采收加工】春、秋二季采挖,除去须根和泥沙,晒干,习称"毛知母";或除去外皮,晒干。

【历史沿革】宋代有煨令微黄、酒炒、酒拌炒黑,盐制也是在这一时期产生的,有盐水炒研末、去毛盐酒拌炒和盐酒炒褐色;明清又新增加了蜜水拌炒、人乳汁、童便、姜汤浸等法;现行有盐炙、酒炒、麸炒等法。2020年版《中国药典》收载知母、盐知母。

【炮制方法】

1. 知母　除去杂质,洗净,润透,切厚片,干燥,去毛屑。

2. 盐知母　取知母片,置已预热的炒制容器内,用文火加热,炒至变色,喷淋盐水,炒干,取出,晾凉。

每100kg知母片,用食盐2kg。

知母(图片)

盐知母(图片)

【饮片质量要求】

1. 知母　本品呈不规则类圆形的厚片。外表皮黄棕色或棕色,可见少量残存的黄棕色叶基纤维和凹陷或凸起的点状根痕。切面黄白色至黄色。气微,味微甜、略苦,嚼之带黏性。

检查:水分不得过12.0%,总灰分不得过9.0%,酸不溶性灰分不得过2.0%。

含量测定:含芒果苷($C_{19}H_{18}O_{11}$)不得少于0.50%;含知母皂苷BⅡ($C_{45}H_{76}O_{19}$)不得少于3.0%。

2. 盐知母　本品形如知母片,色黄或微带焦斑。味微咸。

检查:同知母。

含量测定:含芒果苷($C_{19}H_{18}O_{11}$)不得少于0.40%;含知母皂苷BⅡ($C_{45}H_{76}O_{19}$)不得少于2.0%。

【炮制作用】知母性味苦、甘,寒。归肺、胃、肾经。具有清热泻火,滋阴润燥的功效。

1. 知母　生用苦寒滑利,长于清热泻火、生津润燥,泻肺、胃之火尤宜生用。多用于外感热病,高热烦渴,肺热燥咳,内热消渴,肠燥便秘。如治温病邪入气分,壮热烦渴,汗出恶热,脉洪大的白虎汤(《伤寒杂病论》)。

2. 盐知母　盐灸可引药下行,专于入肾,增强滋阴降火的作用,善清虚热。常用于肝肾阴亏,虚火上炎,骨蒸潮热,盗汗遗精。如治阴虚火旺,潮热盗汗,耳鸣遗精的大补阴丸(2020年版《中国药典》)。

【炮制研究】知母炮制后菝葜皂苷元含量较生品增加,顺序为:盐灸品>麸炒品>清炒品>酒灸品>生品。知母经不同方法炮制后均有利于多糖的溶出,但芒果苷含量降低。另有研究表明,知母盐灸后新芒果苷含量降低,芒果苷含量升高。

知母有明显的清热作用,盐灸品与生品未见显著性差异;知母盐灸品降血糖作用明显优于生品。知母和盐知母均能显著降低甲亢阴虚大鼠红细胞膜上 Na^+-K^+-ATP 酶活性,具有滋肾阴清虚热的作用,且优于六味地黄丸组,低剂量组盐灸后作用增强。以甲亢阴虚大鼠为模型进行研究,结果表明知母及炮制品给药后,模型大鼠 FT3、FT4、尿 17-OHCS 均有下降趋势,盐制后下降明显。即生、灸知母均有滋阴作用,且盐灸后作用更强。

以菝葜皂苷元、芒果苷含量为指标,采用正交设计法优选知母盐灸工艺为:盐水与药材的比例为 15%,用盐量 2%,置锅内,180℃炒制 8 分钟。

【贮藏】置通风干燥处,防潮。

杜　仲

【处方用名】杜仲、川杜仲、炒杜仲、盐杜仲、盐灸杜仲、杜仲炭。

【来源】本品为杜仲科植物杜仲 *Eucommia ulmoides* Oliv. 的干燥树皮。

【采收加工】4—6 月剥取,刮去粗皮,堆置"发汗"至内皮呈紫褐色,晒干。

【历史沿革】南北朝有酥蜜灸;唐代有去皮灸;宋代有灸微黄、涂酥灸、姜汁灸、姜酒制、蜜灸、炒令黑、姜炒断丝、麸炒黄、盐酒拌炒断丝、盐水炒等法;明代有油制、醋灸及小茴香、盐、醋汤浸炒等法;清代有童便制、面炒去丝等法;现行有盐灸、炒炭等法。2020 年版《中国药典》收载杜仲、盐杜仲。

【炮制方法】

1. 杜仲　刮去残留粗皮,洗净,切块或丝,干燥。

2. 盐杜仲　取杜仲丝或块,加盐水拌匀,稍闷,待盐水被吸尽后,置已预热的炒制容器内,用中火加热,炒至颜色加深,有焦斑,丝易断时,取出,晾凉。

每 100kg 杜仲块或丝,用食盐 2kg。

3. 杜仲炭　取杜仲丝或块,置已预热的炒制容器内,用武火加热,炒至外表焦黑色并断丝,喷洒盐水,灭尽火星,取出,晾干。

杜仲(图片)

每 100kg 杜仲块或丝,用食盐 3kg。

【饮片质量要求】

1. 杜仲　本品呈小方块或丝状。外表面淡棕色或灰褐色,有明显的皱纹。内表面暗紫色,光滑。断面有细密、银白色、富弹性的橡胶丝相连。气微,味稍苦。

盐杜仲(图片)

浸出物:75% 乙醇浸出物不得少于 11.0%。

含量测定:含松脂醇二葡萄糖苷($C_{32}H_{42}O_{16}$)不得少于 0.10%。

2. 盐杜仲　本品形如杜仲,表面黑褐色,内表面褐色,折断时胶丝弹性较差。味微咸。

检查:水分不得过 13.0%,总灰分不得过 10.0%。

浸出物:75% 乙醇浸出物不得少于 12.0%。

含量测定:同杜仲。

3. 杜仲炭　本品形如杜仲,表面焦黑色,内表面焦褐色,折断时基本无胶丝。

【炮制作用】杜仲性味甘,温。归肝、肾经。具有补肝肾,强筋骨,安胎的功效。

1. 杜仲　生杜仲性温偏燥,能温补肝肾,强筋骨。适用于肾虚而兼挟风湿的腰痛和腰背伤痛。如治痹证已久,肝肾亏虚,气血不足致腰膝疼痛麻木的独活寄生汤(《备急千金要方》)。

2. 盐杜仲　盐灸引药入肾,直达下焦,温而不燥,补肝肾、强筋骨、安胎的作用增强。且杜仲胶被破坏,有利于成分的溶出。临床以炮制用为主,常用于肾虚腰痛,筋骨无力,妊娠漏血,胎动不安和高血压。如治肾虚腰痛的青娥丸(2020 年版《中国药典》)。

3. 杜仲炭　杜仲炭作用基本同盐杜仲,偏于胎漏下血,胎动欲坠之症。

【炮制研究】杜仲盐灸后,京尼平苷酸、绿原酸、松脂素二葡萄糖苷、中脂素二葡萄糖苷、丁香脂醇二葡萄糖苷等含量降低,而中脂素、松脂素、表松脂素、阿魏醛等含量增高。产地加工中刮去粗皮和加盐炮制对杜仲中醇溶性浸出物的含量有显著影响,顺序依次为:去粗皮盐制品>去粗皮生品>未去粗皮盐制品>未去粗皮生品。杜仲盐灸后毒性元素 Pb 的含量下降 30% 以上,而 Zn、Mn、Cu、Fe 等元素含量明显升高。杜仲生品及各炮制品均对机体非特异性免疫功能有调控作用,炮制品作用强于生品,各炮制品(清炒品、盐灸品、砂烫品、烘品)之间作用无明显差异。生杜仲对兔离体肠管有抑制作用;炒杜仲、砂烫杜仲对家兔离体肠管有不同程度的兴奋作用,但兴奋持续时间较短。杜仲生品与炮制品对大鼠有显著的降压活性,炮制品的降压活性略优于生品,但两者无显著性差异;杜仲炮制品还具有显著降低心率活性的功能。

【贮藏】置通风干燥处。

车 前 子

【处方用名】车前子、炒车前、盐灸车前子。

【来源】本品为车前科植物车前 *Plantago asiatica* L. 或平车前 *Plantago depressa* Willd. 的干燥成熟种子。

【采收加工】夏、秋二季种子成熟时采收果穗,晒干,搓出种子,除去杂质。

【历史沿革】宋代记载了酒浸、酒蒸等法;明代有酒煮、米泔水浸蒸法;清代又有酒炒、青盐水炒七次法;现行有炒黄、盐灸等法。2020 年版《中国药典》收载有车前子、盐车前子。

【炮制方法】

1. 车前子　取原药材,除去杂质。

2. 盐车前子　取净车前子,置炒制容器内,以文火加热,炒至起爆裂声时,喷洒盐水,炒干,取出,晾凉。

每 100kg 车前子,用食盐 2kg。

3. 炒车前子　取净车前子,置已预热的炒制容器内,用文火加热,炒至略有爆裂声,并有香气逸出时,取出,晾凉。

【饮片质量要求】

1. 车前子 本品呈椭圆形、不规则长圆形或三角状长圆形,略扁,长约2mm,宽约1mm。表面黄棕色至黑褐色,有细皱纹,一面有灰白色凹点状种脐。质硬。气微,味淡。

检查:水分不得过12.0%,总灰分不得过6.0%,酸不溶性灰分不得过2.0%,膨胀度应不低于4.0。

含量测定:含京尼平苷酸($C_{16}H_{22}O_{10}$)不得少于0.50%,毛蕊花糖苷($C_{29}H_{36}O_{15}$)不得少于0.40%。

2. 盐车前子 本品形如车前子,表面黑褐色。气微香,味微咸。

检查:水分不得过10.0%,总灰分不得过9.0%,酸不溶性灰分不得过3.0%,膨胀度应不低于3.0。

含量测定:含京尼平苷酸($C_{16}H_{22}O_{10}$)不得少于0.40%,毛蕊花糖苷($C_{29}H_{36}O_{15}$)不得少于0.30%。

【炮制作用】车前子性味甘,寒。归肝、肾、肺、小肠经。具有清热利尿通淋,渗湿止泻,明目,祛痰的功效。

1. 车前子 生品长于利水通淋、清肺化痰、清肝明目。常用于水肿胀满,热淋涩痛,暑湿泄泻,肝火目赤,痰热咳嗽。如治肝胆湿热的龙胆泻肝汤(《医方集解》);治小儿小便不通的车前散(《太平圣惠方》)。

2. 盐车前子 盐炙能引药下行入肾经,泻热利尿而不伤阴。用于肾虚脚肿,眼目昏暗,虚劳梦泄。如用治湿热下注的八正散(《太平惠民和剂局方》)。

3. 炒车前子 作用与生品相似,寒性稍减,能提高煎出效果,长于渗湿止泻、祛痰止咳。如治湿浊泄泻的清宁散(《幼幼集成》)。

【炮制研究】车前子炮制前后车前子苷的含量差别不大,车前子多糖含量降低,依次为:生品>盐炙品>清炒品。

车前子炒品、酒品和盐品对腹泻具有一定抑制作用,抑制作用强弱顺序为:炒品>酒品≥盐品,而生品有进一步加重腹泻的趋势。对车前子不同炮制品止泻作用进行研究,采用醇水双提法提取车前子不同炮制品的有效成分,以腹泻指数为指标,观察不同炮制品对蓖麻油所致小鼠腹泻模型的影响。结果表明,车前子炒品、酒品和盐品对小鼠腹泻具有一定抑制作用,抑制作用强弱顺序为:炒品>酒品≥盐品,而生品有进一步加重小鼠腹泻的趋势。车前子生品、盐炙品、清炒品对慢性功能性便秘的疗效具有显著性差异,其中以生品疗效最佳。

【贮藏】置通风干燥处,防潮。

补 骨 脂

【处方用名】补骨脂、盐补骨脂、盐故纸、破故纸。

【来源】本品为豆科植物补骨脂 *Psoralea corylifolia* L. 的干燥成熟果实。

【采收加工】秋季果实成熟时采收果序,晒干,搓出果实,除去杂质。

【历史沿革】南北朝有酒浸蒸;宋代载有酒浸、酒炒、微炒、盐炒、斑蝥炒等法;元代有焙干、醋炒法;明代有盐水浸、芝麻同炒、半生半炒法;清代又有面炒、麸炒、乳拌蒸、盐水浸三日后胡桃油炒法;现行有盐炙等法。2020年版《中国药典》收载有补骨脂、盐补骨脂。

【炮制方法】

1. 补骨脂 取原药材,除去杂质。

2. 盐补骨脂 取净补骨脂,加盐水拌匀,闷润,待盐水被吸尽后,置已预热的炒制容器内,用文火加热,炒至微鼓起、进裂并有香气逸出时,取出,晾凉。

每 100kg 补骨脂,用食盐 2kg。

【饮片质量要求】

1. 补骨脂 本品呈肾形。表面黑色、黑褐色或灰褐色,具细微网状皱纹。顶端圆钝,有一小凸起,凹侧有果梗痕。质硬,气香,味辛、微苦。

检查:水分不得过 9.0%,总灰分不得过 8.0%,酸不溶性灰分不得过 2.0%。

含量测定:含补骨脂素($C_{11}H_6O_3$)和异补骨脂素($C_{11}H_6O_3$)的总量不得少于 0.70%。

2. 盐补骨脂 本品形如补骨脂。表面黑色或黑褐色,微鼓起。气微香,味微咸。

检查:水分不得过 7.5%,总灰分不得过 8.5%。

含量测定:同补骨脂。

【炮制作用】补骨脂性味辛、苦,温。归肾、脾经。具有温肾壮阳,纳气平喘,温脾止泻;外用消风祛斑。

1. 补骨脂 生品长于补脾肾,止泻痢。多用于脾肾阳虚,泻痢等。如治虚寒泄泻,久泻不止的四神丸(《内科摘要》)。补骨脂长期或大剂量生用有伤阴之弊,容易出现口干、舌燥、喉痛等症状。

2. 盐补骨脂 盐炙可缓和温燥之性,并引药入肾,增强补肾纳气的作用。多用于阳痿遗精,遗尿尿频,腰膝冷痛,肾虚作喘,五更泄泻。如治脾虚肾寒,五更泄泻的四神丸(2020 年版《中国药典》)。

【炮制研究】与生品相比,雷公法炮制对补骨脂中 7 种成分的影响最为明显,其中异补骨脂苷、补骨脂苷含量下降约 30%,异补骨脂素、补骨脂素含量分别上升 14% 和 19%,补骨脂定和补骨脂二氢黄酮的含量均有下降,补骨脂酚含量下降 10%,在酒浸炒品中,异补骨脂苷和补骨脂苷含量分别下降 12.2% 和 7.4%,补骨脂素、异补骨脂素分别增加 7.7% 和 11.7%。盐炙法和清炒法对补骨脂中成分影响不明显。

除酒浸炒品外,其他炮制品能显著提高环磷酰胺引起的白细胞减少,作用强度为:盐炙品 > 盐蒸品 > 雷公法品 > 清炒品 > 生品 > 酒浸炒品;对大黄水提物引起的肠蠕动亢进均有对抗作用,其中以盐炙品和酒浸炒品为最明显。补骨脂燥性体现在引起正常和模型小鼠乳酸脱氢酶值升高,而毒性体现在对两种小鼠免疫器官,胸腺和脾、肝的抑制,盐炙品较生品能改善上述指标。补骨脂生品和盐炙品含药血清均有良好的促进人成骨细胞增殖、分化和矿化的作用,其中盐炙品的作用显著优于生品。

以补骨脂素、异补骨脂素总含量及出膏率为指标,优选补骨脂微波炮制工艺为:取补骨脂 50g,加入 20% 食盐溶液 75ml,浸泡 6 小时,在强微波挡微波加热 270 秒。

中医理论认为,燥性伤阴。有研究以 cAMP、cGMP、血清 TNF-α 等为内在评价指标,比较补骨脂不同炮制品对阴虚证的改善情况。从实验结果看,补骨脂生品有明显的阴虚证表现,水炙品阴虚症状比生品减轻,盐炙品无阴虚证表现,说明补骨脂水炙后可轻微缓和生品燥性,盐炙品具有缓和燥性的作用。且在一定剂量条件下,水炙后可轻微降低其影响,盐炙可明显降低其影响,表明加热和辅料盐都可缓和补骨脂燥性。

【贮藏】置干燥处。

泽　泻

【处方用名】泽泻、炒泽泻、盐泽泻、盐炒泽泻、盐炙泽泻。

【来源】本品为泽泻科植物东方泽泻 *Alisma orientale*（Sam.）Juzep. 或泽泻 *Alisma plantago-aquatica* Linn. 的干燥块茎。

【采收加工】冬季茎叶开始枯萎时采挖，洗净，干燥，除去须根和粗皮。

【历史沿革】南北朝有酒浸法；宋代有酒浸焙、酒浸蒸焙、微炒等法；明清有煨制、米泔制等法；现行有盐炙、麸炒等法。2020 年版《中国药典》收载泽泻、盐泽泻。

【炮制方法】

1. 泽泻　取原药材，除去杂质，稍浸，润透，切厚片，干燥。

2. 盐泽泻　取泽泻片，用盐水拌匀，闷润，待盐水被吸尽后，置已预热的炒制容器内，用文火加热，炒至微黄色，取出，晾凉。

每 100kg 泽泻片，用食盐 2kg。

3. 麸炒泽泻　将麸皮撒入预热的炒制容器内，用中火加热，待冒浓烟时投入泽泻片，拌炒至药物呈黄色时，取出，筛去麸皮，晾凉。

每 100kg 泽泻片，用麦麸 10kg。

【饮片质量要求】

1. 泽泻　本品呈圆形或椭圆形厚片。外表皮黄白色或淡黄棕色，可见细小凸起的须根痕。切面黄白色，粉性，有多数细孔。气微，味微苦。

检查：水分不得过 12.0%，总灰分不得过 5.0%。

浸出物：醇溶性浸出物不得少于 10.0%。

含量测定：含 23- 乙酰泽泻醇 B（$C_{32}H_{50}O_5$）和 23- 乙酰泽泻醇 C（$C_{32}H_{48}O_6$）的总量不得少于 0.10%。

2. 盐泽泻　本品形如泽泻片，表面淡黄棕色或黄褐色，偶见焦斑。味微咸。

检查：水分不得过 13.0%，总灰分不得过 6.0%。

浸出物：醇溶性浸出物不得少于 9.0%。

含量测定：同泽泻。

【炮制作用】泽泻性味甘、淡，寒。归肾、膀胱经。具有利水渗湿，泄热，化浊降脂的功效。

1. 泽泻　生品常用于小便不利，水肿胀满，泄泻尿少，痰饮眩晕，热淋涩痛，高脂血症。如治水肿，小便不利的五苓散（《伤寒杂病论》）。

2. 盐泽泻　盐炙后引药下行，并能增强滋阴泻热、利尿的作用，利尿而不伤阴。常以小剂量用于补剂中，可泻肾降浊，并能防止补药之腻滞。可用于阴虚火旺，利水清热养阴。如治肝肾虚亏、心血耗散而致小儿癫痫的河车八味丸（《幼幼集成》）。

3. 麸炒泽泻　麸炒后寒性稍缓，长于渗湿以和脾，降浊以升清。多用于脾虚泄泻，痰湿眩晕。如治脾运不健，水湿泄泻的四苓散（《丹溪心法》）。

【炮制研究】传统理论认为泽泻生饮片和盐制片功效不同，生饮片偏于利水泄热，盐制后泄热作用缓和，小剂量可用于补益剂。有相关研究，运用基于氢 -1 核磁共振波谱法（^{1}H-NMR）的代谢组学方法研究了泽泻生饮片与盐制片的化学成分差异及盐制过程中的成分变化。结果表明，泽泻生饮片与盐制片成分差异较大,而且随着盐制时间的延长成分变化愈加明显。推测泽泻盐制过程中原萜烷型泽泻醇类成分可能发生脱水、脱乙酰基和氧化反应。此外近来有研究表明,泽泻及其炮制品对小鼠耳郭二甲苯致炎肿胀和大鼠蛋清性足肿胀均有抗炎作用,其作用程度依次为盐炙品>麸炒品>生品。重剂量的泽泻在治疗肝炎及肝炎引起的肝腹水、肝硬化方面具有较好的疗效。泽泻及其炮制品均能明显对抗小鼠急性肝损伤,其中以盐炙品作用最佳。

【贮藏】置干燥处,防蛀。

益　智

【处方用名】益智、益智仁、炒益智仁、盐炙益智仁。

【来源】本品为姜科植物益智 *Alpinia oxyphylla* Miq. 的干燥成熟果实。

【采收加工】夏、秋间果实由绿变红时采收,晒干或低温干燥。

【历史沿革】唐代有去壳炒;宋代有炒、取仁盐炒用等法;明代有了米泔制、姜汁炒、青盐酒煮、蜜炙、酒炒、炒黑为末等法;清代有煨法;现行有砂炒、盐炙等法。2020 年版《中国药典》收载益智、盐益智。

【炮制方法】

1. 益智　取原药材,除去杂质及外壳。用时捣碎。

2. 盐益智　取净益智,加盐水拌匀,稍闷,待盐水被吸尽后,置已预热的炒制容器内,用文火加热,炒至颜色加深,近干时,取出,晾凉。用时捣碎。

每 100kg 净益智,用食盐 2kg。

【饮片质量要求】

1. 益智　本品集结成种子团,呈椭圆形,中有隔膜将种子团分为三瓣。去壳碾压后多散成不规则的碎块或单粒种子。种子呈不规则的扁圆形,质硬,表面灰褐色或灰黄色,胚乳白色。有特异香气,味辛、微苦。

检查:水分不得过 13%;总灰分不得过 8.5%;酸不溶性灰分不得过 1.5%。

含量测定:含挥发油不得少于 1.0%(ml/g)。

2. 盐益智　本品呈不规则的扁圆形,略有钝棱。外表棕褐至黑褐色,质硬,胚乳白色。有特异香气。味辛、微咸、苦。

检查:同益智。

【炮制作用】益智性味辛,温。归脾、肾经。具有暖肾固精缩尿,温脾止泻摄唾的功效。

1. 益智　生品辛温而燥,以温脾止泻、摄涎唾力胜。常用于腹痛吐泻,口涎自流。如治伤寒阴盛的益智散(《太平惠民和剂局方》)。

2. 盐益智　盐炙后可缓和辛燥之性,专行下焦,长于温肾、固精,缩尿。如治肾气虚寒的遗精、遗尿、尿频、尿有余沥的缩泉丸(2020 年版《中国药典》)。

【炮制研究】研究表明益智生品挥发油中有 68 种化合物,盐炙品有 49 种化合物,两者共有化合物 33 种。对比益智盐炙前后指纹图谱,发现盐炙后新增 2 个色谱峰,同时有 7 个特征峰相对含量发生改变。另有研究表明益智盐炙前后对腺嘌呤所致肾阳虚多尿模型大鼠肾脏指数和病理变化均具较好改善作用,但盐炙后作用明显增强。

【贮藏】置阴凉干燥处。

八 角 茴 香

【处方用名】八角茴香、大茴香、大八角、盐八角茴香。

【来源】本品为木兰科植物八角茴香 *Illicium verum* Hook. f. 的干燥成熟果实。

【采收加工】秋、冬二季果实由绿变黄时采摘,置沸水中略烫后干燥或直接干燥。

【炮制沿革】宋代有炒法和酒浸炒;明代有炒黄、盐炒、盐酒炒和盐汤浸炒等方法;清代有"炒黄用,得酒良,得盐则入肾发肾邪,故治阴疝"和"八角茴香入下焦盐水炒用"的记述。现行的炮制方法有盐炙等。2020 年版《中国药典》收载八角茴香。

【炮制方法】

1. 八角茴香　取原药材,除去过长的果柄及杂质,筛去灰屑,用时捣碎。

2. 盐八角茴香　取净八角茴香,加盐水拌匀,闷润,待盐水被吸尽后,置已预热的炒制容器内,用文火加热,炒干,取出,晾凉,用时捣碎。

每 100kg 净八角茴香,用食盐 2kg。

【饮片质量要求】

1. 八角茴香　本品为车轮形,由 8 瓣聚合而成,各瓣向上开口或不开口。外表面红棕色,内表面淡棕色,平滑,有光泽。质硬而脆。气芳香,味辛、甜。

含量测定:挥发油不得少于 4.0%(ml/g);反式茴香脑($C_{10}H_{12}O$)不得少于 4.0%。

2. 盐八角茴香　本品形如八角茴香,颜色加深,略带咸味。

【炮制作用】八角茴香性味辛,温。归肝、肾、脾、胃经。具有温阳散寒,理气止痛的功效。

1. 八角茴香　生品长于温散寒邪、理气止痛。用于胃寒呕吐,脘腹冷痛。如治小腹冷癖的茴香丸(《杂病源流犀烛》)。

2. 盐八角茴香　盐炙能引药下行,长于温暖肝肾,理气止痛。多用于肾虚腰痛,寒疝疼痛。

【贮藏】置阴凉干燥处。

胡 芦 巴

【处方用名】胡芦巴、炒胡芦巴、盐胡芦巴。

【来源】本品为豆科植物胡芦巴 *Trigonella foenum-graecum* L. 的干燥成熟种子。

【采收加工】夏季果实成熟时采割植株,晒干,打下种子,除去杂质。

【历史沿革】宋代时期始载有微炒、酒浸炒法;元代又新添加了盐炒黄;明清时期又增加了酒浸蒸、酒浸焙等法;现行有炒黄、盐炙等法。2020 年版《中国药典》收载胡芦巴、盐胡芦巴。

【炮制方法】

1. 胡芦巴　取原药材,除去杂质,洗净,干燥。

2. 盐胡芦巴　取净胡芦巴,加盐水拌匀,稍闷,待盐水被吸尽后,置已预热的炒制容器内,用文火加热,炒至鼓起,微具焦斑,有香气溢出时,取出,晾凉。用时捣碎。

每 100kg 净胡芦巴,用食盐 2kg。

【饮片质量要求】

1. 胡芦巴 本品略呈斜方形或矩形。表面黄绿色或黄棕色,平滑,两侧各具一深斜沟,相交处有点状种脐。质坚硬,不易破碎。气香,味微苦。

检查:水分不得过 15.0%,总灰分不得过 5.0%,酸不溶性灰分不得过 1.0%。

浸出物:稀乙醇浸出物不得少于 18.0%。

含量测定:含胡芦巴碱($C_7H_7NO_2$)不得少于 0.45%。

2. 盐胡芦巴 本品形如胡芦巴,表面黄棕色至棕色,偶见焦斑。略具香气,味微咸。

检查:水分不得过 11.0%,总灰分不得过 7.5%。

浸出物、含量测定:同胡芦巴。

【炮制作用】胡芦巴性味苦,温。归肾经。具有温肾助阳,祛寒止痛的功效。

1. 胡芦巴 生品长于散寒逐湿,多用于寒湿脚气。如治寒湿脚气,腰膝冷痛无力的胡芦巴丸(《杨氏家藏方》)。

2. 盐胡芦巴 盐炙可引药入肾,长于温肾助阳,祛寒止痛。常用于疝气疼痛,肾虚腰痛,阳痿遗精。如治肾阳不足引起的腰酸腿软,精神疲倦,阳痿遗精的强阳保肾丸(2020 年版《中国药典》)。

【炮制研究】比较胡芦巴生品和盐炙品 HPLC 指纹图谱,盐炙前后化学成分的种类或含量变化较大,盐炙品较生品少 5 个色谱峰。另有研究表明,采用淋洗法净制优于淘洗法,且随着干燥温度的上升,胡芦巴碱含量呈下降趋势。有人以醇溶性浸出物、胡芦巴碱含量为指标,优化胡芦巴盐炙工艺,最佳工艺为:取胡芦巴 100g,将食盐 2g 加水 40ml 溶解后与胡芦巴拌匀,闷润 2 小时,在200℃下炒 10 分钟,每分钟翻炒 20 次。

【贮藏】置干燥处。

韭 菜 子

【处方用名】韭菜子、韭子、盐韭菜子、盐韭子。

【来源】本品为百合科植物韭菜 *Allium tuberosum* Rottl. ex Spreng. 的干燥成熟种子。

【采收加工】秋季果实成熟时采收果序,晒干,搓出种子,除去杂质。

【历史沿革】唐代有酒浸、熬法;宋代有酒浸微炒、炒、醋煮炒香、汤浸等法;明代有酒浸焙;清代有酒煮、酒浸焙、蒸熟炒、醋炒酒下等法;现行有炒黄、盐炙等法。2020 年版《中国药典》收载韭菜子、盐韭菜子。

【炮制方法】

1. 韭菜子 取原药材,除去杂质。

2. 盐韭菜子 取净韭菜子,加盐水拌匀,稍闷,待盐水被吸尽后,置已预热的炒制容器内,用文火加热,炒干,取出,晾凉。用时捣碎。

每 100kg 净韭菜子,用食盐 2kg。

【饮片质量要求】

1. 韭菜子 本品呈半圆形或半卵圆形,略扁,长 2~4mm,宽 1.5~3mm。表面黑色,一面凸起,粗糙,有细密的网状皱纹,另一面微凹,皱纹不甚明显。顶端钝,基部稍尖,有点状凸起的种脐。质硬。气特异,味微辛。

2. 盐韭菜子　本品形如韭菜子,表面黑色,有香气,味咸微辛。

【炮制作用】韭菜子性味辛、甘、温。归肝、肾经。具有温补肝肾,壮阳固精的功效。

1. 韭菜子　生品应用较少。有散寒止痛、温中止泻功效。如治寒凉腹痛,疝气痞块,大便溏泄,脐腹胀痛的十香暖脐膏(《全国医药产品大全》)。

2. 盐韭菜子　盐炙可引药入肾,增强补肾固精缩尿作用。用于阳痿遗精,遗尿尿频,白浊带下。如与补骨脂、益智等同用,治肾与膀胱虚冷,小便频数(《魏氏家藏方》)。

【炮制研究】有研究通过韭菜子生品、盐炙品和酒炙品的含水乙醇提取物对正常和用氢化可的松造成肾阳虚小鼠灌胃,用红外摄像记录同等时间内,比较不同组别小鼠的骑跨次数。发现在提高阳虚小鼠交配能力上,韭菜子生品和盐炙品没有统计学差异,酒炙品优于生品和盐炙品。

【贮藏】置干燥处。

橘　核

【处方用名】橘核、炒橘核、盐橘核、盐炙橘核。

【来源】本品为芸香科植物橘 *Citrus reticulata* Blanco 及其栽培变种的干燥成熟种子。

【采收加工】果实成熟后收集,洗净,晒干。

【历史沿革】宋代和明代有炒法;清代新增加了盐拌炒、酒焙和盐酒炒等法;现行有炒黄、盐炙等法。2020 年版《中国药典》收载橘核、盐橘核。

【炮制方法】

1. 橘核　取原药材,除去杂质,洗净,干燥。用时捣碎。

2. 盐橘核　取净橘核,用盐水拌匀,稍闷,待盐水被吸尽后,置已预热的炒制容器内,用文火加热,炒至微黄色并有香气逸出时,取出,晾凉。用时捣碎。

每 100kg 净橘核,用食盐 2kg。

【饮片质量要求】

1. 橘核　本品略呈卵形,表面淡黄白色或淡灰白色,光滑,一侧有种脊棱线,一端钝圆,另端渐尖成小柄状。气微,味苦。

2. 盐橘核　本品形如橘核,表面色微黄,多有裂纹,味微咸。

【炮制作用】橘核性味苦、平。归肝、肾经。具有理气,散结,止痛的功效。

1. 橘核　生用理气散结作用较强,可用于乳痈。用于乳痈肿痛,初起未溃者,可单用本品微炒研末,黄酒煎服并外敷。

2. 盐橘核　盐炙能引药下行,走肾经,增加疗疝止痛功效。常用于疝气疼痛,睾丸肿痛。如治疝气疼痛,睾丸肿痛的茴香橘核丸(2020 年版《中国药典》)。

【炮制研究】有研究采用超高效液相色谱串联四极杆飞行时间质谱(UPLC-Q-TOF/MS)技术,比较橘核盐炙前后成分变化。结果表明,橘核盐炙后,圣草枸橼苷、柠檬苦素、诺米林、黄柏酮含量升高。针对橘核不同炮制品镇痛抗炎作用的研究结果表明,对热板法所致疼痛,醋酸所致疼痛,二甲苯所致小鼠耳郭炎症模型,橘核生、炙品均具显著抑制作用。此外,盐炙橘核能显著增强正常小鼠的肠推进运动。

【贮藏】置干燥处,防霉,防蛀。

荔 枝 核

【处方用名】荔枝核、盐荔枝核。

【来源】本品为无患子科植物荔枝 *Litchi chinensis* Sonn. 的干燥成熟种子。

【采收加工】夏季采摘成熟果实,除去果皮及肉质假种皮,洗净,晒干。

【历史沿革】宋代有慢火烧存性、火炮等法;元代有炒法;明代有炒黄和煨焦等法并有"煅存性酒调"的记述;清代有焙法、煨熟和盐水浸炒等法;现行有盐炙等法。2020 年版《中国药典》收载荔枝核、盐荔枝核。

【炮制方法】

1. 荔枝核　取原药材,除去杂质,洗净,干燥。用时捣碎。

2. 盐荔枝核　取净荔枝核,加盐水拌匀,稍闷,待盐水被吸尽后,置已预热的炒制容器内,用文火加热,炒干,取出,晾凉。用时捣碎。

每 100kg 净荔枝核,用食盐 2kg。

【饮片质量要求】

1. 荔枝核　本品呈长圆形或卵圆形,略扁。表面棕红色或紫棕色,平滑,有光泽,略有凹陷及细波纹,一端有类圆形黄棕色的种脐,质硬。气微,味微甘、苦、涩。

2. 盐荔枝核　本品形如荔枝核,无光泽,色泽略深,质硬,味微咸而涩。

【炮制作用】荔枝核性味甘、微苦,温。归肝、肾经。具有行气散结、祛寒止痛的功效。

1. 荔枝核　生品偏于治肝气瘀滞,胃脘疼痛,如治疝气疼痛,睾丸肿痛的茴香橘核丸(2020 年版《中国药典》)。

2. 盐荔枝核　盐炙后引药入肾,增强了疗疝止痛的作用。如治疝气疼痛,睾丸肿痛的疝气内消丸(《中药成药制剂手册》)。

【炮制研究】采用正交实验法,以润药时间、烘制温度和烘制时间为考察因素,以总黄酮和总皂苷为考察指标,得到优化的烘制盐荔枝核的工艺参数为润药 30 分钟,烘制温度为 142℃,烘制 13 分钟。

【贮藏】置干燥处,防蛀。

沙 苑 子

【处方用名】沙苑子、沙苑蒺藜、潼蒺藜、盐沙苑子。

【来源】本品为豆科植物扁茎黄芪 *Astragalus complanatus* R. Br. 的干燥成熟种子。

【采收加工】秋末冬初果实尚未开裂时采割植株,晒干,打下种子,除去杂质,晒干。

【历史沿革】元代有炒法;明代有微焙、马乳浸蒸焙干、微炒、酒浆拌蒸和酥炙等法;清代有酒蒸、酒洗炒、盐水炒、炒等法。并有"入补剂炒熟,入凉药生用"的记载。2020 年版《中国药典》收载沙苑子、盐沙苑子。

【炮制方法】

1. 沙苑子　取原药材,除去杂质,洗净,干燥。

2. 盐沙苑子　取净沙苑子,加盐水拌匀,稍闷,待盐水被吸尽后,置已预热的炒制容器内,用文火加热,炒干,取出,晾凉。用时捣碎。

每100kg净沙苑子,用食盐2kg。

【饮片质量要求】

1. 沙苑子　本品呈肾形而略扁。表面绿褐色或灰褐色,光滑,脐部微向内凹陷。质坚硬,气微,味淡,嚼之有豆腥味。

检查:水分不得过13.0%,总灰分不得过5.0%,酸不溶性灰分不得过2.0%。

含量测定:含沙苑子苷($C_{28}H_{32}O_{16}$)不得少于0.060%。

2. 盐沙苑子　本品形如沙苑子,表面鼓起,深褐绿色或深灰褐色。气微,味微咸,嚼之有豆腥味。

检查:水分不得过10.0%,总灰分不得过6.0%,酸不溶性灰分同沙苑子。

含量测定:含沙苑子苷($C_{28}H_{32}O_{16}$)不得少于0.050%。

【炮制作用】沙苑子性味甘,温。归肝、肾经。具有补肾助阳,固精缩尿,养肝明目的功效。

1. 沙苑子　生品以益肝明目力强,多用于肝虚眩晕目昏。如治肾阳不足引起的腰酸腿软,精神疲倦,阳痿遗精的强阳保肾丸(2020年版《中国药典》)。

2. 盐沙苑子　盐炙后药性更为平和,能平补阴阳,并可引药入肾,增强补肾固精、缩尿的作用。多用于肾虚腰痛,遗精早泄,遗尿尿频,白浊带下,眩晕,目暗昏花等。如治肾虚精关不固,遗精滑泄的金锁固精丸(《医方集解》)。

【炮制研究】采用盐水、黄酒、米醋为辅料,按照烘、炒、蒸三种不同工艺,炮制不同规格沙苑子,测定不同规格沙苑子中沙苑子苷A的含量。结果表明,经三种辅料闷润炒干和烘干后,沙苑子炮制品中的沙苑子苷A的含量均下降,而辅料闷润蒸后烘干则使得沙苑子苷A含量增加。

【贮藏】置通风干燥处。

砂　仁

【处方用名】砂仁、砂米、缩砂仁、阳春砂、盐砂仁。

【来源】本品为姜科植物阳春砂 *Amomum villosum* Lour.、绿壳砂 *Amomum villosum* Lour. var. *xanthioides* T. L. Wu et Senjen 或海南砂 *Amomum longiligulare* T. L. Wu 的干燥成熟果实。

【采收加工】夏、秋二季果实成熟时采收,晒干或低温干燥。

【历史沿革】宋代时期始载有熬末、略炒、慢火炒、火煅存性、轻焙等法;明代有带皮同炒,酒炒等法;清代有去壳,烧酒洗焙干,姜汁拌,姜汁炒,熟地汁拌蒸,盐水浸后炒,萝卜汁浸透,焙等法;现行有盐炙等法。2020年版《中国药典》收载砂仁。

【炮制方法】

1. 砂仁　取原药材,除去杂质。用时捣碎。

2. 盐砂仁　取净砂仁,加盐水拌匀,稍闷,待盐水被吸尽后,置已预热的炒制容器内,用文火加热,炒干,取出,晾凉。用时捣碎。

每100kg净砂仁,用食盐2kg。

【饮片质量要求】

1. 砂仁　阳春砂和绿壳砂呈椭圆形或卵圆形,有不明显的三棱。表面棕褐色,密生刺状凸起。种子为不规则的多面体,表面棕红色或暗褐色。气芳香浓烈,味辛凉微苦。海南砂为长椭圆形或卵圆形,有明显三棱,表面被片状、分枝软刺。气味稍淡。

检查:水分不得过 15.0%。

含量测定:阳春砂、绿壳砂种子团含挥发油不得少于 3.0%;海南砂种子团含挥发油不得少于 1.0%;含乙酸龙脑酯($C_{12}H_{20}O_2$)不得少于 0.90%。

2. 盐砂仁 本品形如砂仁,外表深棕红色或深褐色,辛香气略减,味微咸。

【炮制作用】砂仁性味辛,温。归脾、胃、肾经。生品辛香,具有化湿开胃、温脾止泻、理气安胎的功效。

1. 砂仁 生品辛香,长于化湿行气,醒脾和胃。用于湿浊中阻,脘痞不饥,脾胃虚寒,呕吐泄泻。如治脾胃虚弱,湿滞中焦的香砂六君子汤(《医方集解》)。

2. 盐砂仁 盐炙后辛燥之性略减,温而不燥,并能引药下行,增强温中暖肾、理气安胎作用。可用于霍乱转筋,胎动不安。如治霍乱单用砂仁末入食盐泡服(《本草述》)。

【炮制研究】有研究表明砂仁炮制品中挥发油含量依次为:生品>炒黄品>土炒品>麸炒品>炒焦品>炒炭品,其中前四者差异不大,而炒焦和炒炭后挥发油含量显著降低。在水负荷小鼠尿多模型上,观察到砂仁盐炙品低剂量(0.9g/kg)有显著性的"缩尿"作用,优于砂仁生品及盐炙品的其他剂量组。

【贮藏】置阴凉干燥处。

菟 丝 子

【处方用名】菟丝子、吐丝子、炒菟丝子、盐菟丝子、酒菟丝饼。

【来源】本品为旋花科植物南方菟丝子 *Cuscuta australis* R. Br. 或菟丝子 *Cuscuta chinensis* Lam. 的干燥成熟种子。

【采收加工】秋季果实成熟时采收植株,晒干,打下种子,除去杂质。

【历史沿革】晋代有酒渍法;南北朝有苦酒、黄精汁浸;唐代有酒浸法;宋代有盐炒、酒蒸、酒浸炒作饼、酒浸炒等法;明清有酒煮、炒法、酒煨作饼、米泔淘洗等法;现行有盐炙、炒黄、制饼等法。2020 年版《中国药典》收载菟丝子、盐菟丝子。

【炮制方法】

1. 菟丝子 取原药材,除去杂质,淘净,干燥。

2. 盐菟丝子 取净菟丝子,加盐水拌匀,闷润,待盐水被吸尽后,置已预热的炒制容器内,用文火加热,炒至略鼓起,爆裂声减弱,并有香气逸出时,取出,晾凉。用时捣碎。

每 100kg 净菟丝子,用食盐 2kg。

3. 酒菟丝子饼 取净菟丝子,加水煮至开裂,不断搅拌,待水被吸尽,黏丝呈稠粥状时,加入黄酒和白面拌匀,再压成饼,切成约 1cm³ 小方块,干燥。

每 100kg 净菟丝子,用黄酒 15kg,白面 15kg。

4. 炒菟丝子 取净菟丝子,置已预热的炒制容器内,用文火加热,炒至微黄色,有爆裂声时,取出,晾凉。

【饮片质量要求】

1. 菟丝子 本品呈类球形,表面灰棕色或黄棕色,粗糙,质坚实,不易被指甲压碎。气微,味淡。

检查:水分不得过 10.0%,总灰分不得过 10.0%,酸不溶性灰分不得过 4.0%。

含量测定:含金丝桃苷($C_{21}H_{20}O_{12}$)不得少于 0.10%。

2. 盐菟丝子　本品形如菟丝子,表面棕黄色,裂开,略有香气。味微咸。

检查:水分、总灰分、酸不溶性灰分,同菟丝子。

含量测定:同菟丝子。

3. 酒菟丝子饼　本品呈小方块状,表面灰棕色或黄棕色,微有酒气。

4. 炒菟丝子　本品形如菟丝子,表面黄棕色,可见裂口,气微香,味淡。

【炮制作用】菟丝子性味辛、甘,平。归肝、肾、脾经。具有补益肝肾,固精缩尿,安胎,明目,止泻;外用消风祛斑的功效。

1. 菟丝子　生品以养肝明目力胜。常用于治疗肝肾两亏,阴虚火旺,内障目暗,视物昏花。如治肝肾阴亏,视物昏花,内障目暗等的石斛夜光丸(2020 年版《中国药典》)。

2. 盐菟丝子　菟丝子偏温,补阳胜于补阴。盐菟丝子不温不寒,平补阴阳,并能引药归肾,增强补肾固精安胎作用。用于阳痿,滑精,遗尿,带下,胎气不固,消渴。如治肝肾不足,妊娠下血,胎动不安的参茸保胎丸(2020 年版《中国药典》)。

3. 酒菟丝子　酒制可增强温补脾肾的作用,并可提高煎出效果,便于粉碎。多用于腰膝酸软,脾肾虚泄。如治肝肾俱虚,眼常昏暗的驻景丸(《太平圣惠方》)。

4. 炒菟丝子　功用与生品相似,但炒后可提高煎出效果,便于粉碎。如治肾虚精少,阳痿早泄,遗精,久不生育的五子衍宗丸(2020 年版《中国药典》)。

【炮制研究】菟丝子经清炒、盐炙后,金丝桃苷和槲皮素含量均比生品增高,其中清炒品中金丝桃苷含量增加 2 倍以上,槲皮素含量增加 10 倍以上。制饼品中 3 种黄酮类成分均较生品显著降低。另有研究表明,菟丝子酒制后槲皮素含量增高,且烘制温度、烘制时间、闷润时间、黄酒用量对槲皮素含量均有影响。菟丝子炮制后多糖含量有所增加,顺序为酒制饼品>盐炙品>清炒品>生品。菟丝子生品和炮制品均具有补肾壮阳作用及免疫调节作用,其中盐炙品组的作用最强,说明盐炙确实具有引药入肾而助阳的作用。

【贮藏】置通风干燥处。

小 茴 香

【处方用名】小茴香、茴香、炙茴香、盐炙小茴香、茴香子、西小茴香。

【来源】本品为伞形科植物茴香 *Foeniculum vulgare* Mill. 的干燥成熟果实。

【采收加工】秋季果实初熟时采割植株,晒干,打下果实,除去杂质。

【历史沿革】宋代有炒、微炒、炒令香、焙、盐炒、青盐拌匀、黑牵牛炒等法;元代有盐炒香法;明代又增加了隔纸焙燥、盐炒熟、青盐水拌炒、巴豆炒等法;清代基本沿用前法,并有炒黄、加盐炒黑、姜盐制、吴茱萸肉炒黑等法。2020 年版《中国药典》收载小茴香、盐小茴香。

【炮制方法】

1. 小茴香　取原药材,除去杂质及残梗。筛去灰屑。

2. 盐小茴香　取净小茴香,加盐水拌匀,稍闷,待盐水被吸尽后,置已预热的炒制容器内,用文火加热,炒至微黄色,取出,晾凉。用时捣碎。

每100kg净小茴香,用食盐2kg。

【饮片质量要求】

1. 小茴香　本品呈背部隆起,并有5条纵棱的小果实。表面黄绿色或淡黄色,易分离成半瓣。有特殊香气,味辛微甜。

检查:水分不得过8.0%,总灰分不得过10.0%。

含量测定:含挥发油不得少于1.5%(ml/g),含反式茴香脑($C_{10}H_{12}O$)不得少于1.4%。

2. 盐小茴香　本品形如小茴香,微鼓起,色泽加深,偶有焦斑。味微咸。

检查:水分不得过6.0%,总灰分不得过12.0%。

含量测定:含反式茴香脑($C_{10}H_{12}O$)不得少于1.3%。

【炮制作用】小茴香性味辛,温。归肝、肾、脾、胃经。具有散寒止痛,理气和胃的功效。

1. 小茴香　生品辛散理气作用偏盛,常用于脘腹胀痛,食少吐泻,少腹冷痛。如治脾元虚寒,久泄腹痛的大圣散(《博济方》)。

2. 盐小茴香　盐炙后辛散作用稍缓,专行下焦,长于温肾祛寒,疗疝止痛。常用于寒疝腹痛,睾丸偏坠,痛经。如治血瘀有寒引起的月经不调,小腹胀痛,腰痛的少腹逐瘀丸(2020年版《中国药典》)。

【炮制研究】有研究表明小茴香经不同辅料炮制后挥发油含量显著降低;炮制前后反式茴香脑含量均最高,生品中24种化合物经不同方法炮制后含量均发生了变化,且发生了转化,新产生了18种化合物。另有研究表明盐制后,小茴香中反式茴香脑相对含量下降,而D-柠檬烯上升。小茴香生品及各炮制品挥发油能降低全血还原黏度、红细胞刚性指数和变形指数,且血浆比黏度、血细胞比容、红细胞沉降率和红细胞聚集指数也呈趋势下降。其中,蜜炙品挥发油对血液流变性的作用最为显著。

【贮藏】置阴凉干燥处。

第四节　姜炙法

将净选或切制后的药物,加入定量姜汁拌炒的方法,称为姜炙法,又称姜汁炒法。

生姜,性温,味辛,具有解表散寒,温中止呕,化痰止咳的功效。

姜炙法多用于炮制祛痰止咳、降逆止呕的药物。

(一) 炮制目的

1. 缓和药物寒性,增强和胃止呕作用。如生黄连,性味过于苦寒,姜炙后可缓和其寒性,免伤脾阳,并增强止呕的作用。如竹茹姜炙后可增强其降逆止呕作用。

2. 降低副作用,增强疗效。如生厚朴对咽喉有刺激性,姜炙后,可缓和其刺激性,并能增强宽中和胃作用。

（二）操作方法

取净制或切制后的药物与定量的姜汁拌匀,闷润,待姜汁被药物吸尽后,置炒制容器内,文火炒至一定程度,取出,晾凉。或将药物与一定量的姜汁拌匀,待姜汁被药物吸尽后,干燥。

姜汤煮:将生姜切片煎汤,加入药物,文火煮约2小时,待姜汁被药物吸尽后,取出,切片,干燥。

（三）姜汁的制备方法

1. 榨汁　将生姜洗净切碎,置于适宜的容器内,捣烂,加适量水,压榨取汁,残渣再加水共捣,压榨取汁,如此反复2~3次,合并姜汁,备用。

2. 煎汁　取净生姜片,置容器中,加适量水煎煮,过滤,残渣再加水煮,过滤,合并两次滤液,适当浓缩,取出,备用。

生姜的用量除另有规定外,一般为每100kg净药物,用生姜10kg。若无生姜,可用干姜煎汁,用量约为生姜的1/3。

（四）注意事项

1. 制备姜汁时,要控制加水量,一般最后所得姜汁与生姜的比例以1∶1为宜。

2. 药物与姜汁拌匀后,要充分闷润,待姜汁完全被药物吸尽后,用文火炒干,否则,达不到姜炙的目的。

厚　朴

【处方用名】厚朴、川厚朴、姜厚朴。

【来源】本品为木兰科植物厚朴 *Magnolia officinalis* Rehd. et Wils. 或凹叶厚朴 *Magnolia officinalis* Rehd. et Wils. var. *biloba* Rehd. et Wils. 的干燥干皮、根皮及枝皮。

【采收加工】4—6月剥取,根皮和枝皮直接阴干;干皮置沸水中微煮后,堆置阴湿处,"发汗"至内表面变紫褐色或棕褐色时,蒸软,取出,呈卷筒状,干燥。

【历史沿革】汉代有去皮炙法;唐代有姜汁炙;宋代有生姜枣制、姜煮焙法、姜汁制炒、糯米粥制等法;明代有炒、盐炒、煮制、醋制、酥炙及姜汁浸后炒干,醇醋淬透再炒,酒浸炒等法;清代有醋炒,姜汁拌浸、姜渣同炒等法;现行有姜炙、姜汁煮、姜汁浸、姜汁蒸、生姜紫苏汁蒸、生姜紫苏加水煮等法。2020年版《中国药典》收载厚朴、姜厚朴。

【炮制方法】

1. 厚朴　取原药材,刮去粗皮,洗净,润透,切丝,干燥。

2. 姜厚朴　取净厚朴丝,用适量姜汁拌匀,闷润至姜汁被吸尽后,置炒制容器内,用文火炒干,取出,晾凉。或取定量生姜切片,加水煎汤,另取刮净粗皮的净厚朴,捆成捆,置姜汤中,用文火煮至姜汤被吸尽后取出,切丝,干燥,筛去灰屑。

每100kg净厚朴或厚朴丝,用生姜10kg。

厚朴（图片）

姜厚朴（图片）

【饮片质量要求】

1. 厚朴　本品呈弯曲的丝条状或单、双卷筒状。外表面灰褐色或灰黄色,内表面紫棕色或紫褐色,较平滑,具细密纵纹,划之显油痕。切面颗粒状,有油性,有的可见小亮星。气香,味辛辣、微苦。

检查:水分不得过 10.0%,总灰分不得过 5.0%,酸不溶性灰分不得过 3.0%。

含量测定:含厚朴酚($C_{18}H_{18}O_2$)与和厚朴酚($C_{18}H_{18}O_2$)的总量不得少于 2.0%。

2. 姜厚朴　本品形如厚朴,表面灰褐色,偶见焦斑。略具姜的辛辣气。

检查:水分、总灰分、酸不溶性灰分,同厚朴。

含量测定:含厚朴酚($C_{18}H_{18}O_2$)与和厚朴酚($C_{18}H_{18}O_2$)的总量不得少于 1.6%。

【炮制作用】厚朴性味苦、辛,温。归脾、胃、肺、大肠经。具有燥湿消痰,下气除满的功效。

1. 生厚朴　味辛辣,对咽喉有刺激性,一般内服不生用。

2. 姜厚朴　厚朴姜制后能消除其对咽喉的刺激性,增强宽中和胃作用。多用于湿阻气滞,脘腹胀满或呕吐泻痢,积滞便秘,痰饮喘咳,梅核气。如治湿阻中焦的平胃散(《太平惠民和剂局方》);治积滞便秘、腹中胀闷的厚朴三物汤(《金匮要略》)。

【炮制研究】厚朴主要含厚朴酚、和厚朴酚等酚类成分,酚类成分在厚朴中约占 5%。还含 γ-松油烯、龙脑烯醛、胡椒烯等挥发油类成分和厚朴碱等生物碱类成分。其中厚朴酚能显著抑制胃液的分泌,并有抗溃疡、抗菌的作用;厚朴碱具有一定的降压作用。

研究发现,厚朴药材中的粗皮所占比例与生长年限和入药部位有关。枝皮、根皮及生长年限在 10~25 年间的厚朴干皮的粗皮所占比例为 10% 以下,30~40 年干皮粗皮所占比例增长为 20% 左右,随生长年限延长粗皮所占比例增加;根皮中两种酚类含量显著高于枝皮、干皮;不同生长年限的厚朴干皮、根皮、枝皮,净制前后厚朴酚与和厚朴酚的含量排序均为去皮厚朴>带皮厚朴>厚朴粗皮;粗皮中 2 种酚类成分含量很低,以生长年限为 40 年的厚朴为例,去皮厚朴、带皮厚朴及厚朴粗皮中 2 种酚类成分总量分别为 99.40%、79.69% 和 1.76%,进一步证明粗皮为厚朴中的非药用部位,厚朴净制去除粗皮具有科学性。

对厚朴生品、清炒品、姜炙品、姜煮品、姜浸品中厚朴酚进行含量测定,发现炮制后含量增加,清炒品含量最高,三种姜制品中以姜炙品含量最高。对厚朴生品及各炮制品中挥发油、水和醇浸出物、水煎液中厚朴酚、和厚朴酚及金属元素测定的结果表明,挥发油含量依次为姜汁炒>姜汁煮>生品;水浸出物含量依次为姜汁煮>姜汁炒>姜汁浸>生品。醇浸出物含量依次为姜汁炒>姜汁浸>姜汁煮>生品。水煎液中厚朴酚及和厚朴酚含量依次为生品>姜汁浸>姜汁炒>姜汁煮;有研究比较了“发汗”与未“发汗”厚朴在酚类成分和挥发油类成分的含量上存在差异,相比于未“发汗”厚朴,“发汗”厚朴中厚朴酚、和厚朴酚含量升高,从一定程度上说明了“发汗”的合理性。

药理研究表明,厚朴生品和姜厚朴均表现出抗炎镇痛作用和促进胃肠运动的作用,二者比较无显著性差异,但厚朴经姜制后其药效作用有增强的趋势。厚朴清炒品没有抗溃疡作用,而生品、姜炙品均有抗溃疡作用,且姜炙厚朴作用较优,表明厚朴姜炙后和胃作用较生品强。

比较姜厚朴、生品、水制、醋制及酒制品的抑菌作用,结果显示,对金黄色葡萄球菌,姜制品的抑制作用最强,生品和酒制品的抑制作用次之,而水制和醋制也有一定抑制作用。

【贮藏】贮干燥容器内,密闭,置阴凉干燥处。

竹 茹

【处方用名】竹茹、淡竹茹、姜竹茹。

【来源】本品为禾本科植物青秆竹 *Bambusa tuldoides* Munro、大头典竹 *Sinocalamus beecheyanus* (Munro) McClure var. *pubescens* P. F. Li 或淡竹 *Phyllostachys nigra* (Lodd.) Munro var. *henonis* (Mitf.) Stapf ex Rendle 的茎秆的干燥中间层。

【采收加工】全年均可采制,取新鲜茎,除去外皮,将稍带绿色的中间层刮成丝条,或削成薄片,捆扎成束,阴干。前者称"散竹茹",后者称"齐竹茹"。

【历史沿革】宋代有"炒令焦"或微炒;清代有醋浸和"入平呕逆药,姜汁炒用"的记载。2020年版《中国药典》收载竹茹、姜竹茹。

【炮制方法】

1. 竹茹 取原药材,除去杂质和硬皮,切段或揉成小团。

2. 姜竹茹 取净竹茹段或团,用适量姜汁拌匀,闷润至姜汁被吸尽后,置炒制容器内,用文火加热,如烙饼法将两面烙至微黄色时,取出,晾凉。

每 100kg 竹茹段或团,用生姜 10kg。

【饮片质量要求】

1. 竹茹 本品呈卷曲成团的不规则丝条或呈长条形薄片状。宽窄厚薄不等,浅绿色、黄绿色或黄白色。纤维性,体轻松,质柔韧,有弹性。气微,味淡。

检查:水分不得过 7.0%。

浸出物:水溶性浸出物不得少于 4.0%。

2. 姜竹茹 本品形如竹茹,表面黄色,有少许焦斑,微有姜的气味。

检查、浸出物:同竹茹。

【炮制作用】竹茹性味甘,微寒。归肺、胃、心、胆经。具有清热化痰,除烦,止呕的功效。

1. 竹茹 生用长于清热化痰,除烦。用于痰热咳嗽或胆火挟痰,痰火内扰,心烦不安。如治胆虚,痰热内扰所致虚烦不眠或惊悸不安、癫痫等症的温胆汤(《三因极一病证方论》)。

2. 姜竹茹 竹茹姜炙可增强降逆止呕作用。用于胃热呕吐,呃逆。如治因吐利后胃虚有热,呃逆的橘皮竹茹汤(《金匮要略》)。

【贮藏】贮干燥容器内,姜竹茹密闭,置阴凉干燥处。

草 果

【处方用名】草果、草果仁、炒草果、姜草果。

【来源】本品为姜科植物草果 *Amomum tsao-ko* Crevost et Lemaire 的干燥成熟果实。

【采收加工】秋季果实成熟时采收,除去杂质,晒干或低温干燥。

【历史沿革】宋代有去皮、面裹煨、火炮、去壳炒等法;明代有"炒存性"和茴香制、焙制法;清代有煨、醋煮和姜制等法;现行有姜炙、炒制、砂烫、盐制、煨制等法。2020年版《中国药典》收载草果仁、姜草果仁。

【炮制方法】

1. 草果仁　取净草果,置预热的炒制容器内,文火加热,炒至焦黄色并微鼓起,去壳,取仁。用时捣碎。

2. 姜草果仁　取净草果仁,用适量姜汁拌匀,闷润至姜汁被吸尽后,置炒制容器内,用文火加热,炒至近干,呈深黄色时,取出,晾凉。用时捣碎。

每 100kg 净草果仁,用生姜 10kg。

【饮片质量要求】

1. 草果仁　本品呈圆锥状多角形颗粒,直径约 5mm;表面棕色至红棕色,有的可见外被残留灰白色膜质的假种皮。种脊为一条纵沟,尖端有凹状的种脐。胚乳灰白色至黄白色。有特异香气,味辛、微苦。

检查:水分不得过 10.0%;总灰分不得过 6.0%。

含量测定:含挥发油不得少于 1.0%(ml/g)。

2. 姜草果仁　本品形如草果仁,棕褐色,偶见焦斑。有特异香气,味辛辣、微苦。

检查:同草果仁。

含量测定:含挥发油不得少于 0.7%(ml/g)。

【炮制作用】草果仁性味辛,温。归脾、胃经。具有燥湿温中,截疟除痰的功效。

1. 草果仁　生用性味辛温燥烈,长于燥湿散寒,除痰截疟。用于疟疾,寒湿困脾。如治疟疾数发不止,体壮痰湿偏盛,舌苔白腻,并有祛痰作用的七宝饮(《伤寒杂病论》)。

2. 姜草果仁　姜炙可缓和燥烈之性,长于温中止呕。用于寒湿阻滞脾胃,脘腹胀满疼痛,呕吐。如治寒湿中阻,寒多热少,手足厥冷,遍身浮肿,心腹冷痛的草果饮(《证治准绳》)。

【炮制研究】草果中主要含挥发油、黄酮类及锌、铜、铁等部分微量元素。草果炮制后水煎液中铅元素含量有所下降,炒草果比姜炙草果更明显。锌、铜、镍等元素的含量均增加,其中以姜炙草果最高,炒草果次之。草果炮制后挥发油含量降低,但生品与炮制品折光率、比旋度、比重变化不大。

生草果、炒草果、姜炙草果均可拮抗肾上腺素引起的兔回肠运动抑制和乙酰胆碱引起的回肠痉挛,其中姜草果的作用较佳。三种草果均可拮抗由醋酸(腹腔注射)引起的小鼠腹痛,且以姜草果效果最佳。

【贮藏】贮干燥容器内,密闭,置阴凉干燥处。

第五节　蜜炙法

将净选或切制后的药物,加入一定量炼蜜拌炒的方法,称为蜜炙法。

蜂蜜,性平味甘,气味香甜,具甘缓益脾、润肺止咳、和中缓急、矫臭矫味等功效。

蜜炙法多用于止咳平喘、补脾益气的药物。

蜂蜜生用性偏凉,能清热解毒;熟则性偏温,以补脾气、润肺燥之力胜。《医学入门》指出:"蜜炙性温,健脾胃和中……补三焦元气。"故蜜炙法所用的蜂蜜都要先加热炼过。

炼蜜的方法为:将蜂蜜置锅内,加热至徐徐沸腾后,改用文火,保持微沸,并除去泡沫及上浮蜡质,然后用箩筛或纱布滤去死蜂、杂质,再倾入锅内,加热至116~118℃,满锅起鱼眼泡,用手捻之有黏性,两指间尚无长白丝出现时,迅速出锅。炼蜜的含水量以控制在10%~13%为宜。加热时注意蜂蜜沸腾外溢或焦化,当蜜液微沸时,及时用勺上下搅动,防止外溢。

(一) 炮制目的

1. 增强润肺止咳的作用。如百部、款冬花、紫菀,蜜炙后均能增强润肺止咳的作用,故有"蜜炙甘缓而润肺"之说。

2. 增强补脾益气的作用。如黄芪、甘草、党参等,蜜炙能起协同作用,增强其补中益气的功效。

3. 缓和药性。如麻黄发汗作用较猛,蜜炙后能缓解其发汗之力,并可增强其止咳平喘的功效。

(二) 操作方法

1. 先拌蜜后炒药　先取一定量的炼蜜,加适量开水稀释,与药物拌匀,放置闷润,使蜜逐渐渗入药物组织内部,然后置炒制容器内,用文火炒至颜色加深、不粘手时,取出摊晾,凉后及时收贮。

2. 先炒药后加蜜　先将药物置炒制容器内,用文火炒至颜色加深时,再加入一定量的炼蜜,迅速翻动,使蜜与药物拌匀,炒至不粘手时,取出摊晾,凉后及时收贮。

蜜炙的药物多采用第一种方法炮制。但当药物质地致密时,应采用第二种方法处理,通过炒制加热除去部分水分,使质地略变酥脆,使蜜易于吸收。

炼蜜的用量一般为每100kg药物,用炼蜜25kg。

(三) 注意事项

1. 根据药物质地不同,采用不同炼蜜量。质地疏松、纤维多的药物用蜜量宜大;质地坚实,黏性较强,油分较多的药物用蜜量宜小。

2. 炼蜜时火力不宜过大,以免溢出锅外或焦化;蜜炙时火力一定要小,以免焦化。炙的时间可稍长,尽量将水分除去,避免发霉。

3. 当炼蜜不易与药物拌匀时,可加适量开水稀释,同时要严格控制水量(约为炼蜜量的1/3~1/2),以蜜汁能与药物拌匀而又无剩余的蜜液为宜。加水过少不易拌匀,加量过多则药物过湿,不易炒干,成品容易生霉。

4. 蜜炙药物须凉后密闭贮藏,以免吸潮发黏或发酵变质;贮藏环境除应通风干燥外,炮制品还应置阴凉处,不宜受日光直接照射。

甘　　草

【处方用名】甘草、炙甘草。

【来源】本品为豆科植物甘草 *Glycyrrhiza uralensis* Fisch.、胀果甘草 *Glycyrrhiza inflata* Bat. 或光果甘草 *Glycyrrhiza glabra* L. 的干燥根和根茎。

【采收加工】春、秋二季采挖,除去须根,晒干。

【历史沿革】汉代多用炙法;南北朝刘宋时期有"火炮令内外赤黄"及酒酥制的记载;唐代始

有蜜制法;宋代有炙法(醋制、盐炙、胆汁炙、油炙)、炒法、浆水制、煨制等法;元、明时期除基本上沿用前代的方法外,还有酒炒、酥制、姜汁炒等法,并出现"生用大泻热火,炙之则温能补上焦中焦下焦元气""生甘平,炙甘温纯阳补血养胃""生用消肿导毒治咽痛,炙则性温能健脾胃和中""大抵补中宜炙用,泻火宜生用"等论述;清代有粳米拌炒和乌药汁炒等法;现行有炒、蜜炙等法。2020年版《中国药典》收载甘草、炙甘草。

【炮制方法】

1. 甘草片　取原药材,除去杂质,洗净,润透,切厚片,干燥。

2. 炙甘草　取炼蜜,加适量开水稀释后,淋入净甘草片中拌匀,闷润,置炒制容器内,用文火加热,炒至黄色至深黄色、不粘手时,取出,晾凉。

甘草(图片)

每100kg甘草片,用炼蜜25kg。

【饮片质量要求】

1. 甘草片　本品呈类圆形或椭圆形厚片,中心黄白色,有明显的棕色形成层环纹及射线,传统称为"菊花心";质坚实,具粉性;外表皮红棕色或灰棕色,具纵皱纹,气微,味甜而特殊。

炙甘草(图片)

检查:水分不得过12.0%;总灰分不得过5.0%;重金属及有害元素,铅不得过5mg/kg,镉不得过1mg/kg,砷不得过2mg/kg,汞不得过0.2mg/kg,铜不得过20mg/kg;其他有机氯类农药残留量,含五氯硝基苯不得过0.1mg/kg。

含量测定:含甘草苷($C_{21}H_{22}O_9$)不得少于0.45%,甘草酸($C_{42}H_{62}O_{16}$)不得少于1.8%。

2. 炙甘草　本品形如甘草片,切面黄色至深黄色,微有黏性;外表皮略有光泽,气焦香,味甜。

检查:水分不得过10.0%,总灰分不得过5.0%。

含量测定:含甘草苷($C_{21}H_{22}O_9$)不得少于0.50%,甘草酸($C_{42}H_{62}O_{16}$)不得少于1.0%。

【炮制作用】甘草性味甘,平。归心、肺、脾、胃经。具有补脾益气,清热解毒,祛痰止咳,缓急止痛,调和诸药的功效。

1. 甘草片　甘草生品味甘偏凉,长于泻火解毒,化痰止咳。用于痰热咳嗽,咽喉肿痛,痈疽疮毒,食物中毒及药物中毒。如治风邪感冒的三拗汤(《太平惠民和剂局方》);治咽喉肿痛的桔梗汤(《伤寒杂病论》);治脱疽的四妙勇安汤(《验方新编》)。

2. 炙甘草　炙甘草甘温,以补脾和胃,益气复脉力胜。用于脾胃虚弱,心气不足,脘腹疼痛,筋脉挛急,脉结代。如治脾胃虚弱,神疲食少的四君子丸(2020年版《中国药典》);治气血虚弱,心动悸,脉结代的炙甘草汤(《伤寒杂病论》);治脘腹或四肢拘挛的芍药甘草汤(《伤寒杂病论》)。

【炮制研究】甘草主要含有三萜类成分如甘草酸、甘草次酸等,黄酮类成分如甘草黄酮、异甘草黄酮、甘草素、异甘草素等,以及生物碱类和多糖类成分。甘草酸具有抗炎和降低血胆固醇等作用,甘草次酸具有保肝作用,甘草黄酮具有抗脂质过氧化、抗癌等作用,甘草多糖能提高机体免疫作用。

长期或大量服用甘草或甘草酸,可能会引起水钠潴留、浮肿、高血压、低血钾等,称为"假性醛固酮增多症",但甘草蜜炙后甘草酸含量降低约20%,在临床应用中,其副作用大大减弱。

甘草蜜炙前后样品计重时若扣除蜜量,则生、炙甘草的甘草酸含量无明显变化。若不扣除蜜量,则蜜炙甘草的甘草酸含量减少了20%左右,而甘草苷的含量无变化。又据报道,甘草酸的含量与炮制温度有关,炮制过程温度越高,其甘草酸含量下降越多。蜜炙能够提高甘草中芹糖甘草苷、甘草苷、甘草芹葡苷、异甘草苷和甘草酸的质量分数、煎出量,煎出率大幅提高。甘草煎出液中锌、铬、钙、钴、镁元素显著减少,铁元素显著上升,铜元素无显著变化。

生、炙甘草均能够显著延长小鼠咳嗽潜伏期,减少咳嗽次数,但生甘草作用强于炙甘草。炙甘草能抗多种心律失常;在提高小白鼠巨噬细胞功能方面,蜜炙甘草显著强于生甘草,认为蜜炙甘草应为临床补气用甘草的最佳炮制品;炙甘草止痛作用非常显著,明显优于生甘草加蜜及生甘草。烘法与炒法炮制的蜜炙甘草在同等剂量下,有相同的促肾上腺皮质激素样作用和拮抗地塞米松对下丘脑-垂体-肾上腺皮质轴的抑制作用。

甘草切片前采用浸润法软化处理,甘草酸和水浸出物损失很小;远红外烘干法和微波干燥法也被应用于甘草的蜜炙工艺中。以外观性状、甘草酸和甘草苷含量为评价指标,采用蜂蜜和水的比例、闷润时间、炒炙温度和炒炙时间四因素、三水平正交试验法,优选甘草的最佳蜜炙工艺为:炼蜜和水2:1混合(*W/W*)加入净甘草片,拌匀,闷润30分钟,置锅内,130℃(锅底温度)炒炙20分钟。

【贮藏】贮干燥容器内,蜜甘草密闭,置阴凉干燥处。防霉,防蛀。

黄 芪

【处方用名】黄芪、炙黄芪。

【来源】本品为豆科植物蒙古黄芪 *Astragalus membranaceus*(Fisch.)Bge. var. *mongholicus*(Bge.)Hsiao 或膜荚黄芪 *Astragalus membranaceus*(Fisch.)Bge. 的干燥根。

【采收加工】春、秋二季采挖,除去须根和根头,晒干。

【历史沿革】汉代有去芦法;南北朝刘宋时期有蒸法;宋代有薄切、蜜炙、盐汤浸焙、炒、酒煮、蜜炒、蜜炙、清蒸、蜜蒸、盐水润蒸、盐炙等方法;元代有盐蜜水炙;明代有酒拌炒、姜汁炙、蜜酒煮、米泔拌炒等方法,"生用治痈疽,蜜炙补虚损""治痈疽生用,治肺气虚蜜炙用,治下虚盐水或蒸或炒用"。清代有人乳制、盐酒炒、酒浸、九制黄芪等方法,"补虚蜜炒,嘈杂病乳炒,解毒盐水炒,胃虚米泔炒,暖胃,除泻心火、退虚热、托疮疡,生用"。2020 年版《中国药典》收载黄芪、炙黄芪。

【炮制方法】

1. 黄芪 取原药材,除去杂质,大小分开,洗净,润透,切厚片,干燥。

2. 炙黄芪 取炼蜜,加适量开水稀释后,淋于净黄芪片中拌匀,闷润,置炒制容器内,用文火加热,炒至深黄色、不粘手时,取出,晾凉。

每 100kg 黄芪片,用炼蜜 25kg。

黄芪(图片)

【饮片质量要求】

1. 黄芪 本品呈类圆形或椭圆形的厚片。切面皮部黄白色,木部淡黄色,有放射状纹理及裂隙,有的中心偶有枯朽状,黑褐色或呈空洞。外表皮黄白色或浅棕色,可见纵皱纹或纵沟。气微,味微甜,嚼之有豆腥味。

炙黄芪(图片)

检查:水分不得过 10.0%;总灰分不得过 5.0%;重金属及有害元素,铅不得过 5mg/kg,镉不得过 1mg/kg,砷不得过 2mg/kg,汞不得过 0.2mg/kg,铜不得过 20mg/kg;其他有机氯类农药残留量,五氯硝基苯不得过 0.1mg/kg。

浸出物:水溶性浸出物不得少于 17.0%。

含量测定:含黄芪甲苷($C_{41}H_{68}O_{14}$)不得少于0.080%,毛蕊异黄酮葡萄糖($C_{22}H_{22}O_{10}$)苷不得少于0.020%。

2. 炙黄芪 本品形如黄芪片,略带黏性,有蜜香气,味甜,嚼之微有豆腥味。

检查:水分不得过10.0%,总灰分不得过4.0%。

含量测定:含黄芪甲苷($C_{41}H_{68}O_{14}$)不得少于0.060%,毛蕊异黄酮葡萄糖苷($C_{22}H_{22}O_{10}$)不得少于0.020%。

【炮制作用】黄芪性味甘,温。归肺、脾经。具有补气升阳,固表止汗,利水消肿,生津养血,行滞通痹,托毒排脓,敛疮生肌的功效。

1. 黄芪 黄芪生用长于益卫固表,托毒生肌,利尿退肿。用于表卫不固的自汗或体虚易于感冒,气虚水肿,痈疽不溃或溃久不敛。如治卫气不固的玉屏风散(《丹溪心法》);治汗出恶风的防己黄芪汤(《金匮要略》);治痈疽肿痛的透脓散(《外科正宗》)。

2. 炙黄芪 炙黄芪甘温而偏润,长于益气补中。用于脾肺气虚,食少便溏,气短乏力或兼中气下陷之久泻脱肛,子宫下垂以及气虚不能摄血的便血、崩漏等出血证;也可用于气虚便秘。如治面色萎黄、语声低微、四肢乏力、食少便溏的补气运脾汤(《医学统旨》);治中气下陷的补中益气汤(《药性切用》);治心脾两虚的归脾汤(《药性切用》)。

【炮制研究】黄芪主要含有黄芪多糖、皂苷类、黄酮类、磷脂、氨基酸类成分,具有调节免疫、抗氧化、抗辐射、抗肿瘤、保肝、抗菌、利尿、降血脂等作用。

黄芪蜜炙后磷脂总量下降,磷脂酸和溶血磷脂酰胆碱的含量较生品增加,而其他磷脂组分则有所下降,多糖含量增加。蜜黄芪和盐麸黄芪中总皂苷含量高于生黄芪和炒黄芪。酒炙黄芪毛蕊异黄酮含量增加,蜜炙黄芪黄酮类成分含量降低,盐制、米制对黄芪的黄酮类成分影响不明显。炙黄芪中黄芪皂苷Ⅰ和Ⅲ的含量高于生品,但黄芪甲苷含量较生品低,同时大部分的小分子有机物含量下降。

蜜炙黄芪和生黄芪均能提高小白鼠巨噬细胞吞噬能力,蜜炙品强于生品;生、制品均有恢复受损红细胞的变形能力,而蜜炙黄芪对人体受损伤的保护作用强于生品;炙黄芪可预防性地减轻阿霉素对肾脏的损伤,改善肾功能,降低蛋白尿;对2%的乙酰苯肼诱导的动物血虚、气虚的药理模型进行研究,结果表明,蜜炙黄芪的补气作用强于生品。

采用正交试验,以黄芪甲苷为指标,筛选出黄芪的切制和蜜炙工艺分别为:切制前不浸泡,润软4小时后切片,干燥温度80℃;加蜜30%,炒制温度300℃,炒制2分钟。以蜜炙黄芪炮制品外观、细菌总数、还原糖含量、仓储过程中霉变、虫蛀情况等为指标,优选出了黄芪烘制工艺为:炼蜜与水之比为2:1,闷润3小时,90℃烘制3小时。由于优选指标不同,筛选的黄芪炮制工艺各异,但烘制温度为70~100℃,烘制时间为0.5~3小时。

【贮藏】贮干燥容器内,蜜黄芪密闭,置通风干燥处。防潮,防蛀。

紫　菀

【处方用名】紫菀、炙紫菀、蜜紫菀。

【来源】本品为菊科植物紫菀 *Aster tataricus* L. f. 的干燥根和根茎。

【采收加工】春、秋二季采挖,除去有节的根茎(习称"母根")和泥沙,编成辫状晒干,或直接晒干。

【历史沿革】南北朝刘宋时期有蜜浸后焙干的方法;唐代有炙法;宋代有焙、蜜焙、炒等法;明代有醋炒、童便姜汁制、酒洗、蜜水炒等法;清代有蜜蒸和单蒸法等法。2020年版《中国药典》收载紫菀、蜜紫菀。

【炮制方法】

1. 紫菀　取原药材,除去残茎及杂质,洗净,稍润,切厚片或段,干燥。

2. 蜜紫菀　取炼蜜,加适量开水稀释,淋入紫菀片中拌匀,闷润,置炒制容器内,用文火加热,炒至棕褐色、不粘手时,取出,晾凉。

每100kg紫菀片,用炼蜜25kg。

【饮片质量要求】

1. 紫菀　本品呈不规则的厚片或段。根外表皮紫红色或灰红色,有纵皱纹。切面淡棕色,中心具棕黄色的木心。气微香,味甜,微苦。

检查:水分不得过15.0%。

浸出物:水溶性浸出物不得少于45.0%。

含量测定:含紫菀酮($C_{30}H_{50}O$)不得少于0.15%。

2. 蜜紫菀　本品形如紫菀,表面棕褐色或紫棕色。有蜜香气,味甜。

检查:水分不得过16.0%。

含量测定:含紫菀酮($C_{30}H_{50}O$)不得少于0.10%。

【炮制作用】紫菀性味辛、苦,温。归肺经。具有润肺下气,消痰止咳的功效。

1. 紫菀　生品以散寒、降气化痰力胜,能泻肺气之壅滞。用于风寒咳嗽,痰饮喘咳,小便癃闭。如治痰饮喘咳的射干麻黄汤(《金匮要略》);或单用本品大剂量煎服,治便血淋涩(《本经逢原》)。

2. 蜜紫菀　紫菀蜜炙后转泻为润,以润肺止咳力胜,用于肺虚久咳或肺虚咯血。如治肺气虚损的紫菀汤(《医方集解》);治骨蒸劳热的紫菀散(《太平圣惠方》)。

【炮制研究】炮制前后紫菀中黄酮类成分含量均有降低的趋势:槲皮素,生品中含量为0.168 0mg/g,蜜炙品为0.130 8mg/g;山奈酚,生品含量为0.164 2mg/g,蜜炙品为0.121 3mg/g。

紫菀经过不同方法炮制所得各种饮片中紫菀酮的含量均较生品低,生紫菀>炒紫菀>蒸紫菀>醋紫菀>酒紫菀>蜜紫菀;但以纯紫菀计,蜜炙后紫菀酮的含量升高,蜜紫菀>炒紫菀>生紫菀>醋紫菀>酒紫菀>蒸紫菀。

紫菀对浓氨水喷雾法和二氧化硫刺激法所致小鼠咳嗽有止咳作用,蜜炙后止咳效果更佳。紫菀生品、酒洗品、蜜炙品、清炒品、蒸制品和醋制品均有一定的祛痰作用,且以蜜炙品最佳。体外实验中,蜜炙紫菀水煎液对乳腺癌MCF-7细胞的增殖具有一定的抑制作用,同时能够将细胞的增殖周期阻滞在G_1期,促进MCF-7细胞的凋亡;在高浓度时可以导致大肠癌LoVo细胞非凋亡性细胞死亡。

以水溶性浸出物和紫菀酮含量为指标,以加蜜量、炒制温度、炒制时间三因素进行考察,通过正交试验优选炮制工艺为加蜜量25%,115℃炒制15分钟。

【贮藏】贮干燥容器内,蜜紫菀密闭,置阴凉干燥处。防潮,防蛀。

百　部

【处方用名】百部、炙百部、蜜百部。

【来源】本品为百部科植物直立百部 *Stemona sessilifolia*（Miq.）Miq.、蔓生百部 *Stemona japonica*（Bl.）Miq. 或对叶百部 *Stemona tuberosa* Lour. 的干燥块根。

【采收加工】春、秋二季采挖，除去须根，洗净，置沸水中略烫或蒸至无白心，取出，晒干。

【历史沿革】南北朝刘宋时期有酒浸焙干法；唐代有熬法；宋代有炒、炙、焙、蜜焙等法；明代有蜜炒、醋炙、酒浸炒、酒洗炒、童便姜汁制、酒洗等法；清代有蜜蒸、蒸焙和蒸后炒等法。2020 年版《中国药典》收载百部、蜜百部。

【炮制方法】

1. 百部　取原药材，除去杂质，洗净，润透，切厚片，干燥。

2. 蜜百部　取炼蜜，加少量开水稀释，淋入净百部片内拌匀，闷润，置炒制容器内，用文火加热，炒至不粘手时，取出，晾凉。

每 100kg 百部片，用炼蜜 12.5kg。

【饮片质量要求】

1. 百部　本品呈不规则厚片或不规则条形斜片。表面灰白色、棕黄色，有深纵皱纹。切面灰白色、淡黄棕色或黄白色，角质样。皮部较厚，中柱扁缩。质韧软。气微、味甘、苦。

检查：水分不得过 12.0%。

2. 蜜百部　本品形同百部片，表面棕黄色或褐棕色，略带焦斑，稍有黏性。味甜。

检查：同百部。

【炮制作用】百部性味甘、苦，微温。归肺经。具有润肺下气止咳，杀虫灭虱的功效。

1. 百部　生用长于止咳化痰，灭虱杀虫。用于外感咳嗽，疥癣，灭头虱或体虱，驱蛲虫。如治风寒感冒咳嗽的百部丸（《证治准绳》）；外敷摊贴，治疥癣的百部膏（《疡医大全》）。用本品 20% 的醇浸液或 50% 水煎剂外搽，可灭头虱或体虱。生品有小毒，对胃有一定刺激性，内服用量不宜过大。

2. 蜜百部　蜜炙可缓和百部对胃的刺激性，并增强润肺止咳的功效。用于肺痨咳嗽，百日咳。如治阴虚咳嗽、痰中带血或肺痨久咳的月华丸（《医学心悟》）；治百日咳的百部煎（《中药临床应用》）。

【炮制研究】百部主要含有生物碱类成分如百部碱、对叶百部碱、斯替宁碱、次百部碱等，以及糖类、脂类、蛋白质、乙酸、甲酸、苹果酸、琥珀酸等成分。具有抗氧化、镇咳平喘、抗肿瘤、抗菌等作用。百部煎液或浸液对多种致病菌和皮肤真菌有抑制作用，所含生物碱具有杀虫、镇咳平喘、松弛支气管平滑肌的作用，但有一定的胃刺激性，蜜制后生物碱含量下降，在保持药物本身抑制病菌作用前提下可缓和其刺激性。

【贮藏】贮干燥容器内，蜜百部密闭，置通风干燥处。防潮。

白　前

【处方用名】白前、炙白前、蜜白前。

【来源】本品为萝藦科植物柳叶白前 *Cynanchum stauntonii*（Decne.）Schltr. ex Lévl. 或芫花叶

白前 *Cynanchum glaucescens*(Decne.)Hand.-Mazz. 的干燥根茎和根。

【采收加工】秋季采挖,洗净,晒干。

【历史沿革】南北朝刘宋时期有甘草汁浸后焙干法;清代有饭上蒸后再炒的方法。2020 年版《中国药典》收载白前、蜜白前。

【炮制方法】

1. 白前　取原药材,除去杂质,洗净,润透,切段,干燥。

2. 蜜白前　取炼蜜,加适量开水稀释,淋于净白前段内拌匀,闷润,置炒制容器内,用文火加热,炒至表面深黄色、不粘手时,取出,晾凉。

每 100kg 白前段,用炼蜜 25kg。

【饮片质量要求】

1. 白前　本品呈圆柱形小段,表面黄棕色、淡黄色或灰绿色,断面灰黄色或灰白色,中空,质韧,气微,味微甜。

检查:水分不得过 12.0%。

2. 蜜白前　本品形如白前,表面深黄色,微有光泽,略有黏性,味甜。

检查:水分不得过 11.0%。

【炮制作用】白前性味辛、苦,微温。归肺经。具有降气,消痰,止咳的功效。

1. 白前　生用长于解表理肺,降气化痰。用于外感咳嗽或痰湿咳喘。如治风寒咳嗽的止嗽散(《医学心悟》);治咳喘浮肿、喉中痰鸣属于实证的白前汤(《备急千金要方》)。

2. 蜜白前　蜜炙能缓和白前对胃的刺激性,偏于润肺降气,增强止咳作用。用于肺虚咳嗽或肺燥咳嗽。如治骨蒸肺痿,痰嗽不止。

【贮藏】贮干燥容器内,蜜白前密闭,置通风干燥处。

枇　杷　叶

【处方用名】枇杷叶、炙枇杷叶、蜜枇杷叶。

【来源】本品为蔷薇科植物枇杷 *Eriobotrya japonica*(Thunb.)Lindl. 的干燥叶。

【采收加工】全年均可采收,晒至七八成干时,扎成小把,再晒干。

【历史沿革】晋代载"拭去毛炙"的方法;南北朝刘宋时期用甘草汤洗后拭干再酥制;唐代有蜜炙法,用枇杷叶须火炙布拭去毛,毛射人肺令咳不已;宋代有甘草制、枣汁炙、姜汁炙、焙;明清时期有"治胃病以姜汁涂炙,治肺病以蜜水涂炙"的记述。2020 年版《中国药典》收载枇杷叶、蜜枇杷叶。

【炮制方法】

1. 枇杷叶　取原药材,除去绒毛,用水喷润,切丝,干燥。

2. 蜜枇杷叶　取炼蜜,加适量开水稀释,淋于枇杷叶丝内拌匀,闷润,置炒制容器内,用文火加热,炒至不粘手为度,取出,晾凉。

每 100kg 枇杷叶丝,用炼蜜 20kg。

【饮片质量要求】

1. 枇杷叶　本品呈丝条状。表面灰绿色、黄棕色或红棕色,较光滑。下表面可见茸毛,主脉突出。革质而脆。气微,味微苦。

检查:水分不得过 10.0%,总灰分不得过 7.0%。

浸出物:75% 乙醇浸出物不得少于 16.0%。

含量测定:含齐墩果酸($C_{30}H_{48}O_3$)和熊果酸($C_{30}H_{48}O_3$)的总量不得少于 0.70%。

2. 蜜枇杷叶　本品形如枇杷叶,表面黄棕色或红棕色,微显光泽,略带黏性。具蜜香气,味微甜。

检查、含量测定:同枇杷叶。

【炮制作用】枇杷叶性味苦,微寒。归肺、胃经。具有清肺止咳,降逆止呕的功效。

1. 枇杷叶　生用长于清肺止咳,降逆止呕。用于肺热咳嗽,胃热呕哕或口渴。如治伤寒,干呕烦渴不止的枇杷叶散(《太平圣惠方》)。

2. 蜜枇杷叶　蜜炙能增强润肺止咳的作用,用于肺燥咳嗽。如治肺燥伤阴或肺阴素亏,干咳无痰的清燥救肺汤(《医门法律》)。

【炮制研究】枇杷叶的茸毛与叶的化学成分基本相同,叶中皂苷含量明显高于茸毛中含量。茸毛并不含致咳或产生其他副作用的特异化学成分,只是由于从呼吸道直接吸入刺激咽喉黏膜而引起咳嗽。枇杷叶经蜜炙、姜汤煮、姜汁炒后,具有抗炎和止咳作用的熊果酸含量均有不同程度的提高。

测定枇杷叶及其蜜炙品中 9 种金属元素的含量,结果表明,枇杷叶经蜜炙后除 Ca 和 Mn 有所增加外,Fe、Cu、Mg、Zn、Ni、Cr、Pb 元素含量均降低,其中 Pb 含量有较大程度的下降。

以熊果酸和齐墩果酸含量为考察指标,采用均匀设计法优选蜜炙枇杷叶的炮制工艺为:每 100g 药材,加炼蜜 40g、润蜜 30 分钟、炒制温度为(150 ± 5)℃、炒制 10 分钟。

【贮藏】贮干燥容器内,蜜枇杷叶密闭,置通风干燥处。

款 冬 花

【处方用名】款冬花、冬花、蜜款冬花、炙冬花、炙款冬花、蜜冬花。

【来源】本品为菊科植物款冬 *Tussilago farfara* L. 的干燥花蕾。

【采收加工】12 月或地冻前当花尚未出土时采挖,除去花梗和泥沙,阴干。

【历史沿革】南北朝刘宋时期有甘草水浸后再用款冬花叶制的方法;宋代有炒、焙等法;明清有甘草水浸和蜜水炒等法。2020 年版《中国药典》收载款冬花、蜜款冬花。

【炮制方法】

1. 款冬花　取原药材,除去杂质及残梗,筛去灰屑。

2. 蜜款冬花　取炼蜜,加适量开水稀释,淋入净款冬花内拌匀,闷润,置炒制容器内,用文火加热,炒至微黄色、不粘手时,取出,晾凉。

每 100kg 净款冬花,用炼蜜 25kg。

【饮片质量要求】

1. 款冬花　本品呈短细棒状花蕾,外面被有多数鱼鳞状苞片,苞片外表面紫红色或淡红色,内表面被白色絮状绒毛,气香,味微苦而辛,嚼之呈絮状。

浸出物:醇溶性浸出物不得少于 20.0%。

含量测定:含款冬酮($C_{23}H_{34}O_5$)不得少于 0.070%。

2. 蜜款冬花　本品形如款冬花,表面棕黄色或棕褐色,稍带黏性。具蜜香气,味微甜。

浸出物:醇溶性浸出物不得少于 22.0%。

含量测定:同款冬花。

【炮制作用】款冬花性味辛、微苦,温。归肺经。具有润肺下气,止咳化痰的功效。

1. 款冬花　生用长于散寒止咳,用于肺虚久咳或阴虚燥咳。如治痰饮郁结的射干麻黄汤(《金匮要略》);治寒咳的款冬花汤(《圣济总录》)。

2. 蜜款冬花　款冬花蜜炙后药性温润,能增强润肺止咳的功效。用于肺虚久咳或阴虚燥咳。如治劳证久嗽或肺痿的太平丸(《增订十药神书》);治消痰镇咳,定喘止嗽的鸡鸣保肺丸(《中药成药制剂手册》)。

【炮制研究】款冬花中含有6种生物碱,其中4种生物碱为非毒性吡咯里西啶生物碱,另外2种生物碱具有肝脏毒性,称为肝毒吡咯里西啶生物碱,是目前已知的植物性肝毒成分,可引起肝细胞出血性坏死,巨细胞性肝炎及静脉闭塞症等。款冬花经蜜炙后,毒性成分减少,可能是由于该类生物碱在高温条件下不稳定,受热遭破坏或分解,从而使其成分减少或消失,其蔗糖、葡萄糖、芦丁、反式阿魏酸、棕榈酸、款冬酮的含量升高,绿原酸、芹菜素、亚麻酸、亚油酸的含量降低。

款冬花能够升高血压,蜜炙后镇咳作用增强;生品醚提取物升压作用最强,蜜炙后作用减弱。

以性状、款冬酮和醇溶性浸出物的质量分数为综合评价指标,选取闷润时间、蜂蜜用量、炒炙温度及时间为考察因素,采用正交试验优选蜜炙款冬花的最佳炮制工艺条件为加蜂蜜40%,闷润4小时,100~110℃下炒炙6分钟。

【贮藏】贮干燥容器内,蜜款冬花密闭,置通风干燥处。防潮,防蛀。

旋　覆　花

【处方用名】旋覆花、炙旋覆花、蜜旋覆花。

【来源】本品为菊科植物旋覆花 *Inula japonica* Thunb. 或欧亚旋覆花 *Inula britannica* L. 的干燥头状花序。

【采收加工】夏、秋二季花开放时采收,除去杂质,阴干或晒干。

【历史沿革】南北朝刘宋时期有蒸法;宋代有炒法、蒸法;明清有焙法。2020年版《中国药典》收载旋覆花、蜜旋覆花。

【炮制方法】

1. 旋覆花　取原药材,除去梗、叶及杂质。

2. 蜜旋覆花　取炼蜜,加适量开水稀释,淋入净旋覆花内拌匀,稍闷,置炒制容器内,用文火加热,炒至不粘手时,取出,晾凉。

每100kg净旋覆花,用炼蜜25kg。

【饮片质量要求】

1. 旋覆花　本品呈扁球形,少有破碎,黄色或黄棕色,花蒂浅绿色,质地酥泡,气微,味微苦。

2. 蜜旋覆花　本品形如旋覆花,深黄色。手捻稍粘手。具蜜香气,味甜。

浸出物:醇溶性浸出物不得少于16.0%。

【炮制作用】旋覆花性味苦、辛、咸,微温。归肺、脾、胃、大肠经。具有降气,消痰,行水,止呕的功效。

1. 旋覆花　生用苦辛之味较强,以降气化痰止呕力胜,止咳作用较强。用于痰饮内停的胸膈满闷及胃气上逆的呕吐。如治支饮心胸壅滞,喘息短气,肢肿的旋覆花汤(《太平圣惠方》);治胃气虚弱,痰浊内阻的旋覆代赭石汤(《伤寒杂病论》)。

2. 蜜旋覆花　旋覆花蜜炙后苦辛之性缓和,降逆止呕作用减弱,其性偏润,长于润肺止咳,降气平喘,作用偏重于肺。多用于咳嗽痰喘而兼呕恶者,如鸡鸣丸(《全国中药成药处方集》)。

【贮藏】贮干燥容器内,蜜旋覆花密闭,置通风干燥处。

瓜　蒌

【处方用名】瓜蒌、全瓜蒌、蜜瓜蒌。

【来源】本品为葫芦科植物栝楼 *Trichosanthes kirilowii* Maxim. 或双边栝楼 *Trichosanthes rosthornii* Harms 的干燥成熟果实。

【采收加工】秋季果实成熟时,连果梗剪下,置通风处阴干。

【历史沿革】宋代有炒、焙、烧存性、蛤粉炒、蒸、童便制等法;明代有焙干捣末、同蛤粉或明矾捣和干燥制霜、加煅蛤蜊蚬壳制饼、纸包煨等法;清代有煅炭存性、焙、明矾制、炒、蛤粉炒等法;现行主要有蜜炙等法。2020 年版《中国药典》收载瓜蒌。

【炮制方法】

1. 瓜蒌　取原药材,除去杂质及果柄,洗净,压扁,切丝或块,干燥。

2. 蜜瓜蒌　取炼蜜,加适量开水稀释,淋入净瓜蒌丝或块中拌匀,闷润,置炒制容器内,用文火加热,炒至不粘手时,取出,晾凉。

每 100kg 瓜蒌丝或块,用炼蜜 15kg。

【饮片质量要求】

1. 瓜蒌　本品呈不规则的丝或块状。外表面橙红色或橙黄色,皱缩或较光滑;内表面黄白色,有红黄色丝络,果瓤橙黄色,与多数种子黏结成团。具焦糖气,味微酸、甜。

检查:水分不得过 16.0%,总灰分不得过 7.0%。

浸出物:水溶性浸出物不得少于 31.0%。

2. 蜜瓜蒌　本品形如瓜蒌,棕黄色,带黏性,味甜。

【炮制作用】瓜蒌性味甘、微苦,寒。归肺、胃、大肠经。具有清热涤痰,宽胸散结,润燥滑肠的功效。

1. 瓜蒌　瓜蒌多生用,其清热涤痰、宽胸散结作用均较瓜蒌皮强,并有滑肠通便作用(通便作用弱于瓜蒌子)。用于肺热咳嗽,痰稠难出,胸痹心痛,结胸痞满,乳痈,肺痈等病证。如治胸痹不得卧,心痛彻背的栝楼薤白半夏汤(《金匮要略》);治痰热结胸,胸膈痞满的小陷胸汤(《伤寒杂病论》);治痰热内结,胸膈痞满的清气化痰丸(《医方考》)。

2. 蜜瓜蒌　蜜炙后润燥作用增强,其用途、用法与蜜瓜蒌皮相似,尤适于肺燥咳嗽而又大便干结者。如治肺燥咳嗽兼便秘者的贝母栝楼散(《医学心悟》)。

【贮藏】贮干燥容器内,蜜瓜蒌密闭,置阴凉干燥处。

瓜　蒌　皮

【处方用名】瓜蒌皮、炒瓜蒌皮、蜜瓜蒌皮。

【来源】本品为葫芦科植物栝楼 *Trichosanthes kirilowii* Maxim. 或双边栝楼 *Trichosanthes rosthornii* Harms 的干燥成熟果皮。

【采收加工】秋季采摘成熟果实,剖开,除去果瓤及种子,阴干。

【历史沿革】古方多以全瓜蒌入药;现行主要有炒制、蜜炙等法。2020 年版《中国药典》收载瓜蒌皮。

【炮制方法】

1. 瓜蒌皮　取原药材,除去杂质,洗净,润软,切丝,干燥。

2. 炒瓜蒌皮　取瓜蒌皮丝,置热锅内,用文火加热,炒至棕黄色、略带焦斑时,取出,晾凉。

3. 蜜瓜蒌皮　取炼蜜,加适量汁水稀释,淋入净瓜蒌皮丝内拌匀,闷润,置炒制容器内,用文火加热,炒至黄棕色、不粘手时,取出,晾凉。

每 100kg 瓜蒌皮丝,用炼蜜 25kg。

【饮片质量要求】

1. 瓜蒌皮　本品呈丝状片,外表面橙黄色或红黄色,有光泽,内表面淡黄白色,质较软,味淡微酸。

2. 炒瓜蒌皮　本品形如瓜蒌皮,棕黄色,微有焦斑。

3. 蜜瓜蒌皮　本品形如瓜蒌皮,黄棕色,有光泽,略带黏性,味甜。

【炮制作用】瓜蒌皮性味甘、寒。归肺、胃经。具有清热化痰,利气宽胸的功效。

1. 瓜蒌皮　生用清热化痰作用较强,用于热痰咳嗽。如治热痰咳嗽的蒌贝汤(《中药临床应用》)。

2. 炒瓜蒌皮　炒后寒性减弱,略具焦香气,长于利气宽胸,用于胸膈满闷或胁肋疼痛。

3. 蜜瓜蒌皮　蜜炙后润燥作用增强,用于肺燥伤阴,久咳少痰或咯痰不爽。

【贮藏】贮干燥容器内,蜜瓜蒌皮密闭,置阴凉干燥处。

桑 白 皮

【处方用名】桑白皮、桑根白皮、蜜桑白皮、炙桑皮。

【来源】本品为桑科植物桑 *Morus alba* L. 的干燥根皮。

【采收加工】秋末叶落时至次春发芽前采挖根部,刮去黄棕色粗皮,纵向剖开,剥取根皮,晒干。

【历史沿革】汉代有烧灰存性的方法;南北朝刘宋时期有焙法;唐代有“炙令黄黑”的记载;宋代有微炙、炒、同豆煮后滤取汁、蜜炒后泔浸、蜜炙等法;明代有麸炒、酒炒、蜜蒸等法;清代有蜜酒制等法。2020 年版《中国药典》收载桑白皮、蜜桑白皮。

【炮制方法】

1. 桑白皮　取原药材,刮净粗皮,洗净,稍润,切丝,干燥。

2. 蜜桑白皮　取炼蜜,加适量开水稀释,淋入桑白皮丝中拌匀,闷润,置炒制容器内,用文火加热,炒至深黄色、不粘手时,取出,晾凉。

每 100kg 桑白皮丝,用炼蜜 25kg。

【饮片质量要求】

1. 桑白皮　本品呈曲直不平的丝状,外表面类白色或淡黄色,内表面淡黄色,质柔韧,断面具纤维性强,气微,味微甜。

检查:水分不得过 10.0%。

2. 蜜桑白皮　本品形如桑白皮,表面深黄色或棕黄色,略有光泽,质滋润,有蜜香气,味甜。

检查:同桑白皮。

【炮制作用】桑白皮性味甘,寒。归肺经。具有泻肝平喘,利水消肿的功效。

1. 桑白皮　生用性寒,泻肺行水之力较强,用于水肿尿少,肺热痰多的喘咳。如治水湿停滞,头面四肢浮肿的五皮丸(《中药成药制剂手册》);治肺气不降,痰火作喘的桑白皮汤(《景岳全书·古方八阵》);治肺热咳嗽的桑白皮散(《太平圣惠方》)。

2. 蜜桑白皮　蜜炙后寒泻之性缓和,偏于润肺止咳,用于肺虚喘咳,并常与补气药或养阴药合用。如治肺气不足,逆满上气的补肺汤(《永类钤方》)。

【炮制研究】研究表明,蜜炙桑白皮解痉作用与生品相当,利尿作用减弱,而镇咳作用增强。以桑白皮总黄酮含量为指标,优选出了微波光波法蜜炙桑白皮的炮制工艺为:拌蜜润药 1 小时,以微波 67% 加光波 33% 加热 7 分钟;通过测定蜜炙桑白皮中增加的果糖含量,可以检测其炮制时的加蜜量。

以传统外观质量和内在质量(总黄酮量、东莨菪内酯量)为评价指标,采用正交试验,对蜜与水比例、闷润时间、炒制温度及炒制时间四因素进行考察。桑白皮最佳蜜炙工艺为:取炼蜜 25g 加入 37.5g 沸水稀释,淋入 100g 桑白皮净制饮片拌匀,闷润 60 分钟,置炒制容器内,240℃炒制 18 分钟,取出,晾凉。

【贮藏】贮干燥容器内,蜜桑白皮密闭,置通风干燥处。

白　薇

【处方用名】白薇、炙白薇、蜜白薇。

【来源】本品为萝摩科植物白薇 *Cynanchum atratum* Bge. 或蔓生白薇 *Cynanchum versicolor* Bge. 的干燥根和根茎。

【采收加工】春、秋二季采挖,洗净,干燥。

【历史沿革】南北朝刘宋时期有糯米泔浸一宿再蒸的方法;宋代有炒法和焙法;清代则有"酒洗,糯米泔浸,蒸晒用"和酒洗等法;现行主要有蜜炙等法。2020 年版《中国药典》收载白薇。

【炮制方法】

1. 白薇　取原药材,除去杂质,洗净,润透,切段,干燥。

2. 蜜白薇　取炼蜜,加适量开水稀释,淋入白薇段内拌匀,闷润,置炒制容器内,用文火加热,炒至不粘手时,取出,晾凉。

每 100kg 白薇段,用炼蜜 25kg。

【饮片质量要求】

1. 白薇　本品呈不规则的小段,表面棕黄色,切断面皮部黄白色,木部黄色,质脆,气微,味微苦。

检查:水分不得过 11.0%,总灰分不得过 13.0%,酸不溶性灰分不得过 4.0%。

浸出物:稀乙醇浸出物不得少于 19.0%。

2. 蜜白薇　本品形如白薇,表面深黄色,微有光泽,略带黏性,味微甜。

【炮制作用】白薇性味苦、咸,寒。归胃、肝、肾经。具有清热凉血,利尿通淋,解毒疗疮的功效。

1. 白薇　生用长于凉血,通淋,解毒疗疮。用于温病热入营血,身热经久不退,热淋,血淋,疮痈肿毒,咽喉肿痛等。如治热入血室,夜多谵语的章氏青蒿鳖甲汤(《重订通俗伤寒论》);与白芍等量为末冲服,治胎前产后的热淋、血淋(《备急千金要方》)。

2. 蜜白薇　蜜炙白薇性偏润,以退虚热力胜,用于阴虚内热。如治产后血虚发热,肺肾阴虚所致的骨蒸潮热。

【贮藏】贮干燥容器内,蜜白薇密闭,置通风干燥处。

百　合

【处方用名】百合、炙百合,蜜百合。

【来源】本品为百合科植物卷丹 *Lilium lancifolium* Thunb.、百合 *Lilium brownii* F. E. Brown var. *viridulum* Baker 或细叶百合 *Lilium pumilum* DC. 的干燥肉质鳞叶。

【采收加工】秋季采挖,洗净,剥取鳞叶,置沸水中略烫,干燥。

【历史沿革】汉代有炙法;唐代有"熬令黄色,捣筛为散"及蜜制的方法;宋代有炒法、蜜拌蒸法、蒸法;明代有酒拌蒸的方法;清代有用蜜合蒸法。2020 年版《中国药典》收载百合、蜜百合。

【炮制方法】

1. 百合　取原药材,除去杂质,筛净灰屑。

2. 蜜百合　取净百合,置热锅内,用文火加热,炒至颜色加深时,加入适量开水稀释过的炼蜜,迅速翻炒均匀,并继续用文火炒至微黄色、不粘手时,取出,晾凉。

每 100kg 净百合,用炼蜜 5kg。

【饮片质量要求】

1. 百合　本品呈长椭圆形,表面类白色、淡棕黄色或微带紫色。顶端稍尖,基部较宽,边缘薄,微波状,略向内弯曲。质硬而脆,断面较平坦,角质样。气微,味微苦。

2. 蜜百合　本品形如百合,表面黄色,偶见黄焦斑,略带黏性,味甜。

检查:水分不得过 13.0%。

【炮制作用】百合性味甘,寒。归心、肺经。具有养阴润肺,清心安神的功效。

1. 百合　生用以清心安神力胜,用于热病后余热未清,虚烦惊悸,精神恍惚,失眠多梦。如治热病后余热未清的百合知母汤和百合地黄汤(《金匮要略》)。

2. 蜜百合　蜜炙后止咳作用较强,用于肺虚久咳或肺痨咯血。如治肺阴亏损,虚火上炎的百合固金汤(《中药成药制剂手册》)。

【炮制研究】百合主要含有百合皂苷、百合多糖、酚酸甘油酯等,具有耐缺氧、抗氧化、抗疲劳、止咳、保护营养皮肤、抗抑郁、抗菌、降糖等作用。蜜炙百合的多糖含量明显高于生品。用浓氨水喷雾法和 SO_2 刺激法对小鼠的止咳实验结果表明,百合蜜炙前后均有止咳作用,但蜜炙后其止咳效果更好。

【贮藏】贮干燥容器内,蜜百合密闭,置通风干燥处。防潮,防蛀。

升　麻

【处方用名】升麻、蜜升麻。

【来源】本品为毛茛科植物大三叶升麻 *Cimicifuga heracleifolia* Kom.、兴安升麻 *Cimicifuga dahurica*（Turcz.）Maxim. 或升麻 *Cimicifuga foetida* L. 的干燥根茎。

【采收加工】秋季采挖，除去泥沙，晒至须根干时，燎去或除去须根，晒干。

【历史沿革】晋代有炙法、蜜煎；南北朝刘宋时期有黄精汁制；宋代有烧制等法；明代有焙、炒、蜜炒、酒炒、盐水炒、醋拌炒等法；清代以蜜炒法用得最多，并有炒黑、土炒、蒸制、姜汁拌炒等法；现行主要有蜜炙等法。2020 年版《中国药典》收载升麻。

【炮制方法】

1. 升麻　取原药材，除去杂质，用清水略泡，洗净，润透，切厚片，干燥。

2. 蜜升麻　取炼蜜，用适量开水稀释，淋入升麻片内拌匀，闷润，置炒制容器内，用文火加热，炒至不粘手时，取出，晾凉。

每 100kg 升麻片，用炼蜜 25kg。

【饮片质量要求】

1. 升麻　本品呈不规则的厚片。表面淡黄白色或黄绿色，有裂隙，纤维性，味微苦而涩。

检查：水分不得过 11.0%，总灰分不得过 6.5%，酸不溶性灰分不得过 1.0%。

浸出物：稀乙醇浸出物不得少于 17.0%。

2. 蜜升麻　本品形如升麻，表面黄棕色或棕褐色，味甜而微苦。

【炮制作用】升麻性味辛、微甘、微寒。归肺、脾、胃、大肠经。具有发表透疹，清热解毒，升举阳气的功效。

1. 升麻　生用升散作用甚强，解表透疹，清热解毒之力胜。用于外感风热头痛，麻疹初起，疹出不畅以及热毒发斑，头痛，牙龈肿痛，疮疡肿毒等多种病证。如治麻疹初起或发而不畅的升麻葛根汤（《阎氏小儿方论》）；治胃火牙痛的清胃散（《兰室秘藏》）；治大头瘟的普济消毒饮（《东垣试效方》）。

2. 蜜升麻　蜜炙后辛散作用减弱，升阳作用缓和而较持久，并减少对胃的刺激性。用于中气虚弱的短气乏力，倦怠以及气虚下陷的久泻脱肛，子宫下垂，或气虚不能摄血的崩漏等病证。如治气虚下陷的举元煎（《景岳全书》）。

【炮制研究】升麻主要含有阿魏酸、异阿魏酸、咖啡酸等成分。具有抗菌、抗炎、降压、解热镇痛、抑制血小板聚集等作用。研究表明，升麻蜜制后阿魏酸和异阿魏酸含量均有所升高，且蜜制品比切片含量增加更多。

以传统外观性状和内在质量（异阿魏酸和总有机酸含量）为评价指标，采用正交试验法，对炒炙温度、炒炙时间、炼蜜与水的比例和闷润时间四因素进行考察。升麻最佳蜜炙工艺为：炼蜜加等体积的水，加入净升麻片，拌匀，闷润 30 分钟，置锅内，180℃（锅底温度）炒炙 25 分钟。

【贮藏】贮干燥容器内，蜜升麻密闭，置通风干燥处。

桂　枝

【处方用名】桂枝、桂尖、蜜桂枝。

【来源】本品为樟科植物肉桂 *Cinnamomum cassia* Presl 的干燥嫩枝。

【采收加工】春、夏二季采收,除去叶,晒干,或切片晒干。

【历史沿革】清代之前有净制和切制方面的记载;清代始有焙、甘草汁制、蜜炙等法;现行主要有蜜炙等法。2020 年版《中国药典》收载桂枝。

【炮制方法】

1. 桂枝　取原药材,除去杂质,粗细分开,洗净,稍浸,润透,切厚片,干燥。

2. 蜜桂枝　取炼蜜,加适量开水稀释,淋入净桂枝片内拌匀,闷润,置炒制容器内,用文火加热,炒至老黄色、不粘手时,取出,晾凉。

每 100kg 桂枝片,用炼蜜 15kg。

【饮片质量要求】

1. 桂枝　本品呈类圆形或椭圆形厚片,皮部红棕色,表面有时可见点状皮孔或纵棱线,木部黄白色或浅黄棕色,髓部类圆形或略呈方形,质硬而脆,有特异香气,味甜微辛。

检查:水分不得过 12.0%,总灰分不得过 3.0%。

浸出物:醇溶性浸出物不得少于 6.0%。

含量测定:含桂皮醛(C_9H_8O)不得少于 1.0%。

2. 蜜桂枝　本品形如桂枝,表面老黄色,微有光泽,略带黏性,香气减弱,味甜微辛。

【炮制作用】桂枝性味辛、甘,温。归心、肺、膀胱经。具有发汗解肌,温通经脉,助阳化气,平冲降气的功效。

1. 桂枝　桂枝以生用为主。生品辛散温通作用较强,长于发汗解表,温经通阳。用于风寒感冒,风寒湿痹,痰饮,水肿,胸痹或心悸、脉结代,寒滞经闭,痛经,奔豚等病证。如治风寒表实证的麻黄汤或风寒表虚证的桂枝汤(《伤寒杂病论》);治风寒湿痹,肩背肢节疼痛的桂枝附子汤(《金匮要略》);治痰饮胸胁支满,目眩心悸或短气而咳的苓桂术甘汤(《金匮要略》)。

2. 蜜桂枝　桂枝蜜炙后辛通作用减弱,长于温中补虚,散寒止痛。如治产后虚羸不足的当归建中汤(《千金翼方》)。

【炮制研究】桂枝主要含有挥发油类如桂皮醛等,以及肉桂酸类、香豆素、甾醇类、脑苷类等。具有镇静、解热、镇痛、抗惊厥、抗菌、抗病毒、利尿、抗炎、免疫调节、增加冠状动脉血流量等作用。桂枝经炒制和蜜炙后,桂皮醛含量均有不同程度的下降,以炒桂枝下降最多,但肉桂酸含量无明显变化,而多糖含量升高,以蜜桂枝升高最多。

桂枝炮制品水提物清除超氧阴离子能力强于醇提物,清除羟自由基能力和抗氧脂质过氧化作用弱于醇提物,提示炮制能够影响桂枝抗氧化作用。比较桂枝不同炮制品在抑制血小板聚集和抗血栓形成作用方面的差别,结果表明生桂枝作用最强,认为加热炮制会使桂皮醛有所损失,当作用于抗凝血方面时,宜选择生品。

【贮藏】贮干燥容器内,蜜桂枝密闭,置阴凉干燥处。

麻　黄

【处方用名】麻黄、麻黄绒、蜜麻黄、蜜麻黄绒。

【来源】本品为麻黄科植物草麻黄 *Ephedra sinica* Stapf、中麻黄 *Ephedra intermedia* Schrenk et

C. A. Mey. 或木贼麻黄 *Ephedra equisetina* Bge. 的干燥草质茎。

【采收加工】秋季采割绿色的草质茎,晒干。

【历史沿革】汉代有"去节汤泡";南北朝刘宋时期有沸汤煮后晒干的方法;宋代有酒熬成膏、去根节炒、沸汤泡后焙干、焙、蜜炒等法;元明时期有炒黄、姜汁浸、略烧存性、滚醋汤泡、蜜酒拌炒焦、微炙、炒黑等法;清代有"去根节,蜜酒煮黑"、酒洗、酒煮的记载;现行主要有蜜炙麻黄、麻黄绒、蜜炙麻黄绒等法。2020 年版《中国药典》收载麻黄、蜜麻黄。

【炮制方法】

1. 麻黄　取原药材,除去木质茎,残根及杂质,切段,或洗净后稍润,切段,干燥。

2. 蜜麻黄　取炼蜜,加适量开水稀释,淋入麻黄段中拌匀,闷润,置炒制容器内,用文火加热,炒至不粘手时,取出,晾凉。

每 100kg 麻黄段,用炼蜜 20kg。

3. 麻黄绒　取麻黄段,碾绒,筛去粉末。

4. 蜜麻黄绒　取炼蜜,加适量开水稀释,淋入麻黄绒内拌匀,闷润,置炒制容器内,用文火加热,炒至深黄色、不粘手时,取出,晾凉。

每 100kg 麻黄绒,用炼蜜 25kg。

【饮片质量要求】

1. 麻黄　本品呈圆柱形短节段,表面淡黄绿色至黄绿色,粗糙,有细纵棱线,质轻,有韧性。切面中心显红黄色,气微香,味涩、微苦。

检查:水分不得过 9.0%,总灰分不得过 9.0%。

含量测定:含盐酸麻黄碱(C$_{10}$H$_{15}$NO·HCl)和盐酸伪麻黄碱(C$_{10}$H$_{15}$NO·HCl)的总量不得少于 0.80%。

2. 蜜麻黄　本品形如麻黄,表面深黄色,微有光泽,略具黏性,有蜜香气,味甜。

检查:水分同麻黄,总灰分不得过 8.0%。

含量测定:同麻黄。

3. 麻黄绒　本品呈松散的绒团状,黄绿色,体轻。

4. 蜜麻黄绒　本品呈黏结的绒团状,深黄色,略带黏性,味微甜。

【炮制作用】麻黄性味辛、微苦,温。归肺、膀胱经。具有发汗散寒,宣肺平喘,利水消肿的功效。

1. 麻黄　麻黄生用发汗解表和利水消肿力强。用于风寒表实证,风水浮肿,风湿痹痛,阴疽,痰核。如治外感风寒,表实无汗的麻黄汤(《伤寒杂病论》);治风水恶风,面目浮肿的越婢汤(《金匮要略》);治风寒湿痹的防风汤(《宣明论方》);治阴疽漫肿,痰核结块的阳和汤(《外科全生集》)。

2. 蜜麻黄　蜜麻黄性温偏润,辛散发汗作用缓和,以宣肺平喘力胜。用于表证较轻,而肺气壅闭,咳嗽气喘较重者。如治咳嗽气喘,痰多胸满的麻杏石甘汤(《伤寒杂病论》)。

3. 麻黄绒　麻黄绒作用缓和,适用于老人、幼儿及虚人风寒感冒。用法与麻黄相似。

4. 蜜麻黄绒　蜜麻黄绒作用更缓和,适用于表证已解而喘咳未愈的老人、幼儿及体虚患者。用法与蜜麻黄相似。

【炮制研究】麻黄主要含有生物碱类如麻黄碱和伪麻黄碱,挥发油类如 L-α- 松油醇、β- 萜品烯醇等,黄酮类如白飞燕草苷元、麦黄酮等,有机酸类如对-羟基苯甲酸、肉桂酸等。具有平喘、镇咳、升高血压、发汗、利尿、抗炎、解热等作用。麻黄碱作用与肾上腺素相似,伪麻黄碱作用似麻黄碱,但作用较弱,有松弛支气管平滑肌、收缩血管、兴奋中枢等作用。甲基麻黄碱和挥发油有发汗作用。此外,麻黄挥发油还有平喘、祛痰、抑菌、抗病毒、解热、镇静等多种作用。油中含量较高的L-α-松油醇有平喘、止咳、祛痰抗过敏和抑菌作用。

对三种麻黄茎中生物碱含量进行分析比较,结果表明,草质茎生物碱含量最高,木质茎最低,前者为后者的35倍以上,故传统炮制要求除去木质茎是正确的;麻黄茎中所含的多种麻黄型生物碱主要在节间,尤其是髓部含量最高;麻黄根主要含有大环精氨类生物碱,麻黄茎主要含有苯丙胺类生物碱;麻黄根有止汗和降压作用,麻黄茎有发汗和升压作用。不同类型生物碱作用不同,导致麻黄根和茎功效各异,证明麻黄根和茎分别入药具有科学性。

麻黄炮制后总生物碱含量降低,炒麻黄下降幅度稍大于蜜麻黄;蜜沫麻黄与蜜麻黄中麻黄碱含量无明显差异;生物碱的含量以生麻黄最高,蜜麻黄绒最低;蜜拌烘烤麻黄水浸出物含量最高,麻黄绒最低。炮制后,麻黄挥发油含量显著降低,挥发油中所含成分的种类和各成分含量比例均发生了变化;蜜炙和清炒后挥发油中分别发现15种和23种新成分;研究另表明,在麻黄蜜炙品挥发油中检出了4种新化合物。蜜炙品中具有平喘作用的L-α-萜品烯醇、石竹烯及具有镇咳祛痰、抗菌、抗病毒作用的柠檬烯、芳樟醇含量增高;在炒麻黄中,以上成分增加更明显,同时发现了具有祛痰作用的菲兰烯。

生品麻黄发汗作用最强,其有效部位是挥发油和醇提部位;蜜炙麻黄的平喘作用最强,有效部位主要有生物碱和挥发油类成分。家兔解热试验表明,蜜沫麻黄组与生理盐水组比较,有显著差异,与蜜麻黄组比较,则无明显差异;豚鼠平喘试验表明,蜜沫麻黄组、蜜麻黄组与对照组比较,均有显著性差异,但两者之间并无显著差异;毒性试验结果则表明,蜜沫麻黄组和蜜麻黄组的小鼠均无异常反应和死亡。

采用正交设计,以盐酸麻黄碱含量,豚鼠平喘潜伏期和外观性状为指标,优选蜜炙麻黄的工艺参数为每100kg麻黄,用炼蜜20kg,110℃炒制10分钟;通过均匀设计,以麻黄总碱含量为指标,优选蜜炙麻黄工艺参数为加炼蜜量10%,润蜜0.5小时,90℃±5℃炒制11分钟。

【贮藏】贮干燥容器内,蜜麻黄、蜜麻黄绒密闭,置通风干燥处。

桑　叶

【处方用名】桑叶、冬桑叶、霜桑叶、蜜桑叶。

【来源】本品为桑科植物桑 *Morus alba* L. 的干燥叶。

【采收加工】初霜后采收,除去杂质,晒干。

【历史沿革】唐代有烧灰淋汁;宋代有微炒法;明代有烧存性、蒸熟、焙、蜜炙、九蒸九晒、酒拌蒸等法;清代有蜜水拌蒸、炒、焙、芝麻研碎拌蒸等法;现行主要有蜜炙等法。2020年版《中国药典》收载桑叶。

【炮制方法】

1. 桑叶　取原药材,除去杂质,搓碎,去柄,筛去灰屑。

2. 蜜桑叶　取炼蜜,加适量开水稀释,淋入净桑叶碎片内拌匀,闷润,置炒制容器内,用文火加热,炒至表面深黄色、不粘手时,取出,晾凉。

每100kg净桑叶,用炼蜜25kg。

【饮片质量要求】

1. 桑叶　本品呈碎片状。表面黄绿色或浅黄棕色,背面淡黄绿色或黄白色,叶脉凸起,小脉交织成网状,质脆,气微,味淡微苦涩。

2. 蜜桑叶本品形如桑叶,表面暗黄色,微有光泽,略带黏性,味甜。

【炮制作用】桑叶性味甘、苦,寒。归肺、肝经。具有疏散风热,清肺润燥,清肝明目的功效。

1. 桑叶　生用长于疏散风热,清肝明目。用于感冒风热,发热,头昏、头痛咳嗽,咽喉肿痛及肝热目赤、涩痛、多泪。如治外感风热的桑菊饮(《温病条辨》);治肝阴不足,目昏眼花的桑麻丸(《医方集解》)。

2. 蜜桑叶　蜜桑叶其性偏润,用于肺燥咳嗽。如治疗外感燥热和温燥伤肺。

【炮制研究】桑叶主要含有黄酮及黄酮苷类如紫云苷等,生物碱类如1-脱氧野霉素等,以及多糖类、甾醇类、挥发油类、氨基酸类、绿原酸等成分。具有降血糖、降血脂、抗粥样硬化、抗炎、抗衰老、抗肿瘤等作用。研究发现,桑叶药材与生品中绿原酸含量显著高于蜜炙品,因绿原酸是桑叶中消炎、杀菌的主要药效成分,因此用于发热等,临床常用桑叶生品。

【贮藏】贮干燥容器内,蜜桑叶密闭,置通风干燥处。

金　樱　子

【处方用名】金樱子、金樱子肉、蜜金樱子。

【来源】本品为蔷薇科植物金樱子 *Rosa laevigata* Michx. 的干燥成熟果实。

【采收加工】10—11月果实成熟变红时采收,干燥,除去毛刺。

【历史沿革】明代有蒸制、酒浸、酒洗、煎制、炒制、焙制等法;清代有熬膏、蒸等法;现行主要有生用、蜜炙等法。2020年版《中国药典》收载金樱子肉。

【炮制方法】

1. 金樱子肉　取净金樱子,略浸,润透,纵切两瓣,除去毛、核,干燥。

2. 蜜金樱子　取炼蜜,加适量开水稀释,淋入净金樱子内拌匀,闷润,置炒制容器内,用文火加热,炒至表面红棕色、不粘手时,取出,晾凉。

每100kg净金樱子,用炼蜜20kg。

【饮片质量要求】

1. 金樱子肉　本品呈倒卵形纵剖瓣,外表面同金樱子,内表面淡黄色,无核、毛,质硬,味甘,微涩。

检查:水分不得过16.0%。

含量测定:含金樱子多糖以无水葡萄糖($C_6H_{12}O_6$)计,不得少于25.0%。

2. 蜜金樱子　形如金樱子肉,表面暗棕色,有蜜的焦香气,味甜。

【炮制作用】金樱子性味酸、甘、涩,平。归肾、膀胱、大肠经。具有固精缩尿,固崩止带,涩肠止泻的功效。

1. 金樱子肉　金樱子生用酸涩,固涩止脱作用强,用于遗精、滑精、遗尿、尿频、崩漏、带下。如治肾虚不摄,遗精白浊的水陆二仙丹(《洪氏集验方》);治小便不禁、梦遗滑精的金樱子煎(《普门医品》)。

2. 蜜金樱子　蜜金樱子偏于甘涩,可以补中涩肠。用于肠虚久泻、久痢。同时生品服用后有时可致腹痛,用甘缓益脾的蜂蜜制后可避免腹痛的副作用。

【炮制研究】金樱子主要含有三萜类如乌苏酸类、齐墩果酸类等,黄酮类如山柰酚等,以及鞣质类、多糖类等成分。具有保护肾脏、抗氧化、抗病毒、抗菌、降脂、增强免疫等作用。

金樱子有效药用部位为果肉。毛、核所含的成分与金樱子肉一致,但含量较低,所占比例又近一半,因此去除为宜。金樱子蜜制和麸炒品多糖含量最高,其次为砂炒、清炒、盐制和生品。金樱子蜜炙后总多酚、总皂苷、总多糖、总氨基酸含量均升高,其中总多酚含量升高最为明显。

以小鼠的软、稀便减少率和涩肠比为观察指标,与对照组比较,发现金樱子麸炒品或蜜炙品能较好地缓解腹泻症状,稀便或软便率降低;对胃肠内容物的固涩作用比较,麸炒品有较好的涩肠作用,其余炮制品有涩肠趋势,但不明显。金樱子蜜炙后抗氧化性增强。

以蜜制金樱子总皂苷、总酚酸含量为评价指标,加蜜量、烘制温度、烘制时间、闷润时间为考察因素,采用 Box-Behnken 响应面设计优化炮制工艺:加蜜量25%,烘制温度为160℃,烘制9分钟,闷润3小时。以总多糖、总黄酮和浸出物含量的综合评分为指标,采用均匀设计考察金樱子最佳蜜炙工艺为:加药材量20%炼蜜,用水稀释炼蜜使稀释用水∶炼蜜量为0.4,炒制温度为180℃,炒制6分钟。

【贮藏】贮干燥容器内,蜜金樱子密闭,置通风干燥处。

马 兜 铃

【处方用名】马兜铃、兜铃、炙马兜铃、炙兜铃、蜜兜铃。

【来源】本品为马兜铃科植物北马兜铃 *Aristolochia contorta* Bge. 或马兜铃 *Aristolochia debilis* Sieb. et Zucc. 的干燥成熟果实。

【采收加工】秋季果实由绿变黄时采收,干燥。

【历史沿革】南北朝刘宋时期载"去隔膜令净";宋代有炒、焙、酥炙等法;清代有炮等法。2020年版《中国药典》未收载。

【炮制方法】

1. 马兜铃　取原药材,除去杂质,搓碎,筛去灰屑。

2. 蜜马兜铃　取炼蜜加适量开水稀释,淋于马兜铃碎片中拌匀,闷润,置炒制容器内,用文火加热,炒至不粘手时,取出,晾凉。

每100kg马兜铃碎片,用炼蜜25kg。

【饮片质量要求】

1. 马兜铃　本品呈不规则的碎片。果皮呈黄绿色。种子扁平而薄,钝三角形或扇形。种仁乳白色,有油性。气特异,味苦。

2. 蜜马兜铃　本品形如马兜铃,表面深黄色,种子多黏附在果皮上,皮脆,略有光泽,味苦而微甜。

【炮制作用】马兜铃性味苦,微寒。归肺、大肠经。具有清肺降气,止咳平喘,清肠消痔的功效。

1. 马兜铃　马兜铃生品可用于肺热咳嗽或喘逆,痔疮肿痛,肝阳上亢之头昏、头痛。如治肺热咳嗽的马兜铃散(《太平圣惠方》);治痰热壅肺的马兜铃汤(《圣济总录》);治大肠血热壅结,血痔肠瘘的痔疮肿痛方(《日华子本草》)。生品味劣,易致恶心呕吐,故临床多用蜜炙品。

2. 蜜马兜铃　蜜炙后能缓和苦寒之性,增强润肺止咳的功效,并可矫味,减少呕吐的副作用。蜜炙马兜铃多用于肺虚有热的咳嗽。

【炮制研究】马兜铃含有马兜铃酸等成分,内服生品容易出现头昏、瞳孔散大及呼吸困难等毒性反应,故 2020 版《中国药典》不再收录。研究表明,蜜炙后,马兜铃酸类物质有不同程度的减少并且有新的物质生成,其中马兜铃酸 A 含量较生品下降 51%~55%,毒性成分的下降与其毒副作用降低有密切关系。马兜铃蜜炙后挥发油含量显著降低,化合物总数减少,有大量新化合物产生,同时有部分化合物经炮制后含量发生变化。

以炮制时间、炮制温度、加蜜量为考察因素,以马兜铃酸 A 含量、水浸出物得率、醇浸出物得率、色度差、成品性状为考查指标,用正交试验法考察马兜铃最佳蜜制工艺为:加蜜量 35%,炒制温度为 180℃,炒制时间为 20 分钟。

【贮藏】贮干燥容器内,蜜马兜铃密闭,置通风干燥处。

第六节　油炙法

将净选或切制后的药物,与一定量的油脂共同加热处理的方法,称为油炙法。油炙法又称酥炙法。

油炙所用辅料包括植物油和动物脂(习称动物油)两类。常用的植物油主要是麻油(芝麻油)。常用的动物油是羊脂油。此外,菜籽油和酥油亦有应用。

(一) 炮制目的

1. 增强疗效　如淫羊藿,用羊脂油炙后增强温肾助阳作用。

2. 利于粉碎　如质地坚实的三七、蛤蚧,经油炸或涂酥后,质变酥脆,易于粉碎。

(二) 操作方法

1. 油炒　先将羊脂切碎,置炒制容器内加热,炼油去渣,然后取药物与羊脂油拌匀,用文火炒至油被吸尽,药物表面呈油亮时取出,摊开晾凉。

2. 油炸　取植物油倒入炒制容器内加热,至沸腾时,倾入药物,用文火炸至一定程度,取出,沥去油,粉碎。

3. 油脂涂酥烘烤　动物骨类药物可锯成短节,放炉火上烤热,用酥油涂布,加热烘烤,待酥油透入骨内后,再涂再烤,反复操作,直至骨质酥脆,晾凉,粉碎。或取药物,用麻油涂抹后,在无烟火上烤至色黄质脆。

(三) 注意事项

1. 药物油炒时应控制炒制温度,防止炒焦。

2. 油炸药物温度不宜过高,否则易将药物炸焦,导致药效降低或失效。

3. 油脂涂酥药物时,需反复操作直至酥脆为度。

淫 羊 藿

【处方用名】淫羊藿、羊藿、仙灵脾、炙淫羊藿、炙羊藿。

【来源】本品为小檗科植物淫羊藿 *Epimedium brevicornu* Maxim.、箭叶淫羊藿 *Epimedium sagittatum*(Sieb. et Zucc.) Maxim.、柔毛淫羊藿 *Epimedium pubescens* Maxim. 或朝鲜淫羊藿 *Epimedium koreanum* Nakai 的干燥叶。

【采收加工】夏、秋季茎叶茂盛时采收,晒干或阴干。

【历史沿革】南北朝刘宋时期有羊脂炙法;宋代有蒸、酒煮、酒浸、鹅脂炙、蜜水炙等法;明代有醋炒、米泔水浸;清代多用酒制,有酒润、酒焙、酒拌蒸等法。2020 年版《中国药典》收载淫羊藿和炙淫羊藿。

【炮制方法】

1. 淫羊藿　取原药材,除去杂质和枝梗,摘取叶片,喷淋清水,稍润,切丝,干燥。

2. 炙淫羊藿　取羊脂油置炒制容器内加热熔化,加入淫羊藿丝,用文火加热,炒至均匀有光泽,取出,晾凉。

每 100kg 淫羊藿丝,用羊脂油(炼油)20kg。

【饮片质量要求】

1. 淫羊藿　本品呈丝片状,上表面绿色、黄绿色或浅黄色,下表面灰绿色,网脉明显,中脉及细脉凸出,边缘具黄色刺毛状细锯齿。近革质。气微,味微苦。

检查:水分不得过 12.0%,总灰分不得过 8.0%。

含量测定:含总黄酮以淫羊藿苷($C_{33}H_{40}O_{15}$)计,不得少于 5.0%;含朝藿定 A($C_{39}H_{50}O_{20}$)、朝藿定 B($C_{38}H_{48}O_{19}$)、朝藿定 C($C_{39}H_{50}O_{19}$)和淫羊藿苷($C_{33}H_{40}O_{15}$)的总量,朝鲜淫羊藿不得少于 0.50%;淫羊藿、柔毛淫羊藿、箭叶淫羊藿均不得少于 1.5%。

2. 炙淫羊藿　本品形如淫羊藿,表面浅黄色显油亮光泽。微有羊脂油气。

检查:水分不得过 8.0%,总灰分同淫羊藿。

含量测定:含宝藿苷 I($C_{27}H_{30}O_{10}$)不得少于 0.030%;含朝藿定A($C_{39}H_{50}O_{20}$)、朝藿定B($C_{38}H_{48}O_{19}$)、朝藿定 C($C_{39}H_{50}O_{19}$)和淫羊藿苷($C_{33}H_{40}O_{15}$)的总量,朝鲜淫羊藿不得少于 0.40%,淫羊藿、柔毛淫羊藿、箭叶淫羊藿均不得少于 1.2%。

【炮制作用】淫羊藿性味辛、甘,温。归肝、肾经。具有补肾阳,强筋骨,祛风湿的功效。

淫羊藿去除枝梗,摘取叶片的目的是去除非药用部位,选取药用部位,以保证临床疗效。

1. 淫羊藿　生用以祛风湿,强筋骨力胜。常用于风湿痹痛,肢体麻木,筋骨痿软。如治风走注疼痛,来往不定的仙灵脾散(《太平圣惠方》)。

2. 炙淫羊藿　羊脂油甘热,能温散寒邪,补肾助阳。羊脂油炙淫羊藿能增强温肾助阳作用。如治阳痿滑精的三肾丸(《全国中药成药处方集》)。

【炮制研究】淫羊藿所含的以淫羊藿苷为代表的黄酮类成分是主要的药效成分,但淫羊藿苷不是唯一的有效成分。研究表明,淫羊藿叶片中朝藿定 C、淫羊藿苷、淫羊藿次苷等黄酮类成分含量显著高于枝梗,淫羊藿的枝梗属于非药用部位。淫羊藿油炙后淫羊藿苷含量有增有减。研究发现:在油炙过程中淫羊藿所含的黄酮类成分存在着多糖苷向次级糖苷转化的现象,如朝藿定 C 脱去糖基转化为淫羊藿苷,淫羊藿苷脱去糖基转化为淫羊藿次苷等,因此导致淫羊藿油炙前后黄酮类成分发生变化。淫羊藿油炙后淫羊藿苷含量的增减与生品中淫羊藿苷含量的高低及各黄酮类成分的比例关系有关。淫羊藿饮片中朝藿定 A、朝藿定 B、朝藿定 C、淫羊藿苷和宝藿苷 I 的含量差异与淫羊藿的品种、原药材所含黄酮类成分的组成及其比例、炮制工艺条件等均有关系。

药理研究证实,促进精液分泌的作用以淫羊藿叶最强,果实次之,茎枝最弱。淫羊藿生用偏于祛风湿,强筋骨,炙淫羊藿偏于温肾助阳。

【贮藏】置通风干燥处。炙淫羊藿密闭,置阴凉干燥处。

附:巫山淫羊藿为小檗科植物巫山淫羊藿 *Epimedium wushanense* T. S. Ying 的干燥叶。其炮制方法、炮制作用及油炙过程中黄酮类成分的变化规律均同淫羊藿。但巫山淫羊藿中朝藿定 C 的含量明显高于淫羊藿,而淫羊藿苷的含量较低。

蛤　蚧

【处方用名】蛤蚧、酒蛤蚧、酥蛤蚧。

【来源】本品为壁虎科动物蛤蚧 *Gekko gecko* Linnaeus 的干燥体。

【采收加工】全年均可捕捉,除去内脏,拭净,用竹片撑开,使全体扁平顺直,低温干燥。

【历史沿革】南北朝刘宋时期有酒浸烘焙法;宋代多去头足及清洗后再进行其他炮制,有酥炙、醋炙、炙香、蜜炙、酒浸、酒蜜涂炙、煅存性等法;明清基本沿用前法,并有青盐酒炙、酒浸炒、酒洗、酒浸等法。历代有蛤蚧"毒在眼,效在尾"之说。2020 年版《中国药典》收载蛤蚧、酒蛤蚧。

【炮制方法】

1. 蛤蚧　取原药材,除去竹片,洗净,除去头(齐眼处切除)和足爪及鳞片,切成小块,干燥。

2. 酒蛤蚧　取蛤蚧块,用黄酒拌匀,闷润,待酒被吸尽后,烘干;或置已预热的炒制容器内,用文火加热,炒干;或置钢丝筛上,用文火烤热,喷适量黄酒,再置火上酥制,如此反复多次,至松脆为度,晾凉。

每 100kg 蛤蚧块,用黄酒 20kg。

3. 油酥蛤蚧　取蛤蚧,涂以麻油,用无烟火烤至稍黄质脆,除去头爪及鳞片,切成小块。

【饮片质量要求】

1. 蛤蚧　本品呈不规则的片状小块。表面灰黑色或银灰色,有棕黄色的斑点及鳞甲脱落的痕迹。切面黄白色或灰黄色。脊椎骨和肋骨凸起。气腥,味微咸。

浸出物:稀乙醇浸出物不得少于 8.0%。

2. 酒蛤蚧　本品形如蛤蚧块,微有酒香气,味微咸。

浸出物:同蛤蚧。

3. 油酥蛤蚧　本品形如蛤蚧块,色稍黄,质较脆,具香酥气。

【炮制作用】蛤蚧性味咸,平。归肺、肾经。具有补肺益肾,纳气定喘,助阳益精的功效。

1. 蛤蚧　生品气腥,不易粉碎。其功效以补肺益精,纳气定喘见长,常用于肺虚咳嗽或肾虚作喘。如人参蛤蚧散(《卫生宝鉴》)、蛤蚧丸(《太平圣惠方》)。

2. 酒蛤蚧　蛤蚧酒制后可增强补肾壮阳作用,多用于肾阳不足,精血亏损的阳痿。五更泄泻,小便频数等症。

3. 油酥蛤蚧　酥制品与生品作用相同,酥制后易粉碎,腥气减少。

【炮制研究】采用纸色谱法与氨基酸分析,对蛤蚧眼之前头、眼后头部、爪、皮、躯干、四肢及尾部进行研究,结果表明各部位所含化学成分并无显著差异,含眼头部与尾部均未见毒性反应。无机元素测定结果表明,蛤蚧尾 Zn、Fe 含量最高,特别是 Zn 含量高出体部 42 倍多。蛤蚧身 Mg 含量高,头部 Ca 含量高。蛤蚧尾与体部总氨基酸含量相近。另有研究表明,蛤蚧各部分及《中国药典》法酒浸蛤蚧块、江西法滑石粉炒蛤蚧两种制品均未检出胱氨酸,眼部各类氨基酸总量与其他部位(头、身、尾、爪)比较含量最低。而组氨酸、色氨酸含量,眼部高于其他各部位均值。体、尾部氨基酸含量较高。

【贮藏】贮干燥容器内,花椒伴存,密闭,置阴凉干燥处。防蛀。

三　七

【处方用名】三七、田七、三七粉、熟三七。

【来源】本品为五加科植物三七 *Panax notoginseng* (Burk.) F. H. Chen 的干燥根和根茎。

【采收加工】秋季花开前采挖,洗净,分开主根、支根和根茎,干燥。支根习称"筋条",根茎习称"剪口"。

【历史沿革】明代始见为末;清代有研、焙等法;现行有研粉、油炸、蒸制等法。2020 年版《中国药典》收载三七粉。

【炮制方法】

1. 三七粉　取三七,洗净,干燥,碾成细粉。

2. 熟三七　取净三七,打碎,分开大小块,用食用植物油炸至表面棕黄色,取出,沥去油,研细粉。或取三七,洗净,蒸透,取出,及时切片,干燥。

【饮片质量要求】

1. 三七粉　本品呈灰白色粉末,气微,味微苦回甜。

检查:水分不得过 14.0%,总灰分不得过 6.0%,酸不溶性灰分不得过 3.0%。浸出物:甲醇浸出物不得少于 16.0%。

含量测定:含人参皂苷 Rg_1($C_{42}H_{72}O_{14}$)、人参皂苷 Rb_1($C_{54}H_{92}O_{23}$)及三七皂苷 R_1($C_{47}H_{80}O_{18}$)的总量不得少于 5.0%。

2. 熟三七　本品呈浅黄色粉末,略有油气,味微苦。熟三七片为类圆形薄片,表面棕黄色,角质样,有光泽,质坚硬,易折断,气微,味苦回甜。

【炮制作用】三七性味甘、微苦,温。归肝、胃经。具有散瘀止血、消肿定痛的功效。

1. 三七粉　生品以止血化瘀、消肿定痛之力偏胜,止血而不留瘀,化瘀而不会导致出血。常用于各种血证及跌打损伤,瘀滞肿痛。如化血丹(《医学衷中参西录》);治各种出血证的军门止血方(《回生集》);治跌打损伤,瘀滞肿痛的活血止痛汤(《外科大成》)。

2. 熟三七　止血化瘀作用较弱,以滋补力胜,可用于身体虚弱,气血不足。如治面色苍白,四肢无力,食欲不振的参茸三七补血片(《经验方》)。

【炮制研究】三七经蒸制后,总皂苷含量及水、醇浸出物含量均比油炸品和生品增加。三七经油炸后,总皂苷含量及水浸出物含量与生品及蒸制品比较,显著降低,总皂苷含量仅为生品的

60%~70%,其成分变化幅度与油炸程度有关。

三七中所含三七素(田七素)既是毒性成分,又是止血的活性成分,采用干热处理使三七毒性大为降低,而被作为滋补强壮药使用。三七粉高温消毒后失去止血作用。通过比较生、熟三七对大鼠实验性高血脂水平的影响,发现高温处理的三七(熟三七)能使高脂饲料喂养的大鼠血清胆固醇、甘油三酯及 β- 脂蛋白水平升高,而生三七在一定程度上可减轻其血清胆固醇升高幅度,但降低程度有限。提示三七的药理作用可因其生、熟不同而异。三七及其炮制品对血虚模型大鼠的补血益气作用研究结果表明,熟三七(蒸三七、油炸三七)在提高面温、肛温、促进造血作用方面优于生三七,说明三七"熟补"。其中,蒸三七改善微循环效果较好,生三七止血作用最明显。对急性血瘀模型大鼠,生三七在改善血黏度、抗凝方面具有较好作用,炮制后作用减弱,生三七可能具有较优的破瘀效果。

【贮藏】贮干燥容器内,密闭,置阴凉干燥处。防潮,防蛀。

本章小结

1. 主要内容解读　炙法是中药炮制最常用的方法之一,是将净选或切制后的药物,加入一定量的液体辅料拌炒,使辅料逐渐渗入药物组织内部的炮制方法。炙法根据使用液体辅料的类型进行分类,常见的有酒炙、醋炙、蜜炙、盐炙、油炙、姜汁炙等。炙法虽然也用到辅料,需要加热,但和加辅料炒法有质的区别。炙法使用的辅料均为液体辅料,炮制后辅料作为饮片的一部分,和原药材一同使用。由于液体辅料本身都有一定的功效,药材吸入后在性味、功效、作用趋向、归经和理化性质方面均能发生某些变化,起到降低毒性,抑制偏性,增强疗效,矫臭矫味,使有效成分易于溶出等作用,从而达到最大限度地发挥疗效。炙法辅料具有药性作用,因此均有规定的用量要求。炙法在加热炒制过程中使用的火力往往较小,一般为文火,翻炒时间稍长,以药物炒干为宜。

2. 主要知识点　将净选或切制后的药物,加入一定量的液体辅料拌炒,使辅料逐渐渗入药物组织内部的炮制方法称为炙法。炙法根据所用辅料不同,可分为酒炙、醋炙、盐炙、姜炙、蜜炙、油炙等方法。炙法操作有两种方法,一种为先拌辅料后炒药;另一种为先炒药后加辅料。第一种更利于辅料渗入药物内部,因此使用更为广泛。动物粪便类药物酒炙、树脂类药物醋炙、含黏液较多的药物盐炙以及质地坚实的药物蜜炙时,可采用第二种方法。需掌握炙法一般操作及注意事项;各液体辅料的性质和作用;各方法项下的重点药物需掌握炮制方法、炮制作用,个别药物需掌握炮制原理;熟悉的药物需掌握常用饮片规格及炮制方法。

重点药物:黄连、大黄、当归、白芍、川芎、丹参、蕲蛇、蟾酥、延胡索、柴胡、三棱、莪术、香附、乳香、甘遂、京大戟、芫花、艾叶、黄柏、知母、杜仲、车前子、补骨脂、益智、泽泻、厚朴、竹茹、甘草、黄芪、紫菀、百合、麻黄、枇杷叶、款冬花、马兜铃、淫羊藿(含巫山淫羊藿)、蛤蚧。

一般药物:龙胆、威灵仙、续断、牛膝、仙茅、益母草、地龙、蛇蜕、乌梢蛇、蜂胶、郁金、青皮、没药、五灵脂、商陆、狼毒、韭菜子、菟丝子、沙苑子、小茴香、橘核、荔枝核、胡芦巴、砂仁、八角茴香、草果、百部、白前、升麻、白薇、前胡、桂枝、桑白皮、桑叶、旋覆花、金樱子、槐角、瓜蒌、瓜蒌皮、三七。

3. 拓展学习指导　中药经炙法炮制后可以对其药性产生调整,达到多种炮制目的,被炮制中药的药性及药效变化与所用液体辅料的种类及其在闷润、炙炒的过程中所起的作用有关,但目前研究结果能够阐释其炮制机制的比较少。关注现代关于炙法炮制研究的新进展,了解新方法、新技术在炙法中的应用,分析液体辅料和加热因素对炙法所炮制药物的影响,逐步阐释炙法影响药性变化的科学内涵。

第十一章　同步练习

思考题

1. 炙法与加辅料炒法有哪些异同点?

2. 酒炙法适用于炮制哪些药物? 有何炮制目的?

3. 大黄有哪些炮制规格? 分别采用什么方法炮制? 各有何作用特点? 为什么?

4. 醋炙的操作方法有哪些? 操作时应注意什么?

5. 现代研究结果对分析麻黄炮制的意义有何价值?

第十二章　煅法

第十二章　课件

学习目标

掌握:明煅法、煅淬法和暗煅法的炮制目的、操作方法及注意事项;重点中药的炮制工艺要点和炮制作用。

熟悉:各种煅法的适宜药物、操作要点、成品质量及注意事项;一般中药的炮制规格及炮制作用;重点中药的质量要求及研究概况。

了解:各种煅法的含义、特点;煅淬所用的辅料种类及适宜药物。

将净制后的中药,置适宜的耐火容器内,高温加热至一定程度的方法,称为煅法。主要适用于矿物类、贝壳类、化石类等质地坚硬的中药以及质地疏松、性质特殊、需要制炭的中药。

煅法起源甚早。《五十二病方》中就有用燔法处理矿物药、动物药和少量植物药的记载。《黄帝内经》记载的 13 个药方中,就有 3 个药方使用煅法,如生铁落饮(煅)、小金丹(辰砂、雄黄、雌黄等合煅)、左角发燔治(闷煅)等。《神农本草经》对禹余粮、涅石要求"炼",贝子则有"烧用之良"的记载。《金匮玉函经》提出:"有须烧炼炮炙,生熟有定。"唐代《食医心鉴》中石膏为"煅"。由于受魏晋南北朝炼丹术的推动,唐代用于中药炮制的煅、炼、烧等方法已经相当进步,烧和炼为不同程度的"燔",只是温度高低和时间长短的不同。医药家孙思邈所著的《备急千金药方》就有不少记载。古代文献中"煅""烧""炼""燔"等均为程度不同的各种煅制方法。

煅法的主要目的是改变药物原有的性状以更适合临床需要。药物经过高温煅烧,使药物质地酥脆,利于粉碎,减少或消除副作用,利于有效成分的溶出,提高疗效或产生新的药效。

在煅制操作过程中,药物应大小分档,注意粒度与加热温度和时间的关系,使药物受热均匀,达到"存性"的质量要求。植物类药物特别要注意防止灰化。

目前饮片生产企业使用各种型号和规格的煅药锅和煅药炉,可以自动控制加热温度和时间。程控煅药炉结构示意图及设备图见图 12-1。

根据所煅药物的性质、目的、操作方法以及加辅料与否,煅法可以分为明煅法、煅淬法和暗煅法。

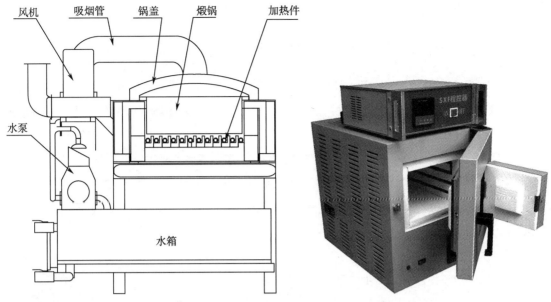

图中标注：风机　吸烟管　锅盖　煅锅　加热件　水泵　水箱

● 图 12-1　程控煅药炉结构示意图及设备图

第一节　明煅法

将净制后的药物,置适宜的耐火容器内,不隔绝空气,进行高温加热至一定程度的方法,称为明煅法。适用于矿物、贝壳及化石类药物。

(一) 炮制目的

1. 使药物质地酥脆,易于粉碎和煎出有效成分。如牡蛎、石决明等。

2. 除去结晶水,增强收敛作用。如白矾、石膏、硼砂等。

3. 缓和药性。如寒水石、石决明等。

(二) 操作方法

1. 敞锅煅　取净药材,砸成小块或碾碎,直接放入煅药锅内,武火加热至一定程度的方法,取出,晾凉。适用于含结晶水的矿物药。

2. 炉膛煅　取净药材,直接置于炉火上煅至红透或酥脆易碎,取出,晾凉。适用于质地坚硬的中药。现多用不同规格的煅药炉,如平炉和反射炉。煅后易碎或煅时爆裂的药物需装入适宜的耐火容器内煅制。

(三) 注意事项

1. 药物应大小分档,以免煅制时生熟不均。

2. 含结晶水的药物煅制时,应一次煅透,中途不得停火,不要搅拌,以免出现夹生现象。

3. 根据药材性质,控制适宜的煅制温度和时间。温度过高,药材易灰化;温度过低,则煅制不透。

4. 有些药物在煅烧时产生爆溅,可在容器上加盖(不密闭),防止发生事故。

白 矾

【处方用名】白矾、明矾、枯矾、煅白矾。

【来源】本品为硫酸盐类矿物明矾石族明矾石经加工提炼制成,主含含水硫酸铝钾[$KAl(SO_4)_2\cdot$ $12H_2O$]。

【采收加工】采得后,打碎,用水溶解,收集溶液,浓缩,放冷后即析出结晶。

【历史沿革】汉代有烧、炼法;南北朝刘宋时期有多种药汁制法;唐、宋有烧枯、研成粉等法;明清以后多用煅法。白矾炮制意图有"生用解毒,煅用生肌"的论述。2020 年版《中国药典》收载白矾和枯矾。

【炮制方法】

1. 白矾　取原药材,除去杂质,砸成碎块或碾成粉末。

2. 枯矾　取净白矾碎块或粗粉,置耐火容器内,用武火加热,煅至熔化,继续煅至膨胀松泡呈白色蜂窝状固体,完全干枯,取出,晾凉,碾成粉末。

白矾(图片)

【饮片质量要求】

1. 白矾　本品呈不规则的块状或粒状,无色或淡黄白色,透明或半透明,表面略平滑或凹凸不平,具细密纵棱,有玻璃样光泽。质硬而脆。气微,味酸、微甘而极涩。

煅白矾(图片)

检查:含铵盐以总氮(N)计,不得过 0.3%;铜盐滤液不得显蓝色,锌盐不得发生混浊,铁盐检查 1 小时内不得显蓝色,含重金属不得过 20mg/kg。

含量测定:含含水硫酸铝钾[$KAl(SO_4)_2\cdot12H_2O$]不得少于 99.0%。

煅白矾(视频)

2. 枯矾　本品呈不规则的块状、颗粒或粉末。白色或淡黄白色,无玻璃样光泽。不规则的块状表面粗糙,凹凸不平或呈蜂窝状。体轻,质疏松而脆,手捻易碎,有颗粒感。气微,味微甘而极涩。

【炮制作用】白矾性味酸、涩,寒,归肺、脾、肝、大肠经。外用解毒杀虫,燥湿止痒;内服具有止血止泻,祛除风痰的功效。

1. 白矾　生品用于湿疹,疥癣,脱肛,痔疮,聤耳流脓,常制成散剂、洗剂、含漱剂使用。如治梅毒、顽癣湿疹的黄升丹(《部颁标准》),研末外敷;治疥癣、湿疮瘙痒,研末外用的矾石散(《普济方》)。内服止血止泻,祛除风痰。用于久泻不止,便血,崩漏,癫痫发狂。如治痰涎壅塞,癫痫发狂的白金丸(《部颁标准》);治癫痫的羊痫风丸(《部颁标准》)。

2. 枯矾　白矾煅后酸寒之性降低,涌吐作用减弱,增强收湿敛疮、止血化腐作用。用于湿疹湿疮,脱肛,痔疮,聤耳流脓,阴痒带下,鼻衄齿衄,鼻息肉。如治外耳道炎、耳部湿疹的耳炎药膏(《部颁标准》);治炎性外痔、肛裂及各种内痔出血的治痔灵栓(《部颁标准》)。

【炮制研究】白矾主要含有含水硫酸铝钾,煅制时在 50℃开始失重,120℃开始出现大量吸热过程,260℃左右脱水基本完成,300℃开始分解,但 300~600℃时分解缓慢,至 750℃无水硫酸铝钾脱硫过程大量发生,产生硫酸钾、三氧化二铝及三氧化硫,810℃以后持续熔融,成品水溶性差,出现混浊并有沉淀,故煅制温度应控制在 180~260℃。白矾经煅制后不仅失去结晶水,晶型结构也发生了变化,生白矾为立方晶型,枯矾为六方晶型。

白矾煅枯后形成难溶性铝盐,内服后可与黏膜蛋白络合,形成保护膜覆盖于溃疡面上,有利于黏膜再生,还可抑制黏膜分泌和吸附肠异物。外用能和蛋白质反应生成难溶于水的物质而沉淀,减少疮面的渗出物而起收敛生肌作用。

用铁锅煅制白矾时,与铁锅接触的部分可发生化学反应,产生红色的三氧化二铁。因白矾是强酸弱碱的盐类,显微酸性,能与铁反应,所以紧贴锅底的白矾是红褐色的,产品铁盐含量会超出限度,因此白矾煅制不宜用铁锅,应选用惰性耐火材料的容器。现代制备枯矾的方法有多种,有烘制法、低压恒温干燥法、远红外法和微波法等。

【贮藏】贮干燥容器内,置干燥处。

硼　砂

【处方用名】硼砂、月石、煅硼砂。

【来源】本品为硼酸盐类矿物硼砂经精制而成的结晶,主含含水四硼酸钠($Na_2B_4O_7 \cdot 10H_2O$)。

【采收加工】全年可采,采得矿砂溶于沸水中,滤过,放冷,收取结晶,晾干。

【历史沿革】宋代有细研、醋熬、火飞研粉等法;明代有焙烧干、竹沥萝卜汁制等法;清代有"甘草汤煮化、微火炒松"法。2020年版《中国药典》未收载。

【炮制方法】

1. 硼砂　取原药材,除去杂质,砸成碎块或碾成粉末。

2. 煅硼砂　取净硼砂碎块或粗粉,置耐火容器内,用武火加热,煅至鼓起小泡成雪白酥松块状,取出,晾凉,碾成粉末。或置锅内,用武火加热,炒至鼓起小泡成雪白酥松块状,取出,晾凉,碾成粉末。

【饮片质量要求】

1. 硼砂　本品呈不规则块状或粉末,无色透明或白色半透明,有玻璃样光泽。体重,质较重,易破碎。气无,味甜略带咸。

2. 煅硼砂　本品呈疏松块状或粉末,白色,不透明,无光泽。体轻,质地酥松,气无,味咸、微苦。

【炮制作用】硼砂性味甘、咸,凉。归肺、胃经。具有清热消痰、解毒防腐的功效。

1. 硼砂　入清热剂中宜用生品,外用性凉可清热消肿防腐。如治牙龈肿痛,口舌生疮的齿痛冰硼散(《部颁标准》)。内服能清肺化痰,可治咽喉肿痛,目赤翳障,咳嗽痰稠。如治肺热咳嗽的复方贝母散(《部颁标准》)。

2. 煅硼砂　硼砂煅后具有燥湿收敛作用,能吸收局部渗出物,同时利于粉碎,避免对黏膜的刺激。多用作喉科散剂。如治咽喉口舌肿痛糜烂的珠黄吹喉散(2020年版《中国药典》);治咽喉肿痛,单双乳蛾,痈疽疮疖肿毒的喉炎丸(《部颁标准》)。

【炮制研究】煅硼砂的质量很不稳定,$Na_2B_4O_7$的含量从52.88%到91.57%不等。据研究,硼砂煅制时,当温度达80℃时失去8个结晶水,200℃时失去9个结晶水,340℃时失去全部结晶水,878℃时熔融,因此硼砂煅制温度以350℃为宜。

【贮藏】贮干燥容器内,置干燥处。

石　膏

【处方用名】石膏、煅石膏。

【来源】本品为硫酸盐类矿物石膏族石膏,主含含水硫酸钙($CaSO_4 \cdot 2H_2O$)。

【采收加工】采挖后,除去杂石及泥沙。

【历史沿革】汉代有碎法;南北朝有水飞法及甘草制法;唐代有研法、煅法;宋代有炒法、火煅醋淬法、烧法;明清有炮法、糖拌炒法并沿用研、飞、煅、烧等法。煅石膏炮制意图有"因其性寒,火煅过用,或糖拌炒过,则不伤脾胃""大热生用,煅……性缓,兼敷热疮"等论述。2020 年版《中国药典》收载生石膏和煅石膏。

【炮制方法】

1. 生石膏　取原药材,洗净,干燥,除去杂石,砸成碎块或碾成粉末。

2. 煅石膏　取净石膏碎块或粗粉,置耐火容器内,用武火加热,煅至红透,质地酥松,取出,晾凉,碾成粉末。

石膏(图片)

【饮片质量要求】

1. 生石膏　本品呈长块状、板块状或不规则块状,白色、灰白色或淡黄色,有的半透明。体重,质软,纵断面具绢丝样光泽,气微,味淡。

2. 煅石膏　本品呈粉末状或酥松块状物,白色,不透明。体较轻,质软,气微,味淡。

煅石膏(图片)

检查:重金属不得过 10mg/kg。

含量测定:含硫酸钙($CaSO_4$)不得少于 92.0%。

【炮制作用】石膏性味甘、辛,大寒。归肺、胃经。具有清热泻火、除烦止渴的功效。

1. 生石膏　生用清热泻火,除烦止渴力胜。用于外感热病,高热烦渴,肺热喘咳,胃火亢盛,头痛,牙痛。如治高热烦躁的紫雪散(2020 年版《中国药典》);治阳明内热,烦渴头痛的玉泉散(《部颁标准》)。

2. 煅石膏　石膏煅后缓和了大寒之性,免伤脾阳,清热泻火之功减弱,增加了收湿、生肌、敛疮、止血的功能。用于溃疡不敛,湿疹瘙痒,水火烫伤,外伤出血。如治热毒壅盛所致溃疡的九一散(2020 年版《中国药典》);治疗疔痈肿,臁疮,溃流脓血,疮口不敛的提毒散(《部颁标准》)。

【炮制研究】生石膏加热至 80~90℃开始失水,至 225℃可全部脱水转化成煅石膏,其物理性状已不同于石膏,应属长石(硬石膏),但化学成分特征无变化。生、煅石膏粉中无机元素含量以煅石膏含量为高,而溶出液中无机元素含量则以生石膏为高,并随结晶水含量减少,无机元素煎出量相应减少。电镜观察结果表明,生石膏的粉末晶体形状结构整齐而紧密,而煅石膏的粉末结晶形状结构疏松而无规则。炮制前后的石膏红外光谱图、X 射线衍射图谱特征有明显差异。

生石膏对内毒素发热有明显解热效果,并可减轻口渴。煅石膏能促进大鼠伤口成纤维细胞和毛细血管的形成,加快肉芽组织增生,从而促进皮肤创口的愈合。所以,石膏煅制后药效发生改变,具有生肌作用。煅石膏具有较好的活血化瘀、抗炎消肿等功效,能够显著改善急性软组织损伤的肿胀、瘀斑,促进软组织的修复与再生,其作用机制可能与抑制血清白介素(IL-1、IL-6)等炎性因子及抑制 PGE_2 的生成有关。

以酥脆程度、失水率及 $CaSO_4$ 含量为指标优选石膏的炮制工艺为:将石膏粒度控制在 100 目至直径 0.5cm,铺置 1~4cm 厚,温度为 650℃,煅制 1.5 小时。

【贮藏】贮干燥容器内,置干燥处。

皂　矾

【处方用名】皂矾、煅皂矾、醋皂矾、矾红、绿矾、绛矾、红矾。

【来源】本品为硫酸铁盐类矿物水绿矾族水绿矾的矿石,主含含水硫酸亚铁($FeSO_4 \cdot 7H_2O$)。

【采收加工】采得后,除去杂石。

【历史沿革】宋代有火煅醋淬、炼、盐与硫黄制、煅等法;明代有姜制、炒制、醋煮等法;清代沿用煅、醋淬等法。2020 年版《中国药典》收载皂矾和煅皂矾。

【炮制方法】

1. 皂矾　取原药材,除去杂质,砸成碎块。

2. 煅皂矾　取净皂矾块,置耐火容器内,用武火加热,煅至汁尽、红透,取出,晾凉,碾成粉末。

3. 醋皂矾　取净皂矾块,置耐火容器内,加入醋,盖好,置炉火上武火加热,待皂矾溶解后搅拌均匀,继续煅至汁尽,全部呈绛色为度,取出,晾凉,碾成粉末。

【饮片质量要求】

1. 皂矾　本品呈不规则碎块,浅绿色或黄绿色,半透明,具光泽,表面不平坦。质硬脆,断面具玻璃样光泽,有铁锈气,味先涩后微甜。

2. 煅皂矾　本品呈不规则小碎块或粉末,绛红色,不透明,光泽消失。无臭,味涩。

3. 醋皂矾　本品呈不规则小碎块或粉末,绛红色或红棕色,不透明,光泽消失。质地酥松,无臭,味涩,有醋气。

【炮制作用】皂矾性味酸,凉。归肝、脾经。具有解毒燥湿、杀虫补血的功效。

1. 皂矾　生品一般不内服,多作外用洗、涂剂,偏于燥湿止痒杀虫。如治湿疹,疥癣,疮毒,用菜油调涂患处(《良方汇录》)。

2. 煅皂矾　皂矾内服多煅用,煅后失水变枯,不溶于水,降低了致吐的副作用,增强了燥湿止痒的作用。

3. 醋皂矾　醋皂矾,不但降低了致吐的副作用,以利内服,还可增强入肝补血、解毒杀虫的功能。用于黄肿胀满,疳积久痢,肠风便血,血虚萎黄,湿疮疥癣,喉痹口疮。如治臌症、胸腹胀满、四肢浮肿的臌症丸(《部颁标准》);治赤白痢的绿白散(《圣济总录》)。

【炮制研究】皂矾生品及炮制品中的铁基本是以 $FeSO_4$ 形式存在,同时含少量 Fe^{3+},皂矾生品经酸性溶液浸泡后,其中部分 Fe^{3+} 形成了有机化合物,而且 Fe^{2+}/Fe^{3+} 值及铁离子的离子性比绿矾生品均有显著提高。

【贮藏】贮干燥容器内,置阴凉干燥处,防潮,防尘。

寒　水　石

【处方用名】寒水石、煅寒水石。

【来源】本品为单斜晶系硫酸盐类矿物红石膏或三方晶系碳酸盐类矿物方解石。前者多用于北方,称北寒水石;后者多用于南方,称南寒水石。

【采收加工】全年均可采挖,采得后,去净泥沙杂质。

【历史沿革】南北朝有生姜汁煮法;宋代有烧法、煅法、淬法、水飞等法;明清以后基本沿用宋代炮制方法。寒水石炮制意图有"火煅,埋土中,出火毒"的论述。2020年版《中国药典》未收载。

【炮制方法】

1. 寒水石　取原药材,除去杂质,洗净,砸成碎块或碾成粉末。

2. 煅寒水石　取净寒水石碎块或粗粉,置耐火容器内,用武火加热,煅至红透,取出,晾凉,碾成粉末。

【饮片质量要求】

1. 寒水石　本品呈不规则块状或粉末,粉红色,半透明,光泽明显。体重,质松,易碎,无臭无味。南寒水石呈不规则块状或粉末,无色或黄白色,透明或半透明,有玻璃样光泽。体重,质松,易碎,气微,味淡。

2. 煅寒水石　本品呈小碎块或粉末,黄白色,不透明,光泽消失。质地酥松。煅南寒水石呈小碎块或粉末,白色或黄白色,不透明,体轻质松。

【炮制作用】寒水石性味辛、咸,大寒。归肺、胃经。具有清热泻火、除烦止渴的功效。

1. 寒水石　生品清热泻火、除烦止渴力强。多用于温热证,热入气分,积热烦渴。如治外感时邪引起的高烧神昏、头痛脑胀、咽痛口渴的绿雪(《部颁标准》)。

2. 煅寒水石　寒水石煅后降低了大寒之性,消除了伐脾阳的副作用,缓和了清热泻火的功能,增加了收敛固涩的作用。用于风热火眼,水火烫伤,诸疮肿毒。如治痈疽疔毒的飞龙夺命丸(《部颁标准》)。同时,煅后质地酥松,易于粉碎及煎出有效成分。

【炮制研究】寒水石为红石膏时,其主要溶出成分铝和硅与钙负相关,含镁量高于石膏;寒水石为方解石时,主要成分为碳酸钙,在加热条件下分解,释放出二氧化碳气体,生成氧化钙,因此煅方解石在临床上具有钙剂的全部活性。

寒水石经不同温度煅制后,其外观性状、煅得率、总钙量、煎剂中 Ca^{2+} 溶出量和总成分煎出率等均较炮制前有改变。以煅后性状及 $CaCO_3$ 含量作为指标,得到优化炮制工艺:粉碎粒度为粉末(过20目),煅制的温度应控制在800℃以上,时间为30~60分钟。

【贮藏】贮干燥容器内,置干燥处,防尘。

花 蕊 石

【处方用名】花蕊石、煅花蕊石。

【来源】本品为变质岩类岩石蛇纹大理岩,主含碳酸钙($CaCO_3$)。

【采收加工】采挖后,除去杂石及泥沙。

【历史沿革】宋代有火烧、煅研法;元、明有醋煅、童便煅、水飞等法;清代增加了硫黄煅。花蕊石炮制意图有"煅研粉霜,治诸血证神效"的论述。2020年版《中国药典》收载花蕊石和煅花蕊石。

【炮制方法】

1. 花蕊石　取原药材,除去杂质,洗净,干燥,砸成碎块或碾成粉末。

2. 煅花蕊石　取净花蕊石碎块或粗粉,置耐火容器内,用武火加热,煅至红透,取出,晾凉,碾成粉末。

【饮片质量要求】

1. 花蕊石　本品呈不规则的块状,具棱角,不锋利,白色或浅灰白色,其中夹有点状或条状的蛇纹石,呈浅绿色或淡黄色,习称"彩晕",对光观察有闪星状光泽。体重,质硬,不易破碎,气微,味淡。

2. 煅花蕊石　本品呈不规则小碎块或粉末,类白色或灰白色,无光泽,质地酥松。

含量测定:含碳酸钙($CaCO_3$)不得少于 40.0%。

【炮制作用】花蕊石性味酸、涩,平。归肝经,具有化瘀止血的功效。

1. 花蕊石　生花蕊石质地坚硬,很难粉碎,一般较少生用。可用于咯血、吐血、外伤出血、跌打伤痛。

2. 煅花蕊石　花蕊石煅后质地松脆,易于粉碎,且能缓和酸涩之性,消除伤脾伐胃的副作用,有利于内服,故一般均煅用。如治咯血、便血的花蕊石止血散(《部颁标准》);治咯血、吐血不止的花蕊石散(《增订十药神书》)。

【炮制研究】花蕊石炮制后的钙离子浓度增大,钙能降低毛细血管的通过性,使血管致密,有防止血浆渗出和促进血液凝固作用,这与其煅制后增强固涩收敛作用相符。花蕊石生品经高温煅制后,Ca、Mg、Al、Fe 元素含量均有一定程度升高,而 Cu、Zn、Pb 等有害重金属元素含量显著下降。生花蕊石炮制后止血作用略有增强,说明花蕊石炮制后不仅易于粉碎,还能提高疗效。花蕊石止血效果明显好于 $CaCO_3$ 及其他矿物药,止血效果与其所含 $CaCO_3$ 含量多少无关。

以颜色、气味、口感及 CaO 含量为指标优选煅花蕊石炮制工艺为:800℃煅制 0.5 小时。

【贮藏】贮干燥容器内,置干燥处。

钟　乳　石

【处方用名】钟乳、石钟乳、钟乳石、煅钟乳石。

【来源】本品为碳酸盐类矿物方解石族方解石,主含碳酸钙($CaCO_3$)。

【采收加工】采挖后,除去杂石。

【历史沿革】汉代载炼研成粉;南北朝有沉香等多种药汁制法;唐代有酒制法;宋代有银器煮,淡竹叶、地榆、甘草制,醋制,蒸制,煅研法等法;明代有药汤煮炼的方法;清代有焙研、水飞及牡丹皮制等法。煅钟乳石炮制意图有"不炼服之令人淋"的论述。2020 年版《中国药典》收载钟乳石和煅钟乳石。

【炮制方法】

1. 钟乳石　取原药材,除去杂质,洗净,干燥,砸成碎块或碾成粉末。

2. 煅钟乳石　取净钟乳石碎块或粗粉,置耐火容器内,用武火加热,煅至红透,取出,晾凉,碾成粉末。

【饮片质量要求】

1. 钟乳石　本品呈圆锥形或圆柱形,表面白色、灰白色或棕黄色,粗糙,凹凸不平。体重,质硬,断面较平整,白色至浅灰白色,对光观察具闪星状的亮光,近中心常有一圆孔,圆孔周围有多数浅橙黄色同心环层,气微,味微咸。

2. 煅钟乳石　本品呈不规则小碎块或粉末,灰白色,无光泽,质地酥松。

【炮制作用】钟乳石性味甘,温。归肺、肾、胃经。具有温肺、助阳、平喘、制酸、通乳的功效。

1. 钟乳石　生品用于寒痰喘咳,阳虚冷喘,腰膝冷痛,胃痛泛酸,乳汁不通。如治肺虚壅满,喘急急促,连绵不息的钟乳丸(《中医方剂大辞典》)。

2. 煅钟乳石　钟乳石煅后易于粉碎和煎出有效成分,温肾补虚作用增强,也可用于消肿毒。如治元气虚寒,大便溏泄的玉华白丹(《中医方剂大辞典》);消肿毒的十宝丹(《北京市中药成方选集》)。

【炮制研究】钟乳石主要成分为碳酸钙,经炮制后其所含元素的数目和比例均发生了改变。钟乳石煅后水煎液中 Ca^{2+} 的煎出率及人体必需元素 Fe、Cu、Na、K、Mn、Cr 等的溶出率与生品相比有明显提高。钟乳石的主要化学成分碳酸钙部分分解成氧化钙,物质的物相、晶质发生了较大变化,而不单纯是成分的改变。与钟乳石生品相比,炮制后的钟乳石经灌胃后,大鼠血钾、血钠含量均有所降低,在血清中检出了元素 Sn,Sn 与黄素酶活性有关,能促进蛋白质和核酸代谢,有利于生长发育。所以认为钟乳石炮制后质变疏松,易于粉碎和煎出有效成分,炮制有增效的作用。

以煅后硬度、相对密度、疏松度、水煎液和人工胃液浸提液中 Ca^{2+} 含量多指标优选钟乳石的炮制工艺为:粉碎成小块,铺置 1cm 厚,950℃煅制 20 分钟。

【贮藏】贮干燥容器内,置干燥处。

云 母 石

【处方用名】云母、云母石、银精石、煅云母石、煅银精石。

【来源】本品为硅酸盐类矿物白云母,主含钾、铝的硅酸盐[$KAl_2(AlSi_3O_{10})(OH)_2$]。

【采收加工】采收后,除去杂质。

【历史沿革】汉代有烧的记载;南北朝有甘草、地黄汁制等法;唐代有烧之令赤的方法;宋代有盐制、煅制等法;明清有火煅红、醋淬、水飞法;现行主要有明煅、醋淬法等法。2020 年版《中国药典》未收载。

【炮制方法】

1. 云母石　取原药材,除去杂质,洗净,干燥,砸成碎块。

2. 煅云母石　取净云母石,置耐火容器内,用武火加热煅至红透,取出,晾凉,碾成粉末。

3. 醋云母石　取净云母石,置耐火容器内,武火煅至红透,取出,投入醋液中浸淬,取出,干燥,碾成粉末。

每 100kg 净云母石,用醋 20kg。

【饮片质量要求】

1. 云母石　本品呈不规则片状,无色或呈白色,略带浅黄棕色、淡绿色或淡灰色,具玻璃样光泽。质韧,可层层剥离,薄片光滑透明,具弹性。具土腥气,无味。

2. 煅云母石　本品呈粉末状,灰白色或灰棕色,易破碎,无光泽。略有焦土气,无味。

3. 醋云母石　本品呈粉末状,质松易碎,略具醋气。

【炮制作用】云母石性味甘,平。归肺、心、肝经。具有明目退翳、敛疮止血的功效。

1. 云母石　一般不生用。

2. 煅云母石　经火煅后,质地酥脆,易于粉碎和煎出有效成分。用于虚喘眩晕,惊悸癫痫,久痢带下,目翳不明,金疮出血,痈疽疮肿等。若需外敷,宜选用云母粉。如治粉刺面黯时,云母粉、苦杏仁等份为末,黄牛乳拌,略蒸,夜涂日洗(《圣济总录》)。

3. 醋云母石　云母石经火煅醋淬后的炮制作用同煅云母石。

【贮藏】贮干燥容器内,置干燥处。

鹅　管　石

【处方用名】鹅管石、煅鹅管石。

【来源】本品为树珊瑚科动物栎珊瑚 *Balanophyllia* sp. 或笛珊瑚 *Sysingora* sp. 的石灰质骨骼,主含碳酸钙($CaCO_3$)。

【采收加工】采得后,除去杂石,洗净,晒干。

【历史沿革】宋代有火煅酒淬法;明清有火煅细研及火煅醋淬法。2020 年版《中国药典》未收载。

【炮制方法】

1. 鹅管石　取原药材,除去杂质,洗净,干燥,砸成碎块或碾成粉末。

2. 煅鹅管石　取净鹅管石碎块或粗粉,置耐火容器内,用武火加热,煅至灰白色,取出,晾凉,碾成粉末。

【饮片质量要求】

1. 鹅管石　本品呈不规则的块状或粉末,乳白色或白色,具玻璃样或瓷状光泽,具纵直细纹。质坚硬而脆,无臭,味微咸。

2. 煅鹅管石　本品呈粉末状,灰白色,质酥松。

【炮制作用】鹅管石性味甘,温。归肺、肾、肝经。具有温肺、壮阳、通乳的功效。

1. 鹅管石　生品擅于温肺化痰,通乳。用于肺虚咳喘,乳汁不下。如治支气管哮喘的鹅管石汤(《中药大辞典》);鹅管石水煎服治阳痿、乳汁不下(《全国中草药汇编》)。

2. 煅鹅管石　鹅管石煅后易于粉碎,以温肾壮阳力强。如治冷喘哮嗽的八仙丹(《中医方剂大辞典》)和神吸散(《中医方剂大辞典》)。

【贮藏】贮干燥容器内,置干燥处。

龙　齿

【处方用名】龙齿、生龙齿、青龙齿、煅龙齿。

【采收加工】采挖后,除去泥沙,敲去牙床。

【来源】本品为古代哺乳动物如三趾马、犀类、鹿类、牛类、象类等的牙齿化石,主含碳酸钙($CaCO_3$)和磷酸钙[$Ca_3(PO_4)_2$]。

【历史沿革】唐代有炙法、研法;宋代有煅法、水飞、醋煮、黑豆蒸等法;明清以后有酥炙及煅赤醋淬等法。2020 年版《中国药典》未收载。

【炮制方法】

1. 龙齿　取原药材,除去泥土及杂质,洗净,砸成碎块。

2. 煅龙齿　取净龙齿小块,置耐火容器内,加盖,用武火加热,煅至灰白色,质松酥,取出,晾凉,碾成粉末。

【饮片质量要求】

1. 龙齿　本品呈不规则的碎块,表面青灰色、暗棕色(青龙齿)或黄白色(白龙齿),有的可见具光泽的釉质层。质坚硬,断面粗糙,具吸舌性。气微,味淡。

2. 煅龙齿　本品呈粉末状,灰白色或白色,质酥松,无光泽。

【炮制作用】龙齿性味甘、涩,凉。归心、肝经。具有镇惊安神、解热除烦的功效。

1. 龙齿　生品镇惊安神作用较强,用于惊痫、癫狂、怔忡等症。如治小儿惊风的龙齿散(《小儿卫生总微论方》)。

2. 煅龙齿　龙齿煅后质地酥脆,易于粉碎。解热镇惊功效缓和,收敛固涩作用增强,并有较强的宁心安神的功能,如治失眠多梦的救逆汤(《温病条辨》)。

【炮制研究】龙齿中主要成分为磷酸钙、碳酸钙,尚含少量铁、钾、钠等。煅龙齿水煎液中钙的煎出率普遍高于生品,煅品中人体必需的微量元素 Mn、Cu、Zn、V、Cr 的含量亦有不同程度增加。

【贮藏】贮干燥容器内,置干燥处。

龙　骨

【处方用名】龙骨、生龙骨、煅龙骨。

【来源】本品为古代哺乳动物三趾马、犀类、鹿类、牛类、象类等的骨骼化石或象类门齿的化石,前者习称"龙骨",后者习称"五花龙骨"。主含碳酸钙($CaCO_3$)和磷酸钙[$Ca_3(PO_4)_2$]。

【采收加工】采挖后,除去泥沙及杂质。

【历史沿革】晋代有捣碎法;宋代有烧赤、煅红、研、酒煮、醋煮、黑豆煮、炒等法;明代有酒蒸、火煅红、醋淬水飞等法;清代有栀柏药汁制及火煅童便浸等法。2020 年版《中国药典》未收载。

【炮制方法】

1. 龙骨　取原药材,除去杂质及灰屑,洗净泥土,干燥,砸成碎块。

2. 煅龙骨　取净龙骨小块,置耐火容器内,用武火加热,煅至红透,质松脆,取出,晾凉,碾碎。

【饮片质量要求】

1. 龙骨　本品呈不规则的碎块,表面类白色、灰白色、黄白色或浅淡棕色。质硬脆,具吸舌性,有黏舌感。气微,味淡。五花龙骨表面,夹有蓝灰色及红花纹。质硬,较酥脆,易成片状剥落。

2. 煅龙骨　本品呈不规则小碎块状,质轻,灰白色或灰绿色,具吸舌性,质酥。

【炮制作用】龙骨性味甘、涩,平。归心、肝经。具有镇惊安神、平肝潜阳、收敛固涩的功效。

1. 龙骨　生品镇惊潜阳作用较强,用于怔忡多梦,惊痫,头目眩晕。如治惊痫的镇心定痫汤(《杂病证治新义》)。

2. 煅龙骨　龙骨煅后增强收敛固涩、生肌的功能,用于盗汗,自汗,遗精,带下,崩漏,白带,久泻久痢,疮口不敛等。如治血崩不止的龙骨散(《景岳全书》)。外敷用于收湿敛疮或疮口不敛的八宝丹(《疡医大全》)。

【贮藏】贮干燥容器内,置干燥处。

牡 蛎

【处方用名】牡蛎、生牡蛎、煅牡蛎。

【来源】本品为牡蛎科动物长牡蛎 *Ostrea gigas* Thunberg、大连湾牡蛎 *Ostrea talienwhanensis* Crosse 或近江牡蛎 *Ostrea rivularis* Gould 的贝壳。

【采收加工】全年均可捕捞,去肉,洗净,晒干。

【历史沿革】汉代有熬法;南北朝有盐水煮、煅赤及研粉法;宋代有捣粉及米泔水浸、炒黄、火煨通赤、水飞、童便煅、醋煅等法;明清沿用宋代的方法。牡蛎的炮制意图有"咸寒入肾,能益阴潜阳,退虚热,软坚痰,煅之则燥而兼涩,又能固下焦,除湿浊,敛虚汗,则咸寒介类之功,有重镇摄下之意"的论述。2020 年版《中国药典》收载牡蛎和煅牡蛎。

【炮制方法】

1. 牡蛎　取原药材,漂洗干净,晒干,砸成碎块或碾成粉末。

2. 煅牡蛎　取净牡蛎块或粗粉,置耐火容器内,用武火加热至酥脆,取出,晾凉,碾成粉末。

【饮片质量要求】

1. 牡蛎　本品呈不规则的碎块状或粉末,白色,质硬,断面层状。气微,味微咸。

含量测定:含碳酸钙($CaCO_3$)不得少于 94.0%。

2. 煅牡蛎　本品呈小碎块状或粉末状,灰白色。质酥脆,断面层状。

含量测定:同牡蛎。

【炮制作用】牡蛎性味咸,微寒。归肝、胆、肾经。具有重镇安神、潜阳补阴、软坚散结的功效。

1. 牡蛎　生品偏于镇惊安神、潜阳补阴、散结。用于惊悸失眠,眩晕耳鸣,瘰疬痰核,癥瘕痞块。如治肝阳上亢所致之头目眩晕的镇肝熄风汤(《中医方剂大辞典》);治乳腺增生症的乳康片(《部颁标准》)。

2. 煅牡蛎　牡蛎煅后质地酥脆,易于粉碎,利于有效成分的溶出,增强了收敛固涩,制酸止痛的作用。用于自汗盗汗,遗精滑精,崩漏带下,胃痛吞酸。如治肾虚不固,遗精滑泄的金锁固精丸(《部颁标准》)。

【贮藏】贮干燥容器内,置干燥处。

石 决 明

【处方用名】石决明、煅石决明。

【来源】本品为鲍科动物杂色鲍 *Haliotis diversicolor* Reeve、皱纹盘鲍 *Haliotis discus hannai* Ino、羊鲍 *Haliotis ovina* Gmelin、澳洲鲍 *Haliotis rubber* (Leach)、耳鲍 *Haliotis asinina* Linnaeus 或白鲍 *Haliotis laevigata* (Donovan) 的贝壳。

【采收加工】夏、秋二季捕捉,去肉,洗净,干燥。

【历史沿革】南北朝有盐制、药汁制法;唐代有煅、面裹煨法;宋代有烧制、蜜炙等法;明清有盐炒、盐煅、火煅童便淬、醋煅、水飞等法。2020年版《中国药典》收载石决明和煅石决明。

【炮制方法】

1. 石决明　取原药材,除去杂质,漂洗干净,干燥,砸成碎块或碾成粉末。

2. 煅石决明　取净石决明块或粗粉,置耐火容器内,用武火加热,煅至灰白色或青灰色易碎时,取出,晾凉,碾成粉末。

【饮片质量要求】

1. 石决明　本品呈不规则的碎块状或粉末,灰白色,有珍珠样彩色光泽,质坚硬,气微,味微咸。

含量测定:含碳酸钙(CaCO$_3$)不得少于93.0%。

2. 煅石决明　本品呈不规则的小碎块状或粉末状,灰白色,无光泽,质酥脆,断面呈层状。

含量测定:含碳酸钙(CaCO$_3$)不得少于95.0%。

【炮制作用】石决明性味咸,寒。归肝经。具有平肝潜阳、清肝明目的功效。

1. 石决明　生品偏于平肝潜阳。用于头痛眩晕,目赤翳障,视物昏花,青盲雀目。如治肝火旺盛、眼目昏暗的黄连羊肝片(《部颁标准》)。

2. 煅石决明　石决明煅后咸寒之性降低,平肝潜阳的功能缓和,增强了固涩收敛、明目的作用。用于目赤,翳障,青盲雀目,痔漏成管。煅后质地酥松,便于粉碎,有利于煎出有效成分。如治痈疽溃烂,久不收口的珍珠散(《部颁标准》)。

【炮制研究】石决明主要成分为碳酸钙,煅后煎液中的钙含量显著增高。煅制处理对石决明外观性状、质地、成品得率、总钙含量和煎出量、成分煎出率、微量元素含量均有影响,煅制品质量优于生品。800℃以下煅制石决明,其水煎液pH变化不大,但800℃以上高温煅制后pH显著升高,是碳酸钙被分解成氧化钙所致。由于CaO非其平肝潜阳、明目退翳的药效成分,故石决明不宜高温煅制,以300℃左右煅制为宜。煅法温度太高,使石决明含有的多种氨基酸及其他少量的有机成分部分或完全损失。

【贮藏】贮干燥容器内,置干燥处。

瓦 楞 子

【处方用名】瓦楞子、煅瓦楞子。

【来源】本品为蚶科动物毛蚶 *Arca subcrenata* Lischke、泥蚶 *Arca granosa* Linnaeus 或魁蚶 *Arca inflata* Reeve 的贝壳。

【采收加工】秋、冬至次年春捕捞,洗净,置沸水中略煮,去肉,干燥。

【历史沿革】唐代有烧壳醋淬法;宋代有细研、炙等法;元代有煅、醋煮等法;明清沿用火煅醋淬法。瓦楞子炮制意图有"血块痰积心疼不可忍,蚶壳火煅赤醋淬三度,出火毒研粉或醋丸服"的论述。2020年版《中国药典》收载瓦楞子和煅瓦楞子。

【炮制方法】

1. 瓦楞子　取原药材,洗净,捞出,干燥,砸成碎块或碾成粉末。

2. 煅瓦楞子　取净瓦楞子块或粗粉,置耐火容器内,用武火加热,煅至酥脆,取出,晾凉,碾成粉末。

【饮片质量要求】

1. 瓦楞子　本品呈不规则的块状或粉末,白色或灰白色,较大碎块外表可见放射状肋线,有的可见棕褐色茸毛。气微,味淡。

含量测定:含碳酸钙($CaCO_3$)不得少于95.0%。

2. 煅瓦楞子　本品呈不规则的小块状或粉末状,灰白色,光泽消失,质地酥松。气微,味淡。

含量测定:同瓦楞子。

【炮制作用】瓦楞子性味咸,平。归肺、胃、肝经。具有消痰化瘀、软坚散结、制酸止痛的功效。

1. 瓦楞子　生品偏于消痰化瘀,软坚散结。用于顽痰胶结,黏稠难咯,瘿瘤,瘰疬,癥瘕痞块,胃痛泛酸。如治胃脘疼痛,呕恶泛酸,胃及十二指肠溃疡的溃疡胶囊(《部颁标准》)。

2. 煅瓦楞子　瓦楞子煅后制酸止痛力强,且煅后质地酥脆,便于粉碎,用于胃痛泛酸。如治消化性溃疡及胃痛腹胀、嗳气泛酸、恶心呕吐等症的和胃片(《部颁标准》)。

【炮制研究】瓦楞子主要成分为碳酸钙,煅瓦楞子水煎液中钙盐含量和锌、锰、铁明显增加,说明瓦楞子煅后,质地酥脆,利于有效成分煎出,并提高药效。煅后砷含量有所下降,瓦楞子的煅制时间越长,有害元素砷降低越多。但煅制时间过长会损失有效成分,影响疗效,以煅制1小时比较适宜。

【贮藏】贮干燥容器内,置干燥处。

蛤　壳

【处方用名】蛤壳、海蛤壳、煅蛤壳。

【来源】本品为帘蛤科动物文蛤 *Meretrix meretrix* Linnaeus 或青蛤 *Cyclina sinensis* Gmelin 的贝壳。

【采收加工】夏、秋二季捕捞,去肉,洗净,晒干。

【历史沿革】汉代有杵为散的记载;唐代有研炼法;宋代有烧通赤细研、煅制等法;明代又增加了醋淬、醋煮、炒等法;清代增加了火煨、醋炒、水飞等法。蛤壳炮制意图有"煅粉用,又能燥湿"的论述。2020年版《中国药典》收载蛤壳和煅蛤壳。

【炮制方法】

1. 蛤壳　取原药材,漂洗干净,干燥,砸成碎块或碾成粉末。

2. 煅蛤壳　取净蛤壳块或粗粉,置耐火容器内,用武火加热,煅至酥脆,取出,晾凉,碾成粉末。

【饮片质量要求】

1. 蛤壳　本品呈不规则碎片,碎片外面黄褐色或棕红色,可见同心生长纹,内面白色,质坚硬,断面有层纹,气微,味淡。

2. 煅蛤壳　本品呈不规则碎片或粉末状,灰白色,碎片外面有时可见同心生长纹,质酥脆,断面有层纹。

含量测定:含碳酸钙($CaCO_3$)不得少于95.0%。

【炮制作用】蛤壳性味苦、咸,寒。归肺、胃、肾经。具有清热化痰、软坚散结、制酸止痛的功效,外用收湿敛疮。

1. 蛤壳　生品偏于软坚散结,用于瘰疬、瘿瘤、痰核等。如消瘿瘤的消瘿丸(2020年版《中国药典》)。

2. 煅蛤壳　蛤壳煅后质地酥脆,易于粉碎,化痰制酸作用增强。用于痰火咳嗽,胸胁疼痛,痰中带血,胃痛吞酸。如治肝火毒盛所致咳嗽痰多的海蛤散(《部颁标准》)。外治湿疹,烫伤。如治皮肤湿疮,黄水疮的青蛤散(《部颁标准》)。

【贮藏】贮干燥容器内,置干燥处。

珍　珠　母

【处方用名】珍珠母、珠母、明珠母、煅珍珠母。

【来源】本品为蚌科动物三角帆蚌 *Hyriopsis cumingii*(Lea)、褶纹冠蚌 *Cristaria plicata*(Leach)或珍珠贝科动物马氏珍珠贝 *Pteria martensii*(Dunker)的贝壳。

【采收加工】全年均可捕捞,去肉,洗净,干燥。

【历史沿革】宋代有水磨、研粉等法;明清有研细法。2020 年版《中国药典》收载珍珠母和煅珍珠母。

【炮制方法】

1. 珍珠母　取原药材,除去杂质及灰屑,漂洗干净,干燥,砸成碎块或碾成粉末。

2. 煅珍珠母　取净珍珠母块或粗粉,置耐火容器内,用武火加热,煅至酥脆,取出,晾凉,碾成粉末。

【饮片质量要求】

1. 珍珠母　本品呈不规则碎块状或粉末,黄玉白色或银灰白色,有光彩,习称"珠光",表面多不平整,呈明显的颗粒性,有的呈层状结构,边缘多数为不规则锯齿状,棱柱形碎块少见,断面观呈棱柱状,断面大多平截,有明显的横向条纹,少数条纹不明显,质坚硬,气微腥,味淡。

2. 煅珍珠母　本品呈不规则碎块或粉末状,青灰色,"珠光"少见或消失,质松酥脆,易碎。

【炮制作用】珍珠母性味咸,寒。归肝、心经。具有平肝潜阳,安神定惊,明目退翳的功效。

1. 珍珠母　生品偏于平肝潜阳,安神定惊,用于头痛眩晕,惊悸失眠,目赤翳障,视物昏花。如治肝阳、肝火上炎所致头痛眩晕、目赤耳鸣、血压升高的降压丸(《部颁标准》)。

2. 煅珍珠母　珍珠母煅后质地酥脆,易于粉碎,有利于成分的溶出。细研吞服,能治胃酸过多;同植物油、凡士林调和成油膏,可外涂治疗烫伤。用于湿疮溃疡,久不敛口。如治急、慢性湿疹的湿疹散(《部颁标准》)。

【炮制研究】珍珠母经加热煅后,性状有明显改变,质地变酥脆,易于粉碎,碳酸钙被分解成氧化钙,煎煮时 Ca^{2+} 在水中的溶解度增大,使定惊、止血作用增强。

【贮藏】贮干燥容器内,置干燥处。

禹　余　粮

【处方用名】禹余粮、煅禹余粮、醋禹余粮。

【来源】本品为氢氧化物类矿物褐铁矿,主含碱式氧化铁[$FeO(OH)$]。

【采收加工】采挖后,除去杂石。

【历史沿革】汉代有炼、烧法;南北朝有黑豆、黄精煮制法;唐宋有细研、火烧令赤、醋淬、酒淬、水飞等法;明清沿用研细生用或火煅醋淬法;现行有明煅、煅后醋淬等法。禹余粮炮制意图有"赤白带下禹余粮火煅醋淬……"的论述。2020年版《中国药典》收载禹余粮和煅禹余粮。

【炮制方法】

1. 禹余粮　取原药材,除去杂质,洗净,干燥,砸成碎块。

2. 煅禹余粮　取净禹余粮块,置耐火容器内,用武火加热,煅至红透,取出,晾凉,碾成粉末。

3. 醋禹余粮　取净禹余粮块,置耐火容器内,用武火加热,煅至红透,取出后立即倒入醋中浸淬,如此反复煅淬至酥脆,取出,干燥,碾成粉末。

每100kg禹余粮块,用醋30kg。

【饮片质量要求】

1. 禹余粮　本品呈不规则的斜方块状,表面红棕色、灰棕色或浅棕色,多凹凸不平或附有黄色粉末,断面多显深棕色与淡棕色或浅黄色相间的层纹,体重,质硬,气微,味淡,嚼之无砂粒感。

2. 煅禹余粮　本品呈不规则块状或粉末状,层间色泽分明不同,呈铁黑色处失去光泽,表面粉性消失,质较酥脆,轻砸即碎,基本不染指。

3. 醋禹余粮　本品呈粉末状,黄褐色或褐色,具醋气。

【炮制作用】禹余粮性味甘、涩,微寒。归胃、大肠经。具有涩肠止泻、收敛止血的功效。

1. 禹余粮　生品与制品作用基本相同,用于久泻久痢,大便出血,崩漏带下。如禹余粮丸(《中医方剂大辞典》)和震灵丹(《中医方剂大辞典》)。

2. 煅禹余粮　禹余粮煅后质地脆松,便于粉碎,易于煎出有效成分,并能增强收敛作用。多用于久泻不止,赤白带下。如治冷劳、大肠转泄的神效太一丹(《中医方剂大辞典》);治妇人带下虚脱证的秘验带下丸(《中医方剂大辞典》)。

3. 醋禹余粮　禹余粮煅后醋淬,收敛止血益血作用增强。如治崩漏、吐血、咯血的震灵丸(《部颁标准》)。

【炮制研究】以水溶性成分煎出率为指标优选,选择禹余粮煅淬的炮制工艺为:粒径0.5cm样品,煅制温度为550℃,煅制25分钟,醋淬3次。该工艺炮制品水煎液中Fe、Cu、Zn的含量明显高于生品。

【贮藏】贮干燥容器内,置干燥处。

石　燕

【处方用名】石燕、煅石燕、醋石燕。

【来源】本品为石燕科动物中华弓石燕 *Cyrtiospirifer sinensis*(Graban)或弓石燕 *Cyrtiospirifer* sp. 的化石,主含碳酸钙($CaCO_3$)。

【采收加工】采得后,除去杂石,洗净泥沙。

【历史沿革】唐代有炒热、酒浸煅等法;宋代有捣末、火煅、醋淬、酒淬等法;明清有研细生用或火煅醋淬法;现行主要有明煅、火煅醋淬等法。2020年版《中国药典》未收载。

【炮制方法】

1. 石燕　取原药材,除去杂质,洗净,干燥,砸成碎块或碾成粉末。

2. 煅石燕　取净石燕碎块或粗粉,置耐火容器内,用武火加热,煅至红透,取出,晾凉,碾成粉末。

3. 醋石燕　取净石燕块,置耐火容器内,用武火加热,煅至红透,取出后立即投入醋中浸淬,取出,干燥,碾成粉末。

每100kg石燕块,用醋30kg。

【饮片质量要求】

1. 石燕　本品呈不规则的碎块状或粉末,青灰色或土棕色。质硬,可打碎,气微,味淡。

2. 煅石燕　本品呈粉末状,青灰色或灰褐色,质酥松。

3. 醋石燕　本品呈粉末状,灰褐色,质酥松,具醋气。

【炮制作用】石燕性味咸,凉。归肾、膀胱经。具有清湿热、利小便、退目翳的功效。

1. 石燕　生品用于淋病,小便不利,湿热带下,目翳内障。如治小儿诸淋涩的车前子散(《中医方剂大辞典》);治目翳的八宝丹(《中医方剂大辞典》)。

2. 煅石燕　石燕煅后,质地酥脆,便于粉碎,利于有效成分煎出。如煅石燕研为细末,糖水送服,治赤白带下(《中药辞海》);治不思乳食、面黄肌瘦、腹部膨胀、消化不良的疳积散(2020年版《中国药典》)。

3. 醋石燕　石燕煅淬后,质地更加酥脆,炮制作用及应用同煅石燕。

【炮制研究】石燕炮制后水煎液中 Ca^{2+} 浓度是炮制前的25倍,醋淬使石燕质地疏松,成分易于溶出,从而增加了 Ca^{2+} 的煎出量。

【贮藏】贮干燥容器内,置干燥处。

阳 起 石

【处方用名】阳起石、煅阳起石、酒阳起石。

【来源】本品为硅酸盐类矿物角闪石族透闪石及其异种透闪石石棉,主含碱式硅酸镁钙 $[Ca_2Mg_5(Si_4O_{11})_2(OH)_2]$。

【采收加工】采得后,去净泥土、杂石。

【历史沿革】唐代有酒渍法;宋代有火煅研、醋淬法;明清沿用火煅酒淬法;现行主要有明煅、煅制酒淬等法。2020年版《中国药典》未收载。

【炮制方法】

1. 阳起石　取原药材,除去杂质,洗净,干燥,砸成碎块。

2. 煅阳起石　取净阳起石块,置耐火容器内,用武火加热,煅至红透,取出,晾凉,碾成粉末。

3. 酒阳起石　取净阳起石块,置耐火容器内,用武火加热,煅至红透,立即倒入黄酒中浸淬,如此反复煅淬至药物酥脆、酒尽为度,取出,干燥,碾成粉末。

每100kg阳起石块,用黄酒20kg。

【饮片质量要求】

1. 阳起石　本品呈不规则碎块状,灰白色、暗灰色或浅绿色,多夹有浅黄棕色条纹或花纹,有丝样光泽。体重,味淡。

2. 煅阳起石　本品呈粉末状,青灰色,无光泽,质地松脆。

3. 酒阳起石　本品呈粉末状,灰黄色,无光泽,质地松脆,略具酒气。

【炮制作用】阳起石性味咸,温。归肾经。具有温肾壮阳的功效。

1. 阳起石　一般不生用。

2. 煅阳起石　阳起石煅后质地酥脆,利于粉碎,便于煎出有效成分。

3. 酒阳起石　阳起石煅后酒淬,可进一步使其质地酥脆,利于粉碎,便于煎出有效成分,并可增强温肾壮阳的作用。用于下焦虚寒,腰膝酸软,遗精,阳痿,宫冷不孕,崩漏。如治肾阳虚或肾阴虚的锁阳补肾胶囊(《部颁标准》);治肾阳衰弱、肾不纳气的黑锡丹(《太平惠民和剂局方》)。

【炮制研究】阳起石的温肾壮阳作用与其富含微量元素有关,以阳起石中含量较高的 Ca、Mg、Zn、Fe、Cu、Al、Mn 元素在水煎液中的含量作为测定指标,其炮制方法的优劣顺序为:煅赤酒淬 7 次 > 煅赤酒淬 3 次 > 煅赤酒淬 1 次 > 煅赤水淬 3 次 > 生品,所以阳起石以黄酒作淬液,煅淬 7 次为佳。

【贮藏】贮干燥容器内,置干燥处。

青　礞　石

【处方用名】礞石、青礞石、煅礞石、煅青礞石、硝煅礞石、硝煅青礞石。

【来源】本品为变质岩类黑云母片岩或绿泥石化云母碳酸盐片岩。

【采收加工】采挖后,除去泥沙和杂石。

【历史沿革】宋代有研细为粉、炭火烧法;元代有硝煅法;明清有生姜汁淬、藜芦汁淬等法。2020 年版《中国药典》收载青礞石和煅青礞石。

【炮制方法】

1. 青礞石　取原药材,除去杂质,砸成小块。

2. 煅青礞石　取净青礞石,置耐火容器内,用武火加热,煅至红透,取出,晾凉,碾成粉末。

3. 硝煅青礞石　取净青礞石,加等量的火硝混匀,置耐火容器中,加盖,武火加热,煅至烟尽,取出,晾凉,水飞成细粉。

【饮片质量要求】

1. 青礞石　本品呈不规则的块状,褐黑色或绿黑色(黑云母片岩)或灰色、绿灰色中夹有银色或淡黄色鳞片(绿泥石化云母碳酸盐片岩),具玻璃样光泽,断面呈层片状,可见多数鳞片状闪光点。质松、易碎,气微,味淡。

2. 煅青礞石　本品呈粉末状,褐绿色中夹杂黄棕色或黄褐色至棕褐色,质酥松。

3. 硝煅青礞石　本品呈粉末状,褐色,质地酥松,稍有火硝味。

【炮制作用】青礞石性味甘、咸,平。归肺、心、肝经。具有坠痰下气、平肝镇惊的功效。

1. 青礞石　一般不生用。

2. 煅青礞石　青礞石煅后质地酥松,便于粉碎,易于煎出有效成分。如治小儿哮喘,手足搐搦的瓜子锭(《部颁标准》)。

3. 硝煅青礞石　青礞石硝煅后增强下气坠痰功效,能逐陈积伏匿之疾。用于顽痰胶结,咳逆喘急,癫痫发狂,烦躁胸闷,惊风抽搐。

【炮制研究】礞石中含有的 Pb、Cr、Ba、Sr、Mn 等,经高温煅制后均有不同程度减少,故煅制对消除礞石的毒性具有一定意义。Si、Fe、Mg、Al、Ca、K、Na 等 7 种元素为青礞石、煅青礞石中的主要成分。

以青礞石炮制品的外观颜色、疏松度、溶出率为指标优选硝煅青礞石的炮制工艺为青礞石与火硝质量比为 1∶0.4,摊层厚度为 2cm,700℃煅制 2 小时。

【贮藏】贮干燥容器内,置干燥处。

赤 石 脂

【处方用名】赤石脂、煅赤石脂、醋赤石脂。

【来源】本品为硅酸盐类矿物多水高岭石族多水高岭石,主含四水硅酸铝[$Al_4(Si_4O_{10})$ - $(OH)_8 \cdot 4H_2O$]。

【采收加工】采挖后,除去杂石。

【历史沿革】汉代有碎法;南北朝有研粉水飞等法;宋代有烧赤投醋中、烧灰和煅等法;明代有火煅醋淬法;清代沿用煅、研粉水飞等法;现行有明煅、火煅醋淬等法。2020 年版《中国药典》收载赤石脂和煅赤石脂。

【炮制方法】

1. 赤石脂　取原药材,除净杂质,捣碎或研粉。

2. 煅赤石脂　取净赤石脂细粉,用醋调匀,搓条,切段,干燥,置耐火容器内,用武火加热,煅至红透,取出,晾凉,碾成粉末。

每 100kg 赤石脂粉,用醋 40kg。

【饮片质量要求】

1. 赤石脂　本品呈不规则的块状,粉红色、红色至紫红色,或有红白相间的花纹。质软,易碎,断面有的具蜡样光泽。吸水性强,具黏土气,味淡,嚼之无沙粒感。

2. 煅赤石脂　本品呈圆柱形段状,深红色或红褐色细粉,吸水性强,略有醋酸气。

【炮制作用】赤石脂性味甘、酸、涩,温。归大肠、胃经。具有涩肠、止血、生肌敛疮的功效。

1. 赤石脂　生品用于久泻久痢,大便出血,崩漏带下。外治疮疡不敛,湿疹脓水浸淫。如治久泻的赤石脂丸(《小儿卫生总微论方》)。

2. 煅赤石脂　赤石脂煅后质地酥松,便于粉碎,易于煎出有效成分,醋淬法借醋收涩祛瘀,增强止痢止血作用。如治妇人漏下,淋漓不止的赤石脂散(《圣济总录》)。

【贮藏】贮干燥容器内,置干燥处,防潮。

金 礞 石

【处方用名】礞石、金礞石、煅礞石、煅金礞石、硝煅礞石、硝煅金礞石。

【来源】本品为变质岩类蛭石片岩或水黑云母片岩。

【采收加工】采挖后,除去泥沙和杂石。

【历史沿革】金礞石首见于清《目经大成》,始载于现代文献《药材学》,古代本草无金礞石记载。2020 年版《中国药典》收载金礞石和煅金礞石。

【炮制方法】

1. 金礞石　取原药材,除去杂质,砸成小块。

2. 煅金礞石　取净金礞石,置耐火容器内,用武火加热,煅至红透,取出,晾凉,碾成粉末。

3. 硝煅金礞石　取净金礞石,加等量的火硝混匀,置耐火容器中,加盖,武火加热,煅至烟尽,取出,晾凉,水飞成细粉。

【饮片质量要求】

1. 金礞石　本品呈不规则的块状,棕黄或黄褐色,带有金黄色或银白色光泽,质脆,用手捻之,易碎成金黄色闪光小片,具滑腻感,气微,味淡。

2. 煅金礞石　本品呈粉末状,黄褐色至棕褐色,质地酥松。

3. 硝煅金礞石　本品呈粉末状,金黄色,质地酥松,稍有火硝味。

【炮制作用】金礞石性味甘、咸,平。归肺、心、肝经。具有坠痰下气、平肝镇惊的功效。

1. 金礞石　一般不生用。

2. 煅金礞石　金礞石煅后质地酥松,便于粉碎,易于煎出有效成分。治癫狂惊悸或喘咳痰稠的礞石滚痰丸(2020年版《中国药典》);治中暑昏厥,头晕胸闷的红灵散(2020年版《中国药典》)。

3. 硝煅金礞石　金礞石硝煅后增强下气坠痰功效,能逐陈积伏匿之疾。用于顽痰胶结,咳逆喘急,癫痫发狂,烦躁胸闷,惊风抽搐。

【炮制研究】金礞石是一种变质岩类蛭石片岩或水黑云母片岩,其中所共有的蛭石晶层结构与金礞石药性药效具有密切的关联。金礞石炮制后,部分八面体结构羟基脱失,八面体结构遭到破坏,使得其阳离子具有了可交换性;蛭石层间结构中自由水及部分结合水脱失,层间阳离子的可交换性降低;部分四面体结构被破坏,导致四面头片结构的有序性有所降低。金礞石的炮制原理主要在于破坏其矿物结构并改变其中各主要金属离子的可交换性,进而改善其药性药效。

【贮藏】贮干燥容器内,置干燥处。

金　精　石

【处方用名】金精石、煅金精石。

【来源】本品为硅酸盐类矿物水云母、蛭石族矿物水金云母、水黑云母或蛭石。

【采收加工】采挖后,除去泥沙和杂石,挑选纯净的块片。

【历史沿革】明代始有火煅、研细、水飞法;现行为明煅法。2020年版《中国药典》未收载。

【炮制方法】

1. 金精石　取原药材,除去杂质,洗净,干燥,砸碎。

2. 煅金精石　取净金精石,置耐火容器内,用武火加热,煅至红透,取出,晾凉,碾成粉末。

【饮片质量要求】

1. 金精石　本品呈不规则片状,呈金黄色、褐黄色至暗棕色,略具光泽,断面呈明显层片状,可层层剥离,薄片光滑,质较柔软,气微,味淡。

2. 煅金精石　本品呈粉末状,表面有黄色无光斑点,体轻,质酥松。

【炮制作用】金精石性味咸,寒;有小毒。归心、肝、肾经。具有镇惊安神、明目祛翳的功效。

1. 金精石　生品用于心悸怔忡,夜不安眠,目生翳障。

2. 煅金精石　金精石煅后质地酥松,易于粉碎和煎出有效成分。如配伍龙眼肉可治疗心悸失眠,配伍蝉蜕等可治目生翳障,视物模糊。

【贮藏】贮干燥容器内,置干燥处。

第二节　煅淬法

将药物按明煅法煅烧至红透后,立即投入规定的液体辅料中骤然冷却的方法称为煅淬法。煅后趁热投入液体中的操作程序称为"淬",所用的液体辅料称为"淬液"。常用的淬液有醋、黄酒、水、药汁等,按临床需要而选用。煅淬法适用于质地坚硬,经过高温煅制仍不能酥脆的矿物药,以及临床上因特殊需要而必须煅淬的药物。

某些矿物药由于质地均一,膨胀系数相同或相似,煅制时的受热未能使晶格间形成足以裂解的缝隙,冷却后仍保持原形,未能达到酥脆。若在受热后立即投入淬液中迅速冷却,则表面晶格迅速缩小,内部晶格仍处在原状态,从而产生裂隙,淬液浸入裂隙继续冷却,产生新的裂隙,反复煅淬使内外晶格胀缩产生差异而导致药物酥脆。

(一) 炮制目的

1. 使药物质地酥脆,易于粉碎,利于有效成分煎出。如赭石、磁石。

2. 增强疗效。如自然铜。

3. 清除杂质,洁净药物。如炉甘石。

(二) 操作方法

取净药材,大小分档,按明煅法煅烧至红透时,取出,立即投入规定的液体辅料中浸泡,使之酥脆,可反复进行几次至完全酥松,取出,干燥,打碎或研粉。

(三) 注意事项

1. 质地坚硬的矿物药煅淬时要反复进行,使淬液全部吸尽、药物完全酥脆为度。

2. 控制好煅制温度和时间,避免生熟不均。

3. 所用的淬液种类和用量,应根据药物的性质和煅淬目的要求而定。

自　然　铜

【处方用名】自然铜、煅自然铜。

【来源】本品为硫化物类矿物黄铁矿族黄铁矿,主含二硫化铁(FeS_2)。

【采收加工】采挖后,除去杂石。

【历史沿革】南北朝刘宋时期有甘草、醋制法;唐代有煅、火煅醋淬等法;宋代有酒磨、醋炒,干研等法;元代有煨、水飞等法;明代有煅后童便浸醋淬、火煅水淬法;清代有火煅醋淬、研细水飞法。自然铜炮制意图有"大抵骨折在补气、补血、补胃,而铜非煅不可用。若新出火者,其火毒、金毒相扇,挟热毒香药,虽有接骨之功,燥散之祸,甚于刀剑,戒之""宜火煅醋淬末,研绝细,水飞,治跌损接骨续筋""心气刺痛,自然铜火煅醋淬九次,研末醋调二分半服即止"的论述。2020年版《中国药典》收载自然铜和煅自然铜。

【炮制方法】

1. 自然铜　取原药材,除去杂质,洗净,干燥,砸成碎块。

煅自然铜(视频)

2. 煅自然铜　取净自然铜块,置耐火容器内,用武火加热,煅至红透,立即倒入醋中浸淬,如此反复煅淬至黑褐色,外表脆裂,光泽消失,质地酥脆,取出,晾凉,干燥后碾成粗粉。

每100kg自然铜块,用醋30kg。

【饮片质量要求】

1. 自然铜　本品呈立方体,集合体呈致密块状,表面亮淡黄色,有金属光泽;有的黄棕色或棕褐色,无金属光泽。具条纹,条痕绿黑色或棕红色,体重,质坚硬或稍脆,易砸碎,断面黄白色,有金属光泽;或断面棕褐色,可见银白色亮星。

2. 煅自然铜　本品呈不规则碎块或粉末状,黑褐色或黑色,无金属光泽,质地酥脆,有醋气。

含量测定:本品含铁(Fe)不得少于40.0%。

【炮制作用】自然铜性味辛,平。归肝经。具有散瘀止痛、续筋接骨的功效。

1. 自然铜　生品多外用,用于头风疼痛,项下气瘿。如治风寒湿痹所致的肩臂腰腿疼痛、肢体麻木的东方活血膏(《部颁标准》)。

2. 煅自然铜　自然铜煅淬后质地酥脆,便于粉碎,利于煎出有效成分,可增强散瘀止痛的作用。临床内服多煅用,用于跌打肿痛,筋骨折伤,关节疼痛,心气刺痛。如治跌打损伤的接骨丸(《部颁标准》)和大七厘散(《部颁标准》)。

【炮制研究】自然铜经火煅后使药物质地松脆易碎,二硫化铁分解成硫化铁,经醋淬后表面部分生成醋酸铁,使药物中铁离子溶出量增加,有利于发挥铁离子作用。自然铜经煅淬后铅、砷元素含量降低,其他如镁、钙、铬、锰、铁、钴、镍、铜、锌9种元素的含量均有不同程度增加。

自然铜煅品促进骨折愈合疗效显著优于生品,且主要作用于骨折中期,其作用机制可能是通过促进成骨细胞合成、分泌血清碱性磷酸酶,增加血磷含量,促进钙盐沉积,增加微量元素的吸收、增强骨密度,从而促进骨折的愈合。

通过对不同炮制条件下煅自然铜总硫量、总铁量等进行比较,发现400℃煅4小时,仅表面层呈黄褐色,总硫量、总铁量和生品接近,无失重现象,表明FeS_2成分基本未分解。自然铜700℃煅1小时、2次醋淬和800℃煅1小时、1次醋淬均可使其质地酥脆,内心无金属光泽,符合传统煅制品外观性状要求。

【贮藏】贮干燥容器内,置干燥处。

赭　石

【处方用名】赭石、代赭石、生赭石、煅赭石。

【来源】本品为氧化物类矿物刚玉族赤铁矿,主含三氧化二铁(Fe_2O_3)。

【采收加工】采挖后，除去杂石。

【历史沿革】汉代有碎法；南北朝刘宋时期有煮法，水飞等法；宋代有火煅醋淬、水飞、烧制、煅等法；明清有煨赤，并沿用了研法、煅淬法、水飞法。赭石炮制意图有"煅赤醋淬，三次或七次，研末水飞，取其相制，并为肝经血分引用也"的论述。2020年版《中国药典》收载赭石和煅赭石。

【炮制方法】

1. 赭石　取原药材，除去杂质，洗净，晒干，砸成碎块。

2. 煅赭石　取净赭石块，置耐火容器内，用武火加热，煅至红透，立即倒入醋中浸淬，如此反复煅淬至质地松脆，淬液吸尽为度，干燥，碾成粗粉。

赭石（图片）

每100kg赭石块，用醋30kg。

【饮片质量要求】

1. 赭石　本品呈规则扁平块状，红棕色，表面有圆形乳头状凸起，习称"钉头代赭"，与之相对的另一面相对应处有同样大小的凹窝，质坚，体重，气微味淡。

2. 煅赭石　本品呈不规则碎块或粉末状，暗褐色或紫褐色，光泽消失，质地酥脆，略带醋气。

【炮制作用】赭石性味苦，寒。归肝、心、肺、胃经。具有平肝潜阳，重镇降逆，凉血止血的功效。

1. 赭石　生赭石偏于平肝潜阳，重镇降逆，凉血止血，用于眩晕耳鸣，呕吐，嗳气，呃逆，喘息，以及血热所致的吐血，衄血。如治内耳晕症，头晕，目眩症的晕可平冲剂（《部颁标准》）。

2. 煅赭石　赭石煅淬后质地松脆，易于粉碎和煎出有效成分，降低了苦寒之性，缓和重镇降逆之功，增强了平肝止血作用。如治痔疮突然发作，下血不止或吐血、衄血、尿血的固荣丹（《中医方剂大辞典》）。

【炮制研究】生、煅赭石除主成分Fe元素含量高外，Ca元素含量位居其次，煅赭石比生赭石Mn、Fe、Ca、Mg、Si等成分溶出量都有较大增加，尤其是Ca的溶出量增加30倍，而对人体有害成分As的溶出量大大减少，毒性降低。煅赭石比生赭石增强了平肝止血作用，可能与Ca、Fe的大量溶出有关。赭石经醋淬一次，水煎液中测不出亚铁盐，亚铁含量与煅淬次数成正比，合理增加煅淬次数可提高亚铁含量，并降低砷含量。以含砷量为指标，由高到低顺序为：生品干研>煅干研>煅醋淬干研>生品水飞>煅水飞>煅醋淬水飞，其中煅醋淬水飞是最好的除砷方法。

生、煅赭石能提高入睡动物百分率，且煅赭石能拮抗戊四氮致惊作用，说明赭石对中枢神经有一定抑制作用。生、煅赭石均能显著降低角叉菜胶引发的足肿胀度，缩短止血、凝血时间，说明二者均具有抗炎、止血、凝血作用。煅赭石高剂量水煎液能明显缩短小鼠出血时间和凝血时间、大鼠凝血酶原时间、活化部分凝血活酶时间、凝血酶时间，增加大鼠血浆纤维蛋白原含量，所以煅赭石的促凝、止血作用机制可能是通过激活内、外源性凝血系统而止血。

【贮藏】贮干燥容器内，置干燥处。

磁　　石

【处方用名】磁石、灵磁石、煅磁石。

【来源】本品为氧化物类矿物尖晶石族磁铁矿,主含四氧化三铁(Fe_3O_4)。

【采收加工】采挖后,除去杂石。

【历史沿革】南北朝有药汁煮、研细、水飞法;唐、宋有烧、醋淬、酒淬等法;明清以后沿用上述方法。并有"炼汁饮之,但久服必有大患"的论述。2020年版《中国药典》收载磁石和煅磁石。

【炮制方法】

1. 磁石　取原药材,除去杂质,洗净,干燥,砸成碎块。

2. 煅磁石　取净磁石块,置耐火容器内,用武火加热,煅至红透,立即倒入醋中浸淬,如此反复煅淬至松脆,取出干燥,碾成粉末。

每100kg磁石块,用醋30kg。

【饮片质量要求】

1. 磁石　本品呈不规则块状,表面灰黑色或褐色,条痕黑色,具金属光泽。质坚硬,具磁性,有土腥气,味淡。

含量测定:含铁(Fe)不得少于50.0%。

2. 煅磁石　本品呈不规则碎块或粉末状,表面黑色,质硬而酥。无磁性,有醋香气。

含量测定:含铁(Fe)不得少于45.0%。

【炮制作用】磁石性味咸,寒。归肝、心、肾经。具有镇惊安神、平肝潜阳、聪耳明目、纳气平喘的功效。

1. 磁石　生品偏于平肝潜阳,镇惊安神。用于惊悸失眠,头晕目眩。如治肝阳上亢、头目眩晕的脑立清丸(2020年版《中国药典》)。

2. 煅磁石　磁石煅后聪耳明目,补肾纳气力强,缓和了重镇安神的功能,并且质地酥脆,易于粉碎及煎出有效成分。用于耳鸣,耳聋,视物昏花,白内障,肾虚气喘,遗精等。如治肝肾阴虚、耳鸣耳聋的耳聋左慈丸(2020年版《中国药典》);治心肾阴虚,心阳偏亢,心悸失眠,耳鸣耳聋,视物昏花的磁朱丸(《部颁标准》)。

【炮制研究】磁石煅醋淬后含铁量与生品比较有显著增加,砷含量显著降低,有害元素钛、锰、铝、铬、钡、锶等,煅制后均有变化,尤其锶煅制后未检出,说明磁石煅制对消除其有害元素具有一定意义。磁石煅烧后保持了原有的主要成分Fe_3O_4,而Fe_2O_3基本消失。以水溶性铁、重金属(铜、镉、汞、铅)和有害元素(砷)的溶出量为指标,优选煅磁石的炮制工艺为600℃炮制0.5小时,煅淬3次。

【贮藏】贮干燥容器内,置干燥处。

紫 石 英

【处方用名】紫石英、煅紫石英。

【来源】本品为氟化物类矿物萤石族萤石,主含氟化钙(CaF_2)。

【采收加工】采挖后,除去杂石。

【历史沿革】唐代有研、醋淬法;宋代有火煅醋淬水飞、煅制、葵菜煮等法;明代有煨制法;清以后多沿用火煅醋淬法。紫石英炮制意图有"……入地坑埋,出火毒"的论述。2020年版《中国药典》

收载紫石英和煅紫石英。

【炮制方法】

1. 紫石英　取原药材,除去杂质,洗净,干燥,砸成碎块。

2. 煅紫石英　取净紫石英块,置耐火容器内,加盖,用武火加热,煅至红透,立即倒入醋中浸淬,取出,再煅淬一次,冷却后取出,干燥,碾成粉末。

每100kg紫石英块,用醋30kg。

紫石英(图片)

【饮片质量要求】

1. 紫石英　本品呈不规则碎块,紫色或绿色,半透明至透明,有玻璃样光泽,气微,味淡。

含量测定:含氟化钙(CaF_2)不得少于85.0%。

2. 煅紫石英　本品呈不规则碎块或粉末状,表面黄白色、棕色或紫色,无光泽,质酥脆,有醋香气,味淡。

含量测定:含氟化钙(CaF_2)不得少于80.0%。

【炮制作用】紫石英性味甘,温。归肾、心、肺经。具有温肾暖宫、镇心安神、温肺平喘的功效。

1. 紫石英　生品偏于镇心安神。多用于心悸易惊,失眠多梦。如治各种类型癫痫的止痫散(《部颁标准》)。

2. 煅紫石英　紫石英煅淬后质地松脆,便于粉碎,易于煎出有效成分,温肺降逆、散寒暖宫力强。多用于肺虚寒咳,宫冷不孕等。如治操劳过度,血气耗损,冲任不固,白带频下的加味震灵丹(《中医方剂大辞典》)。

【炮制研究】紫石英经煅或醋淬后,沿一定裂解方向裂成酥脆小块,这些小块用手捏即可变成粗颗粒。煅醋淬有利于紫石英主成分CaF_2的保留及Ca的溶出,经煅淬后,紫石英中所含铅、镉、砷、汞、铜等有害元素含量均有不同程度降低。

【贮藏】贮干燥容器内,置干燥处。

炉　甘　石

【处方用名】炉甘石、煅炉甘石、制炉甘石。

【来源】本品为碳酸盐类矿物方解石族菱锌矿,主含碳酸锌($ZnCO_3$)。

【采收加工】采挖后,洗净,晒干,除去杂石。

【历史沿革】唐代有火煅、黄连水淬法;宋代有火煅童便淬、黄连汁童便淬等法;明清有三黄汤制、童便黄连龙胆草当归制、黄连黄柏黄芩甘菊薄荷童便制、黄连归身木贼羌活麻黄制、火煅醋淬等法;现行有煅淬、黄连汤及三黄汤制等法。炉甘石炮制意图有"火煅醋淬五次,治下疳阴疮""用三黄煎水而煅炼,善疗目疾"的论述。2020年版《中国药典》收载炉甘石和煅炉甘石。

【炮制方法】

1. 炉甘石　取原药材,除去杂质,砸成碎块。

2. 煅炉甘石　取净炉甘石块,置耐火容器内,用武火加热,煅至红透,取出,立即倒入水中浸淬,搅拌,倾取上层混悬液,残渣继续煅淬3~4次,至不能混悬为度,合并混悬液,静置,待澄清后倾去上层清水,残渣再按水飞法水飞成细粉,晒干。

3. 制炉甘石

(1)黄连汤制炉甘石:取黄连加水煎汤 2~3 次,滤过去渣,合并药汁浓缩,加入煅炉甘石细粉中拌匀,吸尽后,干燥。

每 100kg 炉甘石细粉,用黄连 12.5kg。

(2)三黄汤制炉甘石:取黄连、黄柏、黄芩,加水煮汤 2~3 次,至苦味淡薄,过滤去渣,加入煅炉甘石细粉中拌匀,吸尽后,干燥。

每 100kg 炉甘石细粉,用黄连、黄柏、黄芩各 12.5kg。

注意事项:本品多作眼科外用药,临床要求用极细药粉,大多煅淬后还需水飞制取,制炉甘石应选用水飞后的细粉。

【饮片质量要求】

1. 炉甘石　本品呈不规则块状,表面灰白色或淡红色,显粉性,无光泽,凹凸不平,多孔,似蜂窝状,体轻,易碎,气微,味微涩。

2. 煅炉甘石　本品呈细粉状,白色、淡黄色或粉红色,体轻,质松软而细腻光滑,气微,味微涩。

含量测定:含氧化锌(ZnO)不得少于 56.0%。

3. 制炉甘石　本品呈细粉状,黄色或深黄色,质轻松细腻,味苦。

【炮制作用】炉甘石性味甘,平。归肝、脾经。具有解毒明目退翳、收湿止痒敛疮的功效。

1. 炉甘石　生品炉甘石一般不入药用。

2. 煅炉甘石　炉甘石煅后水飞质地纯洁细腻,适宜于眼科及外敷用,消除了由于颗粒较粗而造成的对局部黏膜的刺激性。如治风火烂眼、暴发赤肿、眼涩眼痒、视物不清的紫金锭眼药(《部颁标准》);治耳内生疮,破流脓水,痛痒浸淫的红棉散(《部颁标准》);治疮疡溃烂,腐肉将尽,疮口不收的生肌八宝散(《部颁标准》)。

3. 制炉甘石　炉甘石用黄连汤或三黄汤制后,可增强清热明目、敛疮收湿的功能。用于目赤肿痛,睑弦赤烂,翳膜遮睛,胬肉攀睛,溃疡不敛,脓水淋漓,湿疮瘙痒。如治目赤肿痛,眼缘溃烂的八宝眼药(《部颁标准》)。

【炮制研究】炉甘石主要成分为碳酸锌,煅后使部分碳酸锌分解为氧化锌,且粒径变小。炉甘石抑菌活性主要取决于氧化锌的含量和粒径大小,与碳酸锌无关。氧化锌含量越高、粒径越小,抑菌活性越强。氧化锌内服不吸收,外敷于黏膜疮疡面有收敛吸湿消炎作用。用黄连汤等药汁制可增加新的成分,并可形成络合物促进锌吸收。炉甘石、煅炉甘石均能促进大鼠伤口成纤维细胞和毛细血管的形成,加快肉芽组织增生,从而加速皮肤创口的愈合,煅炉甘石生肌作用更强。

【贮藏】贮干燥容器内,置干燥处。

第三节　暗煅法

药物在高温缺氧条件下煅烧成炭的方法,称为暗煅法,又称闷煅法、密闭煅法、扣锅煅法、煅炭法。适用于煅制质地疏松、炒炭时易灰化或较难成炭或有特殊需要的药物，以及某些中成药在制备过程中需要综合制炭的药物。

（一）炮制目的

1. 改变药物性能，产生新的疗效。如血余炭和棕榈炭，生品一般不入药，煅炭后，能产生止血作用。

2. 增强或产生止血作用。如荷叶煅成炭后，增强止血作用；丝瓜络煅成炭后，产生止血作用。

3. 降低毒性和刺激性。如干漆等有毒的药物，煅后降低或消除毒性和刺激性。

（二）操作方法

将净药物置锅内，上盖一较小的锅，两锅结合处先用湿纸封堵，再用盐泥封严，盖锅上压一重物（防止锅内气体膨胀而冲开盖锅），盖锅底部贴一白纸条，或放几粒大米。待盐泥稍干后，先用文火再用武火加热，煅烧至白纸或大米呈焦黄色，离火，待冷却后，取出药物。亦可在两锅盐泥封闭处留一小孔，用筷子塞住，在炉火上煅烧过程中，不时观察小孔处的烟雾，当由白烟至黄烟转呈青烟减少时，降低火力，煅至基本无烟时，离火，冷却后取出药物。

（三）注意事项

1. 锅内药量不可装得过多、过紧，以免煅制不透，影响煅炭质量。一般最多为锅容量的2/3。煅烧时变化剧烈的血余、干漆等，不能超过锅容量的1/3。

2. 煅烧过程中，若有大量气体或浓烟从锅缝中逸出，应立即用盐泥封堵，防止空气进入，使药物灰化。

3. 煅透后，应放冷后再开锅，以免药物遇空气燃烧而灰化。

4. 煅后的药物应符合"煅炭存性"的质量要求。即药材基本炭化，色黑而有光泽，保持一定形状而不灰化，如果成品碰之即成粉状，色白者即已灰化，不能药用。

5. 判断药物是否煅透的方法，除观察米和纸的颜色外，还可以采用滴水即沸的方法。

血 余 炭

【处方用名】血余炭。

【来源】本品为人发制成的炭化物。

【历史沿革】汉代以前载有"燔发"；汉代有烧灰等法；唐代有炙法等；宋代有"烧灰存性"的记载；明代有用皂角水洗净，烧存性，此法沿用至今。2020年版《中国药典》收载血余炭。

【炮制方法】

血余炭　取头发，除去杂质，用碱水洗去油垢，清水漂净，干燥后置锅内，上盖一较小的锅，两锅结合处先用湿纸再用盐泥封固，上压重物。盖锅底部贴一白纸条，或放几粒大米，用文武火加热，煅至白纸或大米呈焦黄色为度，停火，放冷后取出，剁成小块。

血余炭（图片）

【饮片质量要求】

血余炭　本品呈不规则块状,乌黑光亮,有多数细孔,呈蜂窝状,体轻,质脆,研之有清脆声,用火烧之有焦发气味,味苦。

检查:酸不溶性灰分不得过10.0%。

【炮制作用】血余炭性味苦,平。归肝、胃经。具有收敛止血,化瘀,利尿的功效。

血余炭　本品入药必须煅成炭,煅炭后产生止血作用。用于吐血,咯血,衄血,血淋,尿血,崩漏下血,外伤出血,小便不利。如治血虚有瘀的吐血,衄血,咯血的三奇散(《太平圣惠方》);治下部各种出血的化血丹(《医学衷中参西录》)。

【炮制研究】实验表明,血余炭可显著缩短实验动物的出血、凝血时间。血余炭的水和乙醇煎出液,能显著缩短小鼠和大鼠的出血时间,乙醇煎出液还能缩短大鼠的凝血时间,而人发的水和乙醇煎出液则无此作用。从血余炭中提得的粗结晶止血作用更强。血余炭粗结晶具有内源性系统止血功能,其止血原理与血浆中 cAMP 含量降低有关。除去血余炭中的钙、铁离子后,其凝血时间延长。说明血余炭止血与其所含的钙、铁离子有关。不同年龄的人发炮制成的血余炭,其缩短实验动物凝血时间的作用不同,以青、中年人的头发最佳。有研究表明,血余炭最佳制炭工艺为300℃扣锅煅20分钟,该炮制品的浸出物及钙元素含量高,具有明显止血作用。

【贮藏】贮干燥容器内,置干燥处。

棕　榈

【处方用名】棕榈、棕板、棕板炭、棕榈炭、陈棕炭。

【来源】本品为棕榈科植物棕榈 *Trachycarpus fortunei* (Hook. f.) H. Wendl. 的干燥叶柄。

【采收加工】采棕时割取旧叶柄下延部分及鞘片,除去纤维状的棕毛,晒干。

【历史沿革】唐代有烧灰;宋代有煅炭法;明清有炒炭、炒焦等法。棕榈炮制意图有"烧作灰,治妇人崩中、下血"的论述。2020年版《中国药典》收载棕榈和棕榈炭。

【炮制方法】

1. 棕榈　取原药材,除去杂质,洗净,切段,干燥,筛去灰屑。

2. 棕榈炭

(1)煅炭:取净棕榈段,置锅内,上扣一较小锅,两锅结合处先用湿纸再用盐泥封固,扣锅上压一重物,扣锅底部贴以白纸或放数粒大米,以文武火加热,煅至白纸条或大米呈焦黄色时,停火,冷却后取出。

(2)炒炭:取净棕榈段,置预热的炒制容器内,用武火炒至表面黑褐色,内部焦褐色时,喷淋清水少许,灭尽火星,取出,摊晾,凉透。

【饮片质量要求】

1. 棕榈　本品呈长条板状,一端较窄而厚,另端较宽而稍薄,大小不等,表面红棕色,粗糙,有纵直皱纹,一面有明显的凸出纤维,纤维的两侧附有多数棕色茸毛,质硬而韧,不易折断,断面纤维性,气微,味淡。

2. 棕榈炭　本品呈不规则块状,大小不一,表面黑褐色至黑色,有光泽,有纵直条纹,触之有黑色炭粉,内部焦黄色,纤维性,略具焦香气,味苦涩。

【炮制作用】棕榈性味苦、涩,平。归肺、肝、大肠经。具有收敛止血的功效。

1. 棕榈　生品一般不入药用。

2. 棕榈炭　棕榈制炭后具有收敛止血的功能。用于吐血,衄血,尿血,便血,崩漏。如治血热妄行,血不归经而无瘀滞的各种出血的十灰散(《增订十药神书》)。

【炮制研究】棕榈制炭后所含化学成分的组成和含量发生了复杂变化,棕榈中检出 19 个成分,棕榈炭中检出 26 个成分,对羟基苯甲酸的含量成倍增长,主要止血有效成分 *d*- 儿茶素在生品中未检出,制炭后则可检出,没食子酸等成分含量制炭后也升高。动物实验表明,棕榈炭能缩短出血、凝血时间,新棕皮炭或新棕板炭均无作用,陈棕炭、陈棕皮炭则有明显作用,尤其是取自多年的破旧陈棕作用更为明显。说明"年久败棕入药尤妙"的古人经验是有道理的。

【贮藏】贮干燥容器内,置干燥处。

灯 心 草

【处方用名】灯心、灯心草、灯心草炭。

【来源】本品为灯心草科植物灯心草 *Juncus effusus* L. 的干燥茎髓。

【采收加工】夏末至秋季割取茎,晒干,取出茎髓,理直,扎成小把。

【历史沿革】宋代有烧炭法;清代有煅炭法、朱砂染法。2020 年版《中国药典》收载灯心草和灯心炭。

【炮制方法】

1. 灯心草　取原药材,拣净杂质,剪成段。

2. 灯心炭　取净灯心草,扎成小把,置煅锅内,上扣一口径较小的锅,接合处用盐泥封固,在扣锅上压以重物,并贴一条白纸或放数粒大米,用文武火加热,煅至纸条或大米呈深黄色时停火,待锅凉后,取出。

【饮片质量要求】

1. 灯心草　本品呈细圆柱形的段,长 40~60mm,表面白色或黄白色,有细纵纹。体轻,质软,略有弹性,易拉断,断面白色。气微,味淡。

2. 灯心炭　本品形如灯心草,表面黑色,体轻,质松脆,易碎,气微,味微涩。

【炮制作用】灯心草性味甘、淡,微寒。归心、肺、小肠经。具有清心火、利小便的功效。

1. 灯心草　生品长于利水通淋。用于心烦失眠,尿少涩痛,口舌生疮。如灯心草一两,麦冬、甘草各五钱,浓煎饮,治五淋癃闭(《方氏脉症正宗》)。

2. 灯心炭　灯心草煅后可凉血止血,清热敛疮,外用治咽痹,乳蛾,阴疳。

【贮藏】贮干燥容器内,置干燥处。

荷 叶

【处方用名】荷叶、荷叶炭。

【来源】本品为睡莲科植物莲 *Nelumbo nucifera* Gaertn. 的干燥叶。

【采收加工】夏、秋二季采收,晒至七八成干时,除去叶柄,折成半圆形或折扇形,干燥。

【历史沿革】唐代有炙、炒令黄等法;宋代有烧、熬法;明清以炒、煅法为主;荷叶炮制意图有

"活血生用,止血炒焦用"的论述。现行主要有闷煅法、炒法等法。2020 年版《中国药典》收载荷叶和荷叶炭。

【炮制方法】

1. 荷叶　取原药材,除去杂质及叶柄,抢水洗净,稍润,切丝,干燥。

2. 荷叶炭　取净荷叶,置锅内,上扣一小锅,两锅结合处先用湿纸再用盐泥封固,上压一重物,并贴一白纸或放大米数粒,用武火加热,煅至白纸条或大米呈焦黄色时,停火,冷却后取出。

【饮片质量要求】

1. 荷叶　本品呈不规则的丝片状,上表面深绿色或黄绿色,较粗糙,下表面淡灰棕色,较光滑,叶脉明显凸起。质脆,易碎,稍有清香气,味微苦。

检查:水分不得过 15.0%,总灰分不得过 12.0%。

浸出物:70% 乙醇浸出物不得少于 10.0%。

含量测定:含荷叶碱($C_{19}H_{21}NO_2$)不得少于 0.070%。

2. 荷叶炭　本品形如荷叶,表面棕褐色或黑褐色,气焦香,味涩。

【炮制作用】荷叶性味苦,平。归肝、脾、胃经。具有清暑化湿、升发清阳、凉血止血的功效。

1. 荷叶　生品用于暑热烦渴,暑湿泄泻,脾虚泄泻,血热吐血、衄血,便血崩漏。如治暑温的清络饮(《温病条辨》);治吐血、衄血的四生丸(《妇人大全良方》)。

2. 荷叶炭　荷叶煅炭后收涩化瘀止血力强。用于多种出血证及产后血晕。如治多种出血证的十灰散(《增订十药神书》)。

【炮制研究】荷叶经煅炭和炒炭后,荷叶碱含量较生品降低,槲皮素含量增加,加热炮制对荷叶中荷叶碱和槲皮素含量有显著影响。荷叶可明显缩短小鼠凝血时间,制炭后作用显著。荷叶生、炭品均具有止血作用,但制炭后止血作用增强,不同制炭方法对荷叶炭的止血作用无明显影响。

【贮藏】贮干燥容器内,置通风干燥处,防蛀。

干　漆

【处方用名】干漆、煅干漆、干漆炭。

【来源】本品为漆树科植物漆树 *Toxicodendron vernicifluum* (Stokes) F. A. Barkl. 的树脂经加工后的干燥品。

【采收加工】收集盛漆器具底留下漆渣,干燥。

【历史沿革】晋代载熬;唐代有烧灰法;宋代有重汤煮、酒炒、醋炒等法;明代有煅法、炒黄法;清代有炒炭法。干漆炮制意图有"火煅黑烟尽方可用,以其性气大悍,服之大伤气血,若去烟而用之,止破瘀血而不伤元血"的论述。2020 年版《中国药典》收载干漆炭。

【炮制方法】

1. 干漆　取原药材,除去杂质,砸成小块,洗净,晒干。

2. 煅干漆　取净干漆块,置锅内,上扣一较小的锅,两锅结合处先用湿纸再用盐泥封固,盖锅上压一重物,并贴一白纸条或放几粒大米,用武火加热,煅至白纸或大米呈焦黄色时,停火,冷却后取出,碾碎。亦可置火上烧枯,烟尽。

3. 炒干漆　取净干漆块,置预热的炒制容器内,用中火加热,炒至焦枯黑烟尽,取出,晾凉。

【饮片质量要求】

1. 干漆　本品呈不规则块状,黑褐色或棕褐色,表面粗糙,有蜂窝状细小孔洞或呈颗粒状。质坚硬,不易折断,断面不平坦,具特殊臭气。

2. 煅干漆　本品呈大小不一的块状,黑色,有光泽,质松脆,断面多孔隙,气微,味淡,嚼之有粒感。

3. 炒干漆　本品呈大小不一的颗粒状,焦黑色,质坚硬,具孔隙,无臭,味淡。

【炮制作用】干漆性味辛,温;有毒。归肝、脾经。具有破瘀通经、消积杀虫的功效。

1. 干漆　生干漆辛温有毒,伤营血,损脾胃,故不宜生用。

2. 煅干漆　干漆煅后降低其毒性和刺激性。用于瘀血经闭,癥瘕积聚,虫积腹痛。如治瘀血内阻,妇女闭经的大黄䗪虫丸(2020 年版《中国药典》);治包衣不出,恶血不行的干漆散(《圣济总录》)。

3. 炒干漆　干漆炒后降低其毒性和刺激性。临床应用同煅干漆。

【炮制研究】干漆主含漆酚 50%~80%,可导致过敏性皮炎。生漆中尚含有一种漆敏内酯,也可产生过敏性皮炎。漆酚与漆敏内酯为干漆中具有刺激性、毒性的物质,经煅制后破坏,使干漆毒性、刺激性下降。

【贮藏】贮干燥容器内,密闭保存,防火。

蜂　房

【处方用名】蜂房、露蜂房、煅蜂房。

【来源】本品为胡蜂科昆虫果马蜂 *Polistes olivaceous*(DeGeer)、日本长脚胡蜂 *Polistes japonicus* Saussure 或异腹胡蜂 *Parapolybia varia* Fabricius 的巢。

【采收加工】秋、冬二季采收,晒干或略蒸,除去死蜂死蛹,晒干。

【历史沿革】汉代有熬、炙法;刘宋时期有蒸制法;唐代有微炒、烧;宋代有煅法;明代有炒焦、炒黑、蒸制、蜜制、猪脂制等法;清代又有乳制、焙制、酒制、煅等法。蜂房炮制意图有"入盐烧过研末擦之,治风虫牙痛"的论述。2020 年版《中国药典》收载蜂房。

【炮制方法】

1. 蜂房　取原药材,刷尽泥灰,除去杂质,切块,筛去灰屑。

2. 煅蜂房　取净蜂房,置锅内,上扣一小锅,两锅结合处先用湿纸再用盐泥封固,上压一重物,并贴一白纸或放大米数粒,用文武火加热,煅至白纸或大米呈焦黄色时,停火,冷却后取出。用时掰碎或研细入药。

【饮片质量要求】

1. 蜂房　本品呈圆盘状或不规则的扁块状,大小不一,表面灰白色或灰褐色,可见六角形房孔。体轻,质韧,略有弹性。气微,味辛淡。

检查:水分不得过 12.0%,总灰分不得过 10.0%,酸不溶性灰分不得过 5.0%。每 1 000g 含黄曲霉毒素 B_1 不得过 5μg,含黄曲霉毒素 G_2、黄曲霉毒素 G_1、黄曲霉毒素 B_2 和黄曲霉毒素 B_1 的总量不得过 10μg。

2. 煅蜂房　本品呈圆盘状或不规则的块状,大小不一,黑褐色,质轻,无臭,味涩。

【炮制作用】蜂房性味甘,平。归胃经。具有攻毒杀虫,祛风止痛的功效。

1. 蜂房　生品一般多外用,经过配伍可用于风疹瘙痒、乳痈、恶疮、风湿痹痛。内服多用炮制品。

2. 煅蜂房　蜂房煅后可降低毒性,增强疗效,利于粉碎和制剂。用于痈疽,瘰疬,牙痛,癣疮,风湿痹痛,瘾疹瘙痒等。如治头生瘰疬,脓血不止,疼痛难忍的蜂房膏(《太平圣惠方》)。

【炮制研究】蜂房含蜂蜡及树脂,并含有毒的露蜂房油(挥发油)。经过炮制后,部分有毒成分散失,毒性降低。

【贮藏】贮干燥容器内,置通风干燥处,防压,防蛀。

丝 瓜 络

【处方用名】丝瓜络、炒丝瓜络、丝瓜络炭。

【来源】本品为葫芦科植物丝瓜 *Luffa cylindrical* (L.) Roem. 的干燥成熟果实的维管束。

【采收加工】夏、秋二季果实成熟、果皮变黄、内部干枯时采摘,除去外皮和果肉,洗净,晒干,除去种子。

【历史沿革】宋代有煅法;明代有烧灰;清代有焙法,酒洗法;丝瓜络炮制意图有"烧存性为末酒服,疗肠风下血"的论述。现行主要有炒炭和煅炭法等法。2020 年版《中国药典》收载丝瓜络。

【炮制方法】

1. 丝瓜络　取原药材,除去杂质及残留种子、外皮,压扁,切段,筛去碎屑。

2. 丝瓜络炭

(1)炒炭:取净丝瓜络段,置预热的炒制容器内,用武火加热,炒至表面焦黑色,内部焦褐色时,喷淋清水灭尽火星,取出,晾干。

(2)煅炭:取净丝瓜络段,置锅内,上扣一小锅,两锅结合处先用湿纸再用盐泥封固,上压一重物,并贴一白纸条或放大米数粒,用武火加热,煅至白纸或大米呈焦黄色时,停火,冷却后取出。

【饮片质量要求】

1. 丝瓜络　本品由丝状维管束交织而成,多呈长棱形或长圆筒形,略弯曲,表面黄白色。体轻,质韧,有弹性,不能折断。横切面可见子房 3 室,呈空洞状。气微,味淡。

2. 丝瓜络炭　本品形如丝瓜络,表面焦黑色,内部焦褐色。

【炮制作用】丝瓜络性味甘,平。归肺、胃、肝经。具有祛风、通络、活血、下乳的功效。古代多煅炭用。

1. 丝瓜络　生品长于祛风化痰,通络除痹。用于痹痛拘挛,胸胁胀痛,乳汁不通,乳痈肿痛。

2. 丝瓜络炭　丝瓜络制炭后微具涩性,有止血作用。用于崩中漏下,肠风下血。如治妇女血脉壅滞,乳汁不通,以之烧炭存性研末酒服(《简便单方俗论》);治痰多咳嗽,以之烧炭存性为末,枣肉为丸(《摄生众妙方》)。

【贮藏】贮干燥容器内,置干燥处。

本章小结

1. 主要内容解读　煅法是将净制后的中药,置耐火容器内,高温加热至一定程度的方法。主要适用于矿物类、贝壳类、化石类中药以及部分需要制炭的中药炮制。煅法的起源甚早。《五十二病方》中就有用燔法处理矿物药、动物药和少量植物药的记载。受魏晋南北朝炼丹术的推动,唐代用于中药炮制的煅、炼、烧等方法已经相当进步,古代文献中"煅""烧""炼""燔"等均为程度不同的各种煅制方法。

2. 主要知识点　将净制后的中药,置适宜的耐火容器内,高温加热至一定程度的方法,称为煅法。根据所煅药物的性质、目的、操作方法以及加辅料与否,煅法可以分为明煅法、煅淬法和暗煅法。将净制后的药物,置适宜的耐火容器内,不隔绝空气,进行高温加热至一定程度的方法,称为明煅法。适用于矿物、贝壳及化石类药物。明煅可使药物质地酥脆,易于粉碎和煎出有效成分;除去药物结晶水,增强收敛作用;缓和药性。煅淬是将药物按明煅法煅烧至红透后,立即投入规定的液体辅料中骤然冷却的方法,常用的淬液有醋、黄酒、水、药汁等。煅淬法适用于质地坚硬,经过高温煅制仍不能酥脆的矿物药,以及临床上因特殊需要而必须煅淬的药物。药物煅淬后,质地酥脆,易于粉碎,利于有效成分煎出;增强疗效;清除杂质,使药物洁净。暗煅是药物在高温缺氧条件下煅烧成炭的方法,又称闷煅法、密闭煅法、扣锅煅法、煅炭法。适用于煅制质地疏松、炒炭时易灰化或较难成炭或有特殊需要的药物,以及某些中成药在制备过程中需要综合制炭的药物。煅炭后,能增强或产生止血作用,降低毒性和刺激性。

重点药物:白矾、石膏、龙骨、牡蛎、石决明、阳起石、赭石、自然铜、炉甘石、血余炭、棕榈、灯心草。

一般药物:硼砂、寒水石、花蕊石、钟乳石、云母石、鹅管石、龙齿、瓦楞子、蛤壳、珍珠母、禹余粮、石燕、青礞石、皂矾、赤石脂、金礞石、金精石、磁石、紫石英、荷叶、蜂房、丝瓜络、干漆。

3. 拓展学习指导　明煅和煅淬法主要适用于矿物药,目前作为质控的矿物药的主要成分有的并不是有效成分,矿物药煅制后药效增强的原理尚不清楚,以什么指标评价矿物药的药效是研究的难点。关注矿物类中药研究的新方法、新技术和新进展,对于该类中药的炮制研究方法和饮片质量的评价具有参考价值,有助于揭示煅法炮制作用的科学内涵及原理。

第十二章　同步练习

思考题

1. 明煅法的目的是什么？适用于哪些药物？

2. 何谓煅淬法？其炮制目的有哪些？

3. 制备枯矾时,为什么不能用铁锅？控制温度的目的是什么？

4. 含结晶水的矿物药明煅时有哪些注意事项？煅制前后其功效发生了哪些变化？

5. 自然铜、赭石常用的炮制方法是什么？各有何炮制作用？

6. 暗煅法具有什么特点？适用于哪些药物？炮制时应注意什么？

第十三章　蒸煮燀法

学习目标

掌握:蒸、煮、燀法的炮制目的、操作方法及注意事项;重点药物的炮制规格、炮制工艺要点及炮制作用。

熟悉:重点药物的质量要求及炮制研究概况;一般药物的炮制规格及炮制作用。

了解:蒸、煮、燀法的含义。

蒸、煮、燀法为一类"水火共制"法。在炮制过程中,既要用到清水或液体辅料如酒、醋、药汁等,又要用火加热。某些药物虽用固体辅料,如藤黄、硫黄炮制时以豆腐为辅料,但操作时仍需用水来进行蒸煮。

目前用于蒸、煮、燀法的生产设备包括蒸煮罐、蒸药箱或高压蒸煮设备等,多用于规模生产。以蒸煮罐为例,其结构示意图及设备图见图 13-1。

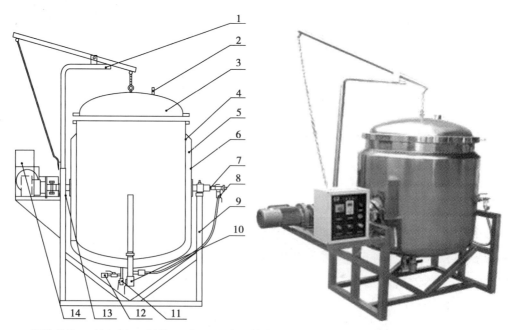

1.揭盖机构;2.放气阀;3.锅盖;4.内胆;5.夹层外腔;6.外壳;7.夹层进气阀门;8.中心进气阀门;
9.支架;10.放药液阀门;11.放冷凝小阀门;12.疏水阀;13.限位开关;14.电控箱。

● 图 13-1　蒸煮罐结构示意图及设备图

第一节　蒸法

将净选或切制后的药物加辅料或不加辅料置蒸制容器内用水蒸气加热或隔水加热至一定程度的方法称为蒸法。其中不加辅料蒸者为清蒸,加辅料蒸者根据所加辅料不同,分别称为酒蒸、醋蒸和黑豆汁蒸等。

蒸制时直接利用流通蒸汽蒸者称为"直接蒸法";药物在密闭条件下隔水加热产生蒸汽蒸者称"间接蒸法",又称"炖法"。

(一) 炮制目的

1. 改变药物性能,扩大用药范围。如地黄生品性寒,清热凉血,蒸制后使药性转温,功能由清变补。

2. 减少副作用。如大黄生用气味重浊,走而不守,直达下焦,泻下作用峻烈,易伤胃气,酒蒸后泻下作用缓和,能减轻腹痛等副作用。黄精生品刺激咽喉,蒸后可消除其副作用。

3. 保存药效,利于贮藏。如桑螵蛸生品经蒸后杀死虫卵,便于贮藏。黄芩蒸后破坏酶类,保存苷类有效成分,达到杀酶保苷的作用。

4. 便于软化切片。如木瓜、天麻等或质地坚硬,或含糖类较多的药物,若用水浸润则水分不易渗入,久泡则损失有效成分,采用蒸后切片的方法软化效果好,效率较高,饮片外表美观,容易干燥。

5. 增强疗效。如山茱萸、肉苁蓉等酒蒸后增强补肝肾作用。

(二) 操作方法

蒸法按其所用工具和设备的不同,传统可分为笼屉蒸、木甑蒸和蒸罐蒸;现代则可分为常压蒸制和加压蒸制。按蒸制前是否拌加辅料可将蒸制工艺分为清蒸和加辅料蒸两类。加辅料蒸制中,将拌入辅料的中药密闭,再隔水加热或用水蒸气蒸制称为炖法。

1. 清蒸　取原药材,除去杂质,大小分档,洗净或取净药材,直接或用清水稍浸后置适宜的蒸制容器内,用水蒸气加热至规定程度,取出,干燥或及时切片后干燥。清蒸的时间应视中药的不同炮制要求而定,一般要求蒸热(软)者所需时间短,如黄芩、天麻;要求蒸熟或蒸黑者所需时间长,如何首乌、地黄。

2. 加辅料蒸　取大小分档的净制或切制后的中药,加入定量的液体辅料拌匀,润透,置适宜的蒸制容器内,用水蒸气加热蒸至规定程度或密闭后隔水加热或用水蒸气加热炖至规定程度,取出,干燥或及时切片后干燥。蒸制时间一般视药物性质和炮制要求而有所不同,短者1~2小时,长者数十小时,有的还须反复蒸制,直至达到炮制要求。如黑豆汁蒸何首乌,九蒸九晒熟地黄等。

大生产蒸制饮片时多用蒸药箱或蒸煮罐(锅)等设备,蒸制时能控制加热温度和加热时间,还可调整蒸制压力。

（三）注意事项

1. 需用液体辅料拌蒸的药物应待辅料被吸尽后再蒸制。

2. 蒸制时一般先用武火，待"圆汽"（圆汽指水蒸气充满整个蒸制容器并从锅盖周围大量溢出）后改为文火，保持锅内有足够的蒸汽即可。但在非密闭容器中酒蒸时，要先用文火，防止酒很快挥发，达不到酒蒸的目的。

3. 蒸制时要注意观察火候，根据蒸制药物的程度调整火力和时间。若时间太短则达不到蒸制目的；若蒸得太久，则影响药效，有的药物可能"伤水"，难于干燥。

4. 须长时间蒸制的药物需不断添加开水，避免蒸汽中断，特别注意不要将水煮干，影响药物质量，需日夜连续蒸制者应有专人值班，确保安全。

5. 加辅料蒸制完毕后，若容器内有剩余的液体辅料，应均匀拌入药物后再进行干燥。

何 首 乌

【处方用名】何首乌、首乌、生首乌、制何首乌、制首乌。

【来源】本品为蓼科植物何首乌 *Polygonum multiflorum* Thunb. 的干燥块根。

【采收加工】秋、冬二季叶枯萎时采挖。削去两端，洗净泥沙，个大的切成块，干燥。

【历史沿革】唐代有黑豆蒸制、黑豆酒煮、醋煮、水煮等法；宋代有九蒸九晒、米泔浸后九蒸九晒、米泔浸、米泔浸麸炒、米泔煮、炒制、酒炒、姜甘草浸焙等法；金代有米泔黑豆枣蒸制；明代有酒蒸、酒浸、黑豆牛膝蒸、黑豆牛膝乳制；清代有乳拌蒸、酒煮等法。何首乌炮制意图有"蒸熟能乌须发""久蒸制熟，成紫黑色，入肝兼肾""大抵生用则流利，制用则固补"等论述。2020 年版《中国药典》收载何首乌和制何首乌，制何首乌的炮制方法有清蒸、黑豆汁蒸和黑豆汁炖。

【炮制方法】

1. 何首乌　取原药材，除去杂质，洗净，稍浸，润透，切厚片或块，干燥。

2. 制何首乌　取何首乌片或块，用黑豆汁拌匀，润湿，置非铁质的适宜容器内，密闭，隔水蒸或用蒸汽加热，炖至汁液吸尽，药物呈棕褐色时，取出，干燥；或清蒸或用黑豆汁拌匀后蒸，至内外均呈棕褐色，取出，干燥。或晒至半干，切片，干燥。

何首乌（图片）

制何首乌（图片）

每 100kg 何首乌片或块，用黑豆 10kg。

黑豆汁制法　取黑豆 10kg，加水适量，煮约 4 小时，熬汁约 15kg；黑豆渣再加水煮 3 小时，熬汁约 10kg，合得黑豆汁约 25kg。

【饮片质量要求】

1. 何首乌　本品为不规则的厚片或块，外表皮红棕色或红褐色，皱缩不平，有浅沟，并有横长皮孔样凸起及细根痕。切面浅黄棕色或浅红棕色，显粉性；横切面有的皮部可见云锦状花纹，中央木部较大，有的呈木心。气微，味微苦而甘涩。

检查：水分不得过 10.0%，总灰分不得过 5.0%。

含量测定：含 2，3，5，4'- 四羟基二苯乙烯 -2-*O*-*β*-D- 葡萄糖苷（$C_{20}H_{22}O_9$）不得少于 1.0%；含结合蒽醌以大黄素（$C_{15}H_{10}O_5$）和大黄素甲醚（$C_{16}H_{12}O_5$）的总量计，不得少于 0.05%。

2. 制何首乌　本品为不规则皱缩状的块片，厚约 1cm。表面黑褐色或棕褐色，凹凸不平。质坚硬，断面角质样，棕褐色或黑色。气微，味微甘而苦涩。

检查:水分不得过 12.0%,总灰分不得过 9.0%。

浸出物:醇溶性浸出物不得少于 5.0%。

含量测定:含 2,3,5,4' - 四羟基二苯乙烯 -2-O-β-D- 葡萄糖苷($C_{20}H_{22}O_9$)不得少于 0.7%;含游离蒽醌以大黄素($C_{15}H_{10}O_5$)和大黄素甲醚($C_{16}H_{12}O_5$)的总量计,不得少于 0.10%。

【炮制作用】何首乌性味苦、甘、涩,微温。归肝、心、肾经。具有解毒、消痈、截疟、润肠通便的功效。

1. 何首乌　生首乌苦泄性平兼发散,具有解毒消肿、截疟、润肠通便的功能。用于瘰疬疮痈,风疹瘙痒,肠燥便秘。如治遍身疮肿痒痛的何首乌散(《本草品汇精要》);治颈项生瘰疬,咽喉不利的何首乌丸(《太平圣惠方》)。

2. 制何首乌　何首乌经黑豆汁拌蒸后,其味转甘厚而性转温,增强了补肝肾,益精血,乌须发,强筋骨,化浊降脂的作用,并消除生首乌滑肠致泻的副作用,使慢性患者长期服用而不致腹泻。清蒸何首乌炮制作用与黑豆汁拌蒸一致。用于血虚萎黄,眩晕耳鸣,须发早白,腰膝酸软,肢体麻木,崩漏带下,久疟体虚,高脂血症。如益肾固精乌发的七宝美髯丹(《本草纲目》),治久疟不止的何人饮(《景岳全书》)。

【炮制研究】何首乌主要含有蒽醌类化合物,如大黄素、大黄酚以及大黄素甲醚等,另含有二苯乙烯苷、白藜芦醇、卵磷脂等成分。其中蒽醌类化合物以结合状态存在时具有泻下作用,游离蒽醌具有抗炎、抗肿瘤、保护心血管、止泻等作用。研究表明,何首乌在蒸制过程中,外表颜色逐渐加深,具有泻下作用的结合蒽醌含量随着蒸制时间延长而减少,游离蒽醌含量增加,药理实验证明何首乌生品对小鼠有泻下作用,炮制后泻下作用减弱;游离蒽醌具有补益作用,能抑制肠道对胆固醇的再吸收,使致泻作用减弱。制首乌的磷脂类成分和糖的含量增加,卵磷脂为构成神经组织,特别是脑脊髓的主要成分,具有良好的滋补作用,能升血糖、抗衰老,还有减轻动脉粥样硬化作用,从而使制何首乌无滑肠致泻的副作用,而补益作用更加突出。二苯乙烯苷具有降低胆固醇和保肝作用,生品中二苯乙烯苷含量最高,其含量随着炮制时间增加而逐步减少。

研究发现,长期大剂量服用何首乌提取液对胃肠道有一定影响,对肝脏有一定损害,但停药后可恢复。通过相关药理实验研究,认为高浓度的大黄酸、大黄素、大黄素甲醚、大黄酚、结合蒽醌(emodin-8-O-β-D- 葡糖苷,physcion-8-O-β-D- 葡糖苷等)、二苯乙烯类化合物、一定配比的二苯乙烯苷与鞣质等可能与何首乌肝毒性有关。炮制可有效降低何首乌的毒性。基于内毒素特异质模型,比较何首乌炮制前后对大鼠肝损伤作用的差异,结果发现,生首乌在 2 倍临床等效剂量下即可对实验大鼠肝功能造成损害,而制首乌在 8 倍临床等效剂量下才表现出肝损伤,提示炮制可降低何首乌的特异质肝毒性。

通过色差仪的检测发现,何首乌生品粉末的总色值 E 为 70.31 ± 3 ;制何首乌对照饮片的总色值 E 较生何首乌对照饮片明显降低。随着蒸制时间延长,何首乌颜色变深,总色值 E^*(E ab*)降低,二苯乙烯苷、大黄素 -8-O-β-D- 葡萄糖苷、大黄素甲醚 8-O-β-D- 葡萄糖苷等结合蒽醌含量总体呈降低趋势,大黄素和大黄素甲醚这 2 种游离蒽醌含量呈升高趋势,其颜色测定值与 5 种成分含量具有极显著相关性($P<0.01$)。进一步证明何首乌饮片的颜色是其内在质量的直观体现,何首乌炮制过程中颜色的变化可量化表达,E^* 的大小在一定程度上能够反映何首乌饮片中二苯乙烯苷等 5 种成分的含量。

生何首乌和制何首乌均具有降低血清总胆固醇的作用。何首乌与黑豆汁拌蒸32小时制品的颜色乌黑发亮,外观质量最好,九蒸九晒品颜色稍淡,无光泽,质疏松;采用加压蒸制,可缩短炮制时间,达到传统质量要求。

【贮藏】贮干燥容器内,密闭,置通风干燥处。防霉、防蛀。

黄 芩

【处方用名】黄芩、酒黄芩、黄芩炭。

【来源】本品为唇形科植物黄芩 *Scutellaria baicalensis* Georgi 的干燥根。

【采收加工】春、秋二季采挖,除去须根和泥沙,晒后撞去粗皮,晒干。

【历史沿革】唐代有切制;宋代有酒炒、酒煮、炒香、炒焦、微炒、煅存性、姜汁炒等制法;元代有去芦、醋浸炙、酒洗、酒浸焙、土炒等方法;明代有酒蒸制、童便炒、炒黑、醋浸、醋炒、猪胆汁炒、米泔制等方法;清代有皂角子仁侧柏制、吴茱萸制等炮制方法。2020年版《中国药典》收载黄芩片和酒黄芩。

【炮制方法】

1. 黄芩片　取原药材,除去杂质,洗净。大小分档,置沸水中煮10分钟,取出,闷透,切薄片,干燥;或蒸半小时,取出,切薄片,干燥(注意避免暴晒)。

2. 酒黄芩　取黄芩片,加黄酒拌匀,稍闷,待酒被吸尽后,用文火加热炒至药物表面微干,深黄色,嗅到药物与辅料的固有香气,取出,晾凉。

每100kg黄芩片,用黄酒10kg。

黄芩(图片)

3. 黄芩炭　取黄芩片,置预热的炒制容器内,用武火加热,炒至药物表面黑褐色,内部深黄色,取出,晾凉。

【饮片质量要求】

1. 黄芩片　本品为类圆形或不规则形薄片。外表皮黄棕色或棕褐色。切面黄棕色或黄绿色,具放射状纹理。

酒黄芩(图片)

含量测定:含黄芩苷($C_{21}H_{18}O_{11}$)不得少于8.0%。

2. 酒黄芩　本品形如黄芩片,略带焦斑,微有酒香气。

含量测定:同黄芩片。

3. 黄芩炭　本品形如黄芩片,表面黑褐色,体轻,有焦炭气。

黄芩炭(图片)

【炮制作用】黄芩性味苦,寒。归肺、胆、脾、大肠、小肠经。具有清热燥湿、泻火解毒、止血、安胎的功效。

1. 黄芩片　黄芩蒸制或沸水煮的目的是使酶灭活,保存药效,又能使药物软化,便于切片。生黄芩清热泻火解毒力强,用于热病,湿温,黄疸,泻痢,乳痈发背。如治三焦热盛,壮热烦躁的黄连解毒汤(《外台秘要》);治湿热阻于肝胆,全身黄疸的必效散(《仁斋直指方论》)。

2. 酒黄芩　黄芩酒制入血分,并可借黄酒升腾之力,用于上焦肺热及四肢肌表之湿热;同时,因酒性大热,可缓和黄芩的苦寒之性,以免伤害脾阳,导致腹泻。如治肺热咳嗽的黄芩泻肺汤(《张氏医通》)。

3. 黄芩炭　黄芩炭以清热止血为主,用于崩漏下血,吐血衄血。如治血热妄行之吐血衄血,崩中漏下及血痢的荷叶丸(2020年版《中国药典》)。

【炮制研究】黄芩中的黄酮类成分为其主要的药效成分,其中黄芩苷与汉黄芩苷均有解热、利胆、利尿、降压、镇痛、抗菌作用。

黄芩在软化过程中,如用冷水处理,易变绿色。这是由于黄芩中所含的酶在一定温度和湿度下,可酶解黄芩中的黄芩苷和汉黄芩苷,产生葡糖醛酸和两种苷元,即黄芩素和汉黄芩素。黄芩苷元是一种邻位三羟基黄酮,本身不稳定,容易被氧化成醌类物质而变绿(见图13-2),使疗效降低。黄芩苷的水解与酶的活性有关,以冷水浸,酶的活性大,易使其发生酶解。而蒸或煮可破坏酶使其活性消失,有利于黄芩苷的保存。

黄芩经过蒸制或沸水煮既可杀酶保苷,又可使药物软化,便于切片,保证饮片质量和原有的色泽。

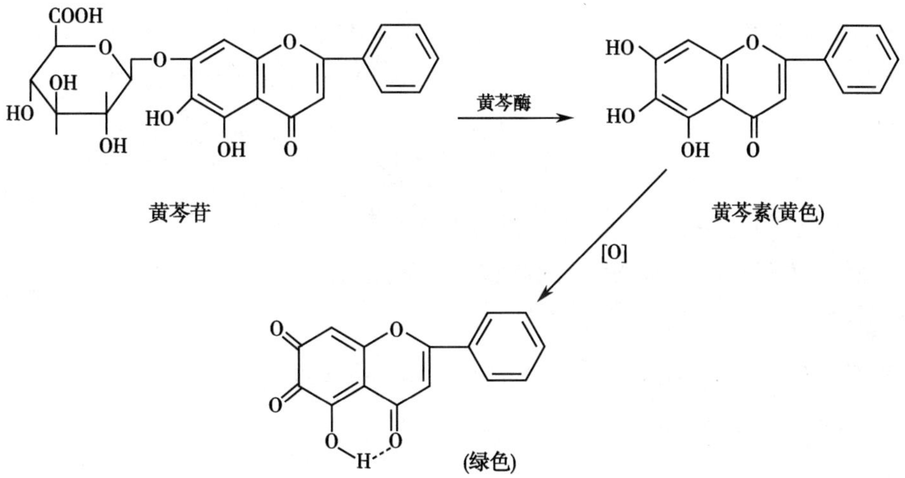

● 图13-2　黄芩苷结构变化图

采用高效液相色谱法检测黄芩炮制品中黄芩苷的含量,结果发现,生黄芩、酒黄芩、炒黄芩、黄芩炭中的黄芩苷含量依次降低,温度越高,加热时间越长,损失越多,其中黄芩炭中黄芩苷含量很低。比较黄芩炮制前后3种黄酮苷及其苷元的变化,发现黄芩酒炙后黄芩苷、汉黄芩苷、野黄芩苷的含量稍有下降,而相应的苷元黄芩素、汉黄芩素的含量稍有增加,千层纸素A的含量无太大变化;黄芩炒炭后黄芩苷等3种黄酮苷含量明显下降,黄芩素等3种黄酮苷元含量显著升高。采用LC-MS对黄芩、酒黄芩进行定性定量分析,结果发现黄芩酒炙前后的黄酮类成分基本一致,共找到50种黄酮类成分,鉴定出45种。对定量结果进行主成分分析(PCA),发现黄芩2种饮片的含量具有一定的差异性,表现为黄芩酒炙后黄芩苷等黄酮类成分含量略有下降,黄芩素等黄酮苷元类成分含量略有升高。

采用HPLC分别测定10批黄芩和酒黄芩中黄芩苷、黄芩素、汉黄芩苷、汉黄芩素、千层纸素A等5种黄酮类成分的含量,PCA结果表明5种主要成分含量的差异性不足以将黄芩和酒黄芩饮片区分开。采用电子舌技术量化检测黄芩和酒黄芩的滋味,比较传感器响应值,结果表明,酒黄芩比黄芩片的苦味值平均下降500左右,咸味平均增加200左右。而由黄芩片、酒黄芩滋味的PCA与软独立建模分析可知,黄芩酒炙前后滋味存在差异,利用这种差异建立Fish判别模型,可用于区分黄芩和酒黄芩。

药理研究表明,生黄芩的抗炎作用明显强于酒炙品,而酒炙黄芩的免疫吞噬能力强于生品。

【贮藏】贮干燥容器内,酒黄芩密闭,置通风干燥处,防潮。

地　黄

【处方用名】鲜地黄、生地黄、熟地黄、生地炭、熟地炭。

【来源】本品为玄参科植物地黄 *Rehmannia glutinosa* Libosch. 的新鲜或干燥块根。

【采收加工】秋季采挖,除去芦头、须根及泥土,称"鲜地黄",或将地黄缓缓烘焙至约八成干,称"生地黄"。

【历史沿革】汉代有蒸制法;南齐有切制;梁代有酒浸法;南北朝刘宋时期有酒蒸法;唐代有熬法、蜜煎等法;宋代有酒九蒸九晒、酒洗、制炭、醋炒、姜制等法;元代有酒炒、酒煮、盐水炒等法;明代有酒炖、盐煨浸炒、蜜制、砂仁酒蒸制、砂仁酒茯苓制、砂仁茯苓煮、砂仁沉香制、砂仁炒、黄连制、煮等法;清代有炒焦、砂仁酒姜蒸、乳汁制、童便制、蛤粉炒、红花炒、煨制等法。2020 年版《中国药典》收载生地黄和熟地黄。

【炮制方法】

1. 鲜地黄　取鲜地黄洗净泥土,除去杂质,用时切厚片。

2. 生地黄　取干地黄,除去杂质,用水稍泡,洗净,闷润,切厚片,干燥。

3. 熟地黄

熟地黄（图片）

(1)取净生地黄片,加入黄酒拌匀,炖至酒吸尽,显乌黑色光泽,味转甜,取出,晒至外皮黏液稍干,切厚片或块,干燥。

每 100kg 生地黄片,用黄酒 30~50kg。

(2)取净生地黄片,蒸至黑润,取出,晒至八成干时,切厚片或块,干燥,即得。

4. 生地黄炭　取生地黄片,置预热的炒制容器内,武火加热炒至焦黑色,发泡,鼓起时,取出,晾凉。或用闷煅法煅炭。

5. 熟地黄炭　取熟地黄片,置预热的炒制容器内,武火加热炒至外皮焦褐色为度,取出,晾凉。或用闷煅法煅炭。

【饮片质量要求】

1. 鲜地黄　本品呈纺锤形或条状,外皮薄,表面浅红黄色,具弯曲的纵皱纹、芽痕、横长皮孔样凸起及不规则疤痕,肉质,断面皮部淡黄白色,可见橘红色油点,木部黄白色,导管呈放射状排列。气微,味微甜、微苦。

检查:水分不得过 15.0%,总灰分不得过 8.0%,酸不溶性灰分不得过 3.0%。

浸出物:水溶性浸出物不得少于 65.0%。

含量测定:含梓醇($C_{15}H_{22}O_{10}$)不得少于 0.20%,地黄苷 D($C_{27}H_{42}O_{20}$)不得少于 0.10%。

2. 生地黄　本品为类圆形或不规则的厚片。外表皮棕黑色或棕灰色,极皱缩,具不规则的横曲纹。切面棕黑色或乌黑色,有光泽,具黏性。气微,味微甜。

检查、浸出物、含量测定:同鲜地黄。

3. 熟地黄　本品为不规则的块片、碎块,大小、厚薄不一。表面乌黑色,有光泽,黏性大。质柔软而带韧性,不易折断,断面乌黑色,有光泽。气微,味甜。

检查、浸出物:同生地黄。

含量测定:含地黄苷 D($C_{27}H_{42}O_{20}$)不得少于 0.050%。

4. 生地黄炭　本品表面焦黑色,质轻松膨胀,外皮焦脆,中心部呈棕黑色并有蜂窝状裂隙,有焦苦味。

5. 熟地黄炭　本品表面焦黑色,有光泽,较生地黄炭色深。

【炮制作用】

1. 鲜地黄　性味甘、苦,寒。归心、肝、肾经。具有清热生津、凉血、止血的功效。用于热病伤阴,舌绛烦渴,发斑发疹,吐血,衄血,咽喉肿痛。如治热入心包,血虚生烦的五汁一枝煎(《重订通俗伤寒论》)。

2. 生地黄　性味甘,寒。归心、肝、肾经。具有清热凉血,养阴生津的功效。用于热病舌绛烦渴,阴虚内热,骨蒸劳热,内热消渴,吐血,衄血,发斑发疹。如治骨蒸盗汗,肌肉消瘦,午后潮热,咳嗽困倦的青蒿鳖甲汤(《温病条辨》)。

3. 熟地黄　性味甘,微温,归肝、肾经,具有滋阴补血、益精填髓的功效。用于肝肾阴虚,腰膝酸软,骨蒸潮热,盗汗遗精,内热消渴,血虚萎黄,心悸怔忡,月经不调,崩漏下血,眩晕,耳鸣,须发早白。如治肝肾阴虚的六味地黄丸(《小儿药证直诀》)。

经蒸制后药性由寒转温,味由苦转甜,功能由清转补。清蒸熟地黄质厚味浓,滋腻碍脾,加酒蒸制后性转温,主补阴血,且可借酒力行散,起到行药势、通血脉的作用,使之补而不腻。

4. 生地黄炭　入血分,凉血止血,用于吐血,衄血,尿血,崩漏。如治阴虚火旺之吐血衄血,痰中带血的八宝治红丹(《全国中药成药处方集》)。

5. 熟地黄炭　以补血止血为主,用于崩漏或虚损性出血。

【炮制研究】地黄中的梓醇是环烯醚萜单糖苷,具有降血糖、利尿和缓泻作用;毛蕊花糖苷是苯乙醇苷类的代表性成分,对神经系统、免疫系统具有明显的作用,特别是针对老年性疾病(阿尔茨海默病)和免疫性疾病(慢性肾炎)具有明显的治疗作用。多糖、低聚糖、单糖等糖类成分也是地黄主要有效成分,其中,分子结构中含有还原糖,主要为单糖,如葡萄糖、果糖、半乳糖、核糖、脱氧核糖;部分二糖,如乳糖、麦芽糖等。

鲜地黄中的梓醇、还原糖和多糖的含量高于生地黄。生地黄经长时间加热蒸熟后,部分多糖和多聚糖可水解转化为单糖和还原糖,单糖含量熟地黄比生地黄高 2 倍以上,还原糖含量增加 3 倍左右。因为生地黄炮制为熟地黄后,其单糖、还原糖含量增加,体内易于吸收,有利于更好地发挥其作用。进一步研究发现地黄炮制前后总糖含量无明显变化,生地黄制熟后水苏糖、半乳糖有所减少,而葡萄糖、果糖含量明显增加。地黄清蒸和九蒸九晒炮制品中还原糖含量在一定时间和一定蒸晒次数范围内随着蒸制时间的延长和蒸晒次数的增多而增加,清蒸 22 小时和反复蒸晒 7 次或酒炖 48 小时含量最高,随后含量有所降低。在炮制过程中,苷类成分亦有不同程度的分解,以单糖苷分解最多,其次为双糖苷,而三糖苷几乎不分解。

鲜地黄干燥温度增高,干燥时间延长,地黄的颜色不断加深,梓醇含量不断降低。生地黄在蒸制过程中发生了一系列的物质基础变化,蒸制后地黄中的梓醇、多糖、水苏糖、棉子糖含量减少,5-羟甲基糠醛、单糖、还原糖、果糖等成分含量增加。制成熟地黄后 5-羟甲基糠醛含量增加 20 倍左右,而5-羟甲基糠醛具有增强大鼠红细胞变形性,对红细胞新生有明显的促进作用,对血虚所致的机体功能低下有改善作用,所以制成熟地黄其滋阴补血的作用增强。地黄炮制过程中,由于糖类生成的果糖或5-羟甲基糠醛与氨基酸类反应形成蛋白黑素(类黑精),其颜色更深;苷类水解,使糖增加而味转甘;同时低聚糖发生水解,生成单糖,增加甘味,故熟地黄以"黑似漆,甜如饴"作为传统质量要求与内在成分变化有关。

在抗炎实验研究中,鲜地黄汁、生地黄水煎液和生地黄醇提物均能显著减轻小鼠足肿胀度,而熟地黄水煎组和熟地黄醇提组作用不明显。在清热作用方面,鲜地黄的药效作用最明显,生地黄次之,熟地黄作用则不明显。在补益实验中,熟地黄和鲜地黄、生地黄、熟地多糖在脏器指数、CD^{3+}、CD^{4+}、CD^{8+} 及 CD^{4+}/CD^{8+} 与模型组相比均有显著性差异($P < 0.05$),生地黄与熟地黄相比,熟地黄增强免疫的功效优于生地黄。在血虚动物模型作用的比较中,熟地黄及三组多糖能显著升高血虚小鼠外周血白细胞(WBC)、红细胞(RBC)和血小板(PLT)数,能显著升高外周血红蛋白数量,病理切片显示,熟地黄及三组多糖有明显的增强造血的功效。酒熟地黄与蒸熟地黄均可改善脑血流量,并对心肌劳损的冠状动脉供血不足有一定的改善作用。上述研究表明,生地黄炮制成熟地黄,其外观性状变化主要表现在颜色和味道上,而达到"黑似漆,甜如饴"的传统质量要求的熟地黄其化学成分组成和含量较生地黄有明显变化;药理实验也表明,生地黄具有显著的抗炎清热功效,熟地黄具有明显的增强造血和免疫功效。初步证明生地黄苦寒,功能以清为主,熟地黄甘温,功能以补为主的药性变化具有一定的科学性。

研究表明,将生地黄用水润透再蒸,质量较好,可节省加热时间;加热蒸制一定时间后,停止加热,焖一夜,可促使糖类转化完全;加适当压力,可加速糖类的转化;所用生地黄块的大小与加热所需时间有关。利用高压和高温热穿透作用强的特点,药材很容易被蒸透,这既不违背传统的炮制原理,又使药材符合炮制质量要求。常压蒸制24小时或加压蒸制4小时,能达到"黑如漆,甜如饴"的传统质量标准。

【贮藏】鲜地黄放在阴凉干燥处或埋于砂土中,防冻。其他制品贮干燥容器内,密闭,置通风干燥处。防霉、防蛀。

黄　精

【处方用名】黄精、酒黄精、蒸黄精。

【来源】本品为百合科植物滇黄精 *Polygonatum kingianum* Coll. et Hemsl.、黄精 *Polygonatum sibiricum* Red. 或多花黄精 *Polygonatum cyrtonema* Hua 的干燥根茎。

【采收加工】春、秋二季采挖,除去须根,洗净,置沸水中略烫或蒸至透心,干燥。

【历史沿革】南北朝刘宋时期有切制、蒸法;唐代有九蒸九晒法;宋代有蔓荆子水蒸、酒熬、焙制等法;明代有黑豆煮、酒蒸法;清代有乳浸晒法。2020 年版《中国药典》收载黄精和酒黄精。

【炮制方法】

1. 黄精　取原药材,除去杂质,洗净,略润,切厚片,干燥。

2. 酒黄精　取净黄精,加黄酒拌匀,炖至酒被吸尽,色泽黑润,口尝无麻味时,取出,稍晾,切厚片,干燥。

每 100kg 黄精片,用黄酒 20kg。

3. 蒸黄精　取净黄精,蒸至内外呈滋润黑色,切厚片,干燥。

【饮片质量要求】

1. 黄精　本品为不规则的厚片,外表皮淡黄色至黄棕色。切面略呈角质样,淡黄色至黄棕色,可见多数淡黄色筋脉小点。质稍硬而韧。气微,味甜,嚼之有黏性。

检查:水分不得过 15.0%,总灰分不得过 4.0%。

浸出物:稀乙醇浸出物不得少于 45.0%。

含量测定:含黄精多糖以无水葡萄糖($C_6H_{12}O_6$)计,不得少于 7.0%。

2. 酒黄精　本品形如黄精,表面棕褐色至黑色,有光泽,中心棕色至浅褐色,可见筋脉小点。质较柔软。味甜,微有酒香气。

检查、浸出物:同黄精。

含量测定:含黄精多糖以无水葡萄糖($C_6H_{12}O_6$)计,不得少于 4.0%。

3. 蒸黄精　本品形如黄精,表面棕黑色,有光泽,质柔软,味甜。

【炮制作用】黄精性味甘,平。归脾、肺、肾经。具有补气养阴、健脾、润肺、益肾的功效。

1. 黄精　生黄精具麻味,刺激咽喉。用于脾胃气虚,体倦乏力,胃阴不足,口干食少,肺虚燥咳。

2. 酒黄精　清蒸或酒炖制后可使黄精滋而不腻,酒制还能助其药势,更好地发挥补益作用。如治气血两亏的九转黄精丹(《北京市中药成方选集》);治肾虚阳痿、梦遗滑精的海马保肾丸(《北京市中药成方选集》)。

3. 蒸黄精　蒸后补脾润肺益肾的功能增强,并可除去麻味,以免刺激咽喉。用于肺虚燥咳,脾胃虚弱,肾虚精亏。如治肾虚精亏、头晕足软的枸杞丸(《奇效简便良方》)。

【炮制研究】黄精生品有一定的毒性,将生黄精及清蒸品、酒黄精的水提醇沉液按照 450g/kg(相当于原生药)的剂量给小鼠灌服。结果,生品组小鼠全部死亡,而清蒸品和酒黄精组小鼠均无死亡,且活动正常。说明黄精炮制后,毒性降低,刺激性消失。蒸制后 5- 羟甲基糠醛含量增加,并且其含量与蒸制时间有密切关系,在 30 小时内其含量基本稳定,但受热 30 小时以后含量急剧上升,继续加热则含量下降,可能是长时间水蒸气加热造成损失,或 5- 羟甲基糠醛进一步分解所致。

黄精炮制前后黄精多糖具有相同的药理作用,均可延长小白鼠游泳时间和常压耐缺氧存活时间;提高血红蛋白水平和白细胞计数;增加胸腺、脾脏的重量和未成年雄性小鼠睾丸和前列腺贮精囊的重量;提高血清中 IgA、IgM、IgG 含量。

采用改良重蒸法炮制黄精,考察蒸制次数和时间,以重量、颜色、品味的变化为指标进行优选,炮制后乌黑发亮,质地柔软,有黏性,薄片者光亮透明,无刺激性及副作用,糖性浓烈,口感好,利于服用。现也有采用加压蒸汽法蒸制黄精,温度为 120℃,时间为 6 小时。

【贮藏】贮干燥容器内,酒黄精密闭,置通风干燥处。防霉、防蛀。

肉　苁　蓉

【处方用名】肉苁蓉、大芸、酒苁蓉。

【来源】本品为列当科植物肉苁蓉 *Cistanche deserticola* Y. C. Ma 或管花肉苁蓉 *Cistanche tubulosa* (Schenk) Wight 的干燥带鳞叶的肉质茎。

【采收加工】春季苗刚出土时或秋季冻土之前采挖,除去茎尖。切段,晒干。

【历史沿革】南北朝刘宋时期有酒浸蒸、酒浸酥炙等法;宋代有酒浸焙、酒浸煎、酒浸煮、酒蒸、酒洗、酒洗焙、水煮制、焙制等法;明代有酒炒、酒煮焙、酒蒸焙、炒制等法;清代有酒洗蒸焙法。2020年版《中国药典》收载肉苁蓉和酒苁蓉。

【炮制方法】

1. 肉苁蓉 取原药材,除去杂质,洗净,浸泡,润透,切厚片,干燥。有盐质者,先用清水漂净盐后再切厚片,干燥。

2. 酒苁蓉 取肉苁蓉片,加黄酒拌匀,隔水炖或蒸至酒被吸尽,表面显黑色或灰黄色,取出,干燥。

酒肉苁蓉(图片)

每100kg肉苁蓉片,用黄酒30kg。

【饮片质量要求】

1. 肉苁蓉 本品呈不规则的厚片。表面棕褐色或灰棕色。有的可见肉质鳞叶。切面有淡棕色或棕黄色点状维管束,排列成波状环纹。气微,味甜、微苦。管花肉苁蓉片切面散生点状维管束。

检查:水分不得过10.0%,总灰分不得过8.0%。

浸出物:稀乙醇浸出物,肉苁蓉不得少于35.0%,管花肉苁蓉不得少于25.0%。

含量测定:含松果菊苷($C_{35}H_{46}O_{20}$)和毛蕊花糖苷($C_{29}H_{36}O_{15}$)的总量不得少于0.30%;管花肉苁蓉含松果菊苷($C_{35}H_{46}O_{20}$)和毛蕊花糖苷($C_{29}H_{36}O_{15}$)的总量不得少于1.5%。

2. 酒苁蓉 本品形如肉苁蓉片。表面黑棕色,切面点状维管束,排列成波状环纹。质柔润。略有酒香气,味甜,微苦。酒管花肉苁蓉切面散生点状维管束。

检查、浸出物、含量测定:同肉苁蓉。

【炮制作用】肉苁蓉性味甘、咸,温。归肾、大肠经。具有补肾阳、益精血、润肠通便的功效。

1. 肉苁蓉 肉苁蓉生品补肾止浊、滑肠通便力强,多用于便秘、白浊。如治阴虚便秘的润肠丸(《脾胃论》)。

2. 酒苁蓉 肉苁蓉酒制后补肾助阳之力增强。多用于阳痿,腰痛,不孕。如治肾阳痿的肉苁蓉丸(《太平圣惠方》);治肾虚骨弱,腰膝冷痛的滋阴大补丸(《丹溪心法》)。

【炮制研究】肉苁蓉生品通便作用强,经炮制后,通便作用减弱。生品和炮制品均可显著提高小鼠的非特异性免疫功能;在促进幼龄小鼠、大鼠的睾丸生长发育,增加精囊前列腺的重量等促激素样作用方面无明显差异。加热炮制后,肉苁蓉甜菜碱含量明显提高,麦角甾苷含量降低,尤其是高压处理后,降低更多。盐肉苁蓉在漂洗过程中其水溶性成分会大量流失,将其盐分洗净直接蒸制,既可减轻烦琐工序,又可提高临床疗效。

以甜菜碱、甘露醇、麦角甾苷、氨基酸的含量为指标,筛选酒肉苁蓉的炮制工艺为:加黄酒30%,水25%,拌润3小时,置密闭罐内隔水炖12小时。

【贮藏】贮干燥容器内,酒苁蓉密闭,置于通风干燥处。防受潮后起霜,防霉、防蛀。

人 参

【处方用名】人参、生晒参、红参。

【来源】本品为五加科植物人参 *Panax ginseng* C. A. Mey. 的干燥根和根茎。

【采收加工】秋季采挖,洗净,晒干或烘干,称"生晒参",蒸制后,干燥,称"红参"。

【历史沿革】汉代载有去芦;南北朝刘宋时期载有去四边芦头并黑者;唐代有切焙法;宋代有制炭、焙、微炒、黄泥裹煨、蒸制等法;元代有蜜炙法;明代有湿纸裹煨、盐炒、炙制、酒浸、人乳制等法;清代有五灵脂制、川乌制等法。2020年版《中国药典》收载人参和红参。

【炮制方法】

1. 人参(生晒参) 取原药材,除去杂质,洗净,润透,切薄片,干燥。

2. 红参 取原药材,洗净,经蒸制干燥。用时蒸软或稍浸后烤软,切薄片,干燥。或直接捣碎、碾粉。

人参(图片)

【饮片质量要求】

1. 人参(生晒参) 本品为圆形或类圆形薄片,表面灰白色,显菊花纹,粉性,体轻,质脆。有特异香气,味微苦、甘。

检查:水分不得过12.0%,总灰分不得过5.0%。重金属及有害元素:铅不得过5mg/kg;镉不得过1mg/kg;砷不得过2mg/kg;汞不得过0.2mg/kg;铜不得过20mg/kg。含五氯硝基苯不得过0.1mg/kg;六氯苯不得过0.1mg/kg;七氯(七氯、环氧七氯之和)不得过0.05mg/kg;氯丹(顺式氯丹、反式氯丹、氧化氯丹之和)不得过0.1mg/kg。

含量测定:含人参皂苷 Rg_1($C_{42}H_{72}O_{14}$)和人参皂苷 Re($C_{48}H_{82}O_{18}$)的总量不得少于0.27%,人参皂苷 Rb_1($C_{54}H_{92}O_{23}$)不得少于0.18%。

2. 红参 本品为圆形或类圆形薄片,表面红棕色或深红色,质硬而脆,角质样,气微香,味甘,微苦。

检查:红参水分不得过12.0%。含五氯硝基苯不得过0.1mg/kg;六氯苯不得过0.1mg/kg;七氯(七氯、环氧七氯之和)不得过0.05mg/kg;氯丹(顺式氯丹、反式氯丹、氧化氯丹之和)不得过0.1mg/kg。

含量测定:含人参皂苷 Rg_1($C_{42}H_{72}O_{14}$)和人参皂苷 Re($C_{48}H_{82}O_{18}$)的总量不得少于0.22%,人参皂苷 Rb_1($C_{54}H_{92}O_{23}$)不得少于0.18%。

【炮制作用】人参性味甘、微苦,微温。归脾、肺、心、肾经。具有大补元气,复脉固脱,补脾益肺,生津养血,安神益智的功效。

1. 人参(生晒参) 偏于补气生津,复脉固脱,补脾益肺。多用于体虚欲脱,肢冷脉微,脾虚食少,肺虚喘咳,津伤口渴,内热消渴,久病虚羸,惊悸失眠,阳痿宫冷,心力衰竭,心源性休克。如治气阴两伤的生脉散(《内外伤辨》)。

2. 红参 经过蒸制,味甘而厚,其性转温,具有大补元气,复脉固脱,益气摄血的功能。宜用于阳气不足,脉微欲绝之证,以温补见长。多用于体虚欲脱,肢冷脉微,气不摄血,崩漏下血,心力衰竭,心源性休克。如治气虚欲脱,汗出肢冷的参附汤(《妇人大全良方》)。

【炮制研究】人参皂苷是人参的主要有效成分,具有调节中枢神经系统、增强机体适应性、调节免疫和心血管系统作用,可被人参中含有的酶水解,35℃左右酶的活性最强,70℃以上加热可使酶变性失活。人参经蒸制成红参,既可破坏水解酶,防止人参皂苷的水解,又使其质地坚硬,角质透明,对人参皂苷具有机械保护作用。人参在加工红参过程中,有部分多糖水解,转化为低聚糖或单糖,淀粉经过蒸制和烘烤而糊化,转变为白糊精,最后变为红糊精,使人参颜色变红。

田七素是人参产生副作用的成分,生晒参中的田七素与鲜人参含量接近,蒸制为红参则降低约50%,说明经过蒸制,不仅可以破坏酶,保存人参皂苷,而且可以降低具有副作用的成分,使红参更安全。

此外,在炮制过程中达玛烷型人参皂苷发生20位糖苷键水解和异构化产生红参的特异性成分人参皂苷Rg_2和人参皂苷Rg_3,以及精氨酸双糖苷。精氨酸双糖苷具有增强免疫、扩血管及抑制小肠麦芽糖活性等生理作用,在不同的人参加工品中,红参中的精氨酸双糖苷含量最高,所以红参增强免疫功能,扩张血管,抑制小肠麦芽糖酶的活性的能力最强。另外麦芽酚也是红参的特有成分之一,有显著的抗氧化作用,能起到抗衰老的效果。药理研究表明,红参比人参片有更强的抗肝毒活性,但是在降压、抗疲劳和促进小鼠体重增长方面人参片强于红参。

人参传统炮制要求去芦,认为参芦有涌吐作用。研究表明,人参根和人参芦有效成分相近,但在人参皂苷、挥发油、无机元素的含量方面人参芦比人参高。目前的实验研究和临床实践均证明人参芦无催吐作用。但参芦总皂苷有较强的溶血作用,不能供静脉注射使用,故供制剂使用时,宜去芦。

对人参炮制前后人参皂苷Rg_1、Re的含量进行了分析比较,结果表明,加压蒸制与常压蒸制含量相近,而加压蒸制耗时少,效果较好,可作为人参加工的新方法。

【贮藏】贮干燥容器内,密闭,置阴凉干燥处。防霉、防蛀。

天　麻

【处方用名】天麻。

【来源】本品为兰科植物天麻 *Gastrodia elata* Bl. 的干燥块茎。

【采收加工】立冬后至次年清明前采挖,立即洗净,蒸透,敞开低温干燥。

【历史沿革】南北朝刘宋时期有蒺藜子制;唐代有酒浸等法;宋代有去芦、酒浸湿纸裹煨、酒炙、微炒、炙制、炮、面裹煨等法;明代有酒洗焙、火煨、麸炒、火煅、焙等法;清代有饭上蒸、姜制等法。2020年版《中国药典》收载天麻。

【炮制方法】

天麻　取原药材,除去杂质,洗净,润透或蒸软,切薄片,干燥。

【饮片质量要求】

天麻(图片)

天麻　本品呈不规则的薄片。外表皮淡黄色至淡黄棕色,有时可见点状排成的横环纹。切面黄白色至淡棕色。角质样,半透明。气微,味甘。

检查:水分不得过12.0%,总灰分不得过4.5%。二氧化硫残留量不得过400mg/kg。

浸出物:稀乙醇浸出物不得少于15.0%。

含量测定:含天麻素($C_{13}H_{18}O_7$)和对羟基苯甲醇($C_7H_8O_2$)的总量不得少于0.25%。

【炮制作用】天麻性味甘,平。归肝经。具有息风止痉,平抑肝阳,祛风通络的功效。用于头痛眩晕,肢体麻木,小儿惊风,癫痫抽搐,破伤风症。如治偏正头疼的天麻丸(《圣济总录》)。

天麻蒸制主要是为了便于软化切片,同时可破坏酶,保存苷类成分。

【炮制研究】鲜天麻直接烘干或晒干,天麻素(天麻苷)含量明显减少,而天麻苷元的含量相应增加;蒸制后干燥,天麻素及其苷元含量的变化恰好相反。说明天麻中的天麻素在一定条件下会酶解。加热可灭活分解天麻素的酶,保护天麻素不被分解。天麻素及其苷元虽有相同的药理作用,但因苷元易氧化损失,因此天麻加工时加热处理,对保证药材质量有较大意义。新鲜、完整、无创伤的原个天麻中天麻素的含量随着加工前放置时间的延长而降低,而苷元含量却相反。

由于天麻质地坚硬,需浸润较长时间才能软化,易造成天麻素流失,含黏液质较多,切片带来困难,采用常压蒸制,可有效避免天麻素流失,缩短软化时间,耗时远低于传统浸润。所以提倡天麻直接蒸制后干燥,避免天麻素酶解。

【贮藏】贮干燥容器内,密闭,置通风干燥处,防霉、防蛀。

五 味 子

【处方用名】五味子、醋五味子、酒五味子、蜜五味子。

【来源】本品为木兰科植物五味子 *Schisandra chinensis*(Turcz.)Baill. 的干燥成熟果实。

【采收加工】秋季果实成熟时采摘,晒干或蒸后晒干,除去果梗及杂质。

【历史沿革】汉代有打碎法;南北朝刘宋时期有蜜蒸法;宋代有炒、酒浸等法;元代有炮法;明代有米炒、麸炒等法;清代有酒蒸、蜜蒸泔水浸、蜜酒蒸、炒炭、盐水蒸、盐水炒、焙等法;现行主要有醋蒸、酒蒸、蜜炙等法。2020 年版《中国药典》收载五味子和醋五味子。

【炮制方法】

1. 五味子　除去杂质,用时捣碎。

2. 醋五味子　取净五味子,加醋拌匀,稍闷,炖至醋被吸尽,表面显紫黑色,取出,干燥。

每 100kg 净五味子,用醋 15kg。

醋五味子(图片)

3. 酒五味子　取净五味子,加酒拌匀,稍闷,炖至酒尽转黑色,取出,晒干。

每 100kg 净五味子,用黄酒 20kg。

4. 蜜五味子　取炼蜜,用适量开水稀释后,加入净五味子,拌匀,闷透,置炒制容器内,用文火加热,炒至不粘手时,取出,晾凉。

每 100kg 净五味子,用炼蜜 10kg。

【饮片质量要求】

1. 五味子　本品呈不规则的球形或扁球形,直径 5~8mm。表面红色、紫红色或暗红色,皱缩,显油润;有的表面呈黑红色或出现"白霜"。果肉气微,味酸;种子破碎后,有香气,味辛、微苦。

检查:杂质不得过 1%,水分不得过 16.0%,总灰分不得过 7.0%。

含量测定:含五味子醇甲($C_{24}H_{32}O_7$)不得少于 0.40%。

2. 醋五味子　本品形如五味子,表面乌黑色,油润,稍有光泽。有醋香气。

检查、含量测定:同五味子。

浸出物:醇溶性浸出物不得少于 28.0%。

3. 酒五味子　本品形如五味子,表面棕黑色或黑褐色,质柔润或稍显油润,微具酒气。

4. 蜜五味子　本品形如五味子,色泽加深,略显光泽,味酸,兼有甘味。

【炮制作用】五味子性味酸、甘,温。归肺、心、肾经。具有收敛固涩、益气生津、补肾宁心的功效。

1. 五味子　生品以敛肺止咳止汗为主。用于咳喘、自汗、盗汗、口干作渴。如治肺经感寒,咳嗽不已的五味细辛汤(《鸡峰普济方》);治气阴两伤,自汗口渴的生脉散(《内外伤辨》)。

2. 醋五味子　醋制后酸涩收敛之性及涩精止泻作用增强,用于遗精,泄泻。如治脾肾虚寒,五更泄泻的四神丸(2020年版《中国药典》)。

3. 酒五味子　酒制后益肾固精作用增强,用于肾虚遗精。如治肾虚骨软,遗精尿频的麦味地黄丸(《寿世保元》)。

4. 蜜五味子　蜜炙后补益肺肾作用增强,用于久咳虚喘。

【炮制研究】五味子炒制品、酒炙制品与醋制品中五味子甲素的含量比生品低,而酒制品与醋制品五味子乙素的含量明显高于生品。药理研究表明,五味子乙素具有降低转氨酶作用,而五味子甲素此作用不明显,故认为在治疗慢性肝炎时应以五味子乙素作为指标性成分,选用醋制或酒制五味子使用效果更佳。醋五味子中有机酸的煎出量较生品显著提高,与醋制增强其收敛作用的传统之说相符合。五味子炮制后,能增加具有保肝作用的木脂素成分的含量,说明古人认为五味子"入补药熟用"具有一定道理。五味子生品止咳祛痰平喘作用强于炮制品,主要是因为挥发油中所含的萜类止咳成分在炮制后质和量都发生了变化,与"入嗽药生用"的古代认识相吻合。

【贮藏】贮干燥容器内,制品密闭,置通风干燥处。防霉,防蛀。

山　茱　萸

【处方用名】山茱萸、枣皮、山萸肉、酒萸肉。

【来源】本品为山茱萸科植物山茱萸 Cornus officinalis Sieb. et Zucc. 的干燥成熟果肉。

【采收加工】秋末冬初果皮变红时采收果实,用文火烘或置沸水中略烫后,及时除去果核,干燥。

【历史沿革】南北朝刘宋时期载去内核、熬法;梁代有打破用;唐代多打碎用;宋代有酒浸、麸炒、微炒、炮、焙等法;元代有微烧、酒蒸等法;明代有酒制、蒸制等法;清代又有羊油炙、盐炒等法;现行主要有去核、酒蒸或酒炖、清蒸等法。2020年版《中国药典》收载山萸肉和酒萸肉。

【炮制方法】

1. 山萸肉　取原药材,洗净,除去杂质及果核。

2. 酒山萸肉　取山萸肉,用黄酒拌匀,炖至酒被吸尽,色变黑润,取出,干燥。

每100kg山萸肉,用黄酒20kg。

3. 蒸山萸肉　取山萸肉,置蒸制容器内,先用武火,"圆汽"后改用文火蒸至外皮呈紫黑色,熄火后闷过夜,取出,干燥。

【饮片质量要求】

1. 山萸肉　本品呈不规则的片状或囊状,长1~1.5cm,宽0.5~1cm。表面紫红色至紫黑色,皱缩,有光泽。顶端有的有圆形宿萼痕,基部有果梗痕。质柔软。气微,味酸、涩、微苦。

检查:杂质(果核、果梗)不得过3%,水分不得过16.0%,总灰分不得过6.0%。

浸出物:水溶性浸出物不得少于50.0%。

含量测定:含莫诺苷($C_{17}H_{26}O_{11}$)和马钱苷($C_{17}H_{26}O_{10}$)的总量不得少于1.2%。

2. 酒山萸肉　本品形如山茱萸,表面紫黑色或黑色,质滋润柔软。微有酒香气。

检查、浸出物:同山萸肉。

含量测定:含莫诺苷($C_{17}H_{26}O_{11}$)和马钱苷($C_{17}H_{26}O_{10}$)的总量不得少于0.70%。

3. 蒸山萸肉　本品表面紫黑色,质滋润柔软。

酒山茱萸(图片)

【炮制作用】山茱萸性味酸、涩,微温。归肝、肾经。具有补益肝肾、收涩固脱的功效。

1. 山萸肉　山茱萸生品敛阴止汗力强,多用于自汗,盗汗,遗精,遗尿。如治肾虚尿多失禁的山茱萸散(《太平圣惠方》)。

2. 蒸山萸肉及酒山萸肉　蒸制后补肾涩精、固精缩尿力胜。酒制后借酒力温通,助药势,降低其酸性,滋补作用强于清蒸品。多用于头目眩晕,腰部冷痛,阳痿早泄,尿频遗尿。如治肾虚遗精的六味地黄丸(《小儿药证直诀》);治肝阳上亢,头目眩晕的草还丹(《扶寿精方》)。

【炮制研究】山茱萸生品中没食子酸溶出量明显低于炮制品,炮制辅料对溶出及煎出量影响不大。认为炮制(蒸)与煎煮均可使山茱萸鞣质水解,各样品没食子酸测得量无明显差异。经酒蒸后,环烯醚萜苷的含量有所下降,黄酮的含量从 6.19% 下降到 3.93%;皂苷的含量从 3.81% 下降到 3.14%。经酒制后可增加树脂类成分溶解度,使有效成分易于溶出,而发挥其疗效,从而达到滋补肝肾的作用。比较炮制对山茱萸莫诺苷含量的影响,除清蒸品外,酒炖品、酒蒸品、酒蒸加压品莫诺苷含量均低于生品。

由于成熟的山茱萸坚硬,直接去核不易操作,需要软化。烘法软化优于水烫法软化,60℃烘 10 分钟后去核为最佳工艺。

【贮藏】贮干燥容器内,酒山茱萸,密闭,置通风干燥处。防霉、防蛀。

女 贞 子

【处方用名】女贞子、酒女贞子。

【来源】本品为木犀科植物女贞 *Ligustrum lucidum* Ait. 的干燥成熟果实。

【采收加工】冬季果实成熟时采收,除去枝叶,稍蒸或置沸水中略烫后,干燥;或直接干燥。

【历史沿革】宋代有蒸法;明代有用旱莲草地黄制、黑豆蒸、酒蒸、酒蜜蒸、焙制等法;清代有白芥子车前水浸、酒浸、盐水炒等法。2020 年版《中国药典》载有女贞子和酒女贞子。

【炮制方法】

1. 女贞子　除去梗叶杂质,洗净,干燥。

2. 酒女贞子　取净女贞子,用适量黄酒拌匀,炖至酒被完全吸尽,女贞子黑润时,取出,干燥。

每 100kg 净女贞子,用黄酒 20kg。

【饮片质量要求】

1. 女贞子　本品呈卵形、椭圆形或肾形,表面黑紫色或灰黑色,皱缩不平,体轻,外果皮薄,中果皮松软,内果皮木质,气微,味甘、微苦涩。

检查:杂质不得过 3%,水分不得过 8.0%,总灰分不得过 5.5%。

浸出物:30% 乙醇浸出物不得少于 25.0%。

含量测定:含特女贞苷($C_{31}H_{42}O_{17}$)不得少于 0.70%。

2. 酒女贞子　本品形如女贞子,表面黑褐色或灰黑色,常附有白色粉霜。微有酒香气。

检查、浸出物:同女贞子。

含量测定:含红景天苷($C_{14}H_{20}O_7$)不得少于 0.20%。

【炮制作用】女贞子性味甘、苦,凉。归肝、肾经。具有滋补肝肾、明目乌发的功效。

1. 女贞子　女贞子生品以清肝明目、滋阴润燥为主,多用于肝热目眩,阴虚肠燥便秘。

2. 酒女贞子　女贞子酒蒸后滋补肝肾作用增强,并缓和其寒凉之性,多用于肝肾阴虚,头晕耳鸣,视物不清,须发早白。如补肾养肝,治肝肾阴虚的二至丸(《医方集解》)。

【炮制研究】女贞子炮制后红景天苷和酪醇含量均升高,酒炖品明显高于酒蒸品和清蒸品,生品含量最低,因为女贞子中的环烯醚萜苷类和特女贞苷、女贞苷等均含有红景天苷母核,性质不稳定,在高温作用下可使其水解生成红景天苷,进一步水解生成红景天苷的苷元-酪醇。女贞子炮制后多糖含量均降低,提示多糖在炮制过程中发生了水解反应。女贞子经过炮制后,表面析出的一层白色粉霜为齐墩果酸。通过保肝作用的比较,女贞子炮制品以酒蒸品降低谷丙转氨酶的作用最强,并且与齐墩果酸含量呈正相关。

比色法测定女贞子蒸制品中齐墩果酸的含量,采用正交设计对蒸制工艺进行优选,结果用黄酒 20%、110℃,蒸制 4 小时为最佳工艺参数。

【贮藏】贮干燥容器内,酒女贞子密闭,置通风干燥处。防霉、防潮。

木　瓜

【处方用名】木瓜。

【来源】本品为蔷薇科植物贴梗海棠 Chaenomeles speciosa (Sweet) Nakai 的干燥近成熟果实。

【采收加工】夏、秋二季果实绿黄时采收,置沸水中烫至外皮灰白色,对半纵剖,晒干。

【历史沿革】南北朝刘宋时期有切制、乳蒸;宋代有蒸制、硫黄青盐制、童便酒制、焙制、酒浸焙等法;明代有酒洗、炒等法;清代有酒炒、姜汁炒等法。2020 年版《中国药典》载有木瓜。

【炮制方法】

木瓜　取原药材,除去杂质,洗净,略泡,蒸透,趁热切薄片,干燥。

【饮片质量要求】

木瓜　本品呈类月牙形薄片。外表紫红色或棕红色,有不规则的深皱纹。切面棕红色。气微清香,味酸。

木瓜(图片)

检查:水分不得过 15.0%,总灰分不得过 5.0%,pH 应为 3.0~4.0。

浸出物:醇溶性浸出物不得少于 15.0%。

【炮制作用】木瓜性味酸,温。归肝、脾经。具有舒筋活络、和胃化湿的功效,用于湿痹拘挛,腰膝关节酸重疼痛,吐泻转筋,脚气水肿。如治吐泻转筋的木瓜汤(《三因极一病证方论》)。

木瓜质地坚硬,水分不易渗入,软化时久泡则易损失有效成分。蒸制软化后切片较易,其片型美观,容易干燥。

【炮制研究】木瓜蒸制后抗氧化作用增强。因为木瓜经蒸后黄酮含量显著性提高,说明经加热处理对木瓜总黄酮有显著影响。

木瓜的炮制,目前全国均以蒸为主,蒸的程度也与古代不同,古代要求蒸至"如膏煎,蒸烂,蒸熟",或者与辅料共蒸烂,现代则要求蒸软,便于切片,扩大接触面,利于有效成分的煎出。

【贮藏】贮干燥容器内,密闭,置通风干燥处。防霉、防蛀。

桑　螵　蛸

【处方用名】桑螵蛸、盐桑螵蛸。

【来源】本品为螳螂科昆虫大刀螂 *Tenodera sinensis* Saussure、小刀螂 *Statilia maculata* (Thunberg)或巨斧螳螂 *Hierodula patellifera* (Serville)的干燥卵鞘。

【采收加工】深秋至次春收集,除去杂质,蒸至虫卵死后,干燥。

【历史沿革】汉代有蒸法;南齐时代载有炙制;南北朝刘宋时期有去核子用沸浆水浸淘后熬制等法;唐代有炒法;宋代有微炒、火炮、麸炒、酒浸炒、酒炙、酒浸、醋炙、酥制、米泔水煮、焙制等法;明代有蜜炙、面炒制、盐水炒等法;清代又有醋煮等法。2020年版《中国药典》载有桑螵蛸。

【炮制方法】

1. 桑螵蛸　取原药材,除去杂质,用清水洗净泥屑,置蒸制容器内,用武火蒸约1小时,至"圆汽",容器壁有水蒸气凝结成的水珠滴下为度。取出,晒干或烘干。用时剪碎。

2. 盐桑螵蛸　取净桑螵蛸,加入盐水拌匀,闷润,置炒制容器内,用文火加热,炒至有香气逸出时,取出,晾凉。

每100kg净桑螵蛸,用食盐2.5kg。

【饮片质量要求】

1. 桑螵蛸　本品为卵圆形、长条形或类平行四边形。表面棕黄色,背面有一带状隆起,腹面平坦或有凹沟。体轻,气微腥,味淡。蒸桑螵蛸色泽较深。

2. 盐桑螵蛸　本品形如桑螵蛸,色泽加深,略带焦斑,味微咸。

【炮制作用】桑螵蛸性味甘、咸,平。归肝、肾经。具有固精缩尿、补肾助阳的功效。

1. 桑螵蛸　生桑螵蛸令人泄泻,蒸后可消除致泻的副作用,同时经过蒸制,又可杀死虫卵,有利于保存药效。用于肾虚阳痿,遗精滑精,尿频遗尿,小便白浊。如治白浊、带下的首乌枸杞汤(《简明中医妇科学》);治梦遗滑精的桑螵蛸丸(《杨氏家藏方》);治尿频、遗尿的桑螵蛸散(《本草衍义》)。

2. 盐桑螵蛸　盐水制桑螵蛸可引药下行入肾,增强益肾固精、缩尿止遗的作用。

【炮制研究】桑螵蛸主要含有蛋白质、脂肪、糖类、粗纤维、钙、铁、胡萝卜素类及柠檬酸钙等成分,具有常压耐缺氧、抗利尿、增强免疫、抗氧化、促进食物消化等作用。

采用高压蒸制取代传统的蒸法炮制桑螵蛸。经过蒸制后,饮片可达到标准,效率提高了5~10倍。

【贮藏】贮干燥容器内,盐桑螵蛸密闭,置通风干燥处。防霉、防蛀。

第二节　煮法

将净选或切制、破碎后的药物不加辅料或加辅料(固体辅料需先捣碎或切制)置适宜容器内,加适量清水共煮至一定程度的炮制方法,称为煮法。

煮法最早出现于先秦时期,《五十二病方》中有"煮荆",桐根"以泽泔煮"等煮制方法。《神农本草经》中也有猥皮"酒煮"的记载。历代记载的煮法有清水煮、酒煮、醋煮、姜汁煮、甘草汤煮、豆腐煮、盐水煮、黑豆煮、米泔煮、胆汁煮、羊血煮以及多种辅料同煮等煮制方法。现今沿用的有清水煮和加辅料煮法,但所用辅料种类有所减少。多用于有毒中药的炮制。

（一）炮制目的

1. 使药物软化，便于切制。如水煮黄芩。

2. 消除或降低药物的毒副作用。如水煮川乌、豆腐煮藤黄，降低毒性；甘草汤煮远志，消除刺喉感。

3. 缓和药性。如甘草水汤煮远志，可减其苦燥之性。

4. 增强疗效。如醋煮延胡索，增强其止痛功效。

（二）操作方法

煮制的操作方法因各药物的性质、辅料种类及炮制要求而异，分为清水煮和加辅料煮（包括加液体辅料或药汁煮和豆腐煮）。

1. 清水煮

（1）取待炮制的药物大小分档，加水浸泡至内无干心，取出，置煮制容器内，加水浸没药物，用武火煮沸后改用文火，煮至药物切开内无白心时，取出，晾至六成干，切片，干燥。如制川乌、制草乌。

（2）将多量水置煮制容器内，武火加热至沸，投入待炮制的药物，沸水煮制一定时间，取出，闷润至内外湿度一致，切片，干燥。如水煮黄芩。

2. 加液体辅料（药汁）煮　取待炮制的药物大小分档，加入定量的液体辅料（如用药汁，需先将药物用清水煎煮、去药渣后，合并煎液，适当浓缩）拌匀，置煮制容器内，加水浸没，用武火加热煮沸后改用文火，煮至药透汁尽，取出直接晒干或切片后晒干。如醋煮延胡索，甘草汤煮远志。

3. 豆腐煮　将待炮制的药物夹在两块豆腐中间或在豆腐上挖一不透底的长方形槽，将待炮制品置于槽中，上盖豆腐，置煮制容器内，加水浸没，用武火加热煮沸后改用文火，煮至规定程度，取出，晾凉，除去豆腐。如豆腐煮硫黄、藤黄。

（三）注意事项

1. 待炮制的药物在煮制前应大小分档，分别炮制，从而保证炮制品的质量均匀一致。

2. 根据炮制要求控制加水量，毒剧药物在清水煮时加水量宜大，要求药透汁不尽，煮后将药物取出，除去残留水液。加液体辅料（药汁）煮时，加水量以刚好浸没药物为度，煮至药透汁尽。加水过多，药透而汁未吸尽，则有损药效；加水过少，汁尽而药未煮透，则影响质量。煮制中途需添加水时，应加入沸水。

3. 煮制时先用武火煮至沸腾，再改用文火，保持微沸。否则水分迅速蒸发，不易煮透或出现煮干锅的现象。

4. 药物煮好后出锅，应及时晒干或烘干。如需切片，可闷润至内外湿度一致时，先切成饮片，再进行干燥，如黄芩；或适当晾晒，再切片，干燥，如川乌、草乌。

5. 有毒药物煮制后的溶液和辅料煮过毒性药物的残留水液，宜妥善处理，不得随意倾倒，防止污染环境；煮过毒性药物的辅料，宜妥善销毁，防止误食中毒。

川　乌

【处方用名】生川乌、制川乌。

【来源】本品为毛茛科植物乌头 *Aconitum carmichaelii* Debx. 的干燥母根。

【采收加工】6 月下旬至 8 月上旬采挖，除去子根、须根及泥沙，晒干。

【历史沿革】汉代有炮、蜜煎法；南北朝有糖灰火炮炙；唐代有熬、烧作灰、火煨、米炒、醋煮等法；宋代有冷水浸、沸汤泡、煅存性、微炒、酒浸、酒拌炒、酒煮、姜汁浸、姜汁炒、米泔浸后麸炒、盐炒、黑豆同炒、黑豆煮、乌豆蒸等法；金元时期有水浸炮裂、土制等法；明清时期有米泔浸、盐姜制、盐酒浸、盐醋制、面炒、蛤粉炒、童便甘草汤煮、湿纸煨后酒煮等法；现行有蒸、煮以及用甘草、黑豆、生姜、皂角、银花、豆腐、白矾、醋等辅料蒸煮法。2020 年版《中国药典》收载川乌和制川乌。

【炮制方法】

1. 川乌　取原药材，除去杂质。用时捣碎。

2. 制川乌　取净川乌，大小个分开，用水浸泡至内无干心，取出，加水煮沸 4~6 小时(或蒸 6~8 小时)至取大个及实心者切开内无白心，口尝微有麻舌感时，取出，晾至六成干后，切片，干燥。

制川乌（图片）

【饮片质量要求】

1. 川乌　本品呈不规则的圆锥形，稍弯曲，顶端常有残茎，中部多向一侧膨大。表面棕褐色或灰棕色，皱缩，有小瘤状侧根及子根脱离后的痕迹。质坚实，断面类白色或浅灰黄色，形成层环纹呈多角形。气微，味辛辣、麻舌。

检查：水分不得过 12.0%，总灰分不得过 9.0%，酸不溶性灰分不得过 2.0%。

含量测定：含乌头碱($C_{34}H_{47}NO_{11}$)、次乌头碱($C_{33}H_{45}NO_{10}$)和新乌头碱($C_{33}H_{45}NO_{11}$)的总量应为 0.050%~0.17%。

2. 制川乌　本品为不规则或长三角形的片。表面黑褐色或黄褐色，有灰棕色形成层环纹。体轻，质脆，断面有光泽。气微，微有麻舌感。

检查：水分不得过 11.0%；含双酯型生物碱以乌头碱($C_{34}H_{47}NO_{11}$)、次乌头碱($C_{33}H_{45}NO_{10}$)及新乌头碱($C_{33}H_{45}NO_{11}$)的总量计，不得过 0.040%。

含量测定：含苯甲酰乌头原碱($C_{32}H_{45}NO_{10}$)、苯甲酰次乌头原碱($C_{31}H_{43}NO_9$)及苯甲酰新乌头原碱($C_{31}H_{43}NO_{10}$)的总量应为 0.070%~0.15%。

【炮制作用】川乌性味辛、苦，热；有大毒。归心、肝、肾、脾经。具有祛风除湿，温经止痛的功效。

1. 川乌　川乌有大毒，多外用于风冷牙痛，疥癣，痈肿等。如治牙痛的乌头丸(《太平圣惠方》)；治久生疥癣，生川乌水煎温洗(《太平圣惠方》)。

2. 制川乌　川乌经煮制或蒸制后毒性降低，可供内服。用于风寒湿痹，肢体疼痛，麻木不仁，心腹冷痛，疝痛，跌打肿痛。如治风寒湿邪引起之半身不遂，手足麻木，偏正头痛的愈风丹(《卫生部药品标准》)；治风寒湿痹、肢体关节疼痛的小活络丸(2020 年版《中国药典》)；治阴毒伤寒，手足逆冷，头痛腰重的退阴散(《博济方》)；治久患风虚麻痛，行步艰难的乌灵丸(《卫生宝鉴》)；治心痛彻背，背痛彻心的乌头赤石脂丸(《金匮要略》)；治寒疝腹痛的乌头桂枝汤(《金匮要略》)。

【炮制研究】川乌含二萜生物碱(乌头碱型生物碱)类成分，其中双酯型生物碱类(乌头碱、新乌头碱、次乌头碱)是其主要毒性成分,又是镇痛、抗炎的有效成分。据研究,乌头碱毒性作用的靶器官主要为心脏与神经系统,可直接对心肌细胞产生毒害作用,故其心脏毒性的致命性最为严重。乌头碱中毒剂量时对迷走神经有强烈兴奋作用及使心肌细胞 Na$^+$ 通道开放,加速 Na$^+$ 内流,促使细胞膜去极化,从而引起心律失常。

炮制减毒原理:双酯型生物碱类成分性质不稳定,遇水、遇热易被分解或水解。使极毒的乌头碱、新乌头碱、次乌头碱等双酯型生物碱 C8 位上的乙酰基水解(或分解),失去一分子醋酸,得到苯甲酰乌头原碱、苯甲酰次乌头原碱、苯甲酰新乌头原碱等单酯型生物碱(毒性较小,为双酯型生物碱的 1/500~1/50);再进一步水解,使 C14 位上的苯甲酰基水解(或分解),失去一分子苯甲酸,得到乌头原碱、次乌头原碱、新乌头原碱等氨基醇类生物碱(毒性很弱,仅为双酯型生物碱的 1/4 000~1/2 000),从而达到炮制"解毒"的目的。在川乌炮制工艺中,加水、加热处理(包括干热法、湿热法),都能促进双酯型生物碱的分解或水解,从而达到降低毒性的目的。故采用蒸、煮法炮制乌头可降低毒性,加压蒸制亦可达到减毒效果。

研究表明,川乌浸泡时间越长,总生物碱损失越多,但对酯型生物碱影响不大。乌头毒性的降低主要取决于毒性强的双酯型生物碱的水解程度。川乌经蒸煮处理可促使双酯型生物碱水解以降低毒性,但若炮制太过,水解完全或总生物碱流失严重,其镇痛、抗炎作用也减弱。故应注意控制川乌适中的炮制程度,以便在降毒的同时保存药效,确保临床用药的安全和有效。

比较乌头母根、子根、须根的总生物碱、酯型生物碱、3 种双酯型生物碱及多糖的含量,结果主要化学成分类别没有明显区别,但含量有差异,须根的 3 种双酯型生物碱含量之和是母根的 2 倍多。有研究证实乌头须根毒性较母根、子根大,母根、子根毒性接近。表明乌头除去须根用母根入药的主要目的是降低毒性。

实验证明,乌头碱具有明显的镇痛作用和表面局部麻醉作用,效力相当于可卡因的 2 倍。药理实验发现,制川乌的镇痛效果仍然明显,与川乌大体相近,而毒性则大大降低。乌头及其生物碱还具有强心、增加冠脉流量、降压、抗炎、抑制呼吸中枢、抗肿瘤等药理作用。

【贮藏】贮于干燥容器内,置通风干燥处,防蛀。

草　乌

【处方用名】生草乌、制草乌。

【来源】本品为毛茛科植物北乌头 *Aconitum kusnezoffii* Reichb. 的干燥块根。

【采收加工】秋季茎叶枯萎时采挖,除去须根和泥沙,干燥。

【历史沿革】唐以前川乌、草乌统称乌头,唐代始单独分出草乌,有姜汁煮、醋煮等法;宋代有水煮、炮、炒焦、炒黑存性、酒浸、盐炒、盐水浸后麸炒、米泔浸、黑豆煮、豆腐煮、麻油浸炒等法;明清时期有水浸、温水浸、姜汁浸、姜汁炒、醋浸、醋淬、醋炒、酒淬、酒煮等法;现行有蒸、煮,以及用甘草、白矾、黑豆、生姜、皂角、豆腐等辅料蒸煮法。2020 年版《中国药典》收载草乌和制草乌。

【炮制方法】

1. 草乌　取原药材,除去杂质,洗净,干燥。

2. 制草乌　取净草乌,大小个分开,用水浸泡至内无干心,取出,加水煮至取大个切开内无白心、口尝微有麻舌感时,取出,晾至六成干,切薄片,干燥。

制草乌(图片)

【饮片质量要求】

1. 草乌　本品呈不规则长圆锥形，略弯曲。顶端常有残茎和少数不定根残基。表面灰褐色或黑棕褐色，皱缩，有纵皱纹、点状须根痕及数个瘤状侧根。质硬，断面灰白色或暗灰色，有裂隙，形成层环纹多角形或类圆形，髓部较大或中空。气微，味辛辣、麻舌。

检查：杂质(残茎)不得过 5%，水分不得过 12.0%，总灰分不得过 6.0%。

含量测定：含乌头碱($C_{34}H_{47}NO_{11}$)、次乌头碱($C_{33}H_{45}NO_{10}$)和新乌头碱($C_{33}H_{45}NO_{11}$)的总量应为 0.15%~0.75%。

2. 制草乌　本品呈不规则圆形或近三角形的片。表面黑褐色，有灰白色多角形的形成层环和点状维管束，并有空隙，周边皱缩或弯曲。质脆。气微，味微辛辣，稍有麻舌感。

检查：水分不得过 12.0%；含双酯型生物碱以乌头碱($C_{34}H_{47}NO_{11}$)、次乌头碱($C_{33}H_{45}NO_{10}$)和新乌头碱($C_{33}H_{45}NO_{11}$)的总量计，不得过 0.040%。

含量测定：含苯甲酰乌头原碱($C_{32}H_{45}NO_{10}$)、苯甲酰次乌头原碱($C_{31}H_{43}NO_{9}$)及苯甲酰新乌头原碱($C_{31}H_{43}NO_{10}$)的总量应为 0.020%~0.070%。

【炮制作用】草乌性味辛、苦，热；有大毒。归心、肝、肾、脾经。具有祛风除湿、温经止痛的功效。

1. 草乌　草乌有大毒，多作外用，以祛寒止痛，消肿为主。用于喉痹、痈疽、疔疮、痈疡以及破伤风。如治肿毒痈疽的草乌头散(《圣济总录》)；治疔疮的回疮锭子(《外科精义》)。

2. 制草乌　草乌经煮制后毒性降低，可供内服。以祛风除湿、温经止痛力胜。用于风寒湿痹，关节疼痛、脘腹冷痛、跌扑肿痛、头风头痛、偏正头痛等。如治风寒湿痹、肢体关节疼痛的小活络丸(2020 年版《中国药典》)；治跌打损伤，急慢性扭挫伤的三七伤药片(2020 年版《中国药典》)；治偏正头风的上清散(《仙拈集》)；治风寒湿邪引起之半身不遂，手足麻木，偏正头痛的愈风丹(《卫生部药品标准》)。

【炮制研究】草乌的主要成分、毒性成分和炮制减毒机制与川乌类似，可参看川乌项下。采用双波长薄层扫描法分别测定草乌、高压蒸法及煮沸 4 小时的制草乌饮片中乌头碱、新乌头碱、次乌头碱三种毒性生物碱的含量，结果煮沸 4 小时毒性生物碱含量降低最为明显。由于炮制方法以及炮制条件的不同，草乌饮片中剧毒双酯型生物碱的含量差异很大。加压蒸制草乌时，随着压力与温度的增高，总生物碱含量无显著变化，而毒性生物碱的含量显著下降。

草乌饮片质量的传统经验判断标准是"口尝微有麻舌感"。由于口尝者的味觉敏感度、样品取样量及口尝方式和咀嚼时间等的不同，其结果有很大差异。故有人提出使用这种经验方法应遵循如下原则以减少误差：①舌尝部位应在舌前 1/3 处；②取样 100~150mg；③在口中嚼半分钟；④咀嚼当时不麻，2~5 分钟后出现麻辣感；⑤舌麻时间维持 20~30 分钟才逐渐消失。

【贮藏】贮于干燥容器内，置通风干燥处，防蛀。

附　子

【处方用名】附片、淡附片、炮附片、白附片。

【来源】本品为毛茛科植物乌头 *Aconitum carmichaelii* Debx. 的子根的加工品。

【采收加工】6 月下旬至 8 月上旬采挖，除去母根、须根以及泥沙，习称"泥附子"，进一步加工成下列品种。

(1)盐附子:选择个大、均匀的泥附子,洗净,浸入食用胆巴的水溶液中过夜,再加食盐,继续浸泡,每日取出晒晾,并逐渐延长晒晾时间,直至附子表面出现大量结晶盐粒(盐霜)、体质变硬为止,习称"盐附子"。

(2)黑顺片:取泥附子,按大小分别洗净,浸入食用胆巴的水溶液中数日,连同浸液煮至透心,取出,水漂,纵切成厚约0.5cm的片,再用水浸漂,用调色液使附片染成浓茶色,取出,蒸至出现油面、光泽后,烘至半干,再晒干或继续烘干,习称"黑顺片"。

(3)白附片:取泥附子,按大小分别洗净,浸入食用胆巴的水溶液中数日,连同浸液煮至透心,取出,剥去外皮,纵切成厚约0.3cm的片,用水浸漂,取出,蒸透,晒干,习称"白附片"。

【历史沿革】汉代有火炮法;晋代有炒炭法;隋唐时期有黑豆水浸、蜜炙、纸裹煨等法;宋代有水浸、烧黑、烧灰存性、醋浸、醋炙、姜汤煮、盐制、黄连制、黑豆青盐制等法;明清时期有煮、甘草汤浸炒、地黄制、童便制等法;现行有盐制、漂、蒸、煮,以及用甘草、生姜、豆腐、白矾、黑豆、胆汁等辅料煮法。2020年版《中国药典》收载附片(黑顺片、白附片)、淡附片和炮附片。

【炮制方法】

1.附片(黑顺片、白附片)　直接入药。

2.淡附片　取净盐附子,用清水浸漂,每日换水2~3次,至盐分漂尽,与甘草、黑豆加水共煮透心,至切开口尝无麻舌感时,取出,除去甘草、黑豆,切薄片,干燥。

每100kg净盐附子,用甘草5kg、黑豆10kg。

黑顺片(图片)

3.炮附片　取净河砂置炒制容器内,用武火加热至滑利状态时,加入净附片,不断翻动,炒至表面鼓起并微变色,取出,筛去河砂,晾凉。

【饮片质量要求】

1.黑顺片　本品为纵切片,上宽下窄,厚0.2~0.5cm。外皮黑褐色,切面暗黄色,油润具光泽,半透明状,并有纵向导管束。质硬而脆,断面角质样。气微,味淡。

检查:水分不得过15.0%,总灰分不得过6.0%,酸不溶性灰分不得过1.0%。含双酯型生物碱以新乌头碱($C_{33}H_{45}NO_{11}$)、次乌头碱($C_{33}H_{45}NO_{10}$)和乌头碱($C_{34}H_{47}NO_{11}$)的总量计,不得过0.020%。

含量测定:含苯甲酰新乌头原碱($C_{31}H_{43}NO_{10}$)、苯甲酰乌头原碱($C_{32}H_{45}NO_{10}$)和苯甲酰次乌头原碱($C_{31}H_{43}NO_9$)的总量,不得少于0.010%。

2.白附片　本品无外皮,黄白色,半透明,厚约0.3cm。

检查、含量测定:同黑顺片。

3.淡附片　本品呈纵切片,上宽下窄,厚0.2~0.5cm。外皮褐色。切面褐色,半透明,有纵向导管束。质硬,断面角质样。气微,味淡,口尝无麻舌感。

检查:水分不得过15.0%,总灰分不得过7.0%,酸不溶性灰分不得过1.0%。含双酯型生物碱以新乌头碱($C_{33}H_{45}NO_{11}$)、次乌头碱($C_{33}H_{45}NO_{10}$)和乌头碱($C_{34}H_{47}NO_{11}$)的总量计,不得过0.010%。

含量测定:同附片。

4.炮附片　本品形如黑顺片或白附片,表面鼓起,黄棕色,质松脆。气微,味淡。

检查、含量测定:同附片。

【炮制作用】附子性味辛、甘,大热;有毒。归心、肾、脾经。具有回阳救逆、补火助阳、散寒止痛的功效。炮制后降低毒性,便于内服。产地加工成盐附子,可以防止药物腐烂,利于贮藏。加工成黑顺片、白附片,毒性降低,可直接入药。

1. 淡附片　长于回阳救逆,散寒止痛。用于亡阳虚脱,肢冷脉微,阴寒水肿,阳虚感冒,寒湿痹痛,心腹疼痛。如治阳虚欲脱,四肢厥逆的四逆汤(2020 年版《中国药典》);治脾肾阳虚,血瘀湿阻之水肿的肾康宁片(2020 年版《中国药典》)。

2. 炮附片　以温肾暖脾、补命门之火力胜。用于心腹冷痛,虚寒吐泻,冷痢腹痛,冷积便秘或久痢赤白。如治肾阳不足,命门火衰,腰膝酸冷的右归丸(2020 年版《中国药典》);治脾胃虚寒,呕吐泄泻的附子理中丸(《太平惠民和剂局方》);治积久冷痢的温脾汤(《外台秘要》)。

【炮制研究】附子与川乌药材为同一植物来源,其有毒成分亦为乌头碱等二萜双酯类生物碱,炮制后毒性明显降低,炮制解毒机制亦与川乌类似。江油附子在产地传统加工经过洗净、胆巴浸泡、煮制、浸漂、剥皮(黑顺片除外)、切片、水漂、蒸制、干燥等多道工序处理,使其双酯型生物碱水解而降低毒性。附子加工过程中的泡、浸、漂工序,生物碱总量减少 80% 以上,其中泡胆巴过程减少 31.6%,胆巴漂煮过程减少 16.1%,水漂过程减少 33.6%。黑顺片、白附片的生物碱平均含量只有生附子的 7%。有研究提出,以单酯型生物碱与双酯型生物碱的相对比例(MAs/DAs)作为江油附子质量控制的新指标。黑顺片炮制过程中,生附子,胆巴浸泡、煮制、浸漂、水漂、蒸制中间品以及成品的 MAs/DAs 分别为 0.011、0.037、0.160、0.156、0.130、8.500、21.167,黑顺片的 MAs/DAs 约为生附子的 2 000 倍,可见,随着黑顺片炮制过程的进行,其指标成分单酯型生物碱含量升高而双酯型生物碱含量降低,使其比例关系发生明显变化。

实验发现,生附子和炮附子的有效部位对心衰大鼠血流动力学指标都有显著性差异,且对心衰大鼠血流动力学作用较正常大鼠作用显著。炮附子在 5~20 分钟内产生明显的强心作用($P<0.001$),比生附子的强心作用强度和作用范围都增大。盐附子和黑顺片均可抑制醋酸所致小鼠扭体反应次数($P<0.05$),黑顺片可明显降低二甲苯所致的小鼠耳肿胀度($P<0.05$)。由此可见,附子制后不仅没有降低其强心、镇痛、抗炎的作用效果,反而增加了其安全剂量。

【贮藏】盐附子密闭,置阴凉干燥处;附片贮藏于干燥容器内,置通风干燥处,防潮。

远　志

【处方用名】远志、制远志、炙远志、远志肉。

【来源】本品为远志科植物远志 *Polygala tenuifolia* Willd. 或卵叶远志 *Polygala sibirica* L. 的干燥根。

【采收加工】春、秋二季采挖,除去须根和泥沙,晒干或抽取木心晒干。

【历史沿革】南北朝载有去心;隋唐时期有熟甘草汤浸,并指出"用时须去心,若不去心,服之令人闷";宋代有炒黄、焙制、甘草水煮、姜汁腌、生姜汁炒、酒浸、酒蒸、酒炒等法;明清时期有微炒、炒炭、炙制、麸拌炒、小麦炒、干姜汁蘸焙、灯心煮、米泔浸、米泔煮、甘草汁浸蒸、甘草黑豆水煮后姜汁炒、猪胆汁煮过晒干再姜汁制等法。2020 年版《中国药典》收载远志、制远志。

【炮制方法】

1. 远志　取原药材,取抽去木心者,除去杂质,略洗,润透,切段,干燥。

2. 制远志　取甘草,加适量水煎煮 2 次,去渣,煎液浓缩至甘草量的 10 倍,加入净远志段,用文火煮至汤液吸尽,取出,干燥。

制远志(图片)

每100kg净远志段,用甘草6kg。

3. 蜜远志 取炼蜜,加入少量开水稀释后,淋于净远志段中,稍闷,置预热的炒制容器内,用文火加热炒至蜜被吸尽,药物深黄色,略带焦斑,疏散不粘手为度,取出,晾凉。

每100kg净远志,用炼蜜25kg。

【饮片质量要求】

1. 远志 本品呈圆柱形的段,外表皮灰黄色至灰棕色,有横皱纹,切面棕黄色,中空。气微,味苦微辛,嚼之有刺喉感。

检查:水分不得过12.0%;总灰分不得过6.0%;每1 000g含黄曲霉毒素B_1不得过5μg,黄曲霉毒素G_1、黄曲霉毒素G_2、黄曲霉毒素B_1、黄曲霉毒素B_2的总量不得过10μg。

浸出物:70%乙醇浸出物不得少于30.0%。

含量测定:含细叶远志皂苷($C_{36}H_{56}O_{12}$)不得少于2.0%,含远志𠮿酮Ⅲ($C_{25}H_{28}O_{15}$)不得少于0.15%,含3,6'-二芥子酰基蔗糖($C_{36}H_{46}O_{17}$)不得少于0.50%。

2. 制远志 本品形如远志段,表面黄棕色。味微甜,嚼之无刺喉感。

检查:酸不溶性灰分不得过3.0%;水分、黄曲霉毒素限量及浸出物含量同远志。

含量测定:细叶远志皂苷($C_{36}H_{56}O_{12}$)含量同远志,含远志𠮿酮Ⅲ($C_{25}H_{28}O_{15}$)不得少于0.10%,含3,6'-二芥子酰基蔗糖($C_{36}H_{46}O_{17}$)不得少于0.30%。

3. 蜜远志 本品形如远志段,表面棕红色,稍带焦斑,略显黏性,味甜。

【炮制作用】远志性味苦、辛,温。归心、肾、肺经。具有安神益智、交通心肾、祛痰、消肿的功效。

1. 远志 远志生品"戟人咽喉",多外用。用于痈疽肿毒,乳房肿痛。如治痈疽肿毒初起的远志膏(《医学心悟》)。

2. 制远志 以甘草汤制远志,"以甘缓之,使上发也"(《本草害利》),既缓其苦燥之性,又能消除刺喉麻感,以安神益智为主。用于心悸,失眠,健忘,精神不安。如治心肾不交,失眠健忘,头晕耳鸣,神疲体倦的孔圣枕中丸(《北京市药品标准》);治心劳虚寒,惊悸恍惚,多忘不安,梦寐惊魇的远志饮子(《严氏济生方》)。

3. 蜜远志 远志蜜炙后增强化痰止咳的作用,用于寒痰咳逆,咳嗽痰多,咳吐不爽等症。如治咳嗽,痰多黏稠难咯的复方桔梗止咳片(《卫生部药品标准》)。

【炮制研究】远志传统加工方法要抽去木心,取根皮入药,称为"远志肉"。研究表明远志皮皂苷含量为12.1%,远志木心为0.482%,二者相差25倍。远志根、根皮及木心所含的化学成分类似,各有效成分的含量以根皮>根>木心。根皮的祛痰、抗惊厥、溶血作用及急性毒性均强于远志木心。远志根皮对小鼠祛痰的最小有效剂量为1.25g/kg,而木心用至50g/kg亦无祛痰作用。可见远志去心的目的不是降低毒副作用,而是去除祛痰作用较弱的部位。

制远志、蜜远志与生远志对小鼠自发活动作用相同,入睡潜伏时间仅有缩短的趋势;蜜远志、制远志与生远志对催眠作用相同。生远志、蜜炙远志、姜制远志、甘草制远志对小鼠均有明显的止咳化痰作用。蜜炙远志能加强对胃黏膜及迷走神经的刺激,增加支气管的分泌,使气管内容物易于咳出。生远志与甘草(3:1)配伍对小鼠小肠运动及胃排空均有明显抑制作用,并致胃肠充气、肿胀、肠壁变薄,呈现出明显的胃肠毒性,但蜜炙远志、远志与甘草(3:2,3:3)剂量配伍,对胃肠无明显影响。临床多用蜜炙远志和甘草制远志,目的是减轻远志对胃肠的刺激。

【贮藏】贮藏于干燥容器内,密闭,置通风干燥处。

吴 茱 萸

【处方用名】吴茱萸、制吴茱萸。

【来源】本品为芸香科植物吴茱萸 *Euodia rutaecarpa* (Juss.) Benth.、石虎 *Euodia rutaecarpa* (Juss.) Benth. var. *officinalis* (Dode) Huang 或疏毛吴茱萸 *Euodia rutaecarpa* (Juss.) Benth. var. *bodinieri* (Dode) Huang 的干燥近成熟果实。

【采收加工】8—11 月果实尚未开裂时,剪下果枝,晒干或低温干燥,除去枝、叶、果梗等杂质。

【历史沿革】汉代有汤洗、炒等法;隋唐时期有熬、盐水洗、酒煮、醋煮、姜汁制等法;宋代有炒熟、炒焦、煨、焙、汤浸、水浸炒、醋浸炒、酒浸炒、汤浸大豆炒、黑豆制、酒醋童便制、盐制等法;元代有汤洗焙干、酒浸焙、盐炒等法;明清时期有汤浸炒黄、煮、糯米煮、酒洗、黄连炒、黄连水炒、补骨脂炒、黄连木香汁炒等法;现行有酒制、醋制、盐制、姜制、黄连制、甘草制等法。2020 年版《中国药典》收载吴茱萸、制吴茱萸。

【炮制方法】

1. 吴茱萸　取原药材,除去杂质,洗净,干燥。

2. 制吴茱萸

(1)取甘草捣碎,加适量水煎汤,去渣,加入净吴茱萸,闷润至汤液吸尽后,用文火炒至微干,取出,干燥。

(2)取甘草捣碎,加适量水煎汤,去渣,加入净吴茱萸,煮沸后改文火,煮至药透汁尽,取出,干燥。

制吴茱萸(图片)

每 100kg 净吴茱萸,用甘草 6kg。

3. 盐吴茱萸　取净吴茱萸,加入盐水拌匀,置预热的炒制容器内,用文火加热,炒至裂开、稍鼓起时,取出,晾凉。

每 100kg 净吴茱萸,用食盐 3kg。

【饮片质量要求】

1. 吴茱萸　本品呈球形或略呈五角状扁球形,表面暗黄绿色至褐色,粗糙,顶端有五角星状的裂隙。质硬而脆,气芳香浓郁,味辛辣而苦。

检查:杂质不得过 7%,水分不得过 15.0%,总灰分不得过 10.0%。

浸出物:稀乙醇浸出物不得少于 30.0%。

含量测定:含吴茱萸碱($C_{19}H_{17}N_3O$)和吴茱萸次碱($C_{18}H_{13}N_3O$)的总量不得少于 0.15%,柠檬苦素($C_{26}H_{30}O_8$)不得少于 0.20%。

2. 制吴茱萸　本品形如吴茱萸,表面棕褐色至暗褐色,气清香,味微辛辣、微苦甜。

检查、浸出物、含量测定:同吴茱萸。

3. 盐吴茱萸　本品形如吴茱萸,表面棕褐色至暗褐色,香气浓郁,味辛辣、微苦咸。

【炮制作用】吴茱萸性味辛、苦,热;有小毒。归肝、脾、胃、肾经。具有散寒止痛、降逆止呕、助阳止泻的功效。

1. 吴茱萸　生吴茱萸有小毒,多外用。以散寒定痛力强,用于口腔溃疡、牙痛、湿疹。如治口疮口疳,咽喉作痛,茱萸末醋调涂足心(《李时珍濒湖集简方》);治鹅掌风,脚湿气的癣湿药水(《中国药典》)。

2. 制吴茱萸　甘草制后降低毒性,缓和燥性。用于厥阴头痛,寒疝腹痛,寒湿脚气,经行腹痛,脘腹胀痛,呕吐吞酸,五更泄泻。如治气郁不舒,脘腹胀痛的木香顺气丸(《北京市药品标准》);治小肠疝气,偏坠抽痛的疝气内消丸(《北京市中药成方选集》);治月经不调,痛经的艾附暖宫丸(2020年版《中国药典》);治小儿久泻久痢的泻痢保童丸(《卫生部药品标准》)。

3. 盐吴茱萸　吴茱萸盐制引药下行,入肾经,增强疗疝功效。宜用于疝气疼痛,《本草求真》有"治疝盐水炒"之论。如治疝痛的肾气方(《丹溪心法》)。

【炮制研究】吴茱萸含生物碱(吴茱萸碱、吴茱萸次碱等)、柠檬苦素(吴茱萸内酯)、挥发油等成分。吴茱萸的生物碱、柠檬苦素具有镇痛、抗炎、降压、抗肿瘤等作用。总生物碱含量炒制品明显高于烘制品和晒制品。挥发油总量依次为生品>醋制品>甘草制品>盐制品,其中盐制品挥发油含量仅为生品的一半。生品与炮制品的挥发油组成成分和主要成分含量也有较大变化。比较生吴茱萸、甘草制品、醋制品和盐制品中吴茱萸碱和吴茱萸次碱的含量。吴茱萸碱含量最高为醋制品,最低为甘草制品;吴茱萸次碱含量最高为盐制品,最低为醋制品。经盐制后吴茱萸碱与吴茱萸次碱含量均较生品高,说明古人多用盐制吴茱萸治疗寒疝腹痛具有一定道理。研究炮制对吴茱萸内酯、吴茱萸碱和吴茱萸次碱3种成分在药材中含量及水煎液中溶出的影响:①加热处理药材中吴茱萸碱和吴茱萸次碱含量显著增高,而吴茱萸内酯变化不明显;②加甘草汁炮制显著降低药材中吴茱萸内酯含量,而吴茱萸碱和吴茱萸次碱含量与不加甘草汁制品无明显差异;③加热处理对3种成分在水煎液中的溶出无显著影响,加甘草汁制品吴茱萸碱和吴茱萸次碱的溶出量显著增高,吴茱萸内酯变化不明显。

急性毒性试验显示,吴茱萸的毒性很小,炮制品前后亦无显著差异。蓄积毒性实验亦显示心、肝、脾、肺、肾等均未见明显异常。吴茱萸不同炮制品均有较好的镇痛、抗炎、止泻作用。实验结果表明,镇痛作用强弱依次为盐制品>醋制品>甘草制品>生品,抗炎作用甘草制与生品明显强于醋制与盐制品,止泻作用强弱依次为生品>甘草制品>盐制品>醋制品。其盐制品镇痛作用最强,与古代文献记载的吴茱萸治寒疝腹痛用盐水炒的观点是一致的。

【贮藏】贮藏于干燥容器内,密闭,置通风干燥处。

硫　黄

【处方用名】硫黄、制硫黄。

【来源】本品为自然元素类矿物硫族自然硫,或含硫矿物的加工品。

【采收加工】采挖后,加热熔化,除去杂质;或用含硫矿物经加工制得。

【历史沿革】隋唐时期有烧灰、药汁制、甘草汤洗等法;宋代有水飞、水煮、炒、火炼、密闭煅、酒煮等法;明清时期有醋煮、豆腐煮、甘草汤煮、萝卜蒸、猪大肠制、硝石制等法;现行有萝卜煮、豆腐煮、猪肠内煮等法。2020年版《中国药典》收载有硫黄、制硫黄。

【炮制方法】

1. 硫黄　取原药材,除去杂质。敲成碎块。

2. 制硫黄　取净硫黄块,与豆腐同煮,至豆腐显黑绿色时,取出,漂净,阴干。

制硫黄(图片)

每 100kg 净硫黄,用豆腐 200kg。

【饮片质量要求】

1. 硫黄　本品呈不规则块状。黄色或略呈绿黄色。表面不平坦,呈脂肪光泽,常有多数小孔。体轻,质松,易碎,断面常呈针状结晶形。有特异的臭气,味淡。

含量测定:含硫不得少于 98.5%。

2. 制硫黄　本品呈黄褐色或绿黄色结晶块,断面蜂窝状,臭气不明显。

【炮制作用】硫黄性味酸,温;有毒。归肾、大肠经。外用解毒杀虫疗疮;内服有补火助阳通便的功效。

1. 硫黄　生品多外用,可以解毒杀虫疗疮。外治用于疥癣,秃疮,阴疽恶疮。如治干湿癣的如圣散(《圣济总录》);治疥疮的臭灵丹(《外科大成》)。

2. 制硫黄　硫黄制后毒性降低,可供内服,能补火助阳通便。如治肾阳不足,命门火衰所致阳痿、遗精、尿频的金液丹(《太平惠民和剂局方》);治老年阳虚便秘的半硫丸(《部颁标准》)。

【炮制研究】炮制可降低硫黄中的含砷量,并以豆腐制品最为显著。硫黄和豆腐以 1：1.5~1：2 的比例进行炮制,其制品中含硫量可达到 98% 以上,含砷量 ≤ 1μg/ml,符合《中国药典》关于砷盐限量的规定。有实验证明,硫黄经过豆腐制后,砷含量降低至生品的 1/15~1/8,而硫含量仅降低 4.05%。这表明硫黄经豆腐制后,可显著降低其毒性成分,而主成分所受影响较小。

研究表明,硫黄与豆腐只有在铁锅或铜锅中同煮并与锅底接触时豆腐才会显黑绿色,而当炮制时使用铝制、不锈钢制或非金属容器时豆腐不会变绿色。此现象不是硫黄与豆腐同煮过程中产生的,而是硫黄与铁锅在加热过程中产生了某种化学反应的结果。经 X 射线衍射法物相分析,证明黑色物质是铁的化合物同硫的混合物,其组分除硫以外,主要是硫化亚铁。硫黄在铜锅中产生的黑色物质,其化学组分除硫以外,主要是硫与铜的化合物。

【贮藏】置干燥处。防火。

藤　黄

【处方用名】生藤黄、制藤黄。

【来源】本品为藤黄科植物藤黄 *Garcinia hanburyi* Hook. f. 的干燥树脂。

【采收加工】在开花之前,干离地约 3m 处将茎干的皮部作螺旋状的割伤,伤口内插一竹筒,盛受流出的树脂,加热蒸干,用刀刮下,即为藤黄。

【历史沿革】明代以前未见其炮炙记载;清代有隔汤煮、山羊血拌晒、荷叶露泡、水蒸烊、隔汤炖、纱包入山羊血内反复炖制等法。2020 年版《中国药典》未收载。

【炮制方法】

1. 生藤黄　取原药材,除去杂质,轧成粗粒或打成小块。

2. 制藤黄

(1)豆腐制:取大块豆腐,中间挖一不透底的长方形槽,将净藤黄放入槽中,上用豆腐盖严,置煮制容器内加水煮至藤黄全部熔化,取出,晾凉,待藤黄凝固,除去豆腐,干燥。或取定量豆腐块置盘内,中间挖槽,将净藤黄粗粒放入槽中,上用豆腐盖严,置蒸制容器内隔水蒸 3~4 小时,待藤黄全部熔化,取出,晾凉,待藤黄凝固,除去豆腐,干燥。

每 100kg 净藤黄,用豆腐 300kg。

(2)荷叶制:取荷叶加 10 倍量水煮 1 小时,捞去荷叶,加入净藤黄煮至烊化,并继续浓缩成稠膏状,取出,凉透,待其凝固,打碎。

每 100kg 净藤黄,用荷叶 50kg。

(3)山羊血制:取净藤黄与鲜山羊血加水共煮 5~6 小时,取出,除去山羊血,晾干。

每 100kg 净藤黄,用山羊血 50kg。

【饮片质量要求】

1. 生藤黄　本品呈不规则碎块状、片状或细粉状,表面棕黄色、红黄色或橙棕色,质脆易碎,有光泽,无臭,味辛。

2. 制藤黄　本品呈黄褐色,表面粗糙,断面显蜡样光泽,质脆易碎,无臭,味辛。

【炮制作用】藤黄性味酸、涩,寒;有大毒。归胃、大肠经。具有消肿排脓,散瘀解毒,杀虫止痒的功效。

1. 藤黄　生藤黄有大毒,不可内服。外用于痈疽肿毒、顽癣。如治痈疽疮疡的一笔消(《串雅内外编》);治顽癣的五黄散(《本草拾遗》)。

2. 制藤黄　藤黄制后毒性降低,可供内服。用于跌打损伤,金疮肿毒,肿瘤。如治金创肿毒的黎峒丸(《外科全生集》);治金疮初起、伤破出血、恶疮的三黄宝蜡丸(《医宗金鉴》)。

【炮制研究】藤黄中主要含有藤黄酸、新藤黄酸、藤黄素、莫里林、莫里林酸等成分。藤黄酸、新藤黄酸具有显著的抗肿瘤活性,藤黄素具有泻下作用。藤黄的炮制辅料豆腐为碱性蛋白质,且表面积大,空隙多,具有良好的吸附作用;荷叶中含莲碱、荷叶碱等碱性成分,山羊血含大量蛋白质,可中和、吸附藤黄中的酸性树脂;或藤黄酸熔点较低,受热易破坏。比较各地藤黄生品及炮制品(山羊血制品、豆腐制品、荷叶制品、水煮品、高压蒸制品),炮制品的成分含量多数较生品有所降低,而高压蒸制品比生品稍高,各炮制品之间无显著差异。藤黄酸为 30%~36%,新藤黄酸为25%~30%。不同地区的藤黄炮制品含量无规律性,差异较大。

藤黄炮制品对肿瘤细胞生长均有较好的抑制作用,以高压蒸制品和荷叶制品的抑制效果最好。藤黄各炮制品对革兰氏阴性大肠埃希菌、伤寒杆菌、痢疾杆菌、铜绿假单胞菌均无明显抑制作用。对金黄色葡萄球菌和白色葡萄球菌有显著的抑菌、杀菌作用,其中以高压蒸制品和荷叶制品效果最好。各炮制品均有抗炎作用,也以高压蒸制品和荷叶制品效果为好。

藤黄不同炮制品小鼠 LD_{50} 测定结果表明,藤黄经炮制后,其毒性均有不同程度的下降,毒性大小顺序为:高压蒸制品＜豆腐制品＜荷叶制品＜水煮品＜山羊血制品＜生品。藤黄各炮制品除水煮品外均有明显的镇静作用,各炮制品之间差异不明显,而以高压蒸制品最好。各炮制品除山羊血制品外,均有明显的镇痛作用。生藤黄具有明显的致突变活性,经过炮制后在一定条件下可降低其致变性。各炮制品同一剂量组之间无显著性差异,即各种辅料及加热方式炮制藤黄并不影响其致变程度。从细胞遗传毒理角度可以说明古人炮制藤黄降低毒性有一定道理。

【贮藏】贮藏于干燥容器内,密闭,置阴凉干燥处。

第三节　燀法

将药物置沸水中浸煮短暂时间,取出,分离种皮的方法称为燀法。适用于种子类药物去除种皮或分离不同药用部位。

(一) 炮制目的

1. 在保存有效成分的前提下,除去非药用部位。如苦杏仁、桃仁通过燀法分离非药用部位种皮,并可杀酶保苷。

2. 分离不同药用部位。如白扁豆通过燀法分离不同的药用部位扁豆仁和扁豆衣。

(二) 操作方法

先将多量清水加热至沸,再将药物连同具孔盛器(如笊篱、漏勺等),一起投入沸水中,稍微翻烫片刻,5~10分钟,烫至种皮由皱缩到膨胀,种皮易于挤脱时,立即取出,浸漂于冷水中,捞起,搓开种皮与种仁,晒干,簸去或筛去种皮。

(三) 注意事项

1. 加水量一般为药量的10倍以上。若水量少,投入药物后,水温迅速降低,达不到炮制效果。

2. 水沸后投药,加热时间以5~10分钟为宜。以免水烫时间过长,易导致有效成分损失。

3. 燀去皮后,宜当天晒干或低温烘干,否则易泛油,色变黄,影响成品质量。

苦 杏 仁

【处方用名】苦杏仁、杏仁、燀杏仁、炒杏仁。

【来源】本品为蔷薇科植物山杏 *Prunus armeniaca* L. var. *ansu* Maxim.、西伯利亚杏 *Prunus sibirica* L.、东北杏 *Prunus mandshurica*(Maxim.)Koehne 或杏 *Prunus armeniaca* L. 的干燥成熟种子。

【采收加工】夏季果实成熟时采摘,除去果肉及核壳,取出种子,晾干。

【历史沿革】汉代有汤浸去皮尖及双仁、去皮尖炒、熬黑、捣令如膏等法;晋代有熬法;南北朝刘宋时期有"沸汤浸少时去皮膜……";梁代有"得火良";唐代有麸炒、烧令黑、油煎法;宋代有面炒、制霜、微炒、炒焦、瓜蒌瓤炒、童便浸后麸炒、蜜制、制霜、炮、米泔浸等法;元代有焙法;明代有蒜煮、蛤粉炒、牡蛎粉炒、童便浸后蜜炒等法;清代有去皮尖,姜制、面裹煨等法。2020年版《中国药典》收载苦杏仁、燀苦杏仁和炒苦杏仁。

【炮制方法】

1. 苦杏仁　取原药材,筛去皮屑杂质,拣净残留的核壳油粒。用时捣碎。

2. 燀苦杏仁　取净苦杏仁置10倍量沸水中,加热约5分钟,至种皮微膨起即

苦杏仁(图片)

捞起,放入凉水中浸泡,取出,搓开种皮与种仁,干燥,筛去种皮。用时捣碎。

3. 炒苦杏仁　取燀苦杏仁,置预热的炒制容器内,用文火加热,炒至微黄色,略带焦斑,有香气,取出,晾凉。用时捣碎。

燀苦杏仁(图片)

炒苦杏仁(图片)

【饮片质量要求】

1. 苦杏仁　本品呈扁心形,表面黄棕色至深棕色,有微细纵纹,一端略尖,另一端钝圆肥厚,左右不对称,种皮薄,子叶乳白色,富油性,气微,味苦。

检查:水分不得过 7.0%,过氧化值不得过 0.11。

含量测定:含苦杏仁苷($C_{20}H_{27}NO_{11}$)不得少于 3.0%。

2. 燀苦杏仁　本品无种皮,或分离成单瓣,呈扁心形,表面乳白色或黄白色,有特异的香气,味苦。

检查:同苦杏仁。

含量测定:含苦杏仁苷($C_{20}H_{27}NO_{11}$)不得少于 2.4%。

3. 炒苦杏仁　本品形如燀苦杏仁,表面微黄色,偶带焦斑,有香气。

检查:水分不得过 6.0%,过氧化值同苦杏仁。

含量测定:含苦杏仁苷($C_{20}H_{27}NO_{11}$)不得少于 2.4%。

【炮制作用】苦杏仁性味苦,微温;有小毒。归肺、大肠经。具有降气止咳平喘,润肠通便的功效。

1. 苦杏仁　性微温而质润,生用有小毒,剂量过大或使用不当易中毒。长于润肺止咳,润肠通便。多用于外感咳喘,肠燥便秘。如桑菊饮(《温病条辨》)。

2. 燀苦杏仁　作用与生品相同,去皮后,可除去非药用部位,便于有效成分煎出,提高药效;并可使酶灭活,有利于保存苦杏仁苷。苦杏仁燀后还可降低毒性,使用药安全。如治肺热咳嗽的麻杏石甘汤(《伤寒杂病论》);治肠燥便秘的润肠丸(《济生方》)。

3. 炒苦杏仁　性温,长于温肺散寒,并去小毒。多用于肺寒咳喘,久患肺喘。如补肺平喘的杏仁煎(《杨氏家藏方》)。

【炮制研究】苦杏仁主要含有苦杏仁苷(3%)和脂肪油(约 50%)。苦杏仁苷具有镇咳、平喘、抗肿瘤、降血糖、抗炎、镇痛的作用,脂肪油具有润肠通便的作用。

苦杏仁中的有效成分苦杏仁苷在一定温度和湿度条件下易被共存的苦杏仁酶水解生成野樱苷,野樱苷在野樱酶的作用下生成杏仁腈,杏仁腈不稳定,分解为苯甲酸和氢氰酸。大量口服生苦杏仁,在苦杏仁酶的作用下迅速分解出大量氢氰酸而导致中毒,甚至呼吸麻痹而死亡。经加热炮制后,可以杀酶保苷,使苦杏仁苷在体内胃酸作用下,缓缓分解,产生适量的氢氰酸,起镇咳平喘作用而不致引起中毒。苦杏仁经不同方法炮制后均可起到一定程度的杀酶效果,其中以燀法效果最好。

炒苦杏仁、后下生苦杏仁、燀苦杏仁、生苦杏仁不同给药组均能减少枸橼酸引起的豚鼠咳嗽次数,延长咳嗽潜伏期,均对氨水引起的小鼠咳嗽具有非常明显的止咳作用,均能延长 2% 溴化乙酰胆碱和 0.4% 组胺双盐酸盐引起的豚鼠呼吸痉挛潜伏期。作用的强度依次为炒苦杏仁>后下生苦杏仁>燀苦杏仁>生苦杏仁。毒性和药效作用与供试液中苦杏仁苷含量成正相关,提示不同的炮制工艺明显影响苦杏仁苷的含量,故对其毒性与药效作用有明显影响。

研究表明,使用沸水,加水量为苦杏仁量的 10 倍,煮烫时间 5 分钟可达最佳焯制效果。湿热法中流通蒸汽法、水煮法和高压蒸汽法均能达到既破坏酶又基本保留苦杏仁苷的目的。但水煮时间长则会导致成分流失。判断杀酶效果的方法:取苦杏仁样品粗颗粒 1g,加水润湿,将苦味酸钠试纸先用碳酸氢钠碱性溶液浸湿,悬挂在试管中,试管置于 25℃ 水浴中,如试剂由黄变红,说明酶存在。

【贮藏】置阴凉干燥处,防蛀。

桃 仁

【处方用名】桃仁、焯桃仁、炒桃仁。

【来源】本品为蔷薇科植物桃 *Prunus persica* (L.) Batsch 或山桃 *Prunus davidiana* (Carr.) Franch. 的干燥成熟种子。

【采收加工】果实成熟后采收,除去果肉和核壳,取出种子,晒干。

【历史沿革】汉代有去皮尖、熬法;南北朝刘宋时期有白术黑豆制、酒蒸法;唐代有研如膏、酒煮等法;宋代有麸炒、盐炒、面炒、微炒等法;元代有焙法;明代有吴茱萸炒、蛤粉炒、酒制、制炭、炒微黄、盐水炒、黄连水炒等法;清代有干漆炒、童便酒炒等法。2020 年版《中国药典》收载桃仁、焯桃仁和炒桃仁。

【炮制方法】

1. 桃仁 取原药材,筛去灰屑、杂质,拣净残留的壳及泛油的黑褐色种子。用时捣碎。

桃仁(图片)

2. 焯桃仁 取净桃仁置沸水中,加热烫至种皮微膨起即捞出,在凉水中稍泡,捞起,搓开种皮和种仁,干燥,筛去种皮。用时捣碎。

焯桃仁(图片)

3. 炒桃仁 取焯桃仁,置预热的炒制容器内,用文火加热,炒至黄色,略带焦斑,取出,晾凉。用时捣碎。

炒桃仁(图片)

【饮片质量要求】

1. 桃仁 本品呈扁长卵形,长 1~1.8cm,宽 0.8~1.2cm,厚 0.2~0.4cm。表面黄棕色至红棕色,密布颗粒状凸起。一端尖,中部膨大,另端钝圆稍偏斜,边缘较薄。尖端一侧有短线形种脐,圆端有颜色略深不甚明显的合点,自合点处散出多数纵向维管束。种皮薄,子叶 2,类白色,富油性。气微,味微苦。

检查:水分不得过 7.0%;酸值不得过 10.0;羰基值不得过 11.0;每 1 000g 含黄曲霉毒素 B$_1$ 不得过 5μg,含黄曲霉毒素 G$_2$、黄曲霉毒素 G$_1$、黄曲霉毒素 B$_2$ 和黄曲霉毒素 B$_1$ 的总量不得过 10μg。

含量测定:含苦杏仁苷(C$_{20}$H$_{27}$NO$_{11}$)不得少于 2.0%。

2. 焯桃仁 本品呈扁长卵形,长 1.2~1.8cm,宽 0.8~1.2cm,厚 0.2~0.4cm。表面浅黄白色,一端尖,中部膨大,另端钝圆稍偏斜,边缘较薄。子叶 2,富油性。气微香,味微苦。

检查:水分不得过 6.0%;其余同桃仁。

含量测定:含苦杏仁苷(C$_{20}$H$_{27}$NO$_{11}$)不得少于 1.50%。

3. 炒桃仁 本品呈扁长卵形,长 1.2~1.8cm,宽 0.8~1.2cm,厚 0.2~0.4cm。表面黄色至棕黄色,可见焦斑。一端尖,中部膨大,另端钝圆稍偏斜,边缘较薄。子叶 2,富油性。气微香,味微苦。

检查:水分不得过 5.0%;其余同桃仁。

含量测定:含苦杏仁苷(C₂₀H₂₇NO₁₁)不得少于 1.60%。

含量测定:含苦杏仁苷($C_{20}H_{27}NO_{11}$)不得少于 1.60%。

【炮制作用】桃仁性味苦、甘,平。归心、肝、大肠经。具有活血祛瘀、润肠通便、止咳平喘的功效。

1. 桃仁　生用行血祛瘀力强,多用于血瘀经闭,产后瘀滞腹痛,跌打损伤。如治跌打损伤,腹中瘀血刺痛的桃红四物汤(《医宗金鉴》)。

2. 焯桃仁　制后易去皮,可除去非药用部位,使有效成分易于煎出,提高药效。其功用与生桃仁基本一致。

3. 炒桃仁　偏于润燥和血,多用于肠燥便秘,心腹胀满等。如治年老体衰或久病血虚津亏,或产后失血过多而致肠燥便秘的润燥丸(《张氏医通》)。

【炮制研究】桃仁主要含有苷类如苦杏仁苷、野樱苷、脂质、糖类、蛋白质、氨基酸、苦杏仁酶、尿囊素酶等。具有抗动脉粥样硬化、抗心肌缺血、抗炎、抗过敏等作用。

焯制去皮可显著提高桃仁水溶性成分的溶出,桃仁粉碎后其水溶性煎出物含量明显提高。另有研究表明,皮中含有较多的苦杏仁苷。醇溶性浸出物含量以生品最高,炮制后均有不同程度降低。有研究认为,生桃仁入煎剂时,苦杏仁苷在煎液中的留存量甚微,通过焯制可杀酶保苷,而在炮制加工过程中,若操作不当,会使苦杏仁苷有不同程度的分解损失现象,而选择适宜的炮制条件,则既可使酶灭活,又避免处理过程本身导致的苦杏仁苷损失。桃仁焯后去皮尖和不去皮尖灰分均低于生品,因此认为焯制具有净化药材作用。

桃仁水溶性成分具有显著的抗浮肿活性和抗炎活性,其中抗浮肿活性成分为蛋白质 PR-A/PR-B,抗炎作用活性物质为蛋白质 F、蛋白质 G 和蛋白质 PR-B;醇溶性成分具有抗凝血、溶血、收缩子宫等作用。比较桃仁 5 种炮制品(生品、焯制品、炒制品、蒸制品、皮)对小鼠的抗凝血、抗血栓、抗炎、润肠通便作用,结果表明,生桃仁各种作用最强,焯、炒、蒸后抗凝血作用缓和,炒、蒸桃仁抗血栓作用明显降低。炒桃仁总蛋白能够促进抗体形成细胞的产生、血清溶血素的生成,能够提高机体体液免疫功能。研究表明,炒桃仁总蛋白对肿瘤坏死因子 α 的产生有明显的促进作用,提示炒桃仁总蛋白可作为一种重要的活血化瘀药。

【贮藏】置阴凉干燥处,防蛀。

白 扁 豆

【处方用名】白扁豆、扁豆、炒扁豆、扁豆衣。

【来源】本品为豆科植物扁豆 *Dolichos lablab* L. 的干燥成熟种子。

【采收加工】秋、冬二季采收成熟果实,晒干,取出种子,再晒干。

【历史沿革】宋代有油煎去皮、炒、焙、蒸、炮、姜汁炒等法;元代有微炒、煮去皮等法;明代有姜汁浸蒸后微炒、姜汁煮后炒、连皮炒熟、水浸去皮等法;清代有炒炭、陈皮炒、醋制等法。2020 年版《中国药典》收载白扁豆和炒白扁豆。

【炮制方法】

1.白扁豆　取原药材,除去杂质,用时捣碎。

2.扁豆衣　取净扁豆置沸水中,稍煮至皮软后,取出,晾凉,水中稍泡,取出,

白扁豆(图片)

搓开种皮与种仁,干燥,筛取种皮(其仁亦药用)。

3. 炒白扁豆　取净白扁豆或仁,置预热的炒制容器内,用文火加热,炒至表面微黄,略有焦斑时,取出,晾凉。用时捣碎。

扁豆衣(图片)

【饮片质量要求】

1. 白扁豆　本品呈扁椭圆形或扁卵圆形,长 8~13mm,宽 8~9mm,厚约 7mm。表面淡黄白色或淡黄色,平滑,略有光泽,一侧边缘有隆起的白色眉状种阜。质坚硬。种皮薄而脆,子叶 2,肥厚,黄白色。气微,味淡,嚼之有豆腥气。

检查:水分不得过 14.0%。

2. 扁豆衣　本品呈不规则的卷缩状,乳白色,质脆易碎。

3. 炒白扁豆　本品形如扁豆,表面微黄,略具焦斑,有香气。

【炮制作用】白扁豆性味甘,微温。归脾、胃经。具有健脾化湿、和中消暑的功效。

1. 白扁豆　生用清暑、化湿力强。用于脾胃虚弱,食欲不振,大便溏泻,白带过多,暑湿吐泻,胸闷腹泻。如治夏季伤于暑湿,腹痛吐泻的香薷散(《太平惠民和剂局方》)。

2. 燀白扁豆　主要是为了分离不同的药用部位,增加药用品种。扁豆衣气味俱弱,健脾作用较弱,偏于祛暑化湿。可用于暑热所致的身热、头目眩晕。如治暑热所致身热、头目眩晕的清络饮(《温病条辨》)。

3. 炒白扁豆　性微温,长于健脾止泻。用于脾虚泄泻,白带过多。如治脾胃虚弱,运化失常,大便泄泻,神疲体倦的参苓白术散(《太平惠民和剂局方》)。

【炮制研究】白扁豆主要含有脂肪油、蛋白质、烟酸、氨基酸、维生素、糖类、磷脂类、微量元素(钙、铁、磷)等成分。磷脂组成主要是磷脂酰碱(含量 70%),其次为磷脂酰乙醇胺,约占磷脂的 20%。

白扁豆中含有对人体红细胞的非特异性凝集素。其中凝集素 A 不溶于水,无抗胰蛋白酶活性,如与饲料相混喂食大鼠,可抑制其生长,甚至引起肝脏的区域性坏死,加热后毒性大减。一般认为凝集素 A 是生扁豆的毒性成分,加热后凝固变性失去活力,达到降毒的目的。凝集素 B 可溶于水,有抗胰蛋白酶活性作用,加压蒸消毒或者煮沸 1 小时后,活力损失 86%~94%。

【贮藏】置阴凉干燥处,防蛀。

本章小结

1. 主要内容解读　蒸、煮、燀法为一类"水火共制"法。在炮制过程中,既要用到清水或液体辅料如酒、醋、药汁等,又要用火加热。利用流通蒸汽加热或密闭隔水加热统称为蒸法,后者又被称为炖。直接将药物置于水或辅料中加热称为煮。在清水中短时间加热,目的是去除种皮的方法称为燀。蒸、煮、燀法虽然都为水火共制法,但操作方法、应用范围和炮制目的有一定区别。

2. 主要知识点　净选或切制后的药物加辅料或不加辅料置蒸制容器内用水蒸气加热或隔水加热至一定程度的方法称为蒸法。其中不加辅料蒸者为清蒸,加辅料蒸者根据所加辅料不同,分别称为酒蒸、醋蒸和黑豆汁蒸等。蒸法的炮制目的有:①改变药物性能,扩大用药范围;②减少副作用;③保存药效,利于贮藏;④便于软化切片;⑤增强疗效。

净选或切制、破碎后的药物不加辅料或加辅料(固体辅料需先捣碎或切制)置适宜容器内,加适量清水共煮至一定程度的炮制方法,称为煮法。多用于有毒中药的炮制。煮法的炮制目的有:①使药物软化,便于切制;②消除或降低药物的毒副作用;③缓和药性;④增强疗效。

将药物置沸水中浸煮短暂时间,取出,分离种皮的方法称为燀法。适用于种子类药物去除种皮或分离不同药用部位,并可杀酶保苷。燀法操作一般先将多量清水加热至沸,再将药物连同具孔盛器(如笊篱、漏勺等),一起投入沸水中,稍微翻烫片刻,烫至种皮由皱缩到膨胀,种皮易于挤脱时,立即取出,浸漂于冷水中,捞起,搓开种皮与种仁,晒干,簸去或筛去种皮。

重点药物:何首乌、黄芩、地黄、黄精、人参、天麻、桑螵蛸、山茱萸、五味子、川乌、草乌、附子、远志、吴茱萸、藤黄、苦杏仁。

一般药物:肉苁蓉、女贞子、木瓜、巴戟天、硫黄、桃仁、白扁豆。

3. 拓展学习指导　蒸法常用于补益类中药的炮制,且有"生凉熟温""生泻熟补"等中药炮制理论的总结,如地黄、何首乌为典型的生熟异用的中药饮片,但其炮制前后药性和药效变化的科学内涵并未得到完全揭示,传统蒸制时间长短不一,如何确认达到药性变化的适中炮制程度还需研究确认,何首乌炮制减毒的机制也有待进一步阐明。关注研究新进展,对于传承九蒸九晒等传统蒸法的优势,创新高压蒸制等现代炮制方法,保证临床用药的安全和有效均具有重要意义。

第十三章　同步练习

思考题

1. 蒸法和煮法的区别有哪些?
2. 试述黄芩的炮制方法、炮制作用和炮制原理。
3. 试述川乌的炮制方法、炮制作用和炮制原理。
4. 试述苦杏仁的炮制方法、炮制作用和炮制原理。

第十四章 复制法

掌握:复制法的概念、炮制目的;重点毒性药物的炮制方法、炮制作用。

熟悉:复制法的操作方法及注意事项;重点毒性药物的炮制研究进展。

了解:一般药物的饮片规格及炮制作用。

将净选后的药物加入一种或几种辅料,按规定操作程序,反复炮制的方法,称为复制法。

本法的特点是,在炮制药物的过程中使用辅料,采用多种工艺程序结合的方法,且在某一炮制工序中,有反复处理药物的过程。复制法历史可追溯至唐代,如《千金翼方》中的造熟地黄、造干地黄等。部分药物自古至今有几十种复制的方法,随着时代变化其工艺和辅料多不一致。现代的复制法与历史上曾经用过的复制法比较,在辅料的种类、用量和炮制工艺程序上都有明显的变化,工艺程序趋于简单,辅料种类和用量趋于减少。

目前,复制法主要用于半夏、天南星、白附子等有毒中药的炮制。

(一) 炮制目的

1. 降低或消除药物毒性或刺激性 如半夏、天南星用白矾、生姜炮制后可降低毒性。
2. 改变药性 如天南星胆汁制,其性味由辛温转苦凉,功能也发生变化。
3. 增强疗效 如白附子,用鲜姜、白矾制后,增强了祛风逐痰的功效。
4. 矫臭矫味 一些腥臭味较重的药物经过炮制可除去腥臭味,便于服用,如紫河车。

(二) 操作方法

复制法没有统一的操作程序,不同药物的炮制根据药物的性质和辅料的性质以及炮制目的而定。一般将净选后的药物置一定容器内,加入一种或数种辅料,按炮制工艺,或浸、泡、漂,或蒸、煮,或数法同用,反复炮制达到规定的质量要求。

(三) 注意事项

1. 长时间水处理炮制的药物,其炮制时间可选择在春、秋季,地点应选择在阴凉处,避免暴晒,以避免因气温高而发酵腐烂(传统称为"化缸")。浸泡时如有必要,加入适量白矾防腐。

2. 炮制前药物应大小分档处理,以免炮制程度不一,影响效果。

3. 如需长时间煮制处理,应使用武火煮沸后调整火力使保持沸腾,煮制过程中应注意不时加水,以免煳锅。

半　夏

【处方用名】生半夏、半夏、清半夏、姜半夏、法半夏、制半夏。

【来源】本品为天南星科植物半夏 *Pinellia ternata* (Thunb.) Breit. 的干燥块茎。

【采收加工】夏、秋二季采挖,洗净,除去外皮和须根,晒干。

【历史沿革】汉以前载有"治半夏";汉、唐有汤洗、姜制、水煮、麸制、姜汁浸炒、制曲等法;明代有吴茱萸制、姜与竹沥制、甘草制、制炭、姜与桑叶及盐制、皂荚白矾煮制、姜汁青盐制等法;现行主要有白矾制(清半夏)、生姜与白矾制(姜半夏)、石灰与甘草制(法半夏)等法。2020 年版《中国药典》收载生半夏、清半夏、姜半夏和法半夏。

【炮制方法】

1. 生半夏　取原药材,除去杂质,洗净,干燥。用时捣碎。

2. 清半夏　取净半夏,大小分档,用 8% 白矾溶液浸泡至内无干心,口尝微有麻舌感,取出,洗净,切厚片,干燥。

每 100kg 净半夏,用白矾 20kg。

3. 姜半夏　取净半夏,大小分档,用水浸泡至内无干心,另取生姜切片煎汤,加白矾与半夏共煮至透心,取出,晾至半干,切薄片,干燥。

每 100kg 净半夏,用生姜 25kg,白矾 12.5kg。

4. 法半夏　取净半夏,大小分档,用水浸泡至内无干心,取出;另取甘草适量,加水煎煮两次,合并煎液,倒入适量的石灰液中,搅匀,加入上述已浸透的半夏,浸泡,每日搅拌 1~2 次,保持浸液 pH 12 以上,至切面黄色均匀,口尝微有麻舌感时,取出,洗净,阴干或烘干。

每 100kg 净半夏,用甘草 15kg,生石灰 10kg。

【饮片质量要求】

1. 生半夏　本品呈扁圆形、类圆形或偏斜形,大小不一,表面类白色或浅黄色,顶端有凹陷的茎痕,周围密布麻点状根痕,下面钝圆,较光滑。质坚实,断面洁白,富粉性。无臭,味辛辣,麻舌而刺喉。

生半夏(图片)

姜半夏(图片)

检查:水分不得过 13.0%,总灰分不得过 4.0%。

浸出物:水溶性浸出物不得少于 7.5%。

2. 清半夏　本品呈扁圆形、类圆形或不规则片状,切面淡灰色至灰白色,质脆,易折断,断面略呈角质样。气微,味微涩、微有麻舌感。

检查:水分不得过 13.0%;总灰分不得过 4.5%;含白矾以含水硫酸铝钾[$KAl(SO_4)_2 \cdot 12H_2O$]计,不得过 10.0%。

浸出物:水溶性浸出物不得少于 7.0%。

3. 姜半夏　本品呈淡黄棕色片状,质硬脆,具角质样光泽。气微香,味辛辣,微有麻舌感,嚼之有粘牙感。

检查:水分不得过 13.0%;总灰分不得过 7.5%;含白矾以含水硫酸铝钾[KAl(SO₄)₂·12H₂O]计,不得过 8.5%。

浸出物:水溶性浸出物(冷浸法)不得少于 10.0%。

4. 法半夏　本品呈类球形或破碎成不规则颗粒状。表面淡黄白色、黄色或棕黄色。质较松脆或硬脆,断面黄色或淡黄色,颗粒者质稍硬脆。气微,味淡略甘、微有麻舌感。

检查:水分不得过 13.0%,总灰分不得过 9.0%。

浸出物:水溶性浸出物不得少于 5.0%。

【炮制作用】半夏性味辛,温;有毒。归脾、胃、肺经。具有燥湿化痰,降逆止呕,消痞散结的功效。

1. 生半夏　生半夏有毒,误食生半夏可致唇舌刺痛,咽喉肿痛,严重者可致失音,使人呕吐,一般不作内服,多外用于疮痈肿毒,湿痰咳嗽。如治痈疽肿硬、厚如牛皮的四虎散(《仁斋直指方论》)。

生半夏经进一步炮制后,可以降低毒性,缓和药性,消除副作用。

2. 清半夏　长于化痰,以燥湿化痰为主。用于燥湿咳嗽,痰热内结,风痰吐逆,痰涎凝聚,咯吐不出。如治湿痰咳嗽的二陈汤(《太平惠民和剂局方》)。

3. 姜半夏　增强了降逆止呕作用,以温中化痰,降逆止呕为主。用于痰饮呕吐,胃脘痞满。如治痰饮呕吐的小半夏汤(《金匮要略》);治胃脘痞满的半夏泻心汤(《伤寒杂病论》)。

4. 法半夏　偏于祛寒痰,同时具有调和脾胃的作用。用于痰多咳嗽,痰饮眩悸。亦多用于中药成方制剂中。如治胃脘满闷疼痛的香砂养胃丸(2020 年版《中国药典》)。

【炮制研究】毒理学研究表明,生半夏的"毒性"主要表现为对各种黏膜强烈的刺激性,如刺激眼结膜引起水肿;刺激口腔、咽喉引起口舌肿胀、咽喉肿痛、失音、流涎,甚至引起窒息死亡;刺激胃黏膜而导致呕吐。研究表明,半夏刺激性毒性成分主要是由草酸钙和凝集素蛋白组成的针晶复合物,被称为"毒针晶",电镜下毒针晶极细长、两头尖锐、质地坚韧,具倒刺、凹槽。半夏草酸钙针晶的刺激性与其特殊晶形有关,通过对半夏生品的急性毒性试验,研究者发现半夏中的草酸钙针晶能引起家兔眼部的强烈水肿和充血。

误食鲜半夏或生半夏后,半夏草酸钙针晶刺破口腔等部位的黏膜组织,诱发炎症,而凝集素蛋白可激活炎症信号通路,诱导炎症因子大量释放,加重炎症反应程度。故半夏的刺激性毒性是毒针晶刺入的机械刺激和凝集素蛋白化学刺激的双重作用。

生半夏刺激性最强,经炮制后,可不同程度地降低其刺激强度。

在炮制半夏的辅料中,白矾和石灰具有破坏生半夏刺激性毒性成分的作用。研究表明,8% 的白矾溶液和 pH>12 的碱水溶液可以使生半夏中毒针晶的晶体结构彻底被破坏。白矾溶液对半夏的解毒作用主要集中体现在两个方面:一是铝离子可以与毒针晶中草酸钙的草酸结合成草酸铝络合物,促使针晶结构被破坏;二是浸泡在白矾溶液中的半夏凝集素蛋白可能发生了溶解,而凝集素蛋白的肽序列发生改变,蛋白质结构被破坏,从而降低了半夏的毒性。同时白矾溶液可以溶解并降解凝集素蛋白;pH>12 的碱水溶液可使凝集素蛋白变性,导致毒针晶和凝集素蛋白均被破坏,使半夏的刺激性毒性显著下降。炮制时升高温度可以加速炮制解毒。

半夏生品中凝集素蛋白的质量分数为 7.3%,清半夏为 0.027%,姜半夏中未检测到。且随着白矾水浸泡时间或加热时间的延长,凝集素含量逐渐降低,而单独生姜汁浸泡对生半夏中凝集素蛋白的含量几乎无影响。表明以白矾水浸泡及加热煮制的炮制方法促使生半夏中的毒性成分活性凝集素蛋白的含量降低,是半夏炮制降低毒性的原因之一。

研究表明,生姜所含的姜辣素虽然不能破坏半夏中的毒性成分,但却能抑制多种炎症介导因子,降低半夏所致刺激性炎症作用,使半夏毒性症状减轻。这也证明了《本草经集注》中的记载"中半夏毒,用生姜汁,煮干姜汁并解之"。

高压、加热新工艺:用 1.3~1.5kg/cm² 高压蒸 2 小时,可消除半夏的麻辣味。将半夏浸透后,经 115℃蒸制 10 分钟,口服无刺激感。生半夏在 120℃焙 2 小时,可去除催吐作用而不损害其镇吐作用。

清半夏新工艺:以毒针晶的含量(以草酸钙计)、家兔眼结膜刺激性评分及有机酸的含量为指标,选择白矾浓度、炮制时间及炮制温度三因素,正交优选出清半夏的炮制工艺为:30℃,用 8% 白矾浸泡 24 小时。研究发现炮制温度和炮制时间显著影响半夏的毒性,升高温度可缩短消除麻辣感的时间。

法半夏新工艺:将半夏以清水浸泡一天至透,加入石灰、甘草混悬液浸渍,每日腌拌 1~2 小时,浸 2~3 天,至口尝微有麻辣感,切面呈黄色均匀为度,再用清水洗净石灰,干燥即可。另外,以毒针晶、水溶性有效成分鸟苷和甘草酸的含量,以及家兔眼结膜刺激性评分为指标,选择生石灰用量、甘草用量、炮制时间及炮制温度四因素,正交优选法半夏的炮制工艺为:30℃,每 100kg 半夏,用生石灰 10kg、甘草 15kg,浸泡 48 小时,此工艺显著缩短了炮制时间。

采用加压浸泡工艺炮制法半夏,选择浸泡温度、浸泡时间、加水量、压力四因素,正交优选法半夏的最佳炮制工艺为:50℃,浸泡半夏 48 小时,加 4 倍液体辅料(2% 白矾、1.5kg 甘草、1.0kg 石灰的混合液),压力 1.6 × 10⁵Pa。

姜半夏新工艺:用清水浸泡 4~8 小时,润至无干心,再以定量白矾粉及干姜煎汁拌和均匀,置缸内,加适量清水浸润,腌泡 2~6 天,以口嚼无麻辣感为准,再以清水洗去白矾粉,切片即可。

以总生物碱含量、刺激性(小鼠腹腔扭体反应次数)的减弱程度及 β- 谷甾醇含量为指标,选择姜汁用量、白矾用量、煮制时间三因素,正交优选姜半夏的最佳炮制工艺为:每 100kg 半夏浸泡至透后,加 15kg 姜汁、8kg 白矾,煮 2~3 小时。此方法炮制的姜半夏混悬液、水煎液灌胃均未发现明显毒性,对动物刺激性、镇咳、胃排空、肠蠕动、催眠等药理作用与药典法相比也无明显差异。同药典法比较显著缩短了炮制时间,减少了辅料用量。

产地加工炮制一体化工艺:以毒针晶含量、水溶性浸出物及白矾残留量为指标,选择白矾用量、浸泡时间、加热温度、加热时间四因素,正交优选姜半夏的炮制工艺为:每 100g 鲜半夏,加白矾 10g、生姜(捣烂)20g,共同加热至沸腾 30 分钟后浸泡 3 天,再以 120℃加压蒸煮 40 分钟,清水洗净,晾半干,切片后干燥。此方法制备的姜半夏刺激性毒性显著下降,与药典法姜半夏无明显差异。

【注意】不宜与川乌、制川乌、草乌、制草乌、附子同用;生品内服宜慎。

【贮藏】贮干燥容器内,密闭,置通风干燥处。防潮,防蛀。

天 南 星

【处方用名】生天南星、生南星、天南星、制天南星、制南星、胆南星。

【来源】本品为天南星科植物天南星 *Arisaema erubescens*（Wall.）Schott、异叶天南星 *Arisaema heterophyllum* Bl. 或东北天南星 *Arisaema amurense* Maxim. 的干燥块茎。

【采收加工】秋、冬二季茎叶枯萎时采挖,除去须根及外皮,干燥。

【历史沿革】唐代有石灰炒黄、面裹煨、姜汁浸等法;宋代以后有酒炒、生姜拌炒、牛乳拌炒、牛胆汁制、酒煮、姜酒制、浆水姜汁煮、羊胆汁煮、白皂荚同煮、九蒸九晒、皂角水浸等法;明代以后有蜜制、酒制、生姜制、白矾制、胆南星制法、南星曲制法等;现行主要有姜与白矾制(制天南星)、胆汁制(胆南星)。2020 年版《中国药典》收载生天南星、制天南星、胆南星。

【炮制方法】

1. 生天南星　取原药材,除去杂质,洗净,干燥。

2. 制天南星　取净天南星,大小分档,分别用清水浸泡,每日换水 2~3 次,如起白沫,换水后加白矾(每 100kg 天南星,加白矾 2kg),泡一日后,再换水,至切开口尝微有麻舌感时取出。另取适量白矾、生姜片置锅内加适量水煮沸后,倒入天南星共煮至内无干心时取出,除去姜片,晾至四至六成干,切薄片,干燥。

每 100kg 净天南星,用生姜、白矾各 12.5kg。

3. 胆南星

(1)取制天南星细粉,加入胆汁(或胆膏粉及适量清水)拌匀,蒸 60 分钟至透,取出,晾凉,制成小块,干燥。

(2)取制天南星细粉,加入胆汁(或胆膏粉及适量清水)拌匀,放温暖处,发酵 5~7 天后,再连续蒸或隔水炖 9 昼夜,每隔 2 小时搅拌一次,除去腥臭气,至呈黑色浸膏状,口尝无麻味为度,取出,晾干。再蒸软,趁热制成小块。

每 100kg 制天南星细粉,用牛(或羊、猪)胆汁 400kg(胆膏粉 400kg)。

【饮片质量要求】

1. 生天南星　本品呈扁圆形,表面类白色或淡棕色,上面凹陷,周围布散多数麻点,较光滑,顶端有凹陷的茎痕,周围有麻点状根痕。质坚硬,断面白色,粉质,气微辛,味麻辣。

生天南星(图片)

检查:水分不得过 15.0%,总灰分不得过 5.0%。

浸出物:稀乙醇浸出物不得少于 9.0%。

含量测定:含总黄酮以芹菜素($C_{15}H_{10}O_5$)计,不得少于 0.050%。

2. 制天南星　本品呈黄白色或淡棕色的薄片,半透明,质脆易碎,味涩微麻。

胆南星(图片)

检查:水分不得过 12.0%;总灰分不得过 4.0%;含白矾以含水硫酸铝钾 $[KAl(SO_4)_2 \cdot 12H_2O]$,不得过 12.0%。

含量测定:含总黄酮以芹菜素($C_{15}H_{10}O_5$)计,不得少于 0.050%。

3. 胆南星　本品呈方块状,表面棕黄色、灰棕色或棕黑色。质硬。气微腥,味苦。

【炮制作用】天南星性味苦、辛,温。有毒。归肺、肝、脾经。

1. 生天南星　性辛温燥烈,有毒,多外用,治痈肿疮疖,蛇虫咬伤。内服以祛风止痉为主。多用于破伤风,如玉真散(《外科正宗》);治小儿癫痫的南星散(《幼科指南》)。

2. 制天南星　毒性降低,燥湿化痰作用增强。多用于顽痰咳嗽,如治肺经伏热,夜卧咳嗽的玉粉散(《圣济总录》)。

3. 胆南星　毒性降低,其燥烈之性缓和,药性由温转凉,味由辛转苦,功能由温化寒痰转为清化热痰。以清热化痰、息风定惊力强。多用于痰热咳喘,急惊风,癫痫等症。如治痰热咳嗽的清气化痰丸(《医方考》);治小儿急惊风的牛黄抱龙丸(《医学入门》);治痫症或癫狂的定痫丸(《医学心悟》)等。

【炮制研究】天南星和半夏同属天南星科,毒性相似,均含有特殊晶形的针晶复合物——毒针晶,具有强烈的刺激性毒性,能引起家兔眼结膜强烈水肿,其剂量与刺激性具有确切的量效关系;天南星毒针晶腹腔注射 LD_{50} 与生品混悬液相比,其毒性是生品混悬液的 180 倍,毒性表现及针晶形态均与半夏中的毒针晶相似,毒针晶的组成也与半夏类似。天南星块茎及毒针晶中均被检出含有大量的天南星凝集素蛋白。毒针晶及凝集素蛋白能活化巨噬细胞,刺激巨噬细胞使其释放大量炎症因子,并诱导中性粒细胞向炎症部位迁移聚集,产生一系列的炎症反应。这种炎症反应的机制是激发 NF-κB 信号通路促使 RelA(P65)从胞浆转入胞核内,并促使巨噬细胞从早期凋亡到坏死,从而导致炎症因子释放,最终诱导炎症产生。加热后促炎作用显著下降。

天南星经炮制后,刺激性显著下降。研究表明,白矾是降低天南星刺激性毒性的关键辅料,其白矾制解毒的炮制机制同半夏。

天南星炮制工艺中有长时间浸泡,研究表明,长时间水浸泡对天南星中掌叶半夏乙(腺嘌呤)、β- 谷甾醇、氨基酸含量均有明显下降。同时,黄酮类成分在制天南星中也有较大程度的下降。因此天南星炮制工艺的研究应以减少成分流失同时破坏毒性成分为目的。

热压新工艺:天南星生品经 8% 白矾溶液加热加压 60 分钟,即可使麻辣感消除,且水浸出物含量大大提高。

制天南星新工艺:以口尝麻辣味为指标,选择白矾用量、浸泡时间、加热温度、加热时间四因素,正交优选制天南星的最佳炮制工艺为天南星以加 12.5% 的白矾、不水漂、100℃加热 4 小时。研究发现影响天南星饮片炮制效果的最大因素是加热时间。该方法显著缩短了制天南星的炮制时间,炮制后刺激性显著下降。另有研究表明单独使用白矾为辅料炮制天南星,将天南星用水浸润切片后,放入 5% 白矾水中浸泡 5 天,取出干燥。该工艺制品中 β- 谷甾醇及醇溶性浸出物含量均高于药典法 1 倍以上,而总氨基酸含量与药典法相当。

胆南星新工艺:胆南星采用直接拌合法、用浓缩胆汁与白酒等拌制或蒸后烘干的方法,缩短了时间,平均胆酸含量增加了 3 倍。另外,以发酵法和混合蒸制法制备胆南星(生天南星细粉、猪胆汁比例为 1∶6),两种制品均未见毒副反应;其水浸液腹腔给药,均可增强戊巴比妥钠催眠作用,混合蒸制法醇提物腹腔给药较发酵法醇提物有明显的增强作用。比较猪、牛、羊胆汁制胆南星中胆酸类成分质量分数和清热作用,作为制备胆南星的辅料,牛胆汁、猪胆汁优于羊胆汁。

【注意】孕妇慎用;生品内服宜慎。

【贮藏】贮干燥容器内,置通风干燥处。防霉,防蛀。

白　附　子

【处方用名】生白附子、禹白附、白附子、制白附子。

【来源】本品为天南星科植物独角莲 *Typhonium giganteum* Engl. 的干燥块茎。

【采收加工】秋季采挖,除去须根和外皮,晒干。

【历史沿革】宋代有热灰中炮裂、生姜汁拌炒、米泔浸焙、酒浸炒、酒煮炒、醋拌炒、炮裂捣碎炙微黄、姜汁泡后甘草浸焙、面包煨、煨裂等法;明代以后有水浸后炒黄、湿纸裹煨、面裹或湿纸包火煨炮、童便酒炒、姜汁蒸等法。2020 年版《中国药典》收载生白附子、制白附子。

【炮制方法】

1. 生白附子 取原药材,除去杂质。

2. 制白附子 取净白附子,大小分开,用清水浸泡,每日换水 2~3 次,数日后如起泡沫,换水后加白矾(每 100kg 白附子,用白矾 2kg)泡一日后再进行换水,至口尝稍有或无麻辣味为度,取出。另取白矾及生姜片加适量水,煮沸后,倒入白附子共煮至内无干心为度,捞出,除去生姜片,晾至六七成干,切厚片,干燥。

每 100kg 净白附子,用生姜、白矾各 12.5kg。

【饮片质量要求】

1. 生白附子 本品呈椭圆形或卵圆形,表面白色至黄白色,略粗糙,有环纹及须根痕,顶端有茎痕或芽痕。质坚硬,断面白色,粉性。气微,味淡、麻辣刺舌。

检查:水分不得过 15.0%,总灰分不得过 4.0%。

浸出物:70% 乙醇浸出物不得少于 7.0%。

2. 制白附子 本品呈类圆形或椭圆形厚片,外表皮淡棕色,切面黄色,角质。味淡,微有麻舌感。

检查:水分不得过 13.0%,总灰分同生白附子。

浸出物:稀乙醇浸出物不得少于 15.0%。

【炮制作用】白附子性味辛,温;有毒。归胃、肝经。具有祛风痰,定惊搐,解毒散结,止痛的功效。

1. 生白附子 生品有毒,一般外用。具有祛风痰,定惊搐,解毒止痛的功效。用于口眼㖞斜、破伤风,外治瘰疬痰核、毒蛇咬伤。如治中风,半身不遂的牵正散(《杨氏家藏方》)。

2. 制白附子 可降低毒性,增强祛风痰作用。多用于偏头痛,痰湿头痛,咳嗽痰多。如治偏头痛的白附子散(《普济本事方》);治痰湿咳嗽的白附丸(《证治准绳》)。

【炮制研究】白附子与天南星、半夏均同属天南星科有毒中药。制白附子的炮制方法与姜半夏、制天南星类似。白附子中的主要毒性物质也是具特殊晶型的毒针晶及针晶和块茎中的凝集素蛋白,与半夏、天南星的毒性成分性质相同。白附子的炮制解毒机制同半夏、天南星。即天南星科有毒中药半夏、天南星、白附子的炮制解毒机制具有共性的规律。

生品经过炮制,麻舌感消除,毒性成分毒针晶的含量下降,但其他化学成分如氨基酸、油酸、β-谷甾醇均明显减少,这些成分均具有一定的生理活性。另有报道,白附子中含有的桂皮酸具有多种生理活性,经炮制后的制白附子中桂皮酸含量有不同程度的降低。因此白附子炮制工艺优化应考虑降低毒性的同时尽可能保留其他成分。

加压炮制新工艺:以浸出物含量结合药效抗惊厥时间为指标,选择白矾含量、饮片厚度、煎煮时间、加压温度四因素,正交优选制白附子的最佳炮制工艺为:白附子个药(块茎)加 6% 白矾浸泡,115℃加压煎煮 30 分钟,加压炮制可显著缩短炮制时间。以镇静、抗惊厥、抗炎、镇痛药理作用为比较时,白附子不同炮制品药效从强到弱依次为:姜矾共制品＞矾制品＞生品＞姜制品。

【注意】孕妇慎用;生品内服宜慎。

【贮藏】贮干燥容器内,置通风干燥处。防潮,防霉,防蛀。

松　香

【处方用名】松香、制松香。

【来源】本品为松科植物油松 *Pinus tabulaeformis* Carr.、马尾松 *Pinus massoniana* Lamb. 或云南松 *Pinus yunnanensis* Franch. 树干中取得的油树脂,经蒸馏除去挥发油后的遗留物。

【历史沿革】南齐有炼制;唐代有酒制、煮制等法;宋代有炙制、炒制等法;明清有蒸制、炒黑、桑枝汁煮、烟叶制等法;现行主要有制松香。2020 年版《中国药典》未收载。

【炮制方法】

1. 松香　取原药材,除去杂质,置锅内,用文火加热,熔化后倾入水中,晾凉,取出晾干,捣碎。

2. 制松香　葱煎汁,去渣,加入净松香及适量水,加热;至松香完全熔化,趁热倒入冷水中,待凝固后,取出晾干。

每 100kg 松香块,用鲜葱 10kg。

【饮片质量要求】

1. 松香　本品呈不规则半透明块状,大小不一,表面淡黄色,常有一层黄白色霜粉,常温时质坚而脆,易碎,断面光亮,似玻璃状。具有松节油香气,味苦,加热则软化,然后熔化。燃烧时产生棕色浓烟。

2. 制松香　本品颜色加深,味微苦。

【炮制作用】松香性味苦、甘,温。归肝、脾经。具有燥湿祛风,拔毒排脓,生肌止痛的功效。

1. 松香　生品多外用,入膏药或研末贴敷患处。用于风湿痹痛,痈疽,疥癣,湿疮,金疮出血。外敷,可治一切肿毒。

2. 制松香　可除去部分油脂及杂质,使其品质纯洁,质地酥脆,便于制剂和粉碎。并可矫正其不良气味,减少刺激性。多用于瘙痒疥癣,恶疮,疥毒等。

【炮制研究】研究表明,松香的主要成分为松香酸酐及游离的松香酸,并含树脂烃、挥发油等物质。经过葱汤炮制后,可以除去部分的油脂和杂质,使得松香纯净。

【贮藏】贮干燥容器内,密闭,置于阴凉干燥处。防火,防潮。

本章小结

1. 主要内容解读　复制法的特点是,在炮制药物的过程中使用多种辅料,采用多种工艺程序结合,且在某一炮制工序中,有反复处理药物的过程。复制法历史可追溯至唐代,部分药物自古至今有几十种复制的方法,随着时代变化其工艺和辅料多不一致。现代的复制法与历史上曾经用过的复制法比较,在辅料的种类、用量和炮制工艺程序上都有明显的变化,工艺程序趋于简单,辅料种类和用量趋于减少。

2. 主要知识点　将净选后的药物加入一种或几种辅料,按规定操作程序,反复炮制的方法,称为复制法。复制法的目的有:①降低或消除药物毒性或刺激性;②改变药性;③增强疗效;④矫臭矫味。复制法没有统一的操作程序,不同药物的炮制根据药物和辅料的性质以及炮制目的而定。一般将净选后的药物置一定容器内,加入一种或数种辅料,按炮制工艺,或浸、泡、漂,或蒸、煮,或数法同用,反复炮制达到规定的质量要求。

重点药物:半夏、天南星、白附子。

一般药物:松香。

3. 拓展学习指导　半夏、天南星同属于天南星科的有毒中药,其减毒机制有共性。在不同的时期,对半夏炮制减毒原因有不同的认识,通过查阅文献,了解随着科学技术的不断进步,研究的持续深入,半夏炮制减毒机制研究的新进展,分析有毒中药经复制法炮制后减毒原理的研究现状,对于同类中药的研究具有一定的借鉴。

第十四章　同步练习

思考题

1. 举例说明复制法的目的有哪些。

2. 半夏炮制减毒的原因有哪些?

3. 姜半夏、制天南星及制白附子炮制方法有什么共同点?

第十五章　发酵法、发芽法

掌握:发酵法、发芽法的炮制目的、操作要点、注意事项;重点药物的炮制规格、炮制作用。

熟悉:药物发酵和发芽的质量要求。

了解:发酵法、发芽法的含义。

发酵与发芽系借助于微生物与酶的作用,使药物通过发酵与发芽过程,改变其原有性能,增强或产生新的功效,增加用药品种,以适应临床用药的需要。

发酵法主要利用微生物的作用,发芽法则需要借助种子萌发和生长过程中酶的作用,因此,两种炮制方法都必须具备一定的环境条件,如温度、湿度、空气、水分等。

中药炮制专用的发酵设备较少,可参考生物、食品等其他行业发酵设备。中药发芽设备主要是谷麦发芽机。

第一节　发酵法

经净制或处理后的药物,在一定的温度和湿度条件下,利用微生物和酶的催化分解作用,使药物发泡、生衣的方法称为发酵法。

微生物的生长、代谢和繁殖,是依靠向外界分泌大量的酶,将周围环境中大分子的蛋白质、糖类、脂肪等营养物质分解成小分子的化合物,再借助细胞膜的渗透作用,吸收这部分小分子营养物质。因此中药发酵的过程实际上是某些微生物利用中药中的营养物质进行生长、代谢、繁殖的过程。

微生物具有非常丰富的酶系统,有强大的分解、转化物质的能力。利用微生物使中药发酵,可使中药化学成分进行生物转化,产生新的化合物或引起中药中一些成分含量的变化;同时,发酵过程中微生物生长、代谢、繁殖产生的代谢产物也可以使发酵的中药增加新的成分,从而增加或产生新的功效。

（一）炮制目的

1. 改变原有性能,产生新的治疗作用,扩大用药品种。如淡豆豉、红曲、六神曲、建神曲等。

2. 增强疗效。如半夏曲。

（二）操作方法

1. **药材的处理** 根据不同的品种,采用不同的方法进行加工处理。有将药物与辅料汁拌匀,蒸制后直接进行发酵,如淡豆豉、百药煎;有将药物粉碎后与面粉混合进行发酵,如六神曲、半夏曲、红曲等。

处理好的中药物料含有适宜的水分和养分,作为微生物的培养基,置于适宜的温度、湿度环境中即可进行发酵。

常用的方法有药料与面粉混合发酵(如六神曲、建神曲、半夏曲、沉香曲等)和直接用药料进行发酵(如淡豆豉、百药煎等)。

2. **发酵条件的选择** 发酵过程主要是微生物新陈代谢的过程,在发酵操作时应注意控制影响发酵的各种因素。

(1)菌种:主要是利用环境中的微生物在中药中自然发酵,但有时会因菌种不纯,影响发酵的质量。目前采用单菌种微生物的纯培养或根据发酵的需要将几个菌种混合在一起培养、接种、发酵是中药发酵的方向之一。

(2)培养基:主要为水、含氮物质、含碳物质、无机盐类等。如六神曲中面粉为菌种提供了碳源,赤小豆为菌种提供了氮源。

(3)温度:一般发酵的最佳温度为30~37℃。温度太高则菌种中的酶等容易遭到不可逆的破坏,菌种老化,死亡,不能发酵;温度过低,虽能保存菌种,但繁殖太慢,不利于发酵,甚至不能发酵。

(4)湿度:一般发酵的相对湿度应控制在70%~80%。湿度太大,则药料发黏,且易生虫霉烂,造成药物发暗,霉变;过分干燥,则药物易散不能成形,也不利于菌种的生长、代谢和繁殖。经验认为药料以"握之成团,指间可见水迹,放下轻击即碎"为宜。

(5)其他:适宜的pH是发酵的必备条件,一般pH为4.0~8.0。放线菌生长的最适pH为7.0~8.0,酵母菌的最适pH为4.0~5.8,霉菌的最适pH为3.8~6.0。此外,发酵需在有充足的氧或二氧化碳的条件下进行。

（三）发酵品质量要求

1. 发酵制品以曲块表面霉衣黄白色,内部有斑点为佳,不应出现黑色。

2. 发酵品应有酵香气味,不应出现霉味及酸败味。

（四）注意事项

1. 原料、设备等在发酵前应进行消毒、灭菌处理,以免杂菌污染,影响发酵质量。

2. 发酵过程须一次完成,不可间断停顿。

3. 发酵时应控制并保持一定的温度和湿度,温度过高会杀死菌种,导致发酵停止,温度过低或过分干燥则发酵速度变慢,不利于菌种的生长。

4. 发酵过程中应对 pH、湿度、有无杂菌污染、空气含氧量等随时进行检查监控,以保证发酵的正常进行。

六 神 曲

【处方用名】六神曲、神曲、六曲、炒六曲、焦神曲、麸炒六曲、焦六曲、酒神曲。

【来源】本品为苦杏仁、赤小豆、鲜青蒿、鲜苍耳草、鲜辣蓼等药加入面粉(或麦麸)混合后经发酵而成的曲剂。

【历史沿革】汉代始见有曲;南北朝时有焙制法;唐代有微炒制、炒黄法;宋代有火炮法、半夏共炒法;元代有煨制;明清增加了枣肉制、酒制、煮制、制炭等法,并有"火炒以助天五之气,入足阳明经""味甘气香醒脾,生用消谷力剧""消导炒用,发表生用"等记述;现行主要有炒黄、麸炒、炒焦等法。2020 年版《中国药典》未收载。

【炮制方法】

1. 六神曲　取苦杏仁、赤小豆粉碎,与面粉混匀,加入鲜青蒿、鲜辣蓼、鲜苍耳草药汁,揉搓成团、掷之即散的粗颗粒状软材,置模具中压制成扁平方块,用鲜荷麻叶包严,放入箱内,按品字形堆放,上面覆盖鲜青蒿。置 30~37℃,经 4~6 天即能发酵,待药表面生出黄白色霉衣时取出,除去荷麻叶,切成 2.5cm 见方的小块,干燥。

每 100kg 面粉,用苦杏仁、赤小豆各 4kg,鲜青蒿、鲜辣蓼、鲜苍耳草各 7kg。药汁为鲜草汁和其药渣煎出液。

注意:在发酵时应充分做好药料的清洗消毒处理。赤小豆、苦杏仁粉应粉碎成细粉,鲜青蒿、鲜辣蓼、鲜苍耳草等榨汁后药渣煎汁与榨汁合并与药料混匀。无鲜品时也可以用干品,用量一般为鲜品的 1/3。古时制作神曲,面粉一般用带麸白面,现一般以 40% 面粉、60% 麦麸混合代替。

2. 炒神曲　将曲块投入已经预热的炒制容器中,用文火加热,不断翻炒,至表面呈微黄色,取出,晾凉。

炒神曲(图片)

3. 麸炒神曲　取麦麸皮均匀撒于已预热的炒制容器中,待烟起,将神曲倒入,快速翻炒至神曲表面呈棕黄色,取出,筛去麸皮,晾凉。或用清炒法,炒至表面呈棕黄色。

每 100kg 神曲,用麦麸 10kg。

4. 焦神曲　将神曲块投入已预热的炒制容器内,用文火加热,不断翻炒,至表面呈焦褐色,内部微黄色,有焦香气时,取出,摊开晾凉。

【饮片质量要求】

1. 六神曲　本品呈立方形小块,表面灰黄色,粗糙,质脆易断,微有发酵香气。

2. 炒神曲　本品形如六神曲,表面黄色,偶有焦斑,质坚脆,有香气。

3. 麸炒神曲　本品形如六神曲,表面深黄色,质坚脆,有麸香气。

4. 焦神曲　本品形如六神曲,表面焦黄色,内为微黄色,有焦香气。

【炮制作用】六神曲性味甘、辛,温。入脾、胃经。健脾开胃,发散解表。

1. 六神曲　生六神曲健脾开胃,并有发散作用。用于食滞中焦,脘腹胀满,呃逆或嗳气,不思饮食等症。如宽中降逆汤(《温病刍言》)。

2. 炒神曲　神曲炒后健脾胃功能增强,发散作用减弱。用于食少难消,脘腹痞闷,大便溏薄,倦怠乏力,脉虚弱等症。如健脾丸(《证治准绳》)。

3. 麸炒神曲　神曲麸炒后具有甘香气,以醒脾和胃为主。用于食积不化,脘腹胀满,不思饮食,肠鸣泄泻。如健脾思食方(《太平惠民和剂局方》)。

4. 焦神曲　神曲炒焦后消食化积力强,以治食积泄泻为主。用于治时暑暴泻及饮食所伤、胸膈痞闷等症。如曲术丸(《太平惠民和剂局方》)。

【炮制研究】六神曲含有蛋白酶、淀粉酶、挥发油等成分。六神曲中的消化淀粉效价经炒黄后一般保存了生品的 60%,炒焦后基本消失。焦神曲所含微量元素 Zn、Mn、Fe 较生品高。

研究表明,六神曲麸炒品和焦炒品均能较好地促进胃的分泌功能,增强胃肠的推动功能。

【贮藏】贮干燥容器内,置通风干燥处。防蛀、防潮。

淡 豆 豉

【处方用名】淡豆豉、豆豉。

【来源】本品为豆科植物大豆 *Glycine max* (L.) Merr. 的干燥成熟种子(黑豆)的发酵加工品。

【历史沿革】晋代有熬令黄香法;唐代增加有九蒸九晒,酒制,醋制,并有造豉汁法;宋代有"炒令烟出,微焦"法;明代详细记载了造淡豆豉法,并有"黑豆性平,作豉则温,即经蒸(罨),故能升能散"等记述,还有了醋拌蒸法;清代新增了清蒸法、酒浸制法;现行主要有桑叶与青蒿制曲等法。2020 年版《中国药典》收载淡豆豉。

【炮制方法】

淡豆豉　取桑叶、青蒿,加水煎煮,滤过,将煎汁拌入净大豆中,等待吸尽后,蒸透,取出,稍凉,再置容器内,用煎过的桑叶、青蒿渣覆盖,闷使发酵至长满黄衣时,取出,除去药渣,洗净,置容器内,再闷 15~20 天,至充分发酵、香气逸出时,取出,略蒸,干燥,即得。

每 100kg 黑大豆,用桑叶、青蒿各 7~10kg。

【饮片质量要求】

淡豆豉　本品呈椭圆形,略扁,长 0.6~1cm,直径 0.5~0.7cm。表面黑色,皱缩不平。质柔软,断面棕黑色。气香,味微甘。

检查:取本品 1g,研碎,加水 10ml,在 50~60℃ 水浴中温浸 1 小时,过滤。取滤液 1ml,加 1% 硫酸铜溶液与 40% 氢氧化钾溶液各 4 滴,振摇,应无紫红色出现。

含量测定:含大豆苷元($C_{15}H_{10}O_4$)和染料木素($C_{15}H_{10}O_5$)的总量不得少于 0.040%。

【炮制作用】淡豆豉性味苦、辛,凉。归肺、胃经。具有解表、除烦、宣发郁热的功效。

淡豆豉　大豆具有治水、消胀,下气,治风热而活血解毒的功能。淡豆豉,经过用桑叶、青蒿汁混匀蒸制并经发酵后,其性变凉,发酵后具有香气,能行能散,具有解表、除烦,宣发郁热的功能。用于感冒,寒热头痛,烦躁胸闷,虚烦不眠等症。如栀子豉汤(《伤寒杂病论》)。用于风温初期,头痛身热,咳嗽咽干、心烦口渴、胸脘不舒等症。如葱豉桔梗汤(《重订通俗伤寒论》)。

【炮制研究】淡豆豉的发酵是多种微生物共同作用的结果,除了主要微生物,还伴随着其他次要微生物的生长。目前,已确定的淡豆豉发酵菌株包括黑曲霉(*Aspergillus niger*)、米曲霉(*Aspergillus oryzae*)、毛霉(*Mucor*)、根霉(*Rhizopus*)、豆豉芽孢杆菌(*Lobster saucesubtilis*)、枯草芽孢杆菌(*Bacillus subtilis*)、乳酸菌(*Lactiacid bacteria*)及微球菌(*Micrococcus*)等。

淡豆豉中游离大豆黄素含量比原料大豆高94%,游离染料木素含量比原料大豆中高98%,其主要是由发酵过程中微生物将药料中的苷类成分水解成为游离苷元,使游离苷元含量提高。但染料木素、大豆黄素总含量低于原料大豆,可能是由于制备淡豆豉过程中煎煮、发酵等步骤使大豆黄酮类成分丢失或破坏所致。

【贮藏】贮于干燥容器内,密闭,置阴凉干燥处。防潮。

半　夏　曲

【处方用名】半夏曲、炒半夏曲。

【来源】本品为法半夏、赤小豆、苦杏仁和鲜青蒿、鲜辣蓼、鲜苍耳草与面粉经加工发酵而成的曲剂。

【历史沿革】宋代始有半夏合生姜制曲法,并云"半夏汤浸七次,切,焙干,用生姜三钱,同捣成曲,焙干",也有"用生姜和半夏末作曲用……微炒"等炒制法。明代发展有"用半夏细末一斤,白矾半斤,楮叶包,伏日制阴干""半夏研末,以姜汁、白矾汤和作饼,楮叶包置篮中,待生黄衣,日干用,谓之半夏曲"等炮制方法。现行主要有麸炒半夏曲等法。2020年版《中国药典》未收载。

【炮制方法】

1. 半夏曲　取法半夏、赤小豆、苦杏仁一起粉碎成细粉,与面粉混合均匀,加入鲜青蒿、鲜辣蓼、鲜苍耳草榨汁和药渣之煎出液,搅拌均匀,堆置发酵,压成片状,切成小块,晒干。

每100kg法半夏,用赤小豆30kg,苦杏仁30kg,面粉400kg,鲜青蒿30kg,鲜辣蓼30kg,鲜苍耳草30kg。

2. 麸炒半夏曲　取麸皮,均匀撒在已预热的炒制容器内,用中火加热,待冒浓烟时加入半夏曲,迅速拌炒至表面呈深黄色时,取出,筛去麸皮,晾凉。

每100kg半夏曲,用麸皮10kg。

【饮片质量要求】

1. 半夏曲　本品为小立方块,表面浅黄色。质疏松,有细蜂窝眼。

2. 麸炒半夏曲　本品形如半夏曲,表面米黄色。

【炮制作用】半夏曲性味苦、辛,平。归脾、胃经。

1. 半夏曲　半夏经发酵制成曲剂后,可增强健脾温胃、燥湿化痰的功效。临床以化痰止咳、消食积为主。用于中脘气滞,胸膈烦满,痰涎不利,头目不清等症。如三仙丸(《是斋百一选方》)。用于心下痞满,不欲饮食,倦怠乏力,大便不畅,苔腻而微黄,脉弦等症。如枳实消痞丸(《兰室秘藏》)。

2. 麸炒半夏曲　半夏曲麸炒后产生焦香气,健胃消食的作用增强。

【贮藏】贮干燥容器内,置通风干燥处。防蛀、防潮。

红　曲

【处方用名】红曲、制红曲、炒红曲、红曲炭。

【来源】本品为曲霉科真菌紫色红曲霉 *Monascus purpureus* Went. 的菌丝及孢子,经人工培养,接种于粳米,经过发酵,使整个米粒成为红色的曲制品。

【历史沿革】宋代始见红曲,有焙制法;元代有炒制法;明代有制曲法则作详述,"白粳米一石五斗,水淘浸一宿,作饭,分作十五处,入曲母三斤,搓揉令匀,并作一处,以帛密覆;热即去帛摊开,觉温急堆起,又密覆;次日日中又作三堆,过一时分作五堆,再一时合作一堆,又过一时分作十五堆,稍温又作一堆,如此数次;第三日,用大桶盛新汲水,以竹箩盛曲作五六份,蘸湿完又作一堆,如前法作一次;第四日,如前又蘸;若曲半沉半浮,再依前法作一次,又蘸;若尽浮则成矣,取出日干收之"(《本草纲目》);现行主要有制曲后炒炭等法。2020 年版《中国药典》未收载。

【炮制方法】

1. 红曲

(1)传统发酵法:选择红色土壤地,挖一深坑,在坑上下周围铺以篾席,将粳米倒入其中,上压以重石,使其发酵,经 3~4 天后,米粒外皮变紫红色,内心亦变为红色。

(2)现代发酵法:将白粳米放入发酵容器,加水淹没白粳米,浸泡 12~24 小时,使其充分吸水,然后取出蒸 20 分钟;另将 40℃的无菌水配制成 5% 的醋酸溶液,加入菌种母液,每瓶 100ml,在 32℃孵育 6 小时,待温度降到 40℃时,与上述粳米充分搅拌,使米变为通红色。接下来进行发酵,开始的 24 小时温度控制在 26~30℃,由于曲米发酵产生热量,因此在发酵过程中需要控制温度。48 小时后需要补充纯净水,每隔 2 小时淋水一次,使含水量维持在 38%~ 40%,并适当搅拌使发酵均匀。待粳米完全变为紫色时,倒出,堆积,加盖布袋放置一夜。当掰开米粒,内断面为红色,晒干,即可。

2. 红曲炭 将净红曲置已预热的炒制容器内,用武火微炒,使外部呈黑色,内部呈老黄色为度,喷淋清水,冷却,取出晾干。

【饮片质量要求】

1. 红曲 本品呈米粒状,多碎断,表面紫红色或棕红色,断面粉红色。质脆,手捻易粉碎,染指。微有酵酸气,味淡。

2. 红曲炭 本品形似红曲,外部呈黑色,内部呈老黄色,有焦香气味。

【炮制作用】红曲性味甘、温。归肝、大肠经。

1. 红曲 生红曲以活血化瘀、消食健胃见长。用于治小儿头疮,因伤湿入水成毒,脓汁不止(《是斋百一选方》)。同降香、通草、穿山甲、没药配伍治上部内伤,胸膈作痛;同续断、延胡索、当归、红花、牛膝等配伍治内伤瘀血作痛;同泽兰、牛膝、地黄、蒲黄、赤芍等配伍治产后恶露不尽,腹中痛(《神农本草经疏》)。

2. 红曲炭 红曲炒炭后收涩性强,以收敛止血、止泻见长。用于治冷滞赤白痢、血痢、跌打损伤、经闭、产后恶血(《本草求原》)。

【炮制研究】采用紫色红曲霉菌在粳米培养基中发酵后的红曲含有游离态氨基酸,含量可达 8.2~11.5mg/g,而普通粳米含游离态氨基酸约为 0.55mg/g。

对福建产古田红曲又称"福曲"进行氨基酸分析表明,共检出 20 种氨基酸,其中蛋白质氨基酸 17 种,含量为 11.2%;非蛋白质氨基酸有鸟氨酸、牛磺酸和 γ- 氨基丁酸。除色氨酸未测定外,红曲中必需氨基酸占氨基酸总量的 42.0%;红曲中含有 11 种药用氨基酸,含量为 8.6%,其中牛磺酸含量为 0.46mg/g。

对红曲二级代谢产物研究发现,红曲中含有多种生理活性物质:具降胆固醇功效的洛伐他汀类;降血压有效成分为 γ- 氨基丁酸及葡糖胺(红曲菌细胞壁成分);天然抗氧化物质黄酮酚等。

采用改良选育的紫色红曲霉菌株接种在粳米上固体发酵培养而成的红曲中,洛伐他汀含量高达 4.99~5.33μg/g,而普通商品红曲中的洛伐他汀含量甚微,只有 0.088~0.551μg/g。

【贮藏】置阴凉干燥处。防潮、防蛀。

【附】利用现代的微生物技术,可从优质的红曲中直接分离红曲霉菌株,用于现代化的发酵炮制加工。分离方法如下:取 1g 红曲米(或无菌研磨的红曲米粉)加入 9ml 无菌水中,充分摇匀,从中取 0.3ml 加入 9ml 无菌水中,摇匀。依次再作 2 次稀释,共 4 个稀释度分别为 10、300、9 000、270 000 倍。第 3、4 个稀释度各取 1ml,第 1、2 个稀释度各取 0.5ml,加入 9cm 平皿的双抗培养基中,均匀涂布,32℃培养 2~6 天,显微镜观察培养皿中孢子的萌发情况,选择单个孢子进行标记。待其萌发形成小菌落后移接至斜面培养基。将这些红曲霉菌种接种于 Sab 斜面培养基上活化 2 次,之后接种于 Sab 液体培养基上,摇床培养 7 天,得生产菌种。

建 神 曲

【处方用名】建神曲、建曲、炒建神曲、焦建神曲。

【来源】本品为面粉、麸皮与广藿香、青蒿等中药混合后,经发酵而制成的曲剂。

【历史沿革】建神曲见于清代《药性考》曰:"白酒药曲,松江得名,良姜四两,草乌半斤,吴萸白芷,黄柏桂心,干姜香附,辣蓼苦参,秦椒九味,一两等分,菊花薄荷,二两齐秤,丁皮益智,五钱杏仁,共为细末。滑石五斤,米粉斗八,河水搅匀。造丸干用,酿酒芬馨,炒焦拌食,滞积消灵。"现行主要有炒黄、炒焦等法。2020 年版《中国药典》未收载。

【炮制方法】

1. 建神曲　取炒麦芽、炒谷芽、炒山楂(各 9kg);青蒿、辣蓼草、苍耳草(各 6.5kg);藿香、陈皮、紫苏、香附、苍术(各 6kg),苦杏仁、赤小豆(各 4kg);槟榔、薄荷、白芷、厚朴、木香、炒枳壳(各 3kg);官桂、甘草(各 1.5kg)以及生麸皮 21kg 和面粉 10.5kg。各药共研细粉,与生麸皮混匀,再将面粉制成稀糊,趁热与上述药粉揉合制成软材,压成小块状,使充分发酵,外表长出黄色菌丝时,取出,干燥。

2. 炒建神曲　取净建神曲碎块,置已预热的炒制容器内,用文火炒至表面呈深黄色,有香气逸出时,取出,晾凉。

3. 焦建神曲　取净建神曲碎块,置已预热的炒制容器内,用武火炒至表面呈焦黄色,有焦香气逸出时,取出,晾凉。

【饮片质量要求】

1. 建神曲　本品呈不规则的碎块,土黄色。具清香气,味淡微苦。

2. 炒建神曲　本品形如建神曲,表面呈深黄色,具香气。

3. 焦建神曲　本品形如建神曲,表面呈焦黄色,具焦香气。

【炮制作用】建神曲性味辛、甘、温。归脾、胃经。具有消食化积、发散风寒、健脾和胃的功效。

1. 建神曲　生品以发散风寒,调和脾胃,止呕止泻力强,可用于感冒头痛、宿食积滞、胸腹胀满、脾虚泄泻。如搜风解表,调胃行痰,止嗽、疟、痢、吐泻(《药性考》)。

2. 炒(焦)建神曲　炒制后可增强其消食化积、健脾和胃的功能。常与健脾消食药同用。

【炮制研究】建神曲中含有酵母菌、乳酸菌及霉菌,蛋白酶、淀粉酶,另含挥发油、苷类、脂肪油及维生素 B 等。本品所含多种消化酶,能促进消化液的分泌。酶的性质不稳定,经过高温炒焦将会失去活性而失效,但临床实践证实炒制后的建神曲健脾消食作用增强,究竟炒制品健脾消食的作用机制如何尚需进一步研究。

【贮藏】贮干燥容器内,密闭,置阴凉干燥处。防潮、防蛀。

【附】建神曲在近代各个地区炮制规范中处方药味不尽相同,如有的含有山楂、麦芽等消食导滞药,有的含有行气除满药如苍术、厚朴等,还有的含有防风、紫苏叶等解表发散药,处方不同,各发酵的建神曲功效不尽一致,临床使用时需要格外注意。

第二节　发芽法

将净选后的新鲜成熟的果实或种子,在一定的温度或湿度条件下,促使萌发幼芽的方法称为发芽法。

种子是种子植物特有的延存器官,优质的种子具有较强的活力,其萌发过程中有大量的酶参与,同时含有大量的淀粉、脂肪、蛋白质等物质。种子萌发时,淀粉被酶分解为糊精和葡萄糖等;脂肪被酶解生成甘油和脂肪酸;蛋白质被酶解成小分子肽段和氨基酸等。因此,种子萌发过程中生物化学反应活跃,既有大分子物质的分解代谢,又有新物质的合成转化,从而使药物的化学物质基础发生改变,药性发生改变,产生新的疗效。

(一) 炮制目的

通过发芽,使药效物质基础发生改变,改变原有的性能,产生新的功效,扩大用药品种。

(二) 操作方法

1. 选种　选择新鲜、粒大、饱满、无病虫害、色泽鲜艳的种子。

2. 浸泡　净选后的种子或果实,用适量清水浸泡适当的时间。每日喷淋清水 2~3 次,保持湿润。

3. 发芽　浸泡后的种子置于能透气的漏水容器中,或已垫好竹席的地面上,用湿物盖严,选择有充足氧气、通风良好的场地或容器进行发芽,温度一般以 18~25℃为宜,经 2~3 天即可萌发幼芽,待幼芽长出 0.2~1cm 时取出立即干燥。

(三) 注意事项

1. 选用新鲜成熟的种子或果实,在发芽前应先测定发芽率,要求发芽率在 85% 以上。

2. 种子的浸泡时间应依气候、环境而定,一般春、秋季宜浸泡 4~6 小时,冬季 8 小时左右,夏季 4 小时左右。浸泡后的种子含水量一般控制在 42%~45% 为宜。

3. 发芽时温度一般控制在 18~25℃为宜,温度过高易腐烂变质,温度过低种子不易萌发。

4. 发芽时先长须根后长芽,不可把须根误认为芽。以幼芽长至 0.2~1cm 为标准,发芽过长则影响药效。

5. 在发芽过程中,要勤加检查、淋水,以保持所需湿度,并防止发热霉烂。

麦　芽

【处方用名】麦芽、大麦芽、炒麦芽、焦麦芽。

【来源】本品为禾本科植物大麦 *Hordeum vulgare* L. 的成熟果实经发芽干燥的炮制加工品。

【历史沿革】晋代有熬制法;唐、宋代有微炒、炒黄、微炒黄法;元代又有焙法;明代则有巴豆炒、发芽、炒熟、煨等法;清代增加了炒焦、炒黑法;现行主要有炒黄、炒焦等法。2020 年版《中国药典》收载麦芽、炒麦芽、焦麦芽。

麦芽(图片)

【炮制方法】

1. 麦芽　取新鲜成熟饱满的净大麦,用清水浸泡六七成透,捞出,置能排水容器内,盖好,每日淋水 2~3 次,保持湿润。待叶芽长至 0.5cm 时,取出晒干或低温干燥即得。

2. 炒麦芽　取净麦芽,置已预热的炒制容器内,用文火加热,不断翻动,炒至表面棕黄色,鼓起并有香气时,取出,晾凉,筛去灰屑。

3. 焦麦芽　取净麦芽,置以预热的炒制容器内,用中火加热,炒至有爆裂声,表面呈焦褐色,鼓起,并有焦香气时,取出,晾凉,筛去灰屑。

【饮片质量要求】

1. 麦芽　本品呈梭形,长 8~12mm,直径 3~4mm。表面淡黄色,背面为外稃包围,具 5 脉;腹面为内稃包围。除去内外稃后,腹面有 1 条纵沟;基部胚根处生出幼芽和须根,幼芽长披针状条形,长约 5mm。须根数条,纤细而弯曲。质硬,断面白色,粉性。气微,味微甘。

检查:水分不得过 13.0%;总灰分不得过 5.0%;出芽率不得少于 85%;每 1 000g 含黄曲霉毒素 B_1 不得过 5μg,黄曲霉毒素 G_2、黄曲霉毒素 G_1、黄曲霉毒素 B_2 和黄曲霉毒素 B_1 总量不得过 10μg。

2. 炒麦芽　本品形如麦芽,表面棕黄色,偶见焦斑,有香气,味微苦。

检查:水分不得过 12.0%,总灰分不得过 4.0%。

3. 焦麦芽　本品形如麦芽,表面焦褐色,有焦斑,有焦香气,味微苦。

检查:水分不得过 10.0%,总灰分不得过 4.0%。

【炮制作用】麦芽性味甘,平。归脾、胃经。具有行气消食,健脾开胃,回乳消胀的功效。

1. 麦芽　麦芽生用消食、健脾和胃、疏肝通乳。对食积化热者尤宜生用。常与谷芽、山楂、白术、陈皮等配伍,对米、面积滞或果积有化积开胃作用,如小儿消食方(《中药临床应用》)。

2. 炒麦芽　麦芽炒后偏温而气香,具有行气、消食、回乳之功。常与川芎、当归、白芍、熟地黄配伍,治妇女产后无儿食乳、乳房肿胀、坚硬疼痛难忍,如回乳四物汤(《疡医大全》)。

3. 焦麦芽　麦芽炒焦后偏温而味甘微涩,增强了消食化滞、止泻的作用。常与白术、党参、炮姜、乌梅炭等配伍,治食积泄泻,如三仙散(《经验方》)。

【炮制研究】麦芽含淀粉酶、转化糖酶、维生素 B、脂肪、磷脂、糊精、麦芽糖、葡萄糖等。麦芽中含有消化酶、淀粉酶和维生素 B 等有助于消化。大麦发芽过程中,酶活性因发芽程度不同而有显著差异。长出胚芽者酶的活性为 1∶7~1∶10,而无胚芽者酶的活性为 1∶3~1∶5。乳酸含量前者为 0.8%~1.0%,后者为 0.5%~0.75%。芽亦不能太长,太长则其他成分消耗多,纤维素含量高,药效降低。

麦芽加热炮制时,随加热程度的升高,淀粉酶效价降低或消失。但是中医临床用炒麦芽、麦芽入煎剂,均取得了确切的临床疗效。可见,酶类并非是其唯一有效成分,还应注意到麦芽中可能有调节机体自身消化功能的物质及维生素 B、乳酸等。利用分光光度法和高效液相色谱法测定了麦芽中总黄酮在不同炮制品中的含量变化。结果发现,炒麦芽和焦麦芽总黄酮的含量均高于生麦芽。临床实践证明,单用炒麦芽回乳效果强于己烯雌酚,作用快而强。麦芽生、炒品均有回乳作用,关键在于剂量,小剂量时则消食开胃而催乳,大剂量时则耗气散血而回乳。

以淀粉酶为指标,对麦芽发芽工艺及质量标准进行考查,结果表明,最佳发芽长度应为麦粒本身长度的 0.7~0.85 倍,发芽要均匀,发芽率 95% 以上,长度 0.5~1cm 者应占 80% 以上,若露头芽在 5% 以下,则淀粉酶在 300 个糖化力单位以上为佳。

【贮藏】贮干燥容器内,密闭,置阴凉干燥处。防虫蛀。

谷 芽

【处方用名】谷芽、炒谷芽、焦谷芽。

【来源】本品为禾本科植物粟 *Setaria italica* (L.) Beauv. 的成熟果实经发芽干燥的炮制加工品。

【历史沿革】宋代有粟蘖;明代有"凡谷皆可生蘖,有粟黍谷麦豆诸蘖,皆水浸胀,候生芽,曝干去须,取其中米炒,研面用"的记述;清代有炒法;现行主要有炒黄、炒焦等法。2020 年版《中国药典》收载谷芽、炒谷芽、焦谷芽。

【炮制方法】

1. 谷芽　取成熟饱满的净粟谷,用清水浸泡至六七成透,捞出,置能排水的容器内,覆盖,每日淋水 1~2 次,保持湿润,待须根长至约 0.6cm,取出晒干,除去杂质。

2. 炒谷芽　取净谷芽,置已预热的炒制容器内,用文火加热,不断翻炒,至谷芽呈深黄色,大部分爆裂,并有香气逸出时,取出,晾凉。

3. 焦谷芽　取净谷芽,置已预热的炒制容器内,用中火加热,不断翻炒,至谷芽表面呈焦黄色,大部分爆裂,并有焦香气逸出时,取出,晾凉。

【饮片质量要求】

1. 谷芽　本品呈类圆球形,直径约 2mm,顶端钝圆,基部略尖。外壳为革质的稃片,淡黄色,具点状皱纹,下端有初生的细须根,长 3~6mm,剥去稃片,内含淡黄色或黄白色颖果(小米)1 粒。气微,味微甘。

检查:水分不得过 14.0%,总灰分不得过 5.0%,酸不溶性灰分不得过 3.0%,出芽率不得少于 85%。

2. 炒谷芽　本品形如谷芽,表面呈深黄色,有香气,味微苦。

检查:水分不得过 13.0%,总灰分不得过 4.0%,酸不溶性灰分不得过 2.0%。

3. 焦谷芽　本品形如谷芽,表面呈焦褐色。有焦香气。

【炮制作用】谷芽性味甘,温。归脾、胃经。具有消食和中,健脾开胃的功效。

1. 谷芽　生品长于消食化积,用于食积不消,腹胀口臭,脾胃虚弱,不饥食少。如治脾虚不纳的谷神丸(《澹寮集验秘方》);治脾胃虚弱泄泻的健脾止泻汤(《麻疹集成》)。也可单用,代茶饮,有养胃进食之功效,如谷芽露(《中国医学大辞典》)。

2. 炒谷芽　谷芽炒后具炒香味,炒香醒脾,偏于开胃消食,用于胃呆不纳,不饥食少,大便不实,或食谷不化。

3. 焦谷芽　谷芽炒焦后善消积止泻,用于饮食停积而致的泄泻,如治食积泄泻的焦三仙(《经验方》)。

【炮制研究】谷芽中含有淀粉、蛋白质、脂肪、淀粉酶以及维生素 B 等。比较谷芽的生品、炒黄品、炒焦品淀粉酶的活力,结果表明炒黄不影响淀粉酶的效力,炒焦则降低较多。

此外,由于谷芽消食作用温和,并具有健脾开胃之功效,临床上主要使用的是生谷芽和炒谷芽。

【贮藏】贮干燥容器内,密闭,置阴凉干燥处。防虫蛀、防鼠害、防潮。

【附】我国南方和北方地区存在谷芽的同名异物现象。北方地区的谷芽常指粟芽,而全国大部分地区则主要使用稻芽。《中国药典》将两者分别收录,但功效、用途和用量是基本相同的。唯稻芽与粟芽的性状有差异。稻芽性状:呈扁长椭圆形,两端略尖,长 7~9mm,直径 3mm。外稃黄色,有白色细茸毛,具 5 脉。一端有 2 枚对称的白色条形浆片,长 2~3mm,于一个浆片内侧伸出弯曲的须根 1~3 条,长 0.5~1.2cm。质硬,断面白色,粉性。气微,味淡。

稻　芽

【处方用名】稻芽、炒稻芽、焦稻芽。

【来源】本品为禾本科植物稻 *Oryza sativa* L. 的成熟果实经发芽干燥的炮制加工品。

【历史沿革】宋代有微炒、"炒令焦黑";元代用焙法;明代还记载了其炮制作用,"候生芽曝干去须,取其中米,炒研面用,其功皆主消导"用炒法;清代沿用了明以前的炒法;现行主要有炒黄、炒焦等法。2020 年版《中国药典》收载稻芽、炒稻芽、焦稻芽。

【炮制方法】

1. 稻芽　取成熟而饱满的稻谷,用清水浸泡至六七成透,捞出,置能排水的容器内,覆盖,每日淋水 1~2 次,保持湿润,待须根长至 1cm 时,取出晒干,除去杂质。

稻芽(图片)

2. 炒稻芽　取净稻芽,置炒制容器内,用文火加热,炒至表面深黄色,大部分爆裂,并有香气逸出时,取出,晾凉,筛去灰屑。

3. 焦稻芽　取净谷芽,置炒制容器内,用中火加热,炒至表面焦黄色,大部分爆裂,并有焦香气逸出时,取出,晾凉,筛去灰屑。

【饮片质量要求】

1. 稻芽　本品呈扁长椭圆形,两端略尖,长 7~9mm,直径约 3mm。外稃黄色,有白色细茸毛,具 5 脉。一端有 2 枚对称的白色条形浆片,长 2~3mm,于一个浆片内侧伸出弯曲的须根 1~3 条,长 0.5~1.2cm。质硬,断面白色,粉性。气微,味淡。

检查:水分不得过 13.0%;出芽率不得少于 85%。

2. 炒稻芽　本品形如稻芽,表面深黄色、有焦斑,具香气。

检查:水分不得过 10.0%。

3. 焦稻芽　本品形如稻芽,表面焦褐色,有焦香气。

检查:水分不得过 9.0%。

【炮制作用】稻芽性味甘,温。归脾、胃经。具有消食和中、健脾开胃的功效。

1. 稻芽　用于食积不消,腹胀口臭,脾胃虚弱,不饥食少。与茯苓、芡实、扁豆、泽泻、甘草等配伍,治脾胃虚弱泄泻,如健脾止泻汤(《麻疹集成》)。

2. 炒稻芽　稻芽炒后偏于消食。用于不饥食少。

3. 焦稻芽　稻芽炒焦后善化积滞。用于食积不消。

【贮藏】贮干燥容器内,密闭,置阴凉干燥处。防虫蛀、防鼠害、防潮。

大 豆 黄 卷

【处方用名】大豆黄卷、大豆卷、豆黄卷、豆卷、清水豆卷、制豆卷。

【来源】本品为豆科植物大豆 *Glycine max*(L.) Merr. 的成熟种子经发芽干燥的炮制加工品。

【历史沿革】汉代始见大豆黄卷;唐代有炒法、发芽法,并对发芽方法有所阐述,如“以大豆为芽,蘖生便干之,名为黄卷”,熬制;宋代增加了焙制;金、元时代又增加了煮法;明清在继承前法的同时又增加了醋制,对发芽的作用论述也较多。现行主要有淡竹叶与灯心草制、炒黄等法。2020年版《中国药典》收载大豆黄卷。

【炮制方法】

1. 大豆黄卷　取净大豆,用清水浸泡至膨胀,捞出,置于能排水的容器内,上用湿布覆盖,每日淋水 2 次,待芽长至 0.5 ~1cm 时,取出,干燥。

2. 制大豆黄卷　取灯心草、淡竹叶置锅内,加入适量清水煎煮两次(每次 30~60 分钟),过滤去渣。药汁与净大豆黄卷共置锅内用文火加热,煮至药汁被吸尽,取出,干燥。

每 100kg 大豆黄卷,用淡竹叶 2kg,灯心草 1kg。

3. 炒大豆黄卷　取净大豆黄卷,置已预热的炒制容器内,用文火加热,微炒至较原色稍深,取出,晾凉。

大豆黄卷(图片)

【饮片质量要求】

1. 大豆黄卷　本品略呈肾形,长约 8mm,宽约 6mm。表面黄色或黄棕色,微皱缩,一侧有明显的脐点;一端有 1 弯曲胚根。外皮质脆,多破裂或脱落。子叶 2,黄色。气微,味淡,嚼之有豆腥味。

检查:水分不得过 11.0%,总灰分不得过 7.0%。

含量测定:含大豆苷($C_{21}H_{20}O_9$)和染料木苷($C_{21}H_{20}O_{10}$)的总量不得少于 0.080%。

2. 制大豆黄卷　本品形如大豆黄卷,质坚韧,豆腥气较轻而微清香。

3. 炒大豆黄卷　本品形如大豆黄卷,质坚韧,颜色加深,偶见焦斑,略有香气。

【炮制作用】大豆黄卷性味甘,平,归脾、胃、肺经。具有解表祛暑,清热利湿的功效。

1. 大豆黄卷　生品多用于暑湿感冒、湿温初起、发热汗少,胸闷脘痞,肢体酸重,小便不利;也可用于湿痹,水肿。

2. 制大豆黄卷　大豆黄卷制后宣发作用减弱,清热利湿作用增强。如治暑湿、湿温的豆卷汤(《中药临床应用》)。

3. 炒大豆黄卷　大豆黄卷炒后清解表邪作用极弱,长于利湿舒筋,兼益脾胃。如治头风、湿痹,筋挛膝痛,胃中积热,大便结涩的黄卷散(《普济方》);治水肿胀满的大豆散(《圣济总录》)。

【炮制研究】大豆黄卷发酵工艺的改进:取灯心草、淡竹叶,置于锅内加水煎煮,去渣,晾凉,加入净选后的大豆,待汤吸尽,置容器内,每日淋水 2~3 次,待芽长 0.5~1cm 时,取出,干燥。每 100kg 大豆黄卷,用淡竹叶 2kg,灯心草 1kg。该工艺简单可行,出芽率均在 90.0% 以上,避免了药材因受热所致损伤,成品颗粒饱满,外观质量较好。

【贮藏】贮干燥容器内,密闭,置阴凉干燥处。防虫蛀。

本章小结

1. 主要内容解读　发酵与发芽均系借助于微生物与酶的作用,使药物通过发酵与发芽过程,改变其原有性能,增强或产生新的功效,增加用药品种,以适应临床用药需要的炮制方法,属制备新饮片的方法。

发酵法主要利用微生物的作用,发芽法则需要借助种子萌发和生长过程中酶的作用,因此,两种炮制方法都必须具备一定的环境条件,如温度、湿度、空气、水分等。

2. 主要知识点　经净制或处理后的药物,在一定的温度和湿度条件下,利用微生物和酶的催化分解作用,使药物发泡、生衣的方法称为发酵法。发酵法炮制后可改变原有性能,产生新的治疗作用,扩大用药品种以及增强疗效。发酵法对菌种、温度、湿度等条件具有较高的要求,一般发酵的最佳温度为 30~ 37℃,相对湿度应控制在 70%~80%。

将净选后的新鲜成熟的果实或种子,在一定的温度或湿度条件下,促使萌发幼芽的方法称为发芽法。通过发芽,使药效物质基础发生改变,改变原有的性能,产生新的功效,扩大用药品种。发芽的最佳温度一般为 18~25℃,芽长出 0.2~1cm 为宜。

重点药物:六神曲、淡豆豉、麦芽。

一般药物:半夏曲、建神曲、红曲、谷芽、稻芽、大豆黄卷。

3. 拓展学习指导　传统中药的发酵是利用自然界的温度、湿度、微生物等适宜条件完成的。现今有利用机械设备控制温度和湿度,筛选菌种,采用纯菌种进行发酵操作,制备发酵炮制品。这是传统发酵炮制方法的进步。通过文献查阅,了解发酵的菌种、条件控制及炮制设备,以及常见发芽、发酵品种的炮制原理研究进展。

第十五章　同步练习

1. 何为发酵法？药物发酵对环境条件的要求是什么？

2. 六神曲和淡豆豉如何制备？其成品质量要求是什么？

3. 制备麦芽的工艺要点有哪些？如何评价其成品质量？

4. 炒麦芽和焦麦芽的临床应用有何区别？

学习目的

掌握:烘焙法、煨法、制霜法、提净法、水飞法和干馏法的炮制目的、操作方法及注意事项;重点药物的炮制规格、炮制方法和炮制作用。

熟悉:各类方法的适用药物;重点中药的质量要求及研究概况;一般药物的炮制规格及炮制作用。

了解:烘焙法、煨法、制霜法、提净法、水飞法和干馏法的含义。

本章包括烘焙法、煨法、提净法、水飞法、制霜法、干馏法等炮制方法。通过这些炮制方法,达到增强药物的疗效、改变或缓和原有的性能、降低或消除药物的毒性或副作用、使药物达到一定的纯净度、便于粉碎或贮藏及适应临床用药需要等目的。

第一节　烘焙法

将净选或切制后的药物用文火直接或间接加热,使之充分干燥的方法,称之烘焙法。烘焙法主要适合于某些昆虫、动物类和需要干燥的药物。

(一) 炮制目的

使药物充分干燥,便于粉碎和贮藏。如蜈蚣。

(二) 操作方法

烘焙法包含烘和焙两种方法。

烘就是将净选后的药物置于近火处或利用烘箱、干燥室等设备,使之所含水分徐徐蒸发,从而使药物充分干燥。现代饮片大生产中多用大型的烘箱、烘房等干燥设施进行烘制,既可控制烘制时的温度,无须人工不断翻炒,又便于控制饮片干燥的程度,提高饮片质量。

焙则是将净选后的药物置于炒制容器内,用文火经较短时间加热,并不断翻动,焙至药物颜色加深,质地酥脆为度。

(三) 注意事项

烘焙法一般用文火,人工烘焙炮制过程中应勤加翻动,以免药物焦化。

虻 虫

【处方用名】虻虫、焙虻虫、米炒虻虫。

【来源】本品为虻科昆虫复带虻 *Tabanus bivittatus* Matsumura 的雌虫干燥全体。

【采收加工】夏、秋二季捕捉后,用线穿起,晒干或阴干。

【历史沿革】汉代有熬,去足翅法;宋代有炒黄、炒黑、糯米炒等法;元、明时期有麸炒、去足翅焙法;清代有炙法;现行主要有去足翅焙干或米炒等法。2020 年版《中国药典》未收载。

【炮制方法】

1. 虻虫 取原药材,除去杂质及足翅,筛去泥屑。

2. 焙虻虫 取净虻虫,置预热的炒制容器内,用文火加热,焙至黄褐色或棕黑色,质地酥脆时,取出,晾凉。

3. 米炒虻虫 取净虻虫与米,置预热的炒制容器内,用文火加热,拌炒至米呈深黄色,取出,筛去米,晾凉。

每 100kg 虻虫,用米 20kg。

【饮片质量要求】

1. 虻虫 本品呈椭圆形,头部呈黑棕色而有光泽,有凸出的两眼及长形的吸吻。背部黑棕色,有光泽,腹部黄褐色,有横纹节。体轻质脆,具腥臭气味。

2. 焙虻虫 本品形如虻虫,呈黄褐色或棕黑色,无足翅,微有腥臭气味。

3. 米炒虻虫 本品形如虻虫,呈深黄色,略具米香气。

【炮制作用】虻虫性味苦,微寒;有小毒。归肝经。具有破血逐瘀消癥的功效。

1. 虻虫 生品腥味较强,破血力猛,并有致泻副作用。

2. 焙虻虫及米炒虻虫 焙后或米炒后可降低毒性和腥臭气味,便于粉碎。用于血滞经闭、癥瘕积聚以及跌打损伤等症。如治月经不调,瘀结成块的大黄䗪虫丸(《金匮要略》);治跌打损伤,瘀血肿痛的化癥回生丹(《温病条辨》)。

【炮制研究】虻虫能显著抑制荷 H22 小鼠肝癌细胞增殖,其机制可能与增强机体免疫及促进肝癌细胞凋亡、降低肝癌组织血管内皮生长因子(VEGF)、基质金属蛋白酶 -9(MMP-9)蛋白表达等因素有关。

【贮藏】贮干燥容器内,置通风干燥处。防蛀。

蜈 蚣

【处方用名】蜈蚣、焙蜈蚣。

【来源】本品为蜈蚣科动物少棘巨蜈蚣 *Scolopendra subspinipes mutilans* L. Koch 的干燥体。

【采收加工】春、夏二季捕捉,用竹片插入头尾,绷直,干燥。

【历史沿革】南北朝刘宋时期载有木粉制;晋代有烧灰;唐代有炙法;宋代有酒浸、姜制、焙法、薄荷制及酥制等法;明代有酒焙、炒制、葱制、醋制、火炮等法;清代有煅制、荷叶制、鱼鳔制等法。2020 年版《中国药典》收载蜈蚣。

【炮制方法】

1. 蜈蚣　取原药材,除去竹片及头足,用时折断或捣碎。

2. 焙蜈蚣　取原药材,去竹片,洗净,置适宜容器内,用微火加热,焙黄,剪段。

【饮片质量要求】

1. 蜈蚣　本品呈扁平长条形,背部棕绿色或墨绿色,具光泽,腹部棕黄色或淡黄色,皱缩。质脆,断面有裂隙。气微腥,有特殊刺鼻的臭气,味辛,微咸。

检查:水分不得过 15.0%;总灰分不得过 5.0%;每 1 000g 含黄曲霉毒素 B_1 不得过 5μg,黄曲霉毒素 G_2、黄曲霉毒素 G_1、黄曲霉毒素 B_2、黄曲霉毒素 B_1 总量不得过 10μg。

浸出物:稀乙醇浸出物不得少于 20.0%。

2. 焙蜈蚣　本品形如蜈蚣,背部棕绿色或墨绿色,具光泽,腹部棕黄色或淡黄色,皱缩。质脆,断面有裂隙。气微腥,有特殊刺鼻的臭气,味辛,微咸。

【炮制作用】蜈蚣性味辛,温;有毒。归肝经。具有息风止痉、通络止痛、攻毒散结的功效。

1. 蜈蚣　生品有毒,多用于肝风内动、抽搐痉挛,小儿惊风,中风口㖞,半身不遂,破伤风,风湿顽痹,偏正头痛、疮疡、瘰疬,蛇虫咬伤等。如治中风抽掣的逐风汤(《医学衷中参西录》)。外用治疗治蛇头疔初起的蜈蚣散(《疡医大全》)等。

2. 焙蜈蚣　焙后毒性降低,矫味矫臭,并使之干燥,便于粉碎。多入丸散内服或外敷,功用同蜈蚣。

【炮制研究】蜈蚣除含有脂肪油、胆甾醇、蚁酸以及多种氨基酸以外,还含有类似蜂毒样的物质,为组胺样物质和溶血蛋白,具有溶血作用,易引起过敏,严重者可导致过敏性休克。蜈蚣提取物能够体外抑制肝癌 HepG2 细胞的增殖生长,明显降低肝癌细胞的侵袭能力,阻断信号转导与转录激活因子(3STAT3)信号通路的活化是重要作用机制之一。

利用白僵菌孢子粉发酵蜈蚣粉,发现蜈蚣发酵后总糖、总核酸和总蛋白含量均可升高。

【贮藏】贮干燥处,防霉,防蛀。

第二节　煨法

将净制或切制后的药物用湿面皮或湿纸包裹,或吸油纸均匀隔层分放,进行加热处理,或将药物与麦麸同置炒制容器内用文火加热至规定程度的方法,称为煨法。

(一) 炮制目的

1. 除去药物中部分挥发性及刺激性成分,从而降低副作用。如肉豆蔻。

2. 增强疗效。如肉豆蔻、木香。

3. 缓和药性。如诃子、葛根。

（二）操作方法

1. **麦麸煨** 将药物和麦麸同置预热适度的炒制容器内,用文火加热并适当翻动,至麦麸呈焦黄色,药物颜色加深时取出,筛去麦麸,晾凉,即得。

每 100kg 药物,用麦麸 40~50kg。

2. **面裹煨** 取适量的面粉加适量水做成团块,再压成薄片,将药物逐个包裹,或将药物表面用水湿润,如水泛丸法包裹面粉 3~4 层,晾至半干,投入热滑石粉或热砂中,文火加热,适当翻动,煨至面皮呈焦黄色时取出,筛去滑石粉或砂子,晾凉,剥去面皮,即得。

每 100kg 药物,用面粉、滑石粉各 50kg。

3. **纸裹煨** 将净制或切制后的药物用三层湿纸包裹,埋于热滑石粉中,文火加热,煨至纸呈焦黑色,药物煨至表面呈微黄色时,取出,去纸,晾凉,即得。

每 100kg 药物,用滑石粉 50kg。

4. **隔纸煨** 药物切片后,趁湿平铺于吸油纸上,一层药物一层纸,如此间隔平铺数层,上下用平坦木板夹住,以绳捆扎结实,使药物与吸油纸紧密接触,置于烘干室或温度较高处,煨至油渗透到纸上,取出,晾凉,除去纸,即得。

5. **滑石粉煨** 取滑石粉置预热适度的炒制容器内,加热炒至灵活状态,投入药物,文火加热,翻埋至药物颜色加深,并有香气飘逸时取出,筛去滑石粉,晾凉,即得。

每 100kg 药物,用滑石粉 50kg。

麦麸煨和滑石粉煨是近代利用固体辅料掩埋翻炒缓慢加热,代替传统包裹煨的方法,它与麦麸炒和滑石粉烫炒的区别是煨法辅料用量大。麦麸煨法中麦麸和药物是同时置于炒制容器中,受热温度低,时间长,且翻炒频率低。

（三）注意事项

1. 药物应大小分档,以免受热不均匀。

2. 煨制时辅料用量较大,以便于药物受热均匀和吸附油脂。

3. 煨制时火力不宜过强,一般以文火缓缓加热,并适当翻动。

肉 豆 蔻

【处方用名】肉豆蔻、肉果、玉果、煨肉豆蔻、麸煨肉豆蔻、煨肉果。

【来源】本品为肉豆蔻科植物肉豆蔻 *Myristica fragrans* Houtt. 的干燥种仁。

【采收加工】每年在 11—12、4—6 月采收两次成熟果实。将肉质果皮纵剖开,剥下红色网状的假种皮,击破硬壳状种皮,取出种仁,60℃以下干燥,或浸入石灰水中浸泡一天,取出,低温烘干。

【历史沿革】南北朝刘宋时期载糯米作粉裹豆蔻,于煻灰中炮;宋代有面裹煨、醋面裹煨、湿纸煨、生姜汁和面裹煨、炒黄、粟米炒等法;明清有麸炒、醋浸、取霜等法;现行主要有麦麸煨、面裹煨、滑石粉煨等法。2020 年版《中国药典》收载肉豆蔻、麸煨肉豆蔻。

【炮制方法】

1. **肉豆蔻** 取原药材,除去杂质,洗净,干燥。

2. 麸煨肉豆蔻　取净肉豆蔻,加入麸皮,麸煨温度 150~160℃,约 15 分钟,至麸皮呈焦黄色,肉豆蔻呈棕褐色,表面有裂隙时取出,筛去麸皮,晾凉。用时捣碎。

每 100kg 肉豆蔻,用麦麸 40kg。

3. 面裹煨肉豆蔻　取适量面粉加适量清水做成团块,再压成薄片,将净肉豆蔻逐个包裹。或用清水将肉豆蔻表面湿润后,如水泛丸法裹面粉 3~4 层,倒入已炒热的滑石粉中,拌炒至面皮呈焦黄色时取出,筛去滑石粉,剥去面皮,晾凉。用时捣碎。

每 100kg 肉豆蔻,用面粉、滑石粉各 50kg。

【饮片质量要求】

肉豆蔻、麸煨肉豆蔻(图片)

1. 肉豆蔻　本品呈卵圆形或椭圆形。表面灰黄色或灰棕色,有的外被白粉。全体有纵行沟纹及不规则网状沟纹。质坚,断面显棕黄相杂的大理石花纹,宽端可见干燥皱缩的胚,富油性。气香浓烈,味辛。

检查:水分不得过 10.0%;每 1 000g 含黄曲霉毒素 B_1 不得过 5μg,黄曲霉毒素 G_2、黄曲霉毒素 G_1、黄曲霉毒素 B_2、黄曲霉毒素 B_1 总量不得过 10μg。

含量测定:含挥发油不得少于 6.0%(ml/g);含去氢二异丁香酚($C_{20}H_{22}O_4$)不得少于 0.10%。

2. 麸煨肉豆蔻　本品形如肉豆蔻,表面棕褐色,有裂隙。气香,味辛。

含量测定:含挥发油不得少于 4.0%(ml/g);含去氢二异丁香酚($C_{20}H_{22}O_4$)不得少于 0.080%。

3. 面裹煨肉豆蔻　本品形如肉豆蔻,表面棕黄色或淡棕色,稍显油性。香气更浓烈,味辛辣。

【炮制作用】肉豆蔻性味辛,温。归脾、胃、大肠经。具有温中行气、涩肠止泻的功效。

1. 生肉豆蔻　生品辛温气香,长于暖胃消食,下气止呕。如治脾胃虚寒,不思饮食的二神丸(《普济本事方》)。但生肉豆蔻含有大量油脂,有滑肠之弊,并具刺激性,一般多制用。

2. 煨肉豆蔻　麸煨或面裹煨制后可除去部分油脂,免于滑肠,刺激性降低,增强了固肠止泻的作用。用于心腹胀痛,虚弱冷痢,呕吐,宿食不消。如治久泻不止的真人养脏汤(《太平惠民和剂局方》);治脾肾阳虚,五更泄泻的四神丸(2020 年版《中国药典》);治脾胃虚寒气滞所致的脘腹胀痛、宿食不消、呕吐等症的肉豆蔻散(《圣济总录》)。

【炮制研究】肉豆蔻经炮制后挥发油成分发生了质和量的变化,有 13 个新成分增加,4 个成分消失,止泻成分甲基丁香酚、甲基异丁香酚含量增加,毒性成分肉豆蔻醚、黄樟醚含量降低,其中肉豆蔻醚含量依次是面煨<麸煨<滑石粉煨<生品。单萜类化合物为生肉豆蔻及其炮制品的主要化学成分,以麸煨品中最高,芳香类化合物为次要化学成分,以滑石粉煨品中含量最高,麸煨品中最低。

肉豆蔻及其不同炮制品的挥发油均具有明显的止泻作用,止泻强度为面煨品>麸煨品>生品>滑石粉煨品。肉豆蔻不同炮制品可显著地抑制小鼠的胃肠墨汁推进率,而生品无此作用,各炮制品能显著抑制新斯的明引起的小肠推进性功能亢进;面煨品和麸煨品能明显对抗番泻叶和蓖麻油引起的腹泻。由盐炙补骨脂和煨炙肉豆蔻组方的"二神丸"止泻作用强于生肉豆蔻的处方组合。

炮制工艺研究表明,肉豆蔻麦麸煨以 130~150℃,20 分钟为宜;面裹煨以 170~190℃,20 分钟为宜;滑石粉煨以 140~160℃,15 分钟为宜;土炒法以 160~180℃,50 分钟为宜;水浸麦麸煨以浸泡

6 小时,170~180℃麸炒 25 分钟,每 100kg 肉豆蔻用麦麸 40kg 为宜。

【贮藏】贮干燥容器内,置通风干燥处。防蛀。

诃　子

【处方用名】诃子、诃黎勒、诃子肉、炒诃子、煨诃子。

【来源】本品为使君子科植物诃子 *Terminalia chebula* Retz. 或绒毛诃子 *Terminalia chebula* Retz. var. *tomentella* Kurt. 的干燥成熟果实。

【采收与加工】秋、冬二季果实成熟时采收晒干。或水烫 5 分钟后晒干,质量较好。

【历史沿革】南北朝刘宋时期有酒浸焙干法;唐代有炮半熟去核、去核煨、蒸制等法;宋代大多采用面裹煨或湿纸煨后去核入药,还有熬制、烧灰及姜制等法;明代有麸炒、煅制、醋浸等法;清代有酒蒸法;现行主要有煨制、炒制、蒸制、砂烫制和炒炭等法。2020 年版《中国药典》收载诃子和诃子肉。

【炮制方法】

1. 诃子　取原药材,除去杂质,洗净,干燥,用时捣碎。

2. 诃子肉　取净诃子,稍浸,闷润,去核,干燥。

3. 炒诃子肉　取净诃子肉,置预热的炒制容器内,用文火加热,炒至深棕色时,取出,晾凉。

4. 煨诃子

(1)面裹煨:取净诃子,用水湿润,如水泛丸法包裹面粉 3~4 层或用湿面片逐个包裹,晾至半干,投入已炒热的滑石粉或热砂中,文火加热,翻煨至面皮焦黄色时取出,筛去滑石粉或砂子,剥去面皮,轧开去核取肉,即得。

每 100kg 诃子,用面粉 50kg。

(2)麦麸煨:取净诃子,与麦麸同置预热的炒制容器内,用文火加热,缓缓翻煨至麦麸呈焦黄色,诃子呈深棕色时,取出,筛去麦麸,轧开去核取肉,即得。

每 100kg 诃子,用麦麸 30kg。

【饮片质量要求】

1. 诃子　本品呈长圆形或卵圆形,表面黄棕色或暗棕色,略具光泽。有不规则的皱纹及 5~6 条纵棱线。质坚实。气微,味酸涩而后甜。

2. 诃子肉　本品为不规则片块状,外表面深褐色或黄褐色。表面有纵皱纹、沟、棱。内表面粗糙,颗粒性,稍有酸气,味酸涩而后甜。

诃子、麸煨诃子
（图片）

3. 炒诃子肉　本品形如诃子肉,表面深黄色,有焦斑,断面黄褐色,微有香气,味涩。

4. 煨诃子　本品形如诃子肉,表面深棕色,偶见附有焦糊面粉(面裹煨者),质地较松脆,味微酸涩,略有焦香气。

【炮制作用】诃子性味苦、酸、涩,平。归肺、大肠经。具有涩肠止泻、敛肺止咳、降火利咽的功效。

1. 诃子　生品长于清金敛肺利咽,用于治疗咽痛失音,肺虚久嗽。如治久咳言语不出的诃子饮(《严氏济生方》)。

2. 诃子肉　诃子去核是除去质次部分,提高药效。

3. 炒诃子肉　炒后酸涩之性缓和,具有涩肠止泻的功效。用于消食化积及虚寒久泻、久痢、腹痛等症。如治小儿宿食不化,脘腹胀满的诃黎勒散(《太平圣惠方》)。

4. 煨诃子　煨制后药性缓和,涩敛之性增强,用于老人久泻久痢及脱肛症。如治脾胃虚寒久泻的诃子皮散(《兰室秘藏》)。

【炮制研究】诃子主要含有鞣质,含量为 20%~40%,其中有诃子酸、诃黎勒酸、没食子酰葡萄糖、原诃子酸等。鞣质是诃子收敛止泻的有效成分。测定诃子不同炮制品中鞣质的含量,生诃子肉约含 26%,带核生诃子约 17%,诃子核约含 4%;另有报道,生诃子肉含鞣质 40.6%,带核生诃子含鞣质 15.7%,诃子核含鞣质 4.2%,诃子核占诃子总重量的 40.2%。可见,诃子去核可提高药效。药理实验表明诃子对痢疾杆菌有较强的抑制作用,对菌痢或肠炎所形成的黏膜溃疡有保护作用,并有抗流感病毒作用。诃子不同炮制品(炒诃子、麸煨诃子、去核诃子、面煨去核诃子)对离体肠管自发性活动和乙酰胆碱及氯化钡引起的肠肌收缩均有明显的抑制和拮抗作用,对小鼠腹泻有较好的止泻作用。炙诃子对乙酰胆碱诱发的气管平滑肌收缩有明显的抑制作用,而生品则无明显作用。

以外观性状和没食子酸含量作为指标,优选麸煨诃子的炮制工艺为温度 130~140℃,受热时间为 20~30 分钟,每 100kg 药物麦麸用量为 40~50kg(大生产麦麸用量为 40kg)。

【贮藏】贮干燥容器内,置通风干燥处。

木　香

【处方用名】木香、广木香、云木香、煨木香。

【来源】本品为菊科植物木香 *Aucklandia lappa* Decne. 的干燥根。

【采收与加工】秋冬两季采挖 2~3 年生的根,除去茎叶、须根及泥土,切段或纵剖为块,晒干或风干,撞去粗皮。

【历史沿革】宋代有炙法、纸煨、面煨法、火炮、炒、焙、黄连制、吴茱萸制等法;明代有酒制、茶水炒、酥炙、水磨汁等法;清代有姜汁磨、酒汁磨、蒸制等法。2020 年版《中国药典》收载木香和煨木香。

【炮制方法】

1. 木香　取原药材,除去杂质,洗净,闷润,切厚片,晾干。

2. 煨木香　取未干燥的木香片,平铺于吸油纸上,用一层木香片,一层纸,间隔平铺数层,置烘干室内,烘煨至木香所含挥发油渗透到纸上,取出木香,晾凉,备用。

【饮片质量要求】

1. 木香　本品呈类圆形或不规则的厚片。外表皮黄棕色至灰褐色,有纵皱纹。切面棕黄色至棕褐色,中部有明显菊花心状的放射纹理,形成层环棕色,褐色油点(油室)散在。有特异香气,味微苦。

检查:水分不得过 14.0%,总灰分不得过 4.0%。

浸出物:乙醇浸出物含量不得少于 12.0%。

含量测定:含木香烃内酯($C_{15}H_{20}O_2$)和去氢木香内酯($C_{15}H_{18}O_2$)的总量不得少于 1.5%。

2. 煨木香　本品形如木香,切面棕黄色。气微香,味微苦。

检查:总灰分不得过 4.5%。

【炮制作用】木香性味辛、苦,温。归脾、胃、大肠、三焦、胆经。具有行气止痛、健脾消食的功效。

1. 木香　生品行气作用强。多用于脘腹胀痛。如治食积气滞,湿热郁阻,里急后重的木香槟榔丸(《儒门事亲》);治湿热痢疾的大香连丸(《太平惠民和剂局方》)。

2. 煨木香　煨后除去部分油脂,实肠止泻作用增强。如治痢疾、腹痛、里急后重的泻痢导滞散(《全国中药成药处方集》)。

【炮制研究】研究表明,木香炮制后除清炒木香挥发油含量降低较少之外,其他炮制品木香挥发油含量均明显降低,纸煨品中挥发油含量较生品降低了近 30%。炮制也使木香挥发油组分发生了很大变化,某些挥发油成分消失,如 α- 水芹烯;同时新生成了多种挥发性组分,如 α- 紫罗兰酮、α- 石竹烯、β- 倍半水芹烯及 α- 长叶松烯等;麸煨品中还生成了名贵香料成分橙花叔醇,很多成分如榄香烯、二氢 -α- 紫罗兰酮、β- 石竹烯等的含量增加;麸炒、麸煨、纸煨均使木香中的去氢木香内酯、木香烃内酯等倍半萜内酯的含量降低。

药理实验表明,木香麸煨后对大鼠胃黏膜损伤的保护作用增强。木香挥发油能够抑制小鼠胃肠蠕动和番泻叶致小鼠胃肠功能亢进引起的腹泻,且麸煨品组的抑制作用明显高于生品组,以麸煨品高剂量组效果最佳,说明木香麸煨后能够增强实肠止泻的作用。

2020 年版《中国药典》规定煨木香为隔纸煨法,但其操作工艺繁杂、操作不便,且对纸的要求不一,有人对麸煨木香工艺进行优选,发现 110~120℃,10 分钟,每 100kg 药物用麦麸 10kg 为最佳工艺。

【贮藏】贮干燥容器内,密闭,置通风干燥处。防霉,防蛀。

葛　根

【处方用名】葛根、煨葛根。

【来源】本品为豆科植物野葛 *Pueraria lobata* (Willd.) Ohwi 的干燥根。

【采收与加工】秋、冬二季采挖,趁鲜切成厚片或小块;干燥。

【历史沿革】唐代有蒸制、切制等法;宋代有醋制、炙、焙制等法;元代增加炒制;明代出现微炒、干煮、炒黑等法;清代首次提出煨熟用;现行主要有湿纸煨和麦麸煨等法。2020 年版《中国药典》收载葛根。

【炮制方法】

1. 葛根　取原药材,除去杂质,洗净,润透,切厚片或块,晒干。

2. 煨葛根

(1)湿纸煨:取葛根片或块,用三层湿纸包好,埋入无烟热火灰或热滑石粉中,煨至纸呈焦黑色,葛根呈微黄色时,取出,去纸晾凉,即得。

(2)麦麸煨:取麦麸撒入预热的炒制容器内,用中火加热,待冒烟后,加入葛根片或块,上面再撒麦麸,煨至下层麦麸呈焦黄色时,不断翻炒葛根与麦麸,至葛根片呈焦黄色时取出。筛去麦麸,晾凉。

每 100kg 葛根片或块,用麦麸 30kg。

【饮片质量要求】

1. 葛根　本品呈不规则的厚片、粗丝或边长为 5~12mm 的方块。切面浅黄棕色至棕黄色。质韧,纤维性强。气微,味微甜。

检查:水分不得过 13.0%,总灰分不得过 6.0%。

浸出物:稀乙醇浸出物含量不得少于 24.0%。

含量测定:含葛根素($C_{21}H_{20}O_9$)不得少于 2.4%。

2. 煨葛根　本品形如葛根,表面焦黄色,气微香。

【炮制作用】葛根性味甘、辛,凉。归脾、胃、肺经。具有解肌退热,生津止渴、透疹,升阳止泻,通经活络,解酒毒的功效。

1. 葛根　生品长于解肌退热,生津止渴,透疹。用于外感表证及消渴。如治发热口渴的柴葛解肌汤(《医学心悟》);治消渴证的玉泉丸(《万病回春》)。

2. 煨葛根　煨后发散作用减弱,止泻作用增强。如治形寒发热,痧不出肌,上吐下泻,腹痛如绞的藿香正气散(《痧喉证治汇言》)。

【炮制研究】研究表明,葛根炮制品中总黄酮和葛根素含量不同,总黄酮含量依次是醋制>米汤煨>滑石粉煨>麦麸煨>湿纸煨>炒制>生品;葛根素含量依次是醋炙品>炒黄品>麸煨品>米汤煨品>生品>炒炭品。另外研究报道,葛根鲜切品中葛根素较干切品的高,通过对生、煨葛根的 HPLC 指纹图谱进行比较研究发现炮制后葛根素、大豆苷和大豆苷元的量分别增加 1 倍多。对葛根生品、麸煨品及清炒品的止泻作用进行研究,发现麸煨葛根止泻作用最强。亦有研究发现,葛根能缓解番泻叶引起的腹泻,煨葛根的止泻作用强于生葛根,其机制可能是通过调节炎性因子来避免肠道的损伤,同时调节胃肠激素分泌使肠道功能趋于正常。

以炮制品外观性状、葛根素含量和对番泻叶所致小鼠腹泻的止泻作用为考察指标,用综合加权评分法对麦麸煨制葛根工艺中麦麸用量、炮制温度和时间进行优选,结果表明,麸煨葛根最佳炮制工艺为每 100kg 葛根用麦麸 30kg,160℃煨制 2 分钟。

【贮藏】贮干燥容器内,置通风干燥处。

第三节　制霜法

药物经过去油制成松散粉末,或析出细小结晶,或升华成为结晶或粉末,或煎熬成粉渣的方法,称为制霜法。根据操作方法不同,制霜法可分为去油制霜法、渗析制霜法、升华制霜法、煎煮制霜法等。

一、去油制霜法

将净选或切制的后药物经过去除部分脂肪油并制备成松散粉末的方法称为去油制霜法。去油制霜法主要适用于油脂含量较高的果实、种子类药物。

（一）炮制目的

1. 降低毒性，缓和药性。如千金子，具有泻下逐水的作用，去油制霜后可降低毒性，缓和泻下作用。

2. 降低副作用。如柏子仁，具有滑肠通便的作用，去油制霜后，消除滑肠的副作用，适合于体虚便溏患者。

（二）操作方法

取净药材，除去外壳取种仁，碾成细末或捣烂如泥，用布包裹，蒸热，置压榨器中榨去油，至均匀、松散成粉，不再黏结为度。少量者亦可用数层吸油纸包裹，置炉边或烈日暴晒后，压榨去油，反复压榨换纸，至纸不显油迹为度。生产中使用去油制霜机。

（三）注意事项

1. 药物加热时所含油脂易于渗出，故去油制霜时多加热或放置热处。

2. 去油制霜如用粗纸包压时要勤换纸，以使油充分渗在纸上。

3. 有毒药物去油制霜用过的布或纸要及时烧毁，以免误用。

巴　豆

【处方用名】生巴豆、巴豆霜。

【来源】本品为大戟科植物巴豆 *Croton tiglium* L. 的干燥成熟果实。

【采收加工】秋季果实成熟时采收，堆置 2~3 天，摊开，干燥。

【历史沿革】汉代有去皮心复熬变色、去皮细研取霜法；南北朝时期有麻油和酒煮法；唐代有熬制、火炮、烧令烟断等法；宋代有炒微黑黄、醋煮、油煎、面炒、面煨、麦麸水煮、火炮、酒煮、黄连制等法；明代巴豆的用法和炮制方法更趋多样，如"巴豆有用仁者，用壳者，用油者，有生用者，麸炒者，醋煮者，烧存性者，有研烂以纸包去油者，谓之巴豆霜"、炼、薄荷汁制、甘草制法；清代基本沿用前法，并增加了沉香制、雄黄制、隔纸炒令油出、煅、蒸等法。2020 年版《中国药典》收载生巴豆和巴豆霜。

【炮制方法】

1. 生巴豆　取原药材，除去杂质，浸湿后用稠米汤或稠面汤拌匀，置日光下暴晒或烘干后去种皮，取仁。

2. 巴豆霜　取净巴豆仁，碾如泥状，里层用纸，外层用布包严，蒸热，压榨去油，如此反复数次，至药物均匀、松散成粉，不再黏结成饼为度。或取净巴豆仁碾细，测定脂肪油含量，加适量的淀粉稀释，使脂肪油含量符合规定，混匀，即得。

注意事项：①生巴豆有剧毒，在制霜过程中，往往由于接触巴豆种仁、油蒸气而引起皮炎，局部出现红斑或红肿等不适症状，操作时注意防护，如戴手套及口罩；②工作结束时，用冷水洗涤裸露部分，不宜用热水，如有皮炎症状时，可用绿豆、防风、甘草煎汤内服；③压榨去油时，药物要加热，不但易出油，而且可使毒性蛋白受热变性失去活性，如用粗纸包压时要勤换纸，以使油充分渗在纸上;④用过的布或纸立即烧毁,以免误用。

生巴豆(图片)

【饮片质量要求】

1. 生巴豆 本品呈略扁的椭圆形,表面棕色或灰棕色,有隆起的种脊,外种皮薄而脆,内种皮呈白色薄膜,种仁黄白色,富油性,气微,味辛辣。

2. 巴豆霜 本品呈均匀、疏松的淡黄色粉末,显油性。

巴豆仁(图片)

检查:水分不得过 12.0%,总灰分不得过 7.0%。

含量测定:含脂肪油应为 18.0%~20.0%,含巴豆苷($C_{10}H_{13}N_5O_5$)不得少于 0.80%。

巴豆霜(图片)

【炮制作用】巴豆性味辛,热;有大毒。归胃、大肠经。具有峻下冷积,逐水消肿,豁痰利咽,蚀疮的功效。

1. 生巴豆 生品毒性强烈,仅供外用蚀疮。用于恶疮,疥癣,疣痣。如巴豆捣泥,绢包擦患处,可治恶疮疥癣。

2. 巴豆霜 巴豆去油制霜后,能降低毒性,缓和泻下作用,用于寒积便秘,乳食停滞,腹水,二便不通,喉风,喉痹。如治寒积便秘的三物备急丸(《金匮要略》)。

【炮制研究】巴豆主要含有巴豆脂肪油 34%~57%,主要为巴豆油酸、巴豆酸、棕榈酸、硬脂酸、油酸、巴豆醇等组成的甘油酯;另含有巴豆毒蛋白(巴豆毒素Ⅰ、Ⅱ),二萜及其酯类、生物碱(巴豆苷、异鸟嘌呤、木兰花碱)等。巴豆毒性非常大,毒性成分主要是巴豆脂肪油和巴豆毒蛋白。巴豆脂肪油中的佛波醇酯类物质具有强烈的刺激性,是造成巴豆毒性的主要物质基础。内服巴豆油 1 滴立即出现中毒症状,20 滴巴豆油可致死。人口服半滴或 1 滴巴豆油,即可产生口腔、咽喉、胃部灼热感,并有催吐作用;至肠内遇碱性肠液水解后释放出巴豆酸,刺激肠黏膜促发炎症,增加分泌,促进肠蠕动,导致剧烈腹泻,并伴有剧烈腹痛,里急后重,消化道腐蚀出血,并损坏肾脏,出现尿血,外用过量能引起急性皮炎。巴豆中的毒性球蛋白,具有溶血性。蛙卵试验证明巴豆毒素Ⅱ能抑制蛋白质的合成。

巴豆经去油制霜可大大降低巴豆油的含量,并在加热过程中破坏毒性蛋白,使毒性大大下降。巴豆和巴豆霜石油醚提取物经 GC-MS 分析,鉴定了 14 种组分,其中有 4 个化合物不同。10 个相同的化合物相对百分含量都有不同程度的变化,其中炮制后相对质量百分数显著增加的有肉豆蔻酸、棕榈酸、亚油酸、硬脂酸,炮制后相对百分含量显著降低的有葵酸、9,12- 十六碳二烯酸甲酯、9- 十六碳烯酸甲酯、油酸、13- 二十二碳烯酸、花生酸。4 个不同化合物中,巴豆中有而在巴豆霜中未检测到的化合物是 2,4- 壬二烯醛、12- 甲基 - 十四碳酸甲酯、亚油酸甲酯;巴豆霜中有而巴豆中未检测到的是十一碳酸。巴豆和巴豆霜中亚油酸含量最高,分别占总量的 55.90% 和 64.28%。

生巴豆渣、冷冻生巴豆渣和生榨霜 3 个样品均有溶血作用,而经炒、煮、常压蒸、高压蒸等加热处理的各种巴豆制品的残渣或霜均未显示有溶血作用。因此不建议采用生巴豆加淀粉稀释和提油返油法制备巴豆霜。

【注意】生巴豆按照毒剧药品管理办法进行保管。

【贮藏】贮干燥容器内,巴豆霜瓶装或坛装,置阴凉干燥处,防霉,防蛀。

千 金 子

【处方用名】千金子、续随子、千金子霜。

【来源】本品为大戟科植物续随子 *Euphorbia lathyris* L. 的干燥成熟种子。

【采收加工】夏、秋二季果实成熟时采收,除去杂质,干燥。

【历史沿革】宋代有去皮、去油、去皮煮研的方法;明代有酒浸、去油取霜等法;清代基本沿用前法。2020 年版《中国药典》收载千金子和千金子霜。

【炮制方法】

1. 千金子　取原药材,除去杂质,筛去泥沙,洗净,晒干,用时打碎。

2. 千金子霜　取净千金子仁,碾成泥状,用布包严,蒸热,压榨去油,如此反复操作,至药物松散不再黏结成饼为度。少量者,碾碎用吸油纸数层包裹,加热,反复压榨换纸,以纸上不显油痕即可。

【饮片质量要求】

生千金子(图片)

1. 千金子　本品呈椭圆形或卵圆形,表面灰棕色或灰褐色,具不规则网状皱纹及褐色斑点,种皮薄脆,内表面灰白色,有光泽,种仁白色或黄白色,富油性,气微,味辛。

检查:水分不得过 7.0%。

千金子仁(图片)

含量测定:含脂肪油不得少于 35.0%;含千金子甾醇($C_{32}H_{40}O_8$)不得少于 0.35%。

2. 千金子霜　本品呈均匀、疏松的淡黄色粉末,微显油性,味辛辣。

含量测定:含脂肪油应为 18.0%~20.0%。

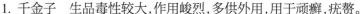

【炮制作用】千金子性味辛,温;有毒。归肝、肾、大肠经。具有泻下逐水,破血消癥,疗癣蚀疣的功效。

千金子霜(图片)

1. 千金子　生品毒性较大,作用峻烈,多供外用,用于顽癣,疣赘。

2. 千金子霜　去油制霜后可降低毒性,缓和泻下作用。临床上内服多用千金子霜,可配入丸散剂内服,用于水肿胀满,积聚癥块,诸疮肿毒。如治通身肿满,喘闷不快的续随子丸(《卫生宝鉴》)。

【炮制研究】千金子含有脂肪油 40%~50%,主要是多种脂肪酸的甘油酯和多种二萜醇酯等,另含有香豆素类、黄酮类、瑞香素、七叶树苷等成分。千金子所含有的脂肪油对胃肠道具有较强的刺激作用,能引起峻泻,生品千金子具有毒性,制霜后使千金子油减少 35%~50%,千金子霜脂肪油中两种泻下成分续随二萜酯、千金二萜醇二乙酸苯甲酸酯平均下降率分别为 64.22% 和 62.86%。

研究发现,千金子生品小肠推进作用较强,不同含油量的千金子霜均具有明显加快小肠蠕动的作用,但作用比生品强度有所减弱,随着千金子霜含油量的降低,其肠蠕动作用逐渐减慢,与霜中含油量呈现一定程度的线性关系。

千金子现代炮制多用压制法去油制霜,并有冷霜和热霜两种。研究表明,冷霜含油量最高,热霜次之,蒸霜较低。以含油量为指标,应该以热霜和蒸霜较好。

【贮藏】贮干燥容器内,千金子霜瓶装或坛装,置阴凉干燥处。防蛀。

柏 子 仁

【处方用名】柏子仁、柏子仁霜、炒柏子仁。

【来源】本品为柏科植物侧柏 *Platycladus orientalis*（L.）Franco 的干燥成熟种仁。

【采收加工】秋、冬二季采收成熟种子，晒干，除去种皮，收集种仁。

【历史沿革】南北朝刘宋时期有酒与黄精制的方法；唐代有熬法；宋代有压去油、酒浸、焙炒、炒等法；明代有酒蒸、焙去油、炒去油等法；清代多沿用前法。柏子仁炮制意图有"去油者，恐过滑以动便"。2020 年版《中国药典》收载柏子仁和柏子仁霜。

【炮制方法】

1. 柏子仁　取原药材，除去杂质及残留的种皮，筛去灰屑。

2. 柏子仁霜　取净柏子仁，碾成泥状，用布（少量可用数层吸油纸）包严，蒸热，压榨去油，如此反复操作，至药物不再黏结成饼为度，碾细。

3. 炒柏子仁　取净柏子仁，置预热的炒制容器内，用文火加热，炒至表面黄色油润，有香气逸出为度，取出，晾凉。

【饮片质量要求】

1. 柏子仁　本品呈长卵形或长椭圆形，表面黄白色或淡黄棕色，外包膜质内种皮，顶端略尖，有深褐色的小点，基部钝圆。质软，富油性。气微香，味淡。

检查：水分不得过 6.0%；酸值不得过 40.0，羰基值不得过 30.0，过氧化值不得过 0.26；每 1 000g 含黄曲霉毒素 B_1 不得过 5μg，黄曲霉毒素 G_2、黄曲霉毒素 G_1、黄曲霉毒素 B_2、黄曲霉毒素 B_1 总量不得过 10μg。

柏子仁（图片）

柏子仁霜（图片）

2. 柏子仁霜　本品呈均匀、疏松的淡黄色粉末，微显油性，气微香。

检查：同柏子仁。

3. 炒柏子仁　本品形如柏子仁，表面油黄色，偶见焦斑，具有焦香气。

【炮制作用】柏子仁性味甘、平。归心、肾、大肠经。具有养心安神，润肠通便，止汗的功效。

1. 柏子仁　柏子仁生品润肠力盛，常用于肠燥便秘，亦可用于虚烦失眠。如治肠胃结热，津枯肠燥，大便秘结的五仁丸（《医方类聚》）。但生品气味不佳，易致恶心或呕吐，其脂肪油有润肠致泻的作用。

2. 柏子仁霜　去油制霜后，可消除呕吐和润肠致泻的副作用。用于心神不安，虚烦失眠的脾虚患者，如治劳心太过，神不守舍的柏子养心丸（《古今医统大全》）。

3. 炒柏子仁　炒后有焦香气，使药性缓和，致泻作用减弱，呕吐的副作用消除。用于虚烦失眠，心悸怔忡，阴虚盗汗。如治虚烦不眠的天王补心丹（《摄生众妙方》）。

【炮制研究】柏子仁含有脂肪油约 14%，另含有少量的挥发油和皂苷类成分，此外还含有植物甾醇、酚类、黄酮类、木脂素、蛋白质等成分。柏子仁和柏子仁霜中脂肪酸的组成基本一致，各脂肪酸的比例也基本相同，只是总含油量有较大区别。制霜后 *β*-谷甾醇含量有一定的损失。柏子仁生品经蒸制、炒制后脂肪油和总二萜含量明显增加，制霜后二者含量明显下降。蒸或炒制后有利于柏子仁中油脂性成分的溶出；制霜后脂肪油和二萜类成分含量减少，缓解了滑肠的弊端。柏子仁生品及霜品中总皂苷含量在炮制前后几乎没有变化。

研究表明,与柏子仁相比,柏子仁霜有明显的镇静安神作用;柏子仁泻下作用与含油量相关,随含油量的增加,小肠推进率逐渐提高,至含油量30%时,泻下作用明显增强。

【贮藏】贮于干燥容器中,柏子仁霜瓶装或坛装,置阴凉干燥处,防热,防蛀,防泛油。

二、渗析制霜法

药物与物料经过加工析出细小结晶的方法,称为渗析制霜法。目的是产生新的治疗作用,增强疗效,纯净药物。如西瓜霜。

西 瓜 霜

【处方用名】西瓜霜。

【来源】本品为葫芦科植物西瓜 *Citrullus lanatus* (Thunb.) Matsumu. et Nakai 的成熟新鲜果实与皮硝经加工制成。

【历史沿革】清代有制霜法。2020 年版《中国药典》收载西瓜霜。

【炮制方法】

西瓜霜 取新鲜西瓜,沿蒂头切一厚片作顶盖,挖出部分瓜瓤,将芒硝填入瓜内,盖上顶盖,用竹签扦牢,用碗或碟托住,盖好,悬挂于阴凉通风处,待西瓜表面析出白霜时,随时刮下,直至无白霜析出,晾干。或取新鲜西瓜切碎,放入不带釉的瓦罐内,一层西瓜一层芒硝,将口封严,悬挂于阴凉通风处,数日后即自瓦罐外面析出白色结晶物,随析随收集,至无结晶析出为止。

每 100kg 西瓜,用皮硝 15kg。

【饮片质量要求】

西瓜霜 本品呈类白色至黄白色的结晶性粉末,气微,味咸。

检查:含重金属不得过 10mg/kg,含砷量不得过 10mg/kg。

含量测定:含硫酸钠(Na$_2$SO$_4$)不得少于 90.0%。

【炮制作用】西瓜霜性味咸,寒。归肺、胃、大肠经。具有清热泻火,消肿止痛的功效。

西瓜霜 西瓜能清热解暑,芒硝能清热泻火,两药合制,能起到协同作用,增强清热泻火之功,且使药物更纯洁。用于咽喉肿痛,喉痹,口疮。如西瓜霜润喉片(2020 年版《中国药典》)。

【炮制研究】西瓜霜的主要成分是芒硝中的成分 Na$_2$SO$_4$·10H$_2$O,另含有氨基酸类及无机元素,经分析西瓜霜中含有 18 种氨基酸,其中 7 种为人体必需氨基酸,还含有 Al、Fe、Si、Mg、Mn、Ca、Ts、Cu、Na 等元素。

传统方法制取西瓜霜简单,容易操作,但受到季节的限制。将新鲜成熟西瓜,用现代物理方法进行粉碎,压榨,过筛,除去种子、纤维等杂质。芒硝也经超微粉碎加工,这样可以增加西瓜与芒硝的接触面,将两者以适当的比例混合,在合适的条件下使之渗析结晶,收集西瓜霜,改进的方法不受季节限制。另有报道取西瓜切碎,加入芒硝溶化,以布氏滤器加滑石粉助滤,滤出液减压蒸发浓缩,放冷析晶,结晶风化,该法质量稳定,生产周期短,并不受季节、气候、环境的限制,产量高,适宜工业化生产。实验表明,芒硝的最佳结晶温度为 2~4℃。

【注意】传统西瓜霜的制作宜在秋凉季节进行,环境温度过高不易析晶。

【贮藏】密封,置阴凉干燥处。防潮、防热。

三、升华制霜法

药物经过高温加工处理,升华成结晶或细粉的方法,称为升华制霜法。目的是纯净药物。如信石。

信 石

【处方用名】信石、砒霜。

【来源】本品为氧化物类矿物砷华(arsenolite)或硫化物类矿物毒砂(arsenopyrite)或雄黄(realgar)等含砷矿物经加工制成,主含三氧化二砷(As_2O_3)。

【历史沿革】南北朝刘宋时期有"砒霜"的记载;宋代有萝卜灯心制霜、醋制、白矾制霜、萝卜制霜等法;明代有醋与甘草制、酸浆水制、煅制、硝石制、锡制、煨制等法;清代有酒制、豆腐制、铅制、红枣制等法。信石炮制意图有"经制无毒、不伤人畜"等论述。2020年版《中国药典》未收载。

【炮制方法】

1. 信石 取原药材,除去杂质,碾细。

2. 砒霜 取净信石,置煅锅内,上置一口径较小的锅,两锅接合处用盐泥封固,上压重物,盖锅底上贴一白纸条或放几粒大米,用武火加热煅至白纸或大米呈老黄色,离火待凉后,收集盖锅上的结晶。

【饮片质量要求】

1. 信石 本品呈不规则碎块状,表面具灰色、黄色、白色、红色交错彩晕,略透明或不透明,质脆,易砸碎,气无。

2. 砒霜 本品呈白色结晶或粉末。

【炮制作用】信石性味酸、辛,大热;有大毒。归脾、肺、胃、大肠经。

1. 信石 具有祛痰,截疟,杀虫,蚀腐的功效。

2. 砒霜 制霜后药性更纯,毒性更大。内服可祛痰平喘,截疟。如治寒痰哮喘,日久不愈的紫金丹(《吴普本草》)。外用具有蚀疮祛腐,杀虫的功效。如治瘰疬、痔漏、恶疮的紫霞锭子(《证治准绳》)。

【注意】砒霜剧毒,按照毒剧药品管理方法保管。

【贮藏】贮干燥容器内,密闭,置通风干燥处。防潮。

四、煎熬制霜法

药物经过多次长时间煎熬后所剩下的粉渣另作药用的方法,称为煎煮制霜法。目的是缓和药性,扩大药用品种。如鹿角霜。

鹿　角　霜

【处方用名】鹿角霜。

【来源】本品为鹿科动物梅花鹿 *Cervus nippon* Temminck. 或马鹿 *Cervus elaphus* Linnaeus 的角去胶质的角块。

【历史沿革】唐代有熬制、炒制等法；宋代有水煮、牛乳炼法；明代有炼霜熬膏法；清代有制霜、煎胶捣成霜法。2020 年版《中国药典》收载鹿角霜。

【炮制方法】

鹿角霜　将小段或粉碎成小块的骨化鹿角置加热容器内，加适量水煎煮熬制，至鹿角中胶汁被熬出，去胶汁，取鹿角渣，干燥，除去杂质，捣碎或研碎。

【饮片质量要求】

鹿角霜　本品呈长圆柱形或不规则的碎块，大小不一，表面灰白色，显粉性，常具纵棱，偶见灰色或灰棕色斑点。体轻，质酥，断面外层较致密，白色或灰白色，内层有蜂窝状小孔，灰褐色或灰黄色，有吸湿性，气微，味淡，嚼之有粘牙感。

检查：水分不得过 8.0%。

【炮制作用】鹿角霜性味咸、涩，温。归肝、肾经。具有温肾助阳，收敛止血的功效。用于脾肾阳虚，食少吐泻，白带，遗尿尿频，崩漏下血，痈疽痰核。如治肾阳不足，精血亏损，阳痿不孕的鹿角霜丸（《圣济总录》）。

【贮藏】贮干燥容器内，密闭，置通风干燥处。防潮。

第四节　提净法

一些矿物药，特别是可溶性的无机盐类药物，经过溶解，过滤，除净杂质后，再进行重结晶，以进一步纯净药物，这种方法称为提净法。

（一）炮制目的

1. 使药物纯净，提高疗效　如芒硝。

2. 缓和药性　如芒硝。

3. 降低毒性　如硇砂。

（二）操作方法

1. 降温结晶　又称冷结晶法，将药物与辅料加水共煮后，过滤除去杂质，将滤液置阴凉处，使之冷却重新结晶。如芒硝。

2. 蒸发结晶　又称热结晶法，将药物先适当粉碎，加适量水加热溶化后，过滤除去杂质，于滤液中加入定量醋，再将容器隔水加热，使液面析出结晶物，随析随捞取，至析尽为止；或将原药与醋共煮后，滤去杂质，将滤液加热蒸发至一定体积后再使之自然干燥，如硇砂。

(三) 注意事项

提净法加水量不宜太多,以免结晶不易析出。

芒　硝

【处方用名】芒硝。

【来源】本品为硫酸盐类矿物芒硝族芒硝,经加工精制而成的结晶体。主含含水硫酸钠($Na_2SO_4 \cdot 10H_2O$)。

【历史沿革】汉代有炼法;晋代有熬制;唐代有煮制、蒸制等法;宋代出现烧制、炒制;明代有火炮、萝卜制、豆腐制、甘草制及加萝卜、冬瓜和豆腐共煮等法;清代多采用辅料(豆腐、萝卜、甘草)合制;现行用天然芒硝(亦称朴硝或皮硝)与萝卜共煮后,去渣重结晶入药。2020年版《中国药典》收载芒硝。

【炮制方法】

芒硝　取适量鲜萝卜,洗净,切成片,置煮制容器内,加适量水煮透,捞出萝卜,再投入适量天然芒硝(朴硝)共煮,至全部溶化,过滤或澄清以后取上清液,放冷。待结晶大部析出,取出置避风处适当干燥即得。其结晶母液经浓缩后可继续析出结晶,直至不再析出结晶为止。

每100kg朴硝,用萝卜20kg。

【饮片质量要求】

芒硝　本品呈棱柱状、长方形或不规则块状及粒状。无色透明或类白色半透明。质脆,易碎,断面显玻璃样光泽。气微,味咸。

检查:铁盐与锌盐不得发生混浊或显蓝色;镁盐不得发生混浊;干燥失重减失重量为51.0%~57.0%;含重金属不得过10mg/kg;含砷量不得过10mg/kg。

含量测定:含硫酸钠(Na_2SO_4)不得少于99.0%。

【炮制作用】芒硝性味咸、苦,寒。归肺、胃、大肠经。具有泻下通便,润燥软坚,清火消肿的功效。

芒硝　芒硝的粗制品(朴硝),杂质较多,不宜内服,以消积散痛见长,多外用于乳痈。朴硝经用萝卜煮制,重结晶后,可提高药物纯净度,同时缓和其咸寒之性,并借萝卜消积滞,化痰热,下气,宽中作用,以增强芒硝润燥软坚,消导,下气通便之功。用于实热便秘,大便燥结,积滞腹痛,肠痈肿痛等。如治胃肠实热积滞、腹胀满的调胃承气汤(《伤寒杂病论》);治水饮与热邪结聚所致之结胸证的大陷胸汤(《伤寒杂病论》)。

【炮制研究】芒硝的主要成分为含水硫酸钠,还含有硫酸钙、硫酸镁等。朴硝经不同工艺炮制后钠元素含量变化不明显,钙、镁离子含量显著下降,加萝卜制芒硝中钾元素含量明显升高。同一条件下,10~15℃结晶比2~4℃结晶无机元素含量低。经萝卜提净后,萝卜的锌、锰、铁等元素进入芒硝,成为炮制后芒硝的组成成分,同时萝卜也吸附了铜、铅、铬等离子,从而降低了对人体健康不利成分的含量,尤其是炮制后芒硝与萝卜残渣中钙、镁离子含量都下降。

采用以芒硝中镁离子质量分数为指标,优化的炮制工艺条件为天然芒硝矿石粉末加5倍量水于40℃水浴下搅拌溶解,过滤,滤液静置30分钟,加0.1倍量萝卜煎煮60分钟,在低于4℃环境中结晶 12 小时。

【贮藏】贮干燥容器内,密闭,置阴凉处。防潮,防风化。

附:玄明粉

【来源】本品为芒硝经风化干燥制得。主要含硫酸钠(Na_2SO_4)。

【处方用名】玄明粉、风化硝。

【历史沿革】元代有芒硝风化;明代《本草纲目》载"以芒硝于风日中消尽水气,自成轻飘白粉也"。现行用萝卜与朴硝共煮,去滓重结晶,风化成白粉供药用。2020 年版《中国药典》收载玄明粉。

【炮制方法】

玄明粉　取重结晶之芒硝,打碎,包裹悬挂于阴凉通风处,令其自然风化成白色质轻粉末,或取芒硝置平底盆内,露放通风处,令其风化,消失水分,成为白色粉末,即得。

【饮片质量要求】

玄明粉　本品呈白色粉末,气微,味咸。有引湿性。

检查:铁盐与锌盐、镁盐检查同芒硝;含重金属不得过 20mg/kg;含砷量不得过 20mg/kg。

含量测定:含硫酸钠(Na_2SO_4)不得少于 99.0%。

【炮制作用】玄明粉性味咸、苦,寒。归胃、大肠经。具有泻下通便,润燥软坚,清火消肿的功效。

玄明粉为芒硝经风化作用,失去结晶水后的无水硫酸钠,其性缓和而不泄利。用于实热积滞,大便燥结,腹满胀痛。外治咽喉肿痛,口舌生疮,牙龈肿痛、目赤,痈肿,丹毒。

【贮藏】密封,防潮。

【附】现今视风化硝与玄明粉为一物,古代两者有别。风化硝是朴硝用萝卜汁制,重结晶所得的结晶经风化而成;玄明粉是朴硝以萝卜加甘草等制,重结晶所得结晶经风化而成。风化温度一般不宜超过 30℃,否则易液化。自然风化需时较长,常因风化不完全而残留部分水分。欲求快速风化,可将芒硝置搪瓷盘中,放水浴锅上加热,结晶体溶化,水分逐渐蒸发,即可得到白色粉末状风化硝。

硇　　砂

【处方用名】硇砂、白硇砂、紫硇砂、醋硇砂。

【来源】本品为氯化物类硇砂族硇砂或紫色石盐的晶体,前者主含氯化铵(NH_4Cl),后者主含氯化钠($NaCl$)。

【采收加工】全年可采,挖出后除去杂质即得。

【历史沿革】唐代有浆水浸晒取霜法;宋代有醋提净法、醋与浆水制、水飞后重汤提净法、煅制、皂角汁加酒与童便制等法;明代有煨制、炒制、枫树皮制等法;清代有豆腐煎;现行主要有净制及提净等法。2020 年版《中国药典》未收载。

【炮制方法】

1. 硇砂　取原药材,除去杂质,砸成小块。

2. 醋硇砂　取净硇砂块,置沸水中溶化,过滤后的滤液加入适量醋,隔水加热蒸发,当液面出现结晶时随时捞起,直至无结晶析出为止,干燥。或将上法滤过所得的滤液置蒸制容器中,加入适量醋,加热蒸发至干,取出。

每100kg硇砂,用醋50kg。

【饮片质量要求】

1. 硇砂　白硇砂呈不规则碎块状结晶,表面灰白色或暗白色,有部分呈黄色。质酥脆,易打碎,断面显束针状纹理。有土腥气,味咸、苦,刺舌。紫硇砂呈不规则块状,质坚而脆,断面平滑光亮,具玻璃样光泽,有臭气,味极咸而刺舌。手摸之有凉感,易潮解。

2. 醋硇砂　本品为灰白色或微带黄色或紫红色的结晶性粉末,味咸、苦。

【炮制作用】硇砂性味咸、苦、辛,温;有毒。归肝、脾、胃经。具有消积软坚、破瘀散结的功效。

1. 硇砂　生硇砂具有腐蚀性,只限外用,用于息肉,疣赘,瘰疬,痈肿,恶疮。如治息肉,耳挺,鸡眼的硇砂散(《外科正宗》)。

2. 醋硇砂　硇砂加醋提净可使药物纯净,并能降低毒性,同时借助醋散瘀之性,增强软坚化瘀、消癥瘕积块之功。用于癥瘕积聚、噎膈反胃,外治目翳。如治癥瘕积聚的硇砂丸(《太平圣惠方》)。

【炮制研究】紫硇砂主要含有氯化钠,还含有多种无机离子,如铁、镁、硫、硫酸根等;白硇砂主要含有氯化铵,另含有铁、钙、镁、硫酸根等。通过对白硇砂和紫硇砂及其炮制品中微量元素进行测定,白硇砂和紫硇砂中的 As、Fe、K、Mg、Ti、Zn 等元素的量差异较大。各炮制品中检出的微量元素种类与生品基本相同。紫硇砂醋制过程中逸出的臭味气体为硫化氢,炮制后对人体有害的 As、Cd、Cr、Pb 等元素的含量下降,硫含量下降,推测有害元素含量下降可能是其炮制后毒性降低的原因。

紫硇砂腐蚀性刺激胃和小肠黏膜并引起胃体水肿膨大,使胃和小肠 PGE_2 含量下降,抑制胃排空及促进小肠运动,但醋制品对胃肠黏膜损伤较轻,影响程度较弱,醋制紫硇砂可降低对小鼠毒性,推测硫是其造成胃肠毒性的作用成分之一,其主成分氯化钠可加重大剂量给药时对胃肠的损伤。紫硇砂不同炮制品对急性和亚急性动物炎症模型有对抗作用,白硇砂各炮制品无明显作用;白硇砂、紫硇砂不同炮制品的急性毒性差异不大,推荐剂量内应用是安全的。

以小鼠耳肿胀抑制率、LD_{50} 和氯化钠质量分数作为指标,优选醋制紫硇砂的炮制工艺为过40目筛的紫硇砂,加5倍量水,加饮片总量50%的醋,控制析晶时间为60分钟。

【贮藏】贮干燥容器内,密闭,置阴凉干燥处。防潮。

第五节　水飞法

利用粗细粉末在水中悬浮性不同,将不溶于水的矿物、贝壳类药物经与水反复研磨、混悬、静置,制备成极细粉末的方法,称为水飞法。

(一) 炮制目的

1. 去除杂质,洁净药物。如朱砂、雄黄等。

2. 使药物质地细腻,便于内服和外用,提高生物利用度。如珍珠、滑石等。

3. 防止药物在研磨过程中粉尘飞扬,污染环境。如朱砂、滑石等。

4. 除去药物中可溶于水的毒性物质。如雄黄和朱砂去除砷、汞等。

(二) 操作方法

将药物适当粉碎,置乳钵中或适宜容器内,加入适量清水,研磨成糊状,再加多量水搅拌,粗粉即下沉,立即倾出混悬液,下沉的粗粒再进行研磨,如此反复操作,至研细为止。最后将不能混悬的杂质弃去。合并所有混悬液,静置后,倾去上清液,取沉淀物,干燥,再研磨成极细粉末。

目前大生产多采用球磨机湿法粉碎。方法是将药料和水加入球磨机圆筒内,投料量一般为圆筒容积的 1/4~1/3,加水量为投料量的一倍。研磨至所需程度,取出,静置,倾去上清液,沉淀物干燥,或用清水漂洗数次,干燥。

(三) 注意事项

1. 在研磨过程中,水量宜少。搅拌混悬时加水量宜大,以除去有毒物质或杂质。

2. 朱砂、雄黄等药物干燥时,温度不宜过高,以低温干燥或晾干为宜。

3. 朱砂和雄黄粉碎时要忌铁器,并要注意控制温度。

朱　砂

【处方用名】朱砂、辰砂、丹砂、朱砂粉。

【来源】本品为硫化物类矿物辰砂族辰砂,主含硫化汞(HgS)。

【采收加工】采挖后,选取纯净者,用磁铁吸净含铁的杂质,再用水淘去杂石和泥沙。

【历史沿革】南北朝时期有研法,其后历代均沿用;唐代有炼制;宋代有水飞法,尚有煮制、醋浸、黄松节酒煮、蜜煮等法;明代有黄芪当归煮熟、蒸、煅、荔枝壳水煮、麻黄水煮、酒蒸、炒制等法;清代有猪心血和湿纸包煨、猪心血酒蒸研等法。2020 年版《中国药典》收载朱砂粉。

【炮制方法】

朱砂粉　取原药材,用磁铁吸尽铁屑,置乳钵内,加适量清水研磨成糊状,然后加多量清水搅拌,倾取混悬液。下沉的粗粉再如上法,反复操作多次,直至手捻细腻,无亮星为止,弃去杂质,合并混悬液,静置后倾去上面的清水,取沉淀晾干或 40℃以下干燥,再研细即可。或取朱砂用磁铁吸除铁屑,球磨水飞成细粉,晾干或 40℃以下干燥,过 200 目筛。

【饮片质量要求】

朱砂粉　本品呈朱红色极细粉末,体轻,以手指捻之无粒状物,以磁铁吸之,无铁末。气微,无味。

朱砂(图片)

检查:铁盐颜色比标准溶液不得更深(0.1%),可溶性汞盐不得显汞盐的鉴别反应。

含量测定:含硫化汞(HgS)不得少于98.0%。

【炮制作用】朱砂性味甘,微寒;有毒。归心经。具有清心镇惊,安神,明目,解毒的功效。

朱砂粉　朱砂经水飞后,可使药物达到纯净,极细,便于制剂及服用。内服多用于心悸易惊,失眠多梦,癫痫肿毒等。如治心火亢盛,灼伤阴血所致心神不安的朱砂安神丸(《兰室秘藏》);治心肾不交所致心悸失眠,耳鸣耳聋,视物昏花及癫痫的加味磁朱丸(《世医得效方》);治喉咽肿痛的朱砂散(《圣济总录》)。

【炮制研究】朱砂主要含有硫化汞,另含有游离汞和其他汞盐,以及硫化镁及铋、铁、硅、钡、钙、铜、锰、锑、砷等多种微量元素。游离汞和可溶性汞盐,后者毒性极大,为朱砂中的主要毒性成分。水飞可使朱砂中毒性汞含量下降,亦可降低铅和铁等金属的含量。水飞后除了能去除少量氯化汞等有很强毒性的组分,还可去除朱砂中不稳定的β-HgS(黑色),提高稳定的α-HgS(红色)的量。朱砂水飞后一方面降低可溶性汞含量,另一方面炮制后硫离子水平升高可以对抗汞离子与蛋白质、氨基酸等生物分子形成络合物,降低汞的毒性。通过测定朱砂水飞法炮制前后可溶性硫和汞的含量,发现朱砂水飞后硫离子含量升高而汞含量降低,推测这是朱砂炮制减毒增效的原因之一。另有研究通过建立朱砂中可溶性汞盐在水飞过程中的溶出动力学模型,发现随着水飞中研磨时间和研磨温度的增加,可溶性汞盐的溶出量有所增加。同时,随着研磨温度的提高,可溶性汞盐的溶出量虽有增加,但当研磨时间和温度提高到一定程度时,增加量基本稳定。

【贮藏】瓷瓶装,置阴凉干燥处。

雄　黄

【处方用名】雄黄、雄黄粉。

【来源】本品为硫化物类矿物雄黄族雄黄,主含二硫化二砷(As_2S_2)。

【采收加工】采挖后,除去杂质。

【历史沿革】汉代有炼法、研法;宋代出现了水飞法,还有醋煮或醋浸、醋研等法;明代有炒法;清代增加有蜜煎、猪脂裹蒸、松脂和、白萝卜蒸、竹筒蒸等法;清代提出忌火煅。2020年版《中国药典》收载雄黄粉。

【炮制方法】

雄黄粉　取净雄黄,置乳钵内,加适量清水共研至细,然后加多量清水搅拌,倾取混悬液,下沉部分再如上法反复操作多次,除去杂质,合并混悬液,静置后分取沉淀,晾干,研细。

【饮片质量要求】

雄黄粉　本品为极细腻的粉末,橙红色或橙黄色。质重。气特异而刺鼻,味淡。

检查:含三价砷和五价砷的总量以砷(As)计,不得过7.0%。

含量测定:本品含砷量以二硫化二砷(As_2S_2)计,不得少于90.0%。

雄黄(图片)

【炮制作用】雄黄性味辛,温;有毒。归肝、大肠经。具有解毒杀虫、燥湿祛痰、截疟的功效。

雄黄粉　雄黄水飞后使药粉达到极细和纯净,毒性降低,便于制剂。用于疮疖疔毒,疥癣,蛇虫咬伤,疟疾等。如治湿疹、疥癣,皮肤瘙痒的二味拔毒散(《医宗金鉴》);治喉痹之证的雄黄解毒丸(《丹溪心法》)等。

【炮制研究】雄黄主要含有As_2S_2,另含有少量的剧毒成分As_2O_3。水飞法能降低雄黄中As_2O_3含量,水飞时用水量愈多,As_2O_3去除得愈净,当用水量为药材的300倍时,去除效果较好。水飞法炮制的原理是利用As_2O_3可溶于水,而As_2S_2不溶于水的性质,研磨起到降低粒度,增大水与雄黄的接触面积作用,使As_2O_3尽可能多地溶解于溶剂中而被除去,As_2S_2在水飞过程中几乎没有损失。酸水飞法和碱水飞法，则是分别利用 As_2O_3 较易溶于稀盐酸、氢氧化钠溶液的原理。雄黄经 5% 草酸溶液研磨、搅拌、洗涤等处理使其中可溶性砷含量大量减少。雄黄在空气中受热，当温度上升至 200~250℃ 时，As_2S_2 大量转化生成 As_2O_3，而 As_2O_3 是砒霜的成分，使得雄黄毒性大大增加，故雄黄不能在有氧的情况下加热炮制，印证了"雄黄见火毒如砒"；且水飞后宜低温干燥或晾干。

天然雄黄和精制雄黄(5% 草酸处理)均能显著提高正常小鼠网状内皮系统的吞噬功能，二者本身无显著性差异，精制雄黄能显著增强 PC 诱导小鼠迟发型变态反应，表明其能明显提高小鼠细胞免疫功能，而天然雄黄则无明显影响，天然雄黄混悬液灌胃给予小鼠的 LD_{50} 为 3.21g/kg，精制雄黄 LD_{50} 为 25g/kg 剂量，表明雄黄精制后其毒性明显降低。

【贮藏】贮干燥容器内，密闭，置通风干燥处。

滑　石

【处方用名】滑石、滑石粉。

【来源】本品为硅酸盐类矿物滑石族滑石，主含含水硅酸镁[$Mg_3(Si_4O_{10})(OH)_2$]。

【采收加工】采挖后，除去泥沙和杂石。

【历史沿革】汉代有捶碎、研法；南北朝刘宋时期有丹皮煮制；唐代有炼制等法；宋代有水飞法，还有炒法、煅法等；元、明清各代沿用水飞法。2020 年版《中国药典》收载滑石和滑石粉。

【炮制方法】

1. 滑石　取原药材，除去杂石，洗净，干燥，捣碎。

2. 滑石粉　取净滑石，砸碎，粉碎成细粉。或取净滑石粗粉，加水少量，碾磨至细，再加适量清水搅拌，倾出上层混悬液，下沉部分再按上法反复操作数次，合并混悬液，静置沉淀，倾去上清液，将沉淀物干燥后再研细粉。

【饮片质量要求】

1. 滑石　本品呈块状集合体、不规则的块状。白色、黄白色或淡灰蓝色，有蜡样光泽。质软，细腻，手摸有滑润感。无吸湿性，置水中不崩散。气微，味淡。

2. 滑石粉　本品为白色或类白色、微细、无砂性的粉末，手捻有滑腻感。气微，味淡。

检查：酸碱度，遇中性石蕊试纸应显中性反应；水中可溶物遗留残渣不得过 5mg(0.1%)；酸中可溶物遗留残渣不得过 10mg(2.0%)；铁盐，不得即时显蓝色；炽灼失重不得过 5.0%；含重金属不得过 40mg/kg；含砷盐不得过 2mg/kg。

含量测定：含硅酸镁[$Mg_3(Si_4O_{10})(OH)_2$]不得少于 88.0%。

【炮制作用】滑石性味甘、淡，寒。归膀胱、肺、胃经。具有利尿通淋，清热解暑，祛湿敛疮的功效。

滑石粉　滑石水飞可使药物极细和纯净，便于内服及外用。用于热淋、石淋、尿热涩痛、暑湿烦渴、湿热水泻，外治湿疹、湿疮、痱子。如治湿热下注，小便淋涩赤痛的八正散(《太平惠民和剂局方》)；治夏季感受暑邪，多汗烦躁，口渴喜饮，湿热泄泻的益元散(2020 年版《中国药典》)等。

【贮藏】贮干燥处,粉末瓷瓶装,防尘。

玛　瑙

【处方用名】玛瑙。

【来源】本品为硅氧化物类矿物石英族石英的隐晶质变种,主含二氧化硅(SiO_2)。

【采收加工】全年均可采挖,采得后除去杂石及泥沙。

【历史沿革】宋代有细研;明代有犬肉煮后煅醋淬、研、飞、煅醋淬等法;现行主要有水飞法、研磨等法。2020年版《中国药典》未收载。

【炮制方法】

玛瑙　取原药材,除去杂质,洗净,干燥,研或水飞成极细粉。

【饮片质量要求】

玛瑙　本品呈细粉状,浅红色、橙红色或深红色,具光泽。无臭,味淡。

【炮制作用】玛瑙性味辛,寒。归肝经。具有清热明目、拨云退翳的功效。玛瑙水飞可使药物纯净细腻,主要用于目生翳障。

【贮藏】贮干燥处,粉末瓷瓶装,防尘。

珍　珠

【处方用名】珍珠、珍珠粉。

【来源】本品为珍珠贝科动物马氏珍珠贝 *Pteria martensii*(Dunker)、蚌科动物三角帆蚌 *Hyriopsis cumingii*(Lea)或褶纹冠蚌 *Cristaria plicata*(Leach)等双壳类动物受刺激形成的珍珠。

【采收加工】自动物体内取出,洗净,干燥。

【历史沿革】唐代有研粉法;宋代有豆腐蒸、水飞法、牡蛎煮、煅等法;明代有乳浸后煮、鸡与豆腐煮及炒等法;现行主要有水飞法、豆腐煮等法。2020年版《中国药典》收载珍珠和珍珠粉。

【炮制方法】

1. 珍珠　取原药材,除去杂质,洗净,晾干。

2. 珍珠粉　取净珍珠,粉碎,置乳钵中或适宜容器内,加入适量清水,研磨成糊状,再加多量的水,搅拌,倾出混悬液,下沉部分再行研磨,如此反复操作数次,除去杂质,合并混悬液,静置,分取沉淀物,干燥,再研磨成极细粉末。

【饮片质量要求】

1. 珍珠　本品呈类球形、长圆形、卵圆形或棒形,直径1.5~8mm。表面类白色、浅粉红色、浅黄绿色或浅蓝色,半透明,光滑或微有凹凸,具特有的彩色光泽。质坚硬,破碎面显层纹。气微,味淡。

检查:酸不溶性灰分不得过4.0%;铅不得过5mg/kg;镉不得过0.3mg/kg;砷不得过2mg/kg;汞不得过0.2mg/kg;铜不得过20mg/kg。

2. 珍珠粉　本品呈白色粉末,无光点,质重。气微腥,味微咸,尝之无渣。

【炮制作用】珍珠性味甘、咸,寒。归心、肝经。具有安神定惊,明目退翳,解毒生肌,润肤祛斑的功效。

珍珠粉　珍珠质地坚硬,不溶于水,经水飞制成极细粉,易被人体吸收。用于惊悸失眠、惊风癫痫、目生云翳、疮疡不敛、皮肤色斑。如治小儿惊啼的真珠丸(《圣济总录》);治口内诸疮的珍宝散(《丹台玉案》)。

【炮制研究】珍珠各炮制品中总氨基酸含量依次为:豆浆煮水飞珍珠>豆腐煮水飞珍珠>牛乳煮水飞珍珠>水飞珍珠>炒爆研细珍珠。"炒爆研细珍珠"炮制品只含10种氨基酸并且含量都低于前4个炮制品,显然是在炒的过程中由于温度较高,部分氨基酸被破坏。

【贮藏】阴凉干燥处,密闭存放。

【附】作过装饰品的珍珠(习称"花珠")外有油垢,须用豆腐煮制,令其洁净。方法:取原药材,洗净污垢(垢重者,先用碱水洗涤,再用清水漂去碱性),用纱布包好,再用豆腐置加热容器内,一般300g珍珠用两块250g豆腐,下垫一块,上盖一块,加清水淹没豆腐寸许,煮制2小时,至豆腐呈蜂窝状为止。取出,去豆腐,用清水洗净晒干,用冷水水飞至舌舔无渣感为度。取出放入铺好纸的竹筐内晒干或烘干。

第六节　干馏法

将药物置于容器内,以火烤灼,使产生汁液的方法,称为干馏法。

(一) 炮制目的

制备有别于原药材的干馏物,产生新的疗效,扩大临床用药范围,以适合临床需要。

药料由于高热处理,产生复杂的质的变化,形成新的化合物。植物类的药物如鲜竹、木材、米糠经干馏炮制,所得的化合物是以不含氮的酸性、酚性物质为主要成分,如己酸、辛酸、庚酸、壬酸、癸酸、愈创木酚等。含蛋白质类的动、植物药(鸡蛋黄、大豆、黑豆)干馏所得的化合物则以含氮碱性物质为主,如哈尔满和吡啶类、咔啉类的衍生物。它们都有抗过敏、抗真菌的作用。从含蛋白质类的动、植物的干馏物中分离出镇痉的成分。

(二) 操作方法

干馏法温度一般较高,多在120~450℃进行,但由于原料不同,各干馏物裂解温度也不一样,如蛋黄油在280℃左右,竹沥油在350~400℃,豆类的干馏物一般在400~450℃制成。

制备方法因药而异,有的以砂浴加热,在干馏器上部收集冷凝的液状物,如黑豆馏油。有的在容器周围加热,在下面收集液状物,如竹沥油。有的直接烧制,如竹沥、荆沥。有的用武火炒制制备油状物,如蛋黄油。

(三) 注意事项

1. 干馏时温度较高,应注意控制炮制温度和时间。

2. 干馏时可能产生大量的浓烟或刺鼻的气味,应注意通风排风。

竹　沥

【处方用名】竹沥、竹沥油、竹油。

【来源】本品为禾本科植物淡竹 *Phyllostachys nigra* (Lodd.) Munro var. *henonis* (Mitf.) Stapf ex Rendle 的嫩茎用火烧灼而流出的汁液。

【历史沿革】汉代称"竹汁";梁代始有"竹沥"的记载;唐代为直接火烧制汁法;宋代用新菫竹烧取之;明代新增竹段装瓶倒悬炭火围逼制竹沥法;清代基本沿用前法;现行的是干馏。2020 年版《中国药典》未收载。

【炮制方法】

竹沥　取鲜嫩淡竹茎,截成 0.3~0.5m 的段,劈开洗净,装入坛内,装满后坛口向下,架起,坛的底面及周围用锯末和劈柴围严,用火燃烧,坛口下面置一罐,竹茎受热后即有汁液流出,滴注罐内,至竹中汁液流尽为止。或取鲜竹,洗净,从两节之间锯开,竹节位于中间,纵向劈开两瓣,架在文火上加热,两端流出的汁液接于容器中,即得。

【饮片质量要求】

竹沥　本品呈青黄色或黄棕色浓稠汁液,具烟熏气,味苦微甜。

【炮制作用】竹沥性味甘、苦,寒。归心、胃经。具有清热豁痰、镇惊利窍的功效。常用于肺热痰壅,咳逆胸闷,亦可用于痰热蒙蔽清窍,中风痰迷,惊痫癫狂等,为痰家之圣剂。如治痰热上壅,顽痰胶结,咳喘痰多,烦闷癫狂的竹沥达痰丸(2020 年版《中国药典》);治中风口噤,以竹沥配姜汁饮之(《备急千金要方》)。

【炮制研究】竹沥含有多种氨基酸类成分以及愈创木酚、甲酚、苯酚、水杨酸、苯甲酸等,并含有葡萄糖、果糖、蔗糖等。干馏法、烧制法、渗滤法、回流法等制备的淡竹沥中愈创木酚转移率分别为 0.08%、0.11%、49.5%、84.5%;对不同方法制备的雷竹竹沥化学成分进行分析发现,雷竹竹沥所含的有机化合物含量与不同的提取方法有关,有机酸类化合物提取应采用烧制法;醛类化合物、醇类化合物提取宜采用渗滤法;酚类化合物提取采用干馏法最优。

竹沥具有祛痰镇咳作用并能促进小鼠小肠推进作用。竹沥对慢性阻塞性肺疾病的疗效可能与调节水通道蛋白 AQP1、AQP5 的转运,以及抑制 TNF-α、IL-6 的表达密切相关。抑菌试验显示,竹沥具有广谱的抗菌活性,其中对金黄色葡萄球菌、枯草芽孢杆菌、大肠埃希菌和黑曲霉的抑制效果最为明显。

竹沥在干馏时,120℃左右开始有竹沥流出,350~400℃最盛,450℃以上逐渐减少。如以焦油和水为制作目的的话,以保持 400℃温度最好。通过采用小鼠氨水引咳试验与小鼠气管酚红排泄试验,比较不同干馏时间所制竹沥对小鼠止咳作用的影响,发现当竹沥的炮制温度为 400℃,时间为 30 分钟时止咳化痰效果最佳。

【贮藏】装瓶,置阴凉处。

蛋　黄　油

【处方用名】蛋黄油、卵黄油。

【来源】本品为雉科动物家鸡 *Gallus gallus domesticus* Brisson 的蛋黄煮熟后,炼制而得的油脂。

【历史沿革】唐代有煮取蛋黄熬法、炒取油;宋代有炒法;现行的是炒熬。2020 年版《中国药典》未收载。

【炮制方法】

蛋黄油　取鸡蛋煮熟后,剥取蛋黄置炒制容器内,以文火加热,除尽水分后用武火炒熬,至蛋黄油出尽为止,滤尽蛋黄油装瓶备用。

在操作中注意掌握先文火使水分蒸发,后武火(280℃)煎出油为度。

【饮片质量要求】

蛋黄油　本品为油状液体,具青黄色荧光。

蛋黄油(图片)

【炮制作用】蛋黄油性味甘,平。归心、肾经。具有清热解毒的功效。用于烧伤,湿疹,耳脓,疮疡已溃等症。

【炮制研究】蛋黄油主要含有卵磷脂、脂肪酸、胆甾醇、胡萝卜素、叶酸和多种无机元素。从蛋黄油碱性部分中分离得到抗真菌活性成分纳尔哈尔满、哈尔满、3-烷基吡啶及烷基苯并咪唑等。药理研究表明,蛋黄油具有抗过敏、抗真菌的作用。

【贮藏】装瓶,置阴凉处。

黑 豆 馏 油

【处方用名】黑豆馏油。

【来源】本品由豆科植物大豆 *Glycine max* (L.) Merr. 的黑色种子经干馏制得。

【历史沿革】清代有将黑豆装罐火烧法;现行为改进的干馏法。2020 年版《中国药典》未收载。

【炮制方法】

黑豆馏油　取净黑大豆,轧成颗粒,装入砂质壶中 2/3 处,盖好,用黏土泥密封壶盖及壶口周围,置炉火上干馏,另在壶嘴上接一薄铁制成的冷凝器及接收瓶(连接处亦需密封),可得到黑色黏稠液体,即粗制黑豆馏油。传统制法所得的就是这种粗制黑豆馏油。

若进一步精制,则将粗制品放在分液漏斗内,静置 20~30 分钟便分层,上层是馏油,下层为水和水溶性混合物,弃掉下层。取上层馏油置蒸馏瓶内于水浴上蒸馏,温度保持在 80~100℃,约经 30 分钟,蒸馏出来的是淡黄色透明液,为干馏油中的挥发性物质,临床验证无效,而留在蒸馏瓶中的残液(黑色而有光泽的浓稠物)可供临床应用。

【饮片质量要求】

黑豆馏油　本品为黑色、有光泽的浓稠液体,气焦臭。

【炮制作用】黑豆馏油具有清热、利湿、收敛的功效。可用于牛皮癣、湿疹、神经性皮炎等。

【炮制研究】从大豆饼干馏所得油层的碱性部分含有吡啶、α-吡考啉、喹啉、喹那啶、苯胺等,酸性部分含有苯酚、多种煤酚、丁酸、戊酸、甲酸、乙酸等。在脱脂大豆 400~450℃干馏物碱性部分中分离得纳尔哈尔满、哈尔满、菲啶及苯并喹啉等。大豆干馏物具有抗过敏、抗真菌、消炎、止痒、止痛及促进伤口愈合等作用。通过体外抗氧化体系比较黑豆不同部分馏油抗氧化性活性,发现不同部分馏油均具有较好的抗氧化性。

【贮藏】装瓶,置阴凉处。

1. 主要内容解读　本章包括烘焙法、煨法、提净法、水飞法、制霜法、干馏法等炮制方法。通过这些炮制方法,达到增强药物的疗效、改变或缓和原有的性能、降低或消除药物的毒性或副作用、使药物达到一定的纯净度、便于粉碎或贮藏及适应临床用药需要等目的。

2. 主要知识点　将净选或切制后的药物用火直接或间接加热,使之充分干燥的方法,称为烘焙法。烘焙法主要适合于某些昆虫、动物类和需要干燥的药物。将净制或切制后的药物用湿面皮或湿纸包裹,或吸油纸均匀隔层分放,进行加热处理,或将药物与麦麸同置炒制容器内用文火加热至规定程度的方法,称为煨法。煨法的主要目的是除去药物中部分挥发性及刺激性成分,从而降低副作用、增强疗效、缓和药性。药物经过去油制成松散粉末,或析出细小结晶,或升华成为结晶或粉末,或煎熬成粉渣的方法,称为制霜法。根据操作方法不同,制霜法可分为去油制霜、渗析制霜、升华制霜、煎煮制霜等。一些矿物药,特别是可溶性的无机盐类药物,经过溶解,过滤,除净杂质后,再进行重结晶,以进一步纯净药物,这种方法称为提净法。经过提净法炮制后可使药物纯净,提高疗效,缓和药性,降低毒性。利用粗细粉末在水中悬浮性不同,将不溶于水的矿物、贝壳类药物经与水反复研磨、混悬、静置,制备成极细粉末的方法,称为水飞法。将药物置于容器内,以火烤灼,使产生汁液的方法,称为干馏法。干馏法制备有别于原药材的干馏物,产生新的疗效,扩大临床用药范围,以适合临床需要。

重点药物:芒硝(附:玄明粉)、硇砂、肉豆蔻、巴豆、西瓜霜、朱砂、雄黄。

一般药物:蜈蚣、虻虫、诃子、葛根、木香、千金子、柏子仁、信石、鹿角霜、滑石、玛瑙、珍珠、竹沥、蛋黄油、黑豆馏油。

3. 拓展学习指导　炮制研究不能忽略炮制设备在产业化生产中的应用。但要注意,炮制机械设备的应用可提高饮片产量,但用机械设备进行炮制品的产业化生产时,评价其饮片质量时,宜以是否能够达到传统炮制作用为指标进行综合评价。以水飞雄黄为例,传统水飞法产量低,利用粉碎机械设备制备细粉可提高产量。但应分析,传统水飞有哪些步骤? 每一个步骤的目的是什么? 若仅考虑水飞的主要目的是制备极细的粉末,忽略雄黄水飞后弃去的杂质包括不能混淆在水中的重金属等,加多量的水是将有毒的氧化砷溶于水除去,以降低毒性,则可能出现改进的炮制工艺满足了产业化生产的需要,但生产的饮片可能出现重金属超标、毒性成分超标的问题,影响饮片的质量及用药。因此,在进行炮制工艺改革时,需要充分考虑该药的炮制目的有哪些,改进的工艺是否能够实现传统炮制工艺的所有目的。通过文献查阅,了解本章重点药物的研究现状,包括新的工艺、技术参数、方法、设备等,分析其是否能够达到传统炮制作用对于临床用药的安全和有效具有重要意义。

第十六章　同步练习

1. 肉豆蔻有几种炮制方法？其炮制作用有哪些？

2. 巴豆如何制霜？操作时需要注意什么？

3. 提净法有哪两类操作方法？各适用于什么药物？

4. 芒硝为什么要采用冷结晶法提净？其炮制作用是什么？

5. 雄黄为什么要采用水飞法炮制？"雄黄见火毒如砒"的传统论述有无科学道理？

主要参考书目

［1］佚名.五十二病方.南京:义物出版社,1979.

［2］佚名.黄帝内经素问.明刻本.北京:人民卫生出版社,1959.

［3］许慎.说文解字.北京:中华书局,1963.

［4］吴普等述.神农本草经.北京:商务印书馆,1955.

［5］张仲景.伤寒论.北京:人民卫生出版社,2005.

［6］张仲景.金匮玉函经.清刻本.北京:人民卫生出版社,1955.

［7］张仲景.金匮要略方论.明刻本.北京:人民卫生出版社,1955.

［8］张仲景.注解伤寒论.明刻本.北京:人民卫生出版社,1956.

［9］葛洪.肘后备急方.明刻本.北京:人民卫生出版社,1956.

［10］龚庆宣.刘涓子鬼遗方.宋刻本.北京:人民卫生出版社,1956.

［11］陶弘景.本草经集注.写本.上海:群联出版社,1955.

［12］雷敩.雷公炮炙论.刻本.北京:人民卫生出版社,1957.

［13］孙思邈.备急千金要方.刻本.北京:人民卫生出版社,1955.

［14］苏敬.新修本草.影刻本.上海:群联出版社,1955.

［15］孙思邈.千金翼方.北京:人民卫生出版社,1955.

［16］孟诜.食疗本草.上海:大东书局,1934.

［17］王焘.外台秘要.北京:人民卫生出版社,1955.

［18］昝殷.食医心鉴.东京:东方学会,1924.

［19］佚名.日华子本草.合肥:安徽科技出版社,2005.

［20］王怀隐.太平圣惠方.北京:人民卫生出版社,1958.

［21］王衮.博济方.北京:商务印书馆,1959.

［22］沈括.灵苑方.上海:上海中医学院图书馆,1975.

［23］钱乙.小儿药证直诀.北京:人民卫生出版社,1955.

［24］朱肱.类证活人书.北京:商务印书馆,1955.

［25］唐慎微.重修政和经史证类备用本草.北京:人民卫生出版社,1957.

［26］寇宗奭.本草衍义.上海:大东书局,1936.

［27］太医院.圣济总录.北京:人民卫生出版社,1962.

［28］钱乙.小儿药证直诀:附录阎氏小儿方论.阎孝忠,编集.北京:人民卫生出版社,2006.

［29］许叔微.普济本事方.上海:上海科学技术出版社,1959.

［30］张锐.鸡峰普济方.上海:上海科学技术出版社,1987.

［31］陈师文.太平惠民和剂局方.北京:人民卫生出版社,2007.

［32］佚名.小儿卫生总微论方.上海:上海科学技术出版社,1959.

［33］洪遵.洪氏集验方.北京:学苑出版社,1991.

［34］刘完素.黄帝素问宣明论方.石印本.上海:上海千项堂书局,1909.

［35］陈言.三因极-病证方论.宋刻本.北京：人民卫生出版社,1957.

［36］杨倓.杨氏家藏方.北京：人民卫生出版社,1988.

［37］王璆.是斋百一选方.上海：上海中医学院出版社,1990.

［38］魏岘.魏氏家藏方.北京：人民卫生出版社,1991.

［39］李杲.内外伤辩惑论.明刻本.天津：天津科学技术出版社,1994.

［40］李杲.医学发明.北京：人民卫生出版社,1959.

［41］陈自明.校注妇人良方.北京：人民卫生出版社,1956.

［42］李东垣.兰室秘藏.北京：中国中医药出版社,2007.

［43］严用和.济生方.北京：人民卫生出版社,1980.

［44］陈文中.陈氏小儿病源痘疹方论.北京：商务印书馆,1958.

［45］刘完素.素问病机气宜保命集.北京：人民卫生出版社,1959.

［46］张子和.儒门事亲.上海：上海卫生出版社,1958.

［47］危亦林.世医得效方.上海：上海科学技术出版社,1964.

［48］李东垣.脾胃论.北京：人民卫生出版社,2005.

［49］杨士瀛.仁斋直指方论.明刻本.福州：福建科学技术出版社,1989.

［50］李杲.东垣试效方.上海：上海科学技术出版社,1984.

［51］许国桢.御药院方.活字本.北京：人民卫生出版社,1992.

［52］澹寮.澹寮集验秘方.北京：中医古籍出版社,1983.

［53］王好古.医垒元戎.北京：商务印书馆,1986.

［54］王好古.汤液本草.北京：人民卫生出版社,1956.

［55］王好古.此事难知.北京：中国中医药出版社,2008.

［56］张元素.洁古家珍.北京：商务印书馆,1938.

［57］孙允贤.医方大成.北京：中国古籍出版社,2005.

［58］李仲南.永类钤方.北京：北京大学出版社,1983.

［59］齐德之.外科精义.北京：人民卫生出版社,1956.

［60］罗天益.卫生宝鉴.北京：商务印书馆,1959.

［61］朱震亨.丹溪心法.上海：上海科学技术出版社,1959.

［62］葛可久.十药神书.北京：人民卫生出版社,1956.

［63］朱震亨.金匮钩玄.戴元礼,校补.北京：人民卫生出版社,2006.

［64］朱橚.普济方.抄本.北京：人民卫生出版社,1959.

［65］胡濙.卫生易简方.北京：人民卫生出版社,1984.

［66］金礼蒙.医方类聚.北京：人民卫生出版社,1981.

［67］方贤.奇效良方.北京：商务印书馆,1959.

［68］刘文泰等.本草品汇精要.北京：人民卫生出版社,1964.

［69］虞抟.医学正传.北京：人民卫生出版社,1965.

［70］韩懋.韩氏医通.北京：人民卫生出版社,1989.

［71］陈嘉谟.本草蒙筌.北京：人民卫生出版社,1988.

［72］鲁伯嗣.婴童百问.北京：人民卫生出版社,1961.

［73］薛己.外科发挥.北京：人民卫生出版社,2006.

［74］刘天和.保寿堂经验方.上海：上海科技出版社,1979.

［75］万全.万氏女科.清刻本.上海：上海古籍出版社,1996.

［76］张时彻.摄生众妙方.北京：医古籍出版社,1994.

［77］万全.万氏秘传片玉心书.武汉：湖北人民出版社,1981.

［78］薛恺,薛己.保婴撮要.石印本.上海：大成书局,1932.

［79］徐春甫.古今医统大全.北京:人民卫生出版社,1991.

［80］楼英.医学纲目.北京:世界书局,1937.

［81］李梴.医学入门.石印本.上海:锦章书局,1941.

［82］李时珍.本草纲目.张刻本.北京:人民卫生出版社,1957.

［83］吴崑.医方考.北京:人民卫生出版社,2007.

［84］龚廷贤.增补万病回春:上册.石印本.上海:锦章书局,1956.

［85］龚廷贤.鲁府禁方.北京:中国中医药出版社,1992.

［86］王肯堂.证治准绳.上海:上海科学技术出版社,1959.

［87］龚廷贤.寿世保元:卷一.上海:上海科学技术出版社,1959.

［88］陈实功.外科正宗.北京:人民卫生出版社,1956.

［89］武之望.济阴纲目.北京:科技卫生出版社,1958.

［90］缪希雍.炮炙大法.北京:人民卫生出版社,1956.

［91］张景岳.景岳全书.上海:上海科学技术出版社,1959.

［92］张景岳.古方八阵.上海:上海科学技术出版社,1959.

［93］张景岳.新方八阵.上海:上海科学技术出版社,1959.

［94］倪朱漠.本草汇言.上海:上海科学技术出版社,2005.

［95］陈文治.疡科选粹.石印本.上海:上海文瑞楼,1922.

［96］王化贞.普门医品.石家庄:河北人民出版社,1959.

［97］孙文胤.丹台玉案.上海:上海科学技术出版社.1984.

［98］李中梓.本草通玄.上海:上海广益书局,1916.

［99］傅仁宇.审视瑶函.上海:上海科学技术出版社,1959.

［100］龚信.古今医鉴.北京:中国中医药出版社,1949.

［101］喻嘉言.医门法律.上海:上海卫生出版社,1957.

［102］张志聪.本草崇原.北京:中国中医药出版社,1992.

［103］祁坤.外科大成.北京:科技卫生出版社,1958.

［104］刘若金.本草述.北京:中医古籍出版社,2005.

［105］杨时泰.本草述钩元.上海:科学技术出版社,1958.

［106］汪昂.医方集解.北京:科技卫生出版社,1957.

［107］张璐.本经逢原.上海:上海科学技术出版社,1959.

［108］张璐.张氏医通.北京:中国中医药出版社.1995.

［109］张仲岩.修事指南.杭州:杭州抱经堂书局,1927.

［110］程国彭.医学心悟.北京:人民卫生出版社,1963.

［111］吴澄.不居集.上海:上海中医书局,1935.

［112］王维德.外科证治全生集.清刻本.北京:人民卫生出版社,1965.

［113］黄庭镜.目经大成.北京:人民卫生出版社,2006.

［114］吴谦等.医宗金鉴.北京:人民卫生出版社,1957.

［115］陈复正.幼幼集成.上海:上海卫生出版社,1956.

［116］吴仪洛.本草从新.上海:上海科学技术出版社,1958.

［117］赵学敏.串雅内编.北京:人民卫生出版社,1956.

［118］鲁照.串雅补.北京:中国中医药出版社,2004.

［119］顾世澄.疡医大全.北京:中国中医药出版社,1994.

［120］严西亭.得配本草.上海:上海卫生出版社,1957.

［121］吴仪洛.成方切用.上海:上海科学技术出版社,1963.

［122］赵学敏.本草纲目拾遗.北京:人民卫生出版社,1957.

［123］黄宫绣 . 本草求真 . 石印本 . 上海：上海科学技术出版社，1959.

［124］沈金鳌 . 杂病源流犀烛 . 北京：中国中医药出版社，1994.

［125］沈金鳌 . 沈氏尊生书 . 北京：中国中医药出版社，1997.

［126］陈杰 . 回生集 . 北京：中医古籍出版社，1999.

［127］谢元庆 . 良方集腋 . 北京：人民卫生出版社，1990.

［128］吴鞠通 . 温病条辨 . 北京：人民卫生出版社，1955.

［129］陈修园 . 女科要旨 . 北京：人民卫生出版社，1959.

［130］朱楚芬 . 麻疹集成 . 慈溪：浙江印刷公司，1923.

［131］傅山 . 傅青主女科 . 上海：上海卫生出版社，1958.

［132］王清任 . 医林改错 . 北京：人民卫生出版社，2005.

［133］林佩琴 . 类证治裁 . 上海：上海科学技术出版社，1959.

［134］恬素 . 拔萃良方 . 北京：科技文献出版社，2009.

［135］鲍相璈 . 验方新编 . 北京：人民卫生出版社，2007.

［136］凌晓五 . 本草害利 . 北京：中医古籍出版社，1982.

［137］费伯雄 . 校注医醇賸义 . 上海：上海科学技术出版社，1963.

［138］潘霨 . 医学金针 . 太原：山西科学技术出版社，2012.

［139］梁廉夫 . 不知医必要 . 南宁：广西民族出版社，1990.

［140］吴世昌 . 奇方类编 . 北京：中医古籍出版社，2004.

［141］徐大椿 . 徐灵胎医略六书 . 上海：上海赵翰香居，1903.

［142］俞根初 . 重订通俗伤寒论 . 杭州：新医书局，1956.

［143］徐大椿 . 医学源流论 . 北京：中国中医药出版社，2008.

［144］孙望林 . 良方汇集 . 北京：中医古籍出版社，2004.

［145］张锡纯 . 医学衷中参西录 . 石家庄：河北人民出版社，1980.

［146］邹云翔 . 邹云翔医案选 . 黄新吾，苏明哲，邹燕勤，整理 . 南京：江苏科学技术出版社，1981.

［147］胡光慈 . 杂病证治新义 . 成都：四川人民出版社，1959.

［148］王季儒 . 温病刍言 . 天津：天津科学技术出版社，1979.

［149］陶华 . 伤寒六书 . 上海：上海中医书局，1931.

［150］江西省卫生局革命委员会 . 江西草药 . 吉林：吉林人民出版社，1970.

［151］中医研究院 . 岳美中论医集 . 北京：人民卫生出版社，1978.

［152］董西园 . 医级 . 清刻本 . 北京：中国中医药出版社，2015.

［153］吴旻 . 扶寿精方 . 明刻本 . 北京：中医古籍出版社，1986.

［154］李文炳 . 仙拈集 . 清刻本 . 北京：中医古籍出版社，2009.

［155］李时珍 . 濒湖集简方 . 武汉：湖北科学技术出版社，1986.

［156］周震 . 幼科指南 . 石印本 . 上海：上海锦章书局，1955.

［157］缪希雍 . 神农本草经疏 . 明刻本 . 北京：中国医药科技出版社，2011.

［158］赵其光 . 本草求原 . 清刻本 . 广州：广东科技出版社，2009.

［159］宇妥·元丹贡布 . 四部医典 . 北京：人民卫生出版社，1983.

［160］帝玛尔·丹增彭措 . 晶珠本草 . 上海：上海科学技术出版社，1986.

［161］陶弘景 . 名医别录 . 北京：人民卫生出版社，1986.

［162］中医研究院中药研究所，沈阳药学院药学系 . 全国中药成药处方集 . 北京：人民卫生出版社，1962.

［163］武汉市中医学会 . 中药成方集 . 武汉：湖北人民出版社，1985.

［164］胡志坚 . 中药临证应用 . 内蒙古：内蒙古人民出版社，1981.

［165］中山医学院《中药临床应用》编写组 . 中药临床应用 . 广州：广东人民出版社，1975.

［166］中医研究院中药研究所 . 历代中药炮制资料辑要 . 北京：中医研究院中药研究所，1973.

[167] 江苏省西医学习中医讲师团,南京中医学院儿科教研组.中药炮制经验集成.北京:人民卫生出版社,1960.

[168] 王孝涛.历代中药炮制法汇典.南昌:江西科学技术出版社,1989.

[169] 中华人民共和国药政管理局.全国中药炮制规范.北京:人民卫生出版社,1988.

[170] 国家药典委员会.中华人民共和国药典.北京:中国医药科技出版社,2020.

[171] 张炳鑫.临床中药炮制学.北京:人民卫生出版社,1994.

[172] 蔡宝昌.中药炮制工程学.北京:化学工业出版社,2011.

[173] 上海市卫生局.上海市中药饮片炮制规范.上海:上海人民出版社,2008.

[174] 四川省卫生局.四川省中药饮片炮制规范.成都:四川人民出版社,1977.

[175] 江苏省药品监督管理局.江苏省中药饮片炮制规范.南京:江苏科学技术出版社,2002.

[176] 王孝涛.历代中药炮制法汇典:古代部分.南昌:江西科学技术出版社,1998.

[177] 张炳鑫.中药炮制品古今演变评述.北京:人民卫生出版社,2011.

[178] 冯宝麟.古今中药炮制初探.济南:山东科学技术出版社,1984.

[179] 卫生部中医研究院中药研究所.中成药制剂手册.北京:人民卫生出版社,1965.

[180] 北京市公共卫生局.北京市中药成方选集.北京:人民卫生出版社,1961.

[181] 卫生部中医研究院中药研究所.中药成药制剂手册.北京:人民卫生出版社,1965.

[182]《中国药物大全》编委会.中国药物大全:中药卷.北京:人民卫生出版社,1991.

[183] 杨卫平.临床常用中药手册.贵阳:贵州科学技术出版社,2001

[184] 彭怀仁.中医方剂大辞典.北京:人民卫生出版社,1996.

[185] 南京中医药大学.中药大辞典.上海:上海科学技术出版社,2006.

[186]《全国中草药汇编》编写组.全国中草药汇编.北京:人民卫生出版社,1975.

[187]《中药辞海》编写组.中药辞海.北京:中国医药科技出版社,1993.

[188] 北京市卫生局.北京市药品标准.北京:北京市卫生局,1984.

[189] 桂林市卫生局.简便单方.桂林:桂林市卫生局,1965.

[190] 南京中医学院妇科教研室.简明中医妇科学.上海:上海科学技术出版社,1959.

[191] 马世林.月王药诊.毛继祖,译注.上海:上海科学技术出版社,2012.